Bruce Fife

Das Keto-Prinzip:
Ketogen ernähren mit Kokosöl und Fett

r

Bruce Fife

Das Keto-Prinzip:
Ketogen ernähren mit Kokosöl und Fett

Starke Schilddrüse – gesunder Stoffwechsel –
dauerhafte Gewichtsabnahme

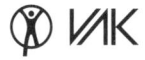

VAK Verlags GmbH
Kirchzarten bei Freiburg

Titel der amerikanischen Originalausgabe:
The Coconut Ketogenic Diet: Supercharge Your Metabolism,
Revitalize Thyroid Function and Lose Excess Weight
© Bruce Fife, 2014
ISBN 978-0-941599-94-8
Erschienen bei Piccadilly Books, Ltd., Colorado Springs, USA

Bibliografische Information der Deutschen Nationalbibliothek
Die Deutsche Nationalbibliothek verzeichnet diese Publikation in der Deutschen
Nationalbibliografie; detaillierte bibliografische Daten sind im Internet unter
http://dnb.d-nb.de abrufbar.

VAK Verlags GmbH
Eschbachstr. 5
79199 Kirchzarten
Deutschland
www.vakverlag.de

3. Auflage 2016
© VAK Verlags GmbH, Kirchzarten bei Freiburg 2015
Übersetzung: Anni Pott
Lektorat: Norbert Gehlen
Coverdesign: Sabine Fuchs, Oberhaching
Coverfotos: StockFood/jovandenberg (großes Foto), Great Stock!,
Peter Rees und Kai Schwabe
Layout: Karl-Heinz Mundinger, VAK
Gesamtherstellung: F. Pustet KG, Regensburg
Printed in Germany
ISBN: 978-3-86731-163-2

Inhalt

Hinweise des Verlags

Dieses Buch dient der Information über Möglichkeiten der Gesundheits-vorsorge. Die hier vorgestellten Empfehlungen haben sich in der Praxis als wirksam, sicher und hilfreich erwiesen. Wer sie umsetzt, tut dies in eigener Verantwortung. Autor und Verlag beabsichtigen hier nicht, individuelle Diagnosen zu stellen oder Therapieanleitungen zu geben. Die Informationen und Empfehlungen in diesem Buch sind nicht als Ersatz für professionelle medizinische oder naturheilkundliche Hilfe bei ernsthaften gesundheitlichen Problemen zu verstehen.

Vor der Einnahme von Nahrungsergänzungsmitteln, insbesondere von jodhaltigen Präparaten, sollten immer die Schilddrüsenwerte sowie (zum Ausschluss einer Autoimmunerkrankung der Schilddrüse) das Vorliegen von Antikörpern überprüft werden. Auch eine Ultraschalluntersuchung der Schilddrüse und ein 24-Stunden-Urintest zum Jodstatus sind ratsam. Bitte wenden Sie sich an Ihren behandelnden Arzt oder Therapeuten, bevor Sie Entscheidungen bezüglich Ihrer Gesundheit treffen oder wenn Sie Beratung und Anleitung bei einem speziellen medizinischen Problem benötigen.

KAPITEL 1

Eine Diät, die keine ist

Lea (42 Jahre alt) kam in meine Sprechstunde und klagte über eine Vielzahl von Problemen: häufige Migräne, Darmträgheit und Verstopfung, Stimmungsschwankungen, Depression, unregelmäßige Menstruation, Müdigkeit und wiederkehrende Pilzinfektionen. Was sie nicht erwähnte: Lea war übergewichtig. Sie war 1,65 Meter groß und wog 82 Kilogramm – heutzutage durchaus typisch für viele Frauen mittleren Alters.

Sie war von Ärzten und ihren Behandlungsversuchen mit Medikamenten frustriert und hatte beschlossen, Hilfe bei jemandem zu suchen, der in alternativer Medizin oder Naturheilkunde erfahren war. Als Arzt für Naturheilkunde und Ernährungsfachmann konzentriere ich mich darauf, Menschen zu helfen, gesundheitliche Probleme mit sicheren, natürlichen Mitteln zu überwinden: mithilfe einer gesunden Ernährung.

Lea gab mir zu verstehen, dass sie viele Produkte aus raffiniertem Weißmehl esse (Brot, Brötchen, Kuchen, Kekse und Ähnliches), außerdem Frühstücksflocken sowie Tiefkühl- und Fertigprodukte und zwischendurch auch gerne Süßigkeiten und Chips. Sie versicherte mir, dass sie sich gesund ernähre, da sie Fett meide. Sie trank Magermilch und aß fettarme Produkte; bei Fleisch wählte sie magere Teile und entfernte das sichtbare Fett. Sie mied Butter, verwendete stattdessen Margarine und bereitete ihre Mahlzeiten mit, wie sie sagte, „gesunden" pflanzlichen Ölen zu. Bei den Fertiggerichten, die sie verwendete, war zwar oft etwas Gemüse mit dabei, sie aß jedoch selten frische Produkte. Leas Ernährung war durchaus typisch für die meisten Menschen in unserer modernen Gesellschaft – nährstoffarm und gewichtsfördernd.

Als Erstes empfahl ich Lea, ihre Ernährungsweise zu verändern: „Essen Sie nichts, was als fettarm oder kalorienarm deklariert ist, und hören Sie mit den Süßigkeiten und dem Junkfood auf. Essen Sie Vollwertkost, mit Butter und Kokosöl, und haben Sie keine Bedenken gegenüber dem Fett im Fleisch. Nehmen Sie auch Vollfettkäse, Sahne und andere Milchprodukte zu sich. Essen Sie frisches Obst und frisches Gemüse. Essen Sie, soviel Sie mögen, nur nicht *übermäßig* viel, und *genießen* Sie diese neue Ernährungsweise."

Fett essen und Gewicht abnehmen – ist das möglich?

Lea war überrascht. „Wird dieses fettige und reichhaltige Essen denn nicht dazu führen, dass ich zunehme?", fragte sie. – „Nein", antwortete ich. „Sie brauchen sich wegen Ihres Gewichts keine Gedanken zu machen."

„Doch, das tue ich aber! Ich versuche, die Kalorienzufuhr in Grenzen zu halten und die Fettaufnahme zu beschränken." – „Was ich Ihnen empfehle, ist eine Ernährungsform, die Ihre Gesundheit verbessern wird. Sie versorgt Ihren Körper mit allen Nährstoffen, die er braucht, um die gesundheitlichen Probleme zu überwinden, die Sie erwähnt haben. Und in dem Maße, wie Sie gesünder werden, verlieren Sie auch überschüssiges Körperfett."

„Sie meinen, ich kann leckere Sachen essen, eine bessere Gesundheit bekommen und gleichzeitig abnehmen?" – „Ja", sagte ich.

Bei ihren Besuchen in den darauffolgenden Monaten sagte sie mir jedes Mal, dass es ihr besser gehe und sie tatsächlich abnehme. Sie konnte es nicht glauben. Sie aß mehr reichhaltige und fetthaltige Nahrungsmittel als je zuvor und verlor dennoch Pfunde. Nach einer gewissen Zeit berichtete sie, dass alle ihre Symptome sich verbessert hätten, dass sie 20 Kilogramm abgenommen habe und damit auf schlanke 61 Kilo heruntergekommen sei – für sie eine sehr angenehme Überraschung. Sie hält sich inzwischen, mehrere Jahre später, weiterhin an meine Ernährungsempfehlungen und hat ihre schlanke Figur behalten.

∗

Wenn Menschen mich aufsuchen, leiden sie in der Regel an chronischen gesundheitlichen Problemen wie *Morbus Crohn* (einer chronisch-entzündlichen Darmerkrankung), Diabetes oder Arthritis. Auch wenn die Behandlung bei jedem Einzelnen unterschiedlich ist, bleibt die Ernährung, die ich empfehle, im Grunde die gleiche – sie ist arm an raffinierten Kohlenhydraten und reich an frischen Produkten, mit reichlich gesunden Fetten.

Ich habe damit sehr viel Erfolg, insbesondere bei meinen Diabetes-Patienten. Sie können ein normales Leben führen, ohne auf Medikamente und tägliche Insulininjektionen angewiesen zu sein.

Meine Patienten sind oft hocherfreut, wenn sie merken, dass sie mit meinem Ernährungsprogramm neben allem anderen auch noch abnehmen. Mein Hauptfokus ist darauf gerichtet, Menschen zu helfen, ihre Gesundheit wiederzuerlangen; Gewicht zu reduzieren ist dabei eine natürliche Begleiterscheinung. Das überschüssige Körperfett ist jedoch für viele die *Hauptsorge*. Deshalb habe ich mein Gesundheitsprogramm so zugeschnitten, dass ich damit auch speziell auf dieses Problem eingehe. Das vorliegende Buch spiegelt dieses Konzept wider.

Fettarme Ernährungsformen können verhängnisvoll sein

„Ich hasse Diäten. Keine hat bei mir jemals funktioniert. Ich habe alles versucht. Ich habe genau darauf geachtet, was ich gegessen habe, ich habe auf alle meine Lieblingsprodukte verzichtet und die Kalorien reduziert. Ich hatte das Gefühl, dass alles nur noch eine einzige Entbehrung war. Ich hasste es. Ich hatte die ganze Zeit Hunger und fühlte mich miserabel. Ich habe nur wenige Pfund abgenommen. Es war die Qualen nicht wert, die ich dabei durchgemacht habe. Und sobald ich mit der Diät aufhörte, waren die Pfunde gleich wieder da …"

Kommt Ihnen diese (in ähnlicher Weise oft zu hörende) Äußerung bekannt vor? Wahrscheinlich. Die meisten von Ihnen haben vermutlich mindestens einmal in ihrem Leben eine Diät ausprobiert. Warum? Weil die meisten Übergewicht haben. 60 Prozent der US-Amerikaner sind übergewichtig, 30 Prozent sind fettleibig. Ein Drittel unserer Kinder ist heute übergewichtig. Diese Zahlen sind nicht etwa rückläufig, im Gegenteil, sie nehmen rapide weiter zu. Vor 50 Jahren war dies ein Problem, von dem nur ein kleiner Prozentsatz der Bevölkerung betroffen war. Heute ist es eine Epidemie. Und wir stehen damit in den USA nicht alleine. Die gleiche Entwicklung ist in Kanada, in Europa und anderswo festzustellen.

Warum nehmen wir so viel zu? Wir essen nicht so viel mehr als früher. In Wirklichkeit essen wir heute weniger Fett als je zuvor. Unsere Großeltern bezogen etwa 40 Prozent ihrer täglichen Kalorien aus Fett. Heute sind es im

Durchschnitt etwa 32 Prozent – ein erheblicher Rückgang. Im Supermarkt werden wir von allen Seiten mit Etiketten konfrontiert, die „Fettarmes", „Fettfreies" oder „Kalorienarmes" anpreisen. Im Restaurant können wir Diätgetränke und kalorien- oder fettarme Mahlzeiten bekommen. Heutzutage scheint *fast alles* fettarm oder fettfrei zu sein. Wir haben gesättigte Fettsäuren durch mehrfach ungesättigte Fettsäuren und künstliche Fette ersetzt. Zucker wird durch künstliche Süßstoffe ersetzt.

Die heutige Situation erscheint paradox:

Wir essen mehr fettarme und kalorienarme Nahrungsmittel denn je zuvor – und dennoch sind wir heute insgesamt (im Durchschnitt) korpulenter als je zuvor. Warum ist das so?

Die einfache Antwort lautet, *dass fettarme Diäten nicht funktionieren!* Sie sind nicht natürlich, sie sind nicht gesund und langfristig fördern sie die Gewichtszunahme und nicht etwa die Gewichtsabnahme.

Die Forschung bestätigt diese Tatsache. Die längste Studie, die jemals über den Zusammenhang zwischen Ernährung und Gesundheit durchgeführt wurde, ist die sogenannte Framingham-Studie. Diese Studie begann 1948 und war von vornherein darauf ausgelegt, während der gesamten Lebenszeit der Versuchspersonen, die sich freiwillig für die Studie zur Verfügung gestellt hatten, fortgeführt zu werden – sie läuft heute immer noch. Die Studie umfasste beinahe die gesamte Bevölkerung von Framingham in Massachusetts (nämlich 5 127 Menschen). Nach mehr als 40 Jahren Forschung räumte der Leiter der Studie, Dr. William Castelli, ein:

„In Framingham haben wir festgestellt: Je mehr gesättigte Fettsäuren jemand verzehrte, je mehr Cholesterin jemand zu sich nahm, je mehr Kalorien jemand aufnahm, desto niedriger war der Blutcholesterinspiegel dieser Person ... Wir haben festgestellt, dass die Personen, die das meiste Cholesterin zu sich nahmen, die meisten gesättigten Fettsäuren verzehrten und die meisten Kalorien aufnahmen, am wenigsten wogen."[1] Hingegen würde man eigentlich erwarten, dass diejenigen, die die geringsten Mengen an gesättigten Fettsäuren, Cholesterin und Kalorien zu sich nehmen, am wenigsten wiegen; dem ist aber nicht so, wie die Framingham-Studie offenbarte.

Demnach sollten Sie also, wenn Sie abnehmen möchten, eine fettarme Ernährung meiden. Der Versuch, mit einer fettarmen Diät abzunehmen, ist ein Albtraum an Entbehrung und Hungern. Es gibt einen besseren Weg – ich bezeichne ihn wie folgt:

Das Keto-Prinzip: Ketogen ernähren mit Kokosöl und Fett

Welche der folgenden Beschreibungen trifft auf Sie am ehesten zu?: Sind Sie ein *schwieriger* Esser, ein Gewohnheitsesser, ein entspannungs- und erholungsbetonter Esser oder ein „professioneller" Esser? Nach unseren breiter werdenden Taillen zu urteilen steuern die meisten von uns wohl eher auf das „Profi-Niveau" zu.

Als ich erstmals begann, Menschen zu vermitteln, wie sie ihre Gesundheit durch ihre Ernährung verbessern könnten, glaubte ich an die Philosophie einer *fettarmen* Ernährung. Ich war davon überzeugt, dass die Einschränkung der Kalorienzufuhr der einzige Weg zum Abnehmen sei und dass Fett am besten so weit wie möglich gemieden werde. Genau das hatte man mir in der Schule beigebracht. Fleisch und Fett waren etwas, was gemieden werden sollte. Gesättigte Fettsäuren und Cholesterin wurden als die Ernährungsübeltäter schlechthin angesehen, weil sie nahezu jede Krankheit oder Beschwerde hervorrufen konnten – von Herzkrankheiten und Fettleibigkeit bis zu Fußpilz und Niednägeln; so schien es zumindest, nach dem zu urteilen, wie sie kritisiert wurden. Uns wurde weisgemacht, pflanzliche Öle und Margarine seien weitaus gesünder.

Ich aß, was ich für gesunde Nahrung hielt, und empfahl dies auch meinen Patienten. Bei manchen stellten sich Verbesserungen ein und sie überwanden ihre gesundheitlichen Probleme. Bei vielen anderen waren die Fortschritte hingegen langsam. Manchmal war es frustrierend: Einige machten Fortschritte oder konnten zeitweilig Verbesserungen verzeichnen, fielen dann jedoch wieder in alte Muster zurück.

Den ersten Hinweis darauf, dass ich meine Einstellung zu Fetten ändern musste, bekam ich, als ich an der Tagung einer Gruppe von Ernährungsfachleuten teilnahm. Bei dieser Tagung erklärte eine Teilnehmerin, dass Kokosöl gesund sei und wir alle es nutzen sollten. Wir anderen waren verblüfft über diese Bemerkung. Kokosöl ist reich an hochgesättigten Fettsäuren und gesättigte Fettsäuren standen in dem Ruf, den Blutcholesterinspiegel zu erhöhen, was wiederum – so die Überzeugung – Herzkrankheiten förderte. Da wir dieses Mitglied unserer Gruppe jedoch wertschätzten, hörten wir erst einmal zu, was sie dazu zu sagen hatte. Sie untermauerte ihre Aussage damit, dass sie mehrere Studien zitierte, die in medizinischen Fachzeitschriften veröffentlicht worden waren. Diese Studien zeigten, dass Versuchstiere, denen Kokosöl gegeben worden war, länger lebten und weniger Krankheiten als jene Tiere entwickelten, die Soja-, Mais- oder andere Pflanzenöle bekommen hatten. Ich erfuhr darüber hinaus, dass Kokosöl in dieser oder jener Form auch erfolgreich verwendet worden war, um schwerkranke Patienten im Krankenhaus zu behandeln und deren Genesung zu beschleunigen. Außerdem verfügt Kokosöl gegenüber anderen Ölen auch über herausragende Nährwerteigenschaften und erhöht, wenn es der Säuglingsnahrung hinzugefügt wird, die Überlebensrate bei Frühgeborenen. Aus diesen Gründen wird es landläufig bei intravenösen Lösungen in Krankenhäusern und bei kommerzieller Säuglingsmilchnahrung eingesetzt.

Nach dieser Tagung war ich neugierig. Nein, es war mehr als das: Ich war entschlossen, der Wahrheit auf den Grund zu gehen. Vielleicht waren meine Ansichten bezüglich Fetten und insbesondere gesättigten Fettsäuren einfach falsch? Ich begann, die medizinische Literatur zu durchforsten, und las alles, was ich über Kokosöl, gesättigte Fettsäuren, Cholesterin und pflanzliche Öle finden konnte. Was ich fand, war so bemerkenswert, dass es meine Einstellung zu Fetten und Ölen völlig veränderte.

Im Laufe der nächsten Jahre begann ich, mehr gesättigte Fettsäuren – insbesondere Kokosöl – in mein Ernährungskonzept zu integrieren und zunehmend auf pflanzliche Öle zu verzichten. Bei Patienten, die von anderen Ärzten bereits aufgegeben worden waren, zeigten sich dramatische Veränderungen. Zu den größten Verbesserungen, die dabei erzielt wurden, zählte die Gewichtsabnahme. Meine Patienten bezogen mehr Fett, insbesondere gesättigte Fettsäuren aus der Kokosnuss, in ihren Speiseplan mit ein und nahmen dennoch ab. Ich erlebte, genau wie die Framingham-Studie gezeigt hatte, dass eine Ernährungsform, die genügend Fett enthielt (einschließlich gesättigter Fettsäuren) zu besseren Ergebnissen führte als eine fettarme Ernährung. Wenn ich sage „bessere Ergebnisse", meine ich damit, dass sich *alles* verbesserte – nicht nur das Körpergewicht, sondern auch der Cholesterinspiegel, die Blutzuckerwerte, der Blutdruck und das Energieniveau.

Ihre Gesundheit verbesserte sich insgesamt. Die gesundheitlichen Probleme, die sie vorher hatten, wurden gelindert.

Sie nahmen ab, ohne sich überhaupt darum zu bemühen. Bei einigen war es damit getan, dass sie *andere* Öle, die sie bisher verwendet hatten, durch Kokosöl ersetzten, und die Pfunde begannen zu „schmelzen". Ansonsten aßen sie im Grunde die gleichen Nahrungsmittel wie vorher, tauschten jedoch das Öl aus. Und genau das habe ich auch bei mir selbst erlebt.

Im Laufe der Jahre hatte ich wie die meisten von uns etwas zugenommen. Was ich aß, wurde allgemein als gesunde, ausgewogene Ernährung angesehen. Anstelle von Butter und natürlichen Fetten, die gesättigte Fettsäuren enthielten, verwendete ich Margarine und Pflanzenöle, die mehrfach ungesättigte Fettsäuren enthielten.

Ich war leicht übergewichtig und versuchte, Diät zu halten, aber es war frustrierend. Ich kam an den Punkt, an dem ich die Hoffnung aufgab, dass ich den „Ersatzreifen" auf meinen Hüften jemals wieder loswerden würde, und einfach die Tatsache akzeptierte, dass ich eben übergewichtig war und es auch bleiben würde. Kleidungsstücke, die mir nicht mehr passten, die ich aber immer für die Zeit aufgehoben hatte, wenn ich wieder abnehmen würde, sortierte ich schließlich aus. „Ich werde da nie wieder hineinpassen", sagte ich mir.

Das war, *bevor* ich etwas von Kokosöl gehört hatte. Als ich dann alle Pflanzenöle, die ich verwendet hatte, durch Kokosöl ersetzte, begann ich abzunehmen. Mein Gewicht ging langsam, aber stetig zurück und nach etwa sechs Monaten hatte ich fast 18 Pfund abgenommen! Ich hatte nicht meine Ernährung geändert, sondern nur die Öle gewechselt, die ich verwendete. Und mein Gewicht ist seither niedrig geblieben. Das ist inzwischen seit vielen Jahren so und ich habe das Idealgewicht für meine Größe und meinen Körperbau erreicht – indem ich mehr Fett gegessen habe als je zuvor.

Ich empfahl meinen Patienten nun, fetthaltiges Fleisch und Vollfett-Milchprodukte zu verzehren. Ich empfahl auch, kohlenhydratreiche Körnerprodukte und Frühstücksflocken zu reduzieren und mehr Gemüse zu essen. Wenn sie zu gesunden Nahrungsmitteln griffen und die richtigen Ölarten verwendeten, schien überschüssiges Gewicht von alleine wegzuschmelzen. Ich begann, mich darauf zu konzentrieren, ein Ernährungsprogramm zu entwickeln, das Menschen konkret helfen sollte, sowohl Gewicht zu verlieren als gleichzeitig auch ihre Gesundheit insgesamt zu verbessern. Darum geht es in diesem Buch.

Aus dieser Entdeckung entstand eine Methode der Gewichtsreduzierung, die ihresgleichen sucht. Ich bezeichne sie als *ketogene Ernährung mit Kokosöl und Fett*. Ich möchte bewusst nicht von einer „Diät" sprechen, weil es hier um mehr geht. Es geht nicht um eine vorübergehende „Diät", die man anfängt, um ein paar Pfunde abzubauen. Es geht vielmehr um eine Änderung der Lebensweise.

Viele werden diese Ernährungsform auch gar nicht als eine „Diät" betrachten, zumindest nicht in dem Sinne, dass sie mit einer der typischen kalorien- und fettarmen Diäten vergleichbar wäre. Denn nach den Leitlinien, die für die Ernährung im Rahmen dieses Programms gelten, dürfen Sie so viel essen, bis Sie satt sind. Und es geht dabei keineswegs um „Kaninchenfutter". Sie bekommen vielmehr eine Vielzahl köstlicher Dinge zu essen – Steaks, Garnelen, Schweinefleisch, Eier, Sahne, Käse, sahnige Soßen und Bratensäfte sowie natürlich Kokosnuss oder Kokosöl. Sie verhungern nicht. Das ist einer der großen Vorteile dieses Programms. Sie essen Nahrungsmittel, die satt machen und dafür sorgen, dass Sie bis zur nächsten Mahlzeit satt bleiben. Es ist eher so etwas wie eine „Nicht-Diät". Sie können Ihr Essen genießen und dabei abnehmen! Man könnte es beschreiben als …:

Eine Diät, die gar keine ist

Das Programm besteht aus drei Phasen: der *Einleitungsphase*, der *Abnehmphase* und der *Erhaltungsphase*. Die Einleitungsphase führt Sie in eine kohlenhydratarme Ernährungsweise ein und bereitet Sie und Ihren Körper auf die bemerkenswerten Veränderungen vor, die alsbald eintreten werden. Die zweite Phase (die Phase der Ketose) ist die, in der Sie das meiste unerwünschte Körperfett abbauen und eine insgesamt bessere Gesundheit erreichen. Die dritte Phase ist gleichbedeutend mit dem Übergang zu einer langfristigen gesunden, kohlenhydratreduzierten Ernährung, die es Ihnen ermöglicht, Ihr neues Körpergewicht und Gesundheitsniveau dauerhaft zu halten.

Viele Schlankheitskuren oder Programme zum Abnehmen sind ungesund. Sie helfen Ihnen vielleicht, Gewicht abzubauen, sind von der Ernährung her jedoch unausgewogen und bereiten die Bühne für künftige neue gesundheitliche Probleme. Die Risiken sind zu hoch. Mit diesem Programm hier können Sie Ihr Essen jedoch genießen *und* überschüssiges Gewicht reduzieren *und* eine bessere Gesundheit erreichen. Ich konnte damit Menschen helfen, die Auswirkungen von Diabetes zu lindern, sie von verschiedenen Verdauungsstörungen zu befreien, quälende Hautprobleme zu beseitigen, chronische Müdigkeit zu überwinden, wiederkehrende Candida-Infektionen zu stoppen, den Blutzucker zu stabilisieren und zahlreiche andere Beschwerden zu lindern. Wenn Sie einsteigen möchten, bereiten Sie sich also darauf vor, einige bemerkenswerte Veränderungen zu erleben.

Sofern Sie unter einer der nachfolgenden Erkrankungen oder Beschwerden leiden, wird dieses Programm Ihnen möglicherweise helfen:

Allergien	Herz-Kreislauf-Probleme
Arthritis	Hypoglykämie (Unterzuckerung)
Asthma	Migräne
Bluthochdruck	Nervosität/ Reizbarkeit
Candida	Nierenerkrankung
Chronische Entzündung	Osteoporose
Chronische Müdigkeit	Schilddrüsenunterfunktion
Diabetes	(Hypothyreose)
Energiemangel	Schlaflosigkeit
Fruchtbarkeitsprobleme	Übergewicht/ Fettleibigkeit
Gedächtnisverlust	Unregelmäßige Menstruation
Gicht	Verdauungsprobleme
Häufige Infektionen	Verstopfung
Hautstörungen/ Dermatitis	Zahnfleischerkrankung

Warum ich gerade die Kokosnuss so sehr schätze

Warum bezieht dieses Programm die Kokosnuss beziehungsweise das Kokosöl als wichtiges Element mit ein? Weil die Kokosnuss eines der gesündesten Nahrungsmittel der Welt ist – ein wahres Supernahrungsmittel. Seit Tausenden von Jahren greifen die Menschen in Asien, Afrika, Mittelamerika und auf den Pazifikinseln auf die Kokosnuss als Hauptnahrungsquelle zurück. Dies gilt insbesondere für die pazifischen Inseln, wo andere Nahrungsmittel knapp sein können. Auf einigen Inseln sind die einzigen Nahrungsmittel, die es gibt, Kokosnüsse, Tarowurzel und Fisch. Als die frühen Forschungsreisenden zum ersten Mal auf diesen Inseln landeten, stellten sie fest, dass die Inselbewohner eine ausgezeichnete körperliche Statur aufwiesen und über eine herausragende Gesundheit verfügten – weitaus besser als ihre eigene. Erst nach der Kolonialisierung durch die Europäer und der Einführung „moderner" Nahrungsmittel traten bei ihnen Beschwerden wie Fettleibigkeit, Krebs, Herzkrankheiten, Diabetes und Arthritis auf.

Der Hauptnährstoff, der die Kokosnuss von anderen Nahrungsmitteln unterscheidet und sie zu einem so fabelhaften gesunden Nahrungsmittel macht, ist das Öl. Dieses Öl enthält das Geheimnis, das hilft, überschüssiges Gewicht zu verlieren und eine bessere Gesundheit zu erreichen. Kokosöl ist wiederholt als das gesündeste Speiseöl der Welt bezeichnet worden. Es gibt Berge von historischen Belegen und medizinischen Forschungen, die diese Tatsache verifizieren. Viele dieser Belege habe ich in meinem Buch *Kokosöl: Das Geheimnis gesunder Zellen* dokumentiert, das die historischen, epidemiologischen und medizinischen Forschungen über die ernährungsspezifischen und medizinischen Aspekte von Kokosöl zusammenfasst. Es widerlegt auch klar die negativen Schlagzeilen, die von schlecht informierten Autoren endlos fortgeschrieben werden.

Moderne Ernährungsstudien über isolierte Inselpopulationen, die ihre traditionelle Ernährung auf der Grundlage der Kokosnuss beibehalten haben, zeigen, dass degenerative Krankheiten dort überhaupt nicht vorkommen. Einige Inselpopulationen verzehren sehr große Mengen an Kokosnüssen und Kokosöl und sind ein Paradebeispiel für gute Gesundheit.[2] Viele dieser Kulturen betrachten Kokosöl sogar als Medizin und bezeichnen die Kokospalme als „Baum des Lebens".

Während Kokosöl früher wegen seines Gehaltes an gesättigten Fettsäuren als schlecht für das Herz angesehen wurde, wissen wir heute, dass Kokosöl eine spezielle Art von Fettsäuren enthält, die sogenannten mittelkettigen Triglyceride (MKTs oder MCTs), die in Wirklichkeit Herzerkrankungen vorbeugen helfen. Ja, die Fettsäuren im Kokosöl können helfen, Sie vor Herzkrankheiten zu schützen! (Dies habe ich sehr detailliert in meinem Buch *Die Heilkraft der Kokosnuss* dokumentiert, sodass ich hier nicht so ausführlich darauf eingehen werde.) Wenn Sie mir das nicht glauben mögen, fahren Sie in eines der Länder, die stark auf die Kokosnuss bauen: Thailand, die Fidschi-Inseln, die Philippinen und viele der Inseln im Pazifik. Wo immer Sie Menschen finden, die Kokosöl bei der Zubereitung ihrer Gerichte im Alltag verwenden, werden Sie feststellen, dass Herzerkrankungen etwa im Vergleich zu den USA außergewöhnlich selten vorkommen.

In *den* Regionen Indiens, in denen die Kokosnuss angebaut wird, waren Herzerkrankungen früher nahezu unbekannt. Als man den Menschen dort jedoch erzählte, Kokosöl sei schlecht für ihre Gesundheit, wechselten sie zu Soja- und anderen Pflanzenölen. Das Ergebnis war, dass sich die Rate der Herzerkrankungen innerhalb von zehn Jahren verdreifachte! Ebenso ist eine Zunahme von Fettleibigkeit und Diabetes zu verzeichnen. Diejenigen hingegen, die an ihrer traditionellen Ernährung auf der Grundlage von Kokosnüssen festhielten, waren vor vielen dieser modernen Zivilisationskrankheiten geschützt.

Auf zwei entlegenen Pazifischen Inseln, Pukapuka und Tokelau, wurde eine große Studie durchgeführt. Die gesamte Bevölkerung beider Inseln nahm an der Studie teil. Für diese Menschen war die Kokosnuss ihre Hauptnahrungsquelle. Sie bezogen bis zu 60 Prozent ihrer täglichen Kalorien aus Fett, hauptsächlich aus Kokosöl. (Die *American Heart Association* empfiehlt, dass nicht mehr als 30 Prozent der Kalorien durch Fett gedeckt werden sollten und nicht mehr als 10 Prozent durch gesättigte Fettsäuren. Bei dieser Population kamen jedoch über 50 Prozent des täglichen Kalorienbedarfs aus gesättigten Fettsäuren in Kokosnüssen.) Obwohl sie dieses Fett verzehrten, gab es bei ihnen absolut keine Anzeichen von Herzkrankheiten, Diabetes, Krebs oder anderen degenerativen Krankheiten, die in westlichen Gesellschaften verbreitet sind. Erst als die Inselbewohner ihre traditionelle Ernährungsweise auf der Grundlage von Kokosnüssen aufgaben und sich die Essgewohnheiten westlicher Länder zu eigen machten, begannen auch sie, die Krankheiten moderner Gesellschaften zu entwickeln.

Wenn Sie nun einen Moment innehalten und darüber nachdenken, dürfte Ihnen klar werden, wie unsinnig es ist, Kokosöl für ungesund zu halten.

Über Tausende von Jahren haben Menschen Kokosöl als ihr Hauptspeiseöl verwendet; wenn es zu Herzerkrankungen oder anderen Krankheiten geführt hätte, wäre das in diesen Populationen klar zutage getreten und nachzuweisen gewesen. Dem war aber nicht so. Somit sagt uns der gesunde Menschenverstand, dass Kokosöl nicht schädlich ist.

Da Kokosöl in der Vergangenheit sehr viel schlechte Publicity hatte, kritisieren einige falsch informierte Autoren und Mediziner es immer noch als ein Fett, das arterienverstopfende gesättigte Fettsäuren enthalte. Diese Leute sind leider nicht auf dem neuesten Stand und wiederholen nur, was andere falsch informierte Autoren geschrieben haben. Sie sollten die neueren Forschungsberichte lesen, die seit einigen Jahren vorliegen. Wenn Sie heute hören, dass jemand behauptet, Kokosöl sei ungesund, so wissen Sie, dass diese Leute, was ihr Ernährungswissen angeht, sich sozusagen noch im finsteren Mittelalter befinden. Die Bücher *Kokosöl: Das Geheimnis gesunder Zellen* und *Die Heilkraft der Kokosnuss* enthalten eine umfassende Dokumentation, mit Quellennachweisen der medizinischen Literatur, die die vielen nutzbringenden gesundheitlichen Wirkungen dieses höchst bemerkenswerten Nahrungsmittels zweifelsfrei belegt.

Darum: Kokosöl!

- Zu den einzigartigen Eigenschaften von Kokosöl gehört, dass es im Unterschied zu anderen Fetten im Körper nicht in nennenswertem Maße als Fett gespeichert wird. Es wird im Stoffwechsel völlig anders als tierische Fette und pflanzliche Öle abgebaut. Wenn Sie Kokosöl zu sich nehmen, wird es nicht als Fett gespeichert, sondern in *Energie* umgewandelt. Kokosöl erhöht Ihren Energiehaushalt und bringt Ihren Stoffwechsel in Schwung, der den Körper dazu bringt, beschleunigt Kalorien zu verbrennen.

- Ja, Kokosöl zu verzehren kann Ihnen helfen, abzunehmen, weil es bewirkt, dass Sie verstärkt Kalorien verbrennen. Es verbrennt nicht nur die Kalorien, die es selbst liefert, sondern auch die von anderen Nahrungsmitteln. Aus diesem Grund wird es treffend als das einzige kalorienarme Fett der Welt bezeichnet!

- Darüber hinaus kurbelt Kokosöl die Schilddrüsenfunktion an. Viele übergewichtige Menschen haben Übergewicht, weil sie eine träge Schilddrüse haben – die Drüse, die den Stoffwechsel und die Körpertemperatur kontrolliert und steuert. Wenn sie anfangen, Kokosöl zu essen, verbessern sich ihr Stoffwechsel und ihre Schilddrüsenfunktion und die Körpertemperatur erhöht sich und wird normal. Gewichtsabnahme wird leichter denn je.

Die Forschung hat jetzt bestätigt, dass Kokosöl fraglos eines der nahrhaftesten und gesündesten Nahrungsmittel ist. Deshalb empfehle ich allen meinen Patienten, es in ihren Speiseplan zu integrieren. Ich habe erstaunliche Ergebnisse gesehen, nicht nur bei der Gewichtsabnahme, sondern auch beim Überwinden vieler Gesundheitsprobleme.

Im Folgenden dokumentiere ich einige kurze Berichte von Menschen, die unglaubliche Veränderungen in ihrem Gesundheitszustand erlebt haben – einfach dadurch, dass sie Kokosöl in ihren Speiseplan aufgenommen haben:

„In den letzten 20 Jahren habe ich nach und nach stetig zugenommen. Man konnte nicht gerade sagen, dass ich dick war, aber ich war an den falschen Stellen einfach zu gut gepolstert. Dieses Jahr habe ich schließlich beschlossen, etwas dagegen zu tun. Ich machte eine Obstdiät. Es tat sich nichts. Ich versuchte es mit einer Kohlsuppendiät (ohne Fleisch). Es tat sich nichts. Ich fastete eine Woche. ES TAT SICH NICHTS!

Zu diesem Zeitpunkt fiel mir dieses Buch in die Hände – ein Geschenk des Himmels. Ich hörte auf zu fasten und begann, wieder zu essen, wobei ich jedoch Kokosöl verwendete. Nach einigen Tagen wog ich mich – ich hatte bereits 5 Pfund abgenommen! Seither habe ich insgesamt 22 Pfund abgenommen und ich nehme immer noch weiter ab, etwa 1 Pfund in der Woche, und das, obwohl ich volle Mahlzeiten genieße." (Sharon)

„Ich nehme jetzt seit rund 4 Monaten etwa ein oder zwei Esslöffel kaltgepresstes Kokosöl pro Tag zu mir und ich bemerke einen deutlichen Unterschied bei meiner Energie. Sie bleibt den ganzen Tag über gleich. Ich erlebe nicht mehr das Auf und Ab von Höhen und Tiefen, insbesondere nicht, dass ich mich nach einer Mahlzeit schläfrig und müde fühle. Mein Blutzucker ist offenbar stabil." (Marty)

„Ich halte mich seit 20 Monaten an ein kohlenhydratarmes Ernährungsprogramm und habe 47 Pfund abgenommen. Weitere 10 Pfund möchte ich noch abnehmen. In einem Buch, das eine zuckerfreie Lebensweise propagierte, hieß es, Kokosnuss helfe, in den Zustand der Ketose zu gelangen. Diese Aussage faszinierte mich und so kaufte ich mir Kokoscreme und Kokosöl und begann, beides zu verwenden. Ich nahm 2 Pfund in der Woche ab, was mich ziemlich beeindruckte, nachdem ich in den 6 Monaten vorher nur 4 Pfund abgenommen hatte." (Gail)

„Als ich anfing, wog ich 286 Pfund und trug Hosen der Größe 64. Als ich heute Morgen auf die Waage stieg, wog ich noch 232 Pfund, das heißt, dass ich bisher 54 Pfund abgenommen habe, und ich bin jetzt bei Größe 54 … Ich zähle keine Kalorien und ich denke bei allem, was unter 2 500 bis 3 000 Kalorien bleibt, dass ich abnehme. Ich überschlage die Kalorien alle paar Wochen, einfach um sicherzugehen, dass ich nicht unter 2 000 am Tag komme; denn das könnte leicht passieren, weil ich nie mehr wirklich hungrig bin. Es fällt mir leicht, auch schon einmal eine Mahlzeit ausfallen zu lassen, wenn ich sehr beschäftigt bin." (Chuck)

„Seit 2 Monaten nehme ich kaltgepresstes Kokosöl (vier Esslöffel täglich) und fühle mich besser als seit Langem! Mein Energiehaushalt ist ‚oben‘ und mein Gewicht ist ‚unten‘. Ich habe nie mehr Hunger, habe in meinen Tagesablauf eine Zeit für körperliche Bewegung eingebaut und inzwischen 18 Pfund abgenommen." (Paula)

„Ich habe in letzter Zeit stark abgenommen (33 Pfund in 5 Monaten) und ich verwende ausschließlich Kokos- und Olivenöl ... Ich habe mich auf eine kohlenhydratarme Ernährung umgestellt und esse nichts außer Fleisch, Eier, Fisch und Meeresfrüchte, stärkefreies Gemüse, Obst, Nüsse und alles, was sich aus diesen Produkten ableitet, auch Kokosprodukte. Ich bin überzeugt, dass das Kokosöl ein Grund für den Erfolg ist, weil es immer wieder Zeiten gab, in denen es mir ausgegangen war und ich nur Olivenöl verwendete; in diesen Phasen habe ich dann wenig oder gar nicht abgenommen." (Ann)

„Ich schreibe Ihnen, um Ihnen zu sagen, wie froh ich mit Kokosöl bin. Ich verwende es bei allem, was ich koche, und esse es auch löffelweise. Ich gebe es auch auf mein Haar und verwende es oft anstelle von Hand- und Körpercremes. Ich bin 50 Jahre alt, habe Übergewicht und leide an chronischen degenerativen, kollagenbedingten Gefäßerkrankungen. Mein Energiehaushalt verbessert sich. Ich nehme ab. Meine chronischen Schmerzen gehen zurück. Meine Haut und mein Haar sehen inzwischen viel besser aus, und mein Umfeld registriert es und äußert sich positiv dazu. Ich kann Ihnen gar nicht genug danken ..." (Janice)

„Ich werde schlanker, indem ich mehr Fett esse. Ich habe jetzt 28 Pfund abgespeckt und fühle mich großartig! Mein Mann hat auch etwa 18 Pfund abgenommen. Dass ich keinen Weizen mehr esse, ist mit Sicherheit ein Faktor dafür, dass ich weiter abnehme und meine Gesundheit sich verbessert. Aber ich habe außerdem noch zwei weitere radikale Änderungen vorgenommen: Erstens esse ich jetzt mindestens drei Mal so viel Fett wie vorher. Zweitens handelt es sich bei den Fetten, die ich zu mir nehme, meist um solche, die gesättigte Fettsäuren enthalten, wobei Kokosöl ganz oben auf der Liste steht, dicht gefolgt von Butter und Schweineschmalz ... Ich nehme vier bis acht Esslöffel am Tag zu mir." (Tracey)

„Ich versuchte abzunehmen, seit mir vor einem Jahr die Gebärmutter entfernt wurde. Ich habe sogar gehungert, aber nichts passierte. Dann erwähnte meine Mutter, dass ihre Chefin nur dadurch 10 Pfund abgenommen habe, dass sie Kokosöl verwendete. Ich dachte, ein Versuch könne nicht schaden ... Nach 6 Wochen habe ich 24 Pfund weniger, meine Energie hat sich verdreifacht und ich muss mich nicht mehr aufs Bett legen, um die Reißverschlüsse meiner Hosen zuziehen zu können!" (Abby)

*

Dies sind nur einige wenige der vielen Rückmeldungen, die mir Betroffene über die bemerkenswerten Auswirkungen gegeben haben, die sich einstellen, wenn Kokosöl in den Speiseplan integriert wird. Die Ergebnisse sind noch erstaunlicher, wenn das Ganze mit einem ketogenen Speiseplan kombiniert wird, wie Sie ihn in diesem Buch kennenlernen werden. Möchten auch Sie nun gerne abnehmen und erleben, wie sich Ihre Gesundheit und Ihr Wohlbefinden verbessern? Die nachfolgenden Kapitel werden Ihnen zeigen, wie es geht.

KAPITEL 2

Die großen Lügen über Fett

W as bei den meisten Schlankheitskuren oder Diäten zum Abnehmen im Speiseplan fehlt, ist Fett. Ja, es fehlt an Fett! Die meisten anderen Ernährungsprogramme versuchen, so viel Fett wie nur möglich zu meiden, um das Abnehmen fördern. Es mag seltsam und widersinnig klingen, aber Sie müssen Fett essen, um Fett abzubauen.

Wenn ich das zu meinen Patienten oder Zuhörern sage, sehen sie mich an, als wäre ich verrückt. „Wieso? Fett ist doch schlecht", sagen sie. „Es macht dick." Und wenn ich ihnen dann noch sage, dass es sich bei der Art von Fett, das sie essen sollten, vorrangig um Fett handelt, das gesättigte Fettsäuren enthält, schnappen sie entsetzt nach Luft: „Gesättigte Fettsäuren verursachen doch Herzkrankheiten!" Ich muss ihnen dann regelmäßig erklären, dass wir dank der Fortschritte in der Ernährungswissenschaft im Laufe der Jahre über die simplen Empfehlungen bezüglich gesättigter und ungesättigter Fettsäuren, die in der Boulevardpresse gemeinhin zu finden sind, hinausgekommen sind. Populärwissenschaftliche Diät- oder Ernährungsbücher und die Nachrichtenmedien hinken für gewöhnlich um Jahre den Fortschritten hinterher, die in der Wissenschaft gemacht werden.

Lüge Nr. 1: „Fett ist ungesund und sollte gemieden werden"

Wir wissen heute, dass Fett ein lebenswichtiger Nährstoff ist und Bestandteil der Ernährung sein muss, wenn man bei guter Gesundheit bleiben will. Darum empfehlen wichtige Gesundheitsorganisationen, 30 Prozent unseres Kalorienbedarfs mit Fett zu decken (statt 20 Prozent oder 10 Prozent, wie es manche „eingefleischten" Fettgegner propagieren).

Insbesondere die *gesättigten* Fettsäuren haben in der Vergangenheit eine schlechte Presse bekommen. Was die meisten, auch viele Gesundheitsexperten, nicht verstehen, ist, dass es viele verschiedene Arten von gesättigten Fettsäuren gibt, die sich nicht alle gleich verhalten. Glauben Sie es oder nicht, aber die meisten von ihnen erhöhen nicht den Blutcholesterinspiegel und sind in Wirklichkeit *gut* für Sie! Wir *brauchen* tatsächlich gesättigte Fettsäuren in unserer Nahrung, um bei guter Gesundheit zu bleiben. Deshalb plädieren Gesundheitsorganisationen auch nicht dafür, alle gesättigten Fettsäuren im Speiseplan zu meiden.

Fett (und insbesondere gesättigte Fettsäuren) zu sich zu nehmen wird gemeinhin als eine der zehn Todsünden angesehen. Dieser Irrglaube wird genährt durch die Marketingkampagnen der Nahrungsmittelindustrie für fettarme Produkte: Ist ein Nahrungsmittel „fettarm", bedeutet dies für die Kunden, dass sie meinen, ohne Schuldgefühle mehr davon essen zu können. Je mehr wir essen, desto mehr kaufen wir. Je mehr wir kaufen, desto größer die Gewinne der Hersteller. Je größer die Gewinne, desto mehr freut sich die Lebensmittelbranche. Es geht ihr um Geld, nicht um Gesundheit.

In den Vereinigten Staaten haben heutzutage 60 Prozent der Bevölkerung Übergewicht; einer von vier Erwachsenen ist nicht nur übergewichtig, sondern fettleibig. Als fettleibig wird jemand betrachtet, wenn sein Gewicht 20 Prozent oder mehr über dem maximal wünschenswerten Gewicht für seine Größe liegt. Den *Centers for Disease Control and Prevention* (CDC) zufolge ist die Anzahl der fettleibigen Personen in den USA in den letzten 20 Jahren von 12 Prozent der Gesamtbevölkerung auf nunmehr 30 Prozent explodiert. Sogar unsere Kinder werden fetter; sage und schreibe 25 Prozent aller Teenager haben Übergewicht. Die Anzahl übergewichtiger Kinder hat sich in den letzten 30 Jahren mehr als verdoppelt. In den letzten 20 oder 30 Jahren, in denen der Wahn mit fettarmen Produkten auf Hochtouren lief, hat sich die Fettleibigkeit bei den 18- bis 29-Jährigen um 70 Prozent erhöht. Bei Personen im Alter zwischen 30 und 39 Jahren ist sie um 50 Prozent angestiegen. Bei allen anderen Altersgruppen sind ähnliche dramatische Gewichtssteigerungen zu verzeichnen.

Lüge Nr. 2: „Fettarme Ernährung ist gesund"

Falls auch Sie zu den Millionen Menschen gehören, die mit einer fettarmen Ernährung versucht haben, ihr Gewicht zu reduzieren, und gescheitert sind, so geben Sie nicht sich selbst die Schuld daran; das ist vielmehr der sogenannten fettarmen Ernährung geschuldet. Fettarme Ernährungsprogramme funktionieren nicht. Die Theorie, die dahintersteht, ist fehlerhaft. Eine fettarme Ernährung verlangt radikale und unangenehme Veränderungen, die für die meisten nahezu unmöglich längere Zeit durchzuhalten sind. Seit 30 Jahren reduzieren wir den Fettkonsum. Der prozentuale Anteil von Fett in unserer Ernährung ist von etwa 40 Prozent auf rund 32 Prozent gesunken – und dennoch nehmen wir ständig weiter zu.

Oberflächlich betrachtet klingt die Theorie der fettarmen Ernährung logisch: Von den drei Energie erzeugenden Nährstoffen – Fett, Eiweiß und Kohlenhydrate – liefert Fett die meisten Kalorien. Fett enthält Gramm für Gramm mehr als doppelt so viele Kalorien wie Eiweiß oder Kohlenhydrate. Wenn Sie also bei einer Mahlzeit Fett durch Eiweiß oder Kohlenhydrate ersetzen, können Sie die Gesamtzahl der Kalorien reduzieren und dennoch im Grunde die gleiche Menge essen. Das stimmt tatsächlich.

Leider hat dies zu dem Glauben geführt, je mehr Fett man weglasse, desto weniger Kalorien esse man, und je weniger Kalorien man aufnehme, desto besser. Gewichtsabnahme wird dabei einfach als ein Problem des Kalorienkonsums betrachtet. Dadurch sind viele Menschen, auch Gesundheitsexperten, in die Irre geführt worden.

Die Wahrheit ist: So funktioniert das nicht. Schon der gesunde Menschenverstand sagt uns etwas anderes. Haben Sie nicht auch schon erlebt, dass ein großer Mensch jeden Tag Salat isst und dennoch zunimmt? Und haben Sie nicht auch erlebt, dass ein schlanker Mensch fettreiche Mahlzeiten, Soßen und Desserts isst und kein Gramm zunimmt? Es geht dabei offensichtlich um mehr als nur um Kalorien. Andere Faktoren wie Stoffwechsel, Nährstoffgehalt und Sättigungsgefühl werden durch die Art der Nahrungsmittel beeinflusst, die wir essen, und haben folglich Einfluss auf unser Körpergewicht. Abnehmen oder Zunehmen ist nicht einfach eine Frage der Kalorienzufuhr.

Die Lebensmittelindustrie möchte uns gerne glauben lassen, erhöhtes Körpergewicht sei das Ergebnis der Zufuhr von zu vielen Kalorien. Sie wirbt sehr aggressiv für diese „Philosophie". Sie sponsert Studien, verteilt Lehrmaterial an Schulen und an Mitarbeiter im Gesundheitswesen, schreibt und veröffentlicht Artikel und verbreitet Pressemitteilungen, alles mit dem Ziel, die von ihr verbreiteten Ansichten zu unterstützen. Man kann heute kaum mehr Gesundheitszeitschriften in die Hand nehmen, ohne auf Artikel über fettarme Ernährung zu stoßen. Ebenso ist es ein beliebtes Thema in Radio und Fernsehen. Bücher über dieses Thema gibt es in Hülle und Fülle. Die Marketingstrategie hat funktioniert. Die Regale in den Supermärkten sind voll mit fettarmen, fettfreien oder „Diät-Produkten". Es ist ein sehr profitables Milliardengeschäft. Mageres Fleisch kostet mehr. Fettarme Fertiggerichte sind teurer als natürliche Nahrungsmittel wie frisches Obst und Gemüse. Süßigkeiten wie Kekse, Kuchen, Pralinen, Bonbons, Eis – von denen der gesunde Menschenverstand uns sagt, dass es nicht unbedingt gesunde oder wertvolle Nahrungsmittel sind – werden uns verlockend günstig angeboten. Wenn sie „fettarm" sind, verabschiedet sich der gesunde Menschenverstand und wir bekommen gewissermaßen einen Freibrief dafür, sie ohne Schuldgefühle zu essen. Die Konsequenz von alledem sind höhere Profite für die Lebensmittelindustrie und breitere Hüften für uns.

Wir werden auf Dauer keine Nahrungsmittel essen, die wir nicht mögen. Fett gibt den Nahrungsmitteln Geschmack. Fettarmen Produkten fehlt es an Geschmack, und um sie für die Kunden verlockender zu machen, müssen die Hersteller mehr Zucker, Natriumglutamat und andere Geschmacksverstärker hinzufügen. Ergebnis sind Produkte, die möglicherweise *mehr* Kalorien als die Vollfettversion haben und zahlreiche chemische Zusatzstoffe enthalten – beides kann negative Auswirkungen auf die Gesundheit und das Gewicht haben. Auch wenn sie im Vergleich zu Vollfettprodukten als „gesunde" Alternativen beworben werden, sind sie in Wirklichkeit genau das Gegenteil.

Wir sind bereits seit so langer Zeit mit dem „Fettarm-Mantra" überflutet worden, dass wir „fettarm" mit „gesund" gleichsetzen. Fett wird behandelt, als handele es sich um ein Gift. Wir kaufen die magersten Fleischstücke und schneiden jedes Gramm Fett ab. Auf unseren Tellern türmen sich Zucker und Stärke, aber wehe, wenn es da auch nur eine Winzigkeit von Fett gibt!

Nach all den Jahren, in denen wir mit der „Fettarm-Propaganda" gefüttert worden sind, werden wir zu der Annahme verleitet, wenn eine fettarme Ernährung gut sei, dann müsse eine *sehr fettarme* Ernährung noch besser sein und eine *fettfreie* Ernährung müsse das Beste überhaupt sein. Viele „Ernährungsgurus" wie Dr. Dean Ornish, Nathan Pritikin und andere haben mit der Fettarm-Hysterie Imperien aufgebaut. Der Fettarm-Mythos hat unsere Gesellschaft bis in die letzten Winkel durchdrungen. Selbst an unseren Kindern ist diese Art von Gehirnwäsche nicht vorbeigegangen. Bei einer Umfrage, die unter Schulkindern durchgeführt wurde, gaben unglaubliche

81 Prozent an, die gesündeste Ernährung sei eine Ernährung, bei der jedwedes Nahrungsfett gemieden wird. Eine solche Ernährung wäre jedoch eine Ernährungskatastrophe.

Das Gegenteil stimmt: Fett ist gut für Sie!

Wenn Sie das ganze Fett aus Ihrem Körper beseitigen würden, hätten Sie einen schlanken, schönen Körper – richtig? … Nein, falsch! Sie wären auf eine formlose Masse Eiweiß und Wasser reduziert, die in einer Pfütze auf dem Boden läge. Es erginge Ihnen wie der bösen Hexe im *Zauberer von Oz*, nachdem Dorothy einen Eimer Wasser über ihr ausgeschüttet hatte …

Nahrungsfette sind wichtige Bausteine des Körpers

Fett stellt eine wichtige strukturelle Komponente jeder Zelle unseres Körpers dar. Fett ist ein wichtiger Baustein der Zellmembran (– das ist die Haut, die die Zelle zusammenhält). Ohne Fett würden unsere Zellen sich in Wasserpfützen, gemischt mit verschiedenen Zelltrümmern, auflösen. Die Zellen in unserem Herzen, unseren Lungen, Nieren und in jedem anderen Organ sind von Fett abhängig, das sie zusammenhält. Unser Gehirn besteht zu 60 Prozent aus Fett und Cholesterin. Um es deutlich zu sagen: Ein gesundes, intelligentes Gehirn ist voller Fett.

Nahrungsfette werden nicht nur für den Aufbau struktureller Komponenten von Zellen verwendet, sondern auch, um Hormone und Prostaglandine zu bilden, die Körperfunktionen kontrollieren und regulieren. Vitamin D, Östrogen, Progesteron, Testosteron, DHEA und viele andere Hormone werden aus Cholesterin hergestellt.

Hormone sind die Hauptregulatoren des Stoffwechsels, des Wachstums, der Entwicklung, der Fortpflanzung und vieler anderer Prozesse. Sie spielen eine wichtige Rolle bei der Aufrechterhaltung des chemischen Gleichgewichts im Körper. Fett und Cholesterin werden als Bausteine für viele Hormone verwendet. Ohne Cholesterin hätten wir keine Geschlechtshormone und wären folglich geschlechtslos. Das heißt, es gäbe nicht den Unterschied zwischen Männern und Frauen und Fortpflanzung wäre unmöglich.

Ähnlich beeinflussen Prostaglandine, jene hormonähnlichen Substanzen, die aus Fett hergestellt werden, die Blutlipidkonzentrationen, die Blutgerinnselbildung, den Blutdruck, die Immunreaktion und die Entzündungsreaktion auf Verletzungen und Infektionen.

Eine Ernährungsweise, der es an Fett mangelt, kann die Effizienz unseres Immunsystems gravierend mindern und uns damit anfälliger für Krankheiten machen. Das Immunsystem schützt uns nicht nur vor Infektionskrankheiten, sondern auch vor vielen degenerativen Krankheiten. Krebs wird zum Beispiel durch das Immunsystem kontrolliert. Jeder von uns hat krebsartige Zellen in seinem Körper – ja, auch Sie, ich, jeder. Sie sind einfach ein Teil des Lebens. Aber wir entwickeln nicht alle Krebs, weil unser Immunsystem uns schützt. Weiße Blutkörperchen, die unentwegt in unserem Körper unterwegs sind, attackieren und zerstören Krebszellen, zumindest solange das Immunsystem ordnungsgemäß funktioniert. Wenn das Immunsystem wegen eines Mangels an Nahrungsfett oder eines anderen Nährstoffmangels geschwächt ist, kann der Krebs sich entwickeln.

> Ohne Fett und Cholesterin wären wir nicht nur eine formlose Masse und absolut fortpflanzungsunfähig, wir wären auch anfällig für Krebs und alle Arten von Krankheiten. Ja, wir wären tot, denn Leben wäre ohne Fett unmöglich.

Fett ist eine unverzichtbare Energiequelle

Fett ist Brennstoff. Benzin ist bekanntlich der Treibstoff für Autos – so ist Fett der Treibstoff für unseren Körper. Es ist einer der drei Energie erzeugenden Nährstoffe. Die anderen beiden sind Eiweiß und Kohlenhydrate. Unser Körper nutzt Fett als Energiequelle, um Stoffwechselprozesse in Gang zu halten und uns am Leben zu erhalten. Mindestens 60 Prozent des Energiebedarfs des Körpers werden durch Fett gedeckt.

Jede Zelle in unserem Körper muss eine konstante Energiequelle haben, um ordnungsgemäß zu funktionieren und am Leben zu bleiben. Als *erste* Wahl greift der Körper auf Kohlenhydrate als Treibstoff zurück. Werden über die Nahrung ausreichend Kohlenhydrate zugeführt, um den Energiebedarf zu decken, so wird das Fett zunächst in Fettzellen auf Vorrat gespeichert. *Überschüssige* Kohlenhydrate und Proteine werden *in Fett umgewandelt* und ebenfalls für den späteren Gebrauch in Fettzellen gelagert. Zwischen den Mahlzeiten oder in Zeiten geringer Nahrungsaufnahme wird das Fett aus diesem Vorratslager herausgezogen und genutzt, um den fortlaufenden Energiebedarf des Körpers zu decken.

Fett hat pro Gramm mehr Kalorien als Kohlenhydrate oder Proteine, weil es eine kompakte Energiequelle ist, die auf Vorrat gespeichert und später genutzt werden kann. Energie wird in Kalorien gemessen. Der Körper kann mehr Kalorien (das heißt Energie) in Form von Fett speichern, als er es in Form von Kohlenhydraten oder Proteinen könnte. Würde der Körper Proteine statt Fett speichern, sähen Sie wie eine aufgedunsene Bratwurst aus, weil sich Ihre Energiespeicherzellen vom Umfang her verdoppeln würden. Seien Sie also dankbar, dass Sie Fett speichern und nicht Eiweiß! [Die Bezeichnungen „Proteine" und „Eiweiß" werden in diesem Buch synonym verwendet. Anmerkung des Verlags]

> Wenn Sie *kein* Fett oder keine ausreichende Menge Fett in Ihren Fettzellen gespeichert hätten, würde Ihr Körper zwischen den Mahlzeiten oder in längeren Fastenzeiten auf Proteine zurückgreifen, etwa auf Muskelgewebe, um seinen Energiebedarf zu decken. Ihr Körper würde sich im wahrsten Sinne des Wortes selbst verzehren, um die Energie zu bekommen, die er braucht.

Wenn Sie eine Diät machen, ist es wichtig, Fett in Ihren Speiseplan mit aufzunehmen. Wenn Sie das nicht tun, wird der Körper seine eigenen Proteine aufspalten, um seinen Energiebedarf zu decken. Sie verlieren Muskelmasse. In extremen Fällen, etwa beim Hungern, werden Organe angegriffen und „ausgeschlachtet", um den Energiebedarf zu decken; das kann zu dauerhaften Schäden führen. Als Ergebnis massiven Hungerns lautet am Ende möglicherweise die Todesursache: Organversagen.

Fett ist eine notwendige Nährstoffquelle

Es ist ein Fehler, Fett als „Gift" zu betrachten. Im Gegenteil, es ist ein lebenswichtiger Nährstoff, genauso wie Eiweiß, Vitamin C oder Calcium. Wir brauchen Fett in unserer Nahrung, um gesund zu bleiben. Ohne Fett würden wir alle wegen Nährstoffmangel krank werden und sterben.

Fette bestehen aus einzelnen Fettmolekülen, den sogenannten Fettsäuren. Zwei Familien von Fettsäuren, die sogenannten Omega-3- und Omega-6-Fettsäuren, werden als absolut notwendig für eine gute Gesundheit angesehen. Deshalb werden sie als „essenzielle" Fettsäuren bezeichnet, die wir in unserer Nahrung haben müssen, weil der Körper sie nicht selbst aus anderen Nährstoffen herstellen kann. Diese essenziellen Fettsäuren sind in allen Nahrungsmitteln in unterschiedlichen Mengen zu finden – in Fleisch, Fisch, Körnern und Gemüse sowie in Pflanzenölen und tierischen Fetten. Wenn wir Fett meiden oder es von Produkten entfernen, reduzieren wir die Menge an essenziellen Fettsäuren in unserer Nahrung.

Ohne ausreichende Aufnahme dieser Fettsäuren leidet der Körper an Symptomen von Mangelkrankheiten (wie Hautwunden, neurologischen Problemen oder Sehproblemen, Wachstumshemmung, Fortpflanzungsstörungen, Hautanomalien sowie Nieren- und Lebererkrankungen).

Fett ist auch für die Verdauung und die Absorption vieler anderer lebenswichtiger Nährstoffe notwendig. Mit dem Fettanteil der Nahrungsmittel bekommen wir zum Beispiel unsere fettlöslichen Vitamine (etwa die Vitamine A, D, E und K) sowie andere wichtige Nährstoffe wie Beta-Carotin. Diese Nährstoffe können ohne ausreichenden Fettanteil in der Nahrung nicht aufgenommen werden. Eines der Hauptprobleme bei fettarmen Ernährungsprogrammen ist also, dass sie zu einem Nährstoffmangel führen können. Wenn wir nicht genug Fett essen, werden beispielsweise die fettlöslichen Vitamine durch den Verdauungstrakt gleich wieder ausgeschieden, ohne uns irgendetwas Gutes zu tun. Allein schon aus diesem Grund ist eine fettarme Ernährung gefährlich.

Viele der fettlöslichen Vitamine wirken als Antioxidanzien, die uns vor Schäden durch freie Radikale schützen. Freie Radikale, jene hochreaktiven Moleküle, die in unserem Körper fortwährend entstehen, werden als Ursache oder zumindest als Faktor angesehen, der zu den meisten bekannten degenerativen Krankheiten beiträgt, darunter Herzerkrankungen, Krebs und Alzheimer. Die chemischen Reaktionen der freien Radikale in unserem Körper verursachen die Zerstörung von Zellen und ihrer DNS. Viele Forscher nehmen an, dass diese Reaktionen die Hauptursache des Alterungsprozesses sind: Je mehr unser Körper durch freie Radikale geschädigt wird, desto schneller altern wir.

Durch die Reduzierung der Fettmenge in unserer Ernährung schränken wir auch die Menge an schützenden antioxidativen Nährstoffen ein, die uns vor den zerstörerischen Reaktionen der freien Radikalen bewahren können. Eine fettarme Ernährung beschleunigt also den Degenerations- und Alterungsprozess. Dies kann einer der Gründe dafür sein, dass Menschen, die lange Zeit an einer sehr fettarmen Ernährung festhalten, oft blass und krank aussehen.

Carotinoide sind fettlösliche Nährstoffe, die in Obst und Gemüse enthalten sind. Am bekanntesten ist Beta-Carotin. Alle Carotinoide sind für ihre antioxidativen Eigenschaften bekannt. Viele Studien haben gezeigt, dass sie und andere fettlösliche Antioxidanzien wie die Vitamine A und E Schutz vor degenerativen Erkrankungen bieten und die Funktion des Immunsystems unterstützen.

Gemüse wie Brokkoli und Karotten enthalten Beta-Carotin, aber wenn Sie sie nicht zusammen mit Öl essen, kommen Sie nicht voll in den Genuss der nutzbringenden Wirkungen ihrer fettlöslichen Vitamine. Wenn Sie einen Salat mit einem fettarmen Dressing essen, geht Ihnen ein großer Teil der Vitamine verloren, die im Salat vorhanden sind. Ich nehme oft ein Dressing aus Essig und Wasser. Dieses Dressing enthält zwar kein Öl, ich gebe jedoch immer Nüsse, Avocado, Käse, Eier oder andere fetthaltigen Produkte hinzu, sodass ich voll in den Genuss der nutzbringenden Wirkungen der fettlöslichen Vitamine komme, die im Salat enthalten sind.

Ein weiterer wichtiger Nährstoff, der Fett braucht, um ordnungsgemäß aufgenommen zu werden, ist Calcium. Sehr viele Menschen leiden an Calciummangel oder an Osteoporose. Und wie viele der betroffenen Personen essen fettarme Produkte? Ebenfalls sehr viele. Man kann jede Menge fettfreie Milch trinken und fettarmen Käse essen und Calcium-Nährstoffergänzungen in sich hineinschaufeln, aber dennoch Osteoporose entwickeln. Warum? Weil Calcium Fett braucht, um aufgenommen zu werden. Wenn Sie zur Calciumversorgung fettfreie Milch trinken, verschwenden Sie Ihr Geld. Sie brauchen Vollmilch und Vollfettkäse sowie sonstige Vollfettprodukte, um das Calcium aufnehmen zu können. Auch viele Gemüsesorten sind gute Calciumquellen. Aber um das darin enthaltene Calcium nutzen zu können, müssen wir sie zusammen mit Butter oder Sahne oder anderen fetthaltigen Produkten essen.

Selbst unser Herz braucht Fett. Dies wurde in einer Studie gezeigt, die von der Ernährungswissenschaftlerin Dr. Mary Flynn durchgeführt wurde. Zwanzig Versuchspersonen erhielten im Rahmen ihres Ernährungsprogramms Essen, bei dem 37 Prozent der Kalorien aus Fett bezogen wurden, und sie maß den Cholesterin- und Triglyceridspiegel der Testpersonen. Dann gab sie derselben Gruppe Essen, das *weniger* Fett enthielt (– nur 25 Prozent der Kalorien), wobei die Gesamtmenge der Kalorien jedoch genau gleich blieb, indem sie nämlich den Anteil der Kohlenhydrate erhöhte. Dabei stellte sie fest, dass die fettarme Ernährung den Spiegel von gutem HDL-Cholesterin senkte, den Triglyceridspiegel erhöhte und den Spiegel von schlechtem LDL-Cholesterin unverändert ließ.[1]

Die Auswirkungen für das Herz waren insgesamt schlecht. Wenn wir die Tatsache hinzunehmen, dass fettlösliche Vitamine wie etwa Vitamin E und Beta-Carotin, die vor Herzkrankheiten schützen helfen, in einer fettarmen Ernährung reduziert sind, sehen wir, dass fettarme Ernährungsformen Herzkrankheiten in Wirklichkeit *fördern* – also genau das Gegenteil dessen bewirken, was die Mainstream-Medien uns weismachen wollen. Deshalb werden viele Menschen, die sich an sehr fettarme Ernährungsprogramme halten, krank und entwickeln starke Heißhungerattacken. Sie brauchen Fett.

Nathan Pritikin propagierte eine sehr fettarme Diät. Pritikin war regelrecht fanatisch darauf bedacht, Fett in der Nahrung zu meiden. Er behauptete, in Kopfsalat und anderem Gemüse sei genug Fett enthalten, um den Bedarf des Körpers zu decken. Seine Diät schränkte die Fettzufuhr auf nur noch 10 Prozent der Gesamtkalorien ein. Damit lag er weit unter der Empfehlung der *American Heart Association* von 30 Prozent. Diejenigen, die seine Diät machten, nahmen ab, aber sie entwickelten auch gesundheitliche Probleme – aufgrund des zu geringen Fettanteils in ihrer Nahrung. Dr. Charles T. McGee beschreibt Patienten, die die fettarme Diät von Pritikin ausprobiert hatten, in seinem Buch *Heart Frauds*: „Pritikin-Programm-Patienten litten an einem Mangel an essenziellen Fettsäuren, nachdem sie die Diät etwa zwei Jahre gemacht hatten. Wenn sie in die Praxis kamen, sahen sie dünn und hager aus, mit einer Haut, die trocken, schlaff, bleich, grau und schuppig war. Glücklicherweise war diese Komplikation selten zu sehen, weil es den meisten Menschen schwerfällt, eine Fettzufuhr von nur 10 Prozent durchzuhalten, ohne zu mogeln."[2]

Weitere wichtige Wirkungen von Fett

Fett hat viele wichtige Funktionen im Körper. Ich möchte und kann gar nicht alle erwähnen – aber genügend viele, um Ihnen zu zeigen, wie wichtig es für die Ernährung ist. Forscher entdecken ständig weitere nutzbringende Wirkungen von Nahrungsfett.

- Gemäß einer Studie, die 1999 an der *University of Buffalo* durchgeführt wurde, konnten Fußballspielerinnen bei einem Ernährungsprogramm, das zu 35 Prozent aus Fett bestand, länger und mit höherer Intensität Leistung erbringen als bei einem Ernährungsprogramm mit einem Fettanteil von 27 oder 24 Prozent.

- Fett hilft beim Regulieren der Verdauung und beim Aufnehmen von Blutzucker und beugt damit einer Insulinresistenz und Diabetes vor. Ohne ausreichende Mengen an Fett in der Nahrung kann der Blutzuckerspiegel nach dem Verzehr einer kohlenhydratreichen Mahlzeit außer Kontrolle geraten.

- Fett hilft, den Hunger *länger* zu stillen, sodass man nicht so oft isst, und es hilft Ihnen damit, weniger Kalorien zu konsumieren und abzunehmen.

- Fett sorgt dafür, dass die Haut weich und geschmeidig bleibt. Das Fett unter der Haut und das Fett, das in den Zellen der Haut arbeitet, sorgen für guten Teint und Hauttonus.

- Fett ist außerdem für normales Wachstum lebenswichtig. Es hilft, wichtige Proteine zu erhalten, während Kohlenhydrate dazu neigen, dem Körper Proteine zu *rauben*. Fett ist auch notwendig für das Knochenwachstum und die Knochenkalzifizierung. Menschen, in deren Nahrung es an Fett mangelt, sind und bleiben eher klein.

Wie Sie sehen, ist Fett ein sehr wichtiger Bestandteil unserer Ernährung. Es ist bei einer Vielzahl von Funktionen im Körper involviert, von denen die Wissenschaft viele noch gar nicht ganz verstanden hat.

Nahrungsfette sind jedoch nicht alle gleich. Es gibt viele verschiedene Arten von Fetten und jedes hat eine andere Wirkung auf den Körper. Die moderne Lebensmittelherstellung und -verarbeitung haben einige Fette geschaffen, die schädlich für unsere Gesundheit sind und zu Übergewicht und anderen Gesundheitsproblemen beitragen. Das heißt, dass wir unsere Fette klug auswählen sollten. Im Allgemeinen gilt:

> Je mehr ein Fett oder Öl *verarbeitet* worden ist, bis es das Regal im Supermarkt erreicht, desto weniger gesund ist es. Künstliche Fette wie Olestra und halbkünstliche Fette wie Margarine und andere hydrierte Pflanzenöle sind am intensivsten verarbeitet worden und am wenigsten gesund. *Natürliche* Fette und Öle – jene, die einfach aus ihrer Quelle gewonnen oder gepresst werden können, selbst mit primitiven Methoden (wie Olivenöl, Kokosöl, Butter und tierische Fette) – sind der Gesundheit förderlich.

Ich weiß, dies widerspricht der vorherrschenden Meinung, aber dadurch, dass die meisten an etwas glauben, was falsch ist, wird es nicht richtiger. Die vorherrschende Meinung liegt oft falsch. Nehmen wir nur die fettarmen Diäten oder Ernährungsprogramme – sie werden nach wie vor lautstark als einziger Weg der Gewichtsreduktion angepriesen, und dennoch wissen wir inzwischen, dass sie langfristig nicht funktionieren.

KAPITEL 3

Brauchen Sie einen Ölwechsel?

Fette, Öle, Triglyceride und Fettsäuren

Fett – nur das Wort allein beschwört oft schon Bilder von unschönem Fettgewebe herauf, das an einem Stück Fleisch hängt. Fett ist jedoch nicht nur an Fleisch zu finden. Alle lebenden Organismen haben Fett. Menschen, Tiere, Pflanzen, selbst die winzigsten Organismen wie Einzeller und Bakterien haben Fett. Es ist ein für jeden Organismus lebenswichtiges Gewebe. Aus diesem Grund kommt Fett in der einen oder anderen Form in allen unseren Nahrungsmitteln vor. Und auch wenn die meisten es gerne so weit wie möglich meiden möchten, stellt es einen wichtigen Teil unserer Nahrung dar.

Die Begriffe „Fett" und „Öl"

… werden oft synonym verwendet. Allgemein gesagt sind Fette bei Zimmertemperatur fest, während Öle flüssig bleiben. Im Zusammenhang mit Fetten und Ölen werden Sie oft auch den Begriff „Lipide" hören. Dies ist ein allgemeiner Oberbegriff, der sich auf mehrere fettähnliche Komponenten im Körper bezieht. Die mit Abstand am reichlichsten vorkommenden und wichtigsten Lipide sind die Triglyceride. Wenn wir von Fetten und Ölen sprechen, beziehen wir uns in der Regel auf Triglyceride. Zwei andere Lipide – Phospholipide und Sterole (zu denen Cholesterin gehört) – sind eigentlich keine Fette, da sie keine Triglyceride sind. Sie haben jedoch ähnliche Eigenschaften und werden oft einfach ebenfalls als Fette bezeichnet.

Wenn man in ein Beefsteak schneidet, sieht man weißes Fettgewebe, das aus Triglyceriden besteht. Cholesterin ist auch vorhanden, aber für das bloße Auge nicht erkennbar, da es mit den Fleischfasern durchwachsen ist. Das Fett, das für uns ein Ärgernis ist, an unseren Armen herunterhängt, an unseren Oberschenkeln wie Wackelpudding aussieht und unseren Bauch wie einen Ersatzreifen aussehen lässt, besteht aus Triglyceriden. Unser Körperfett und das Fett, das wir bei tierischen Produkten sehen und essen, besteht ebenfalls aus Triglyceriden. Bei etwa 95 Prozent der Lipide in unserer Nahrung, die aus pflanzlichen und tierischen Quellen stammen, handelt es sich um Triglyceride.

Triglyceride bestehen aus einzelnen Fettmolekülen, sogenannten Fettsäuren. Bei den Fettsäuren wird zwischen drei allgemeinen Kategorien unterschieden: *gesättigten, einfach ungesättigten* und *mehrfach ungesättigten Fettsäuren*. Alle Öle und tierischen Fette bestehen aus einer Mischung aus diesen drei Fettsäuren. Ein Öl als gesättigt oder einfach ungesättigt zu bezeichnen, ist jedoch eine allzu grobe Vereinfachung. Kein Öl ist nur gesättigt oder mehrfach ungesättigt. Olivenöl wird oft als „einfach ungesättigtes" Öl bezeichnet, weil es *überwiegend* aus einfach ungesättigten Fettsäuren besteht, aber wie alle pflanzlichen Öle enthält es auch gesättigte und mehrfach ungesättigte Fettsäuren. Ähnlich ist es bei Schmalz. Tatsächlich ist bei Schmalz der Anteil an einfach ungesättigten Fettsäuren (47 Prozent) höher als der Anteil an gesättigten Fettsäuren (41 Prozent). Korrekter wäre es daher, Schmalz ebenfalls als ein Fett der Kategorie der einfach ungesättigten Fettsäuren und nicht der gesättigten Fettsäuren zu bezeichnen.

Tierische Fette kommen im Fleisch von Tieren und in Milch und Eiern vor. Die überwiegende Mehrzahl unserer *pflanzlichen* Öle stammt von Samen wie Baumwollsamen, Sonnenblumensamen, Distelsamen und Rapssamen, aber auch Körner (wie Mais), Hülsenfrüchte (wie Sojabohnen und Erdnüsse) und Nüsse (wie Mandeln, Walnüsse) sind Samen. Kokosöl wird aus den Samen der Kokospalme gewonnen. Einige Öle kommen auch von Früchten (etwa Oliven, Palmen und Avocados).

Wie andere Öle enthält *Kokosöl* eine Mischung aus gesättigten, einfach ungesättigten und mehrfach ungesättigten Fettsäuren. Hauptsächlich enthält es jedoch gesättigte Fettsäuren, nämlich zu 92 Prozent. Bei diesen gesättigten Fettsäuren handelt es sich überwiegend um mittelkettige Triglyceride (MCT). Dadurch ist Kokosöl einzigartig unter den Nahrungsfetten. Die meisten Fette bestehen aus langkettigen Triglyceriden (LKT oder LCT). Etwa 95 Prozent aller Fette in unserer Nahrung bestehen aus LCT. Maisöl, Sojaöl, Olivenöl, Rapsöl, Schmalz und die meisten anderen allgemeinen Nahrungsfette bestehen 100 Prozent aus LCT. Butter und Sahne enthalten eine sehr kleine Menge an MCT. Kokosöl und Palmkernöl sind die einzigen nennenswerten Nahrungsquellen für MCT. Dies ist wichtig, weil die meisten Gesundheit und Gewichtsreduktion fördernden Eigenschaften, die mit Kokosöl assoziiert werden, von den mittelkettigen Triglyceriden stammen. Da andere Öle keine nennenswerte Menge an MCT enthalten, sind sie mit Kokosöl nicht zu vergleichen.

Fette und Öle, die *natürlich* in Nahrungsmitteln vorkommen, unterstützen generell die Gesundheit und liefern viele essenzielle Nährstoffe. Nicht alle Fette sind jedoch von gleichem Wert, wenn es um Gewichtskontrolle oder gesundheitlich nutzbringende Wirkungen geht. Eine gesunde Ernährung zum Abnehmen muss eine ausreichende Menge der richtigen Art von Fett enthalten.

Wenn Sie gefragt würden, welche Öle am gesündesten sind, was würden Sie antworten? Wenn Sie die Frage wie die meisten Menschen beantworten, werden Sie wahrscheinlich sagen, dass mehrfach ungesättigte Fettsäuren am besten und gesättigte Fettsäuren am schlechtesten sind. Wäre dies Ihre Antwort, dann hätten Sie sich, wie die meisten und wie auch ich früher, in die Irre führen lassen. Entgegen dem, was die Pflanzenölindustrie uns weisgemacht hat, birgt der übermäßige Verzehr von Ölen, die mehrfach ungesättigte Fettsäuren enthalten, weitaus mehr gesundheitliche Risiken als der Verzehr von Ölen, die einfach ungesättigte oder gesättigte Fettsäuren oder Cholesterin enthalten. Zwar benötigen wir einen gewissen Anteil von mehrfach ungesättigten Fettsäuren, jedoch können wir auch zu viel davon bekommen. Wenn Ihr Speiseplan derzeit überwiegend Pflanzenöle mit mehrfach ungesättigten Fettsäuren enthält, brauchen Sie einen Ölwechsel! In diesem Kapitel erfahren Sie, warum.

Raffinierte und unraffinierte Öle

Im letzten Jahrhundert haben wir eine Revolution erlebt – eine Revolution in unserer Ernährung. Nahrungsmittel, die unsere Vorfahren gegessen haben und durch die es ihnen über Generationen hinweg gut ging, hat man beiseitegeschoben, um den Weg für neue, technisch hoch entwickelte Produkte frei zu machen. Zu den größten Veränderungen, gehört die Art von Ölen, die wir heute verzehren. Butter, Schmalz, Kokosöl und andere traditionelle Fette sind durch hochraffinierte, gereinigte und sogar chemisch veränderte Pflanzenöle ersetzt worden.

Wenn Sie in die Berge Nordpakistans reisen würden, um die Hunzukuc – als Bewohner des Hunzatals oft auch Hunza genannt – zu besuchen, würden Sie auf ein Volk treffen, das eine Vorliebe für Butter und Ziegenfett hat. Bei einer Reise in ländliche Gegenden Chinas würden Sie feststellen, dass Schmalz das Speisefett der Wahl ist. Bei den Eskimos im Norden Kanadas und Alaskas ist Seehundöl die Hauptstütze der traditionellen Ernährung. In Thailand gehört Kokosöl bei jeder Essenszubereitung mit dazu. In Indien sind Ghee (Butterschmalz oder geklärte Butter) und Kokosöl traditionell die bevorzugte Wahl. In Italien und Griechenland rangiert Olivenöl an erster Stelle. Wo auch immer man traditionelle Fette und Öle verwendet, werden Sie feststellen, dass hauptsächlich Öle dieser oder jener Art mit gesättigten und einfach ungesättigten Fettsäuren verzehrt werden. Wovon man nicht viel findet, das sind mehrfach ungesättigte pflanzliche Öle.

Fette und Öle stellen seit Generationen einen wichtigen Bestandteil der Nahrung dar. Am beliebtesten waren seit jeher die Öle, die relativ einfach, mit primitiven Extraktionsmethoden zu gewinnen waren. Tierisches Fett wurde einfach vom Fleisch abgeschnitten und durch Kochen in Öl verwandelt. Butter wurde hergestellt, indem sie aus Milch geschlagen wurde. Olivenöl wurde mit einer Art Schneckenpresse aus der Frucht gepresst oder indem die Frucht mithilfe eines Holztrichters und eines Holzhammers zerstoßen und geschlagen wurde. Pflanzenöle aus Nüssen und Samen wurden hergestellt, indem sie mit Holzpressen oder Steinwalzen zerdrückt wurden.

Die mit Abstand am häufigsten verwendeten Öle waren tierische Fette, Butter, Kokos- und Palmöl sowie Olivenöl. Einige Populationen verwendeten mehr pflanzliche Öle als andere, aber wegen der Schwierigkeit der Extraktion war die Verwendung von Samenölen nicht weit verbreitet und trug nie in nennenswertem Umfang zur menschlichen Ernährung bei.[1]

Die Arten von Ölen, die wir heute verzehren, sind ganz andere als die, die unsere Urgroßeltern ernährt haben. Wir haben uns davon verabschiedet, unraffinierte Öle zu verwenden, und sind stattdessen dazu übergegangen, hochraffinierte und gereinigte Öle mit mehrfach ungesättigten Fettsäuren zu verwenden. Mit der Erfindung der hydraulischen Ölpresse und dem Einsatz chemischer Extraktionsmittel ist die Herstellung von Samenölen billiger geworden. Nachdem gesättigte Fettsäuren in die Kritik geraten waren, weil sie den Blutcholesterinspiegel erhöhen würden, gewannen zunehmend mehrfach ungesättigte Fettsäuren an Beliebtheit. Zu den Nachteilen pflanzlicher Öle mit mehrfach ungesättigten Fettsäuren gehört jedoch, dass sie schnell oxidieren (ranzig werden). Deshalb müssen sie stark raffiniert (gereinigt) werden und enthalten chemische Konservierungsmittel, die das Verderben des Öls hinauszögern. Alle gängigen Pflanzenöle, die im Supermarkt verkauft werden, gehören zu dieser Art von Ölen.

Es gibt einige Pflanzenöle, die mit jahrhundertealten traditionellen Methoden, ohne chemische Mittel oder Hitze hergestellt werden. Das beliebteste ist *natives Olivenöl extra*. Es behält seinen vollen Geschmack, seine Farbe, sein Aroma und alle seine natürlichen Vitamine und Mineralstoffe. Kokosöl wird oft nach traditionellen Methoden oder modernen Kaltpressungsmethoden ohne Einsatz von chemischen Stoffen hergestellt. Es wird mitunter als *natives oder kaltgepresstes Kokosöl* bezeichnet, um es von raffinierten Ölen zu unterscheiden; es behält den guten Kokosgeschmack und ein wunderbares Kokosaroma. Man kann auch Sesamöl, Palmöl, Mandelöl und andere Öle finden, die ähnlich hergestellt werden. Ein wirklich unraffiniertes Öl erkennt man am Geschmack und Geruch. Je mehr ein Öl verarbeitet und raffiniert worden ist, desto weniger Geschmack und Aroma hat es. Öle, die reich an gesättigten Fettsäuren sind, wie Koksöl, bleiben sehr stabil und sind, selbst wenn sie stark verarbeitet worden sind, immer noch eine bessere Wahl als mehrfach ungesättigte Fettsäuren.

Viele Öle haben einen sehr unangenehmen Geschmack und müssen desodoriert werden, um schmackhaft zu werden. Sojaöl zum Beispiel gehört dazu. Unverarbeitetes Sojaöl hat einen widerlichen Geschmack und muss stark verarbeitet und chemisch behandelt werden, damit der unangenehme Geschmack beseitigt wird; es handelt sich also immer um ein stark verarbeitetes Öl.

Hydrierte Pflanzenöle (Margarine)

Der Prozess der Hydrierung wurde 1907 von dem Unternehmen *Proctor & Gamble* (P & G) entwickelt. Die Hydrierung war ein innovativer neuer Prozess, der flüssiges Pflanzenöl in festes Fett umwandeln konnte, das dem Schmalz ähnelte. Anfänglich wurde die Hydrierung dazu genutzt, um billiges Baumwollsamenöl in festes Fett zu verwandeln, das anstelle von Schmalz und Talg bei der Herstellung von Seife und Kerzen verwendet werden konnte. [Den sich zunehmend durchsetzenden Begriff der *Hydrierung* verwenden wir in diesem Buch als Synonym für die eigentlich treffenderen Begriffe *Hydrogenierung* oder *Hydrogenisierung*. Anm. d. Verlags]

39

Der Erfolg des billigen Schmalzimitats ließ die Gewinne des Unternehmens in die Höhe schnellen. Es dauerte nicht lange, bis man zu dem Schluss gelangte: Da das hydrierte Baumwollsamenöl dem Schmalz ähnelte, könne man es auch als Nahrungsmittel verkaufen. So führte P & G 1911 das Backfett *Crisco* auf dem Markt ein. Der Name *Crisco* war von der Bezeichnung *CRYStalized Cottonseed Oil* (kristallisiertes Baumwollsamenöl) abgeleitet. Um Frauen zu ermuntern, von Butter und Schmalz auf Backfett umzusteigen, vertrieb das Unternehmen ein Kochbuch und begann, Anzeigen zu schalten, in denen *Crisco* als wirtschaftlichere und gesündere Alternative zu tierischen Fetten dargestellt wurde. Damit hatte der Wechsel von tierischen Fetten zu pflanzlichen Ölen begonnen.

Es dauerte nicht lange, bis *Margarine* erhältlich war. Bei Margarine handelte es sich einfach um hydriertes Baumwollsamenöl, das mit Aromastoffen und Farbstoffen gemischt war, sodass es der Butter ähnelte. Die Umsätze waren zunächst bescheiden, legten während der „Großen Depression" in den 1930er-Jahren jedoch zu, als die Menschen von Schmalz und Butter auf die billigeren Produkte Backfett und Margarine umstiegen. Einen neuerlichen Aufschwung erlebten die Umsätze in den 1950er- und 1960er-Jahren, als sich in der Öffentlichkeit die Informationen über die vermeintlichen Gefahren tierischer Fette durchsetzten. Im Jahr 1957 wurde schließlich mehr Margarine als Butter gekauft.

Interessant ist, dass P & G und andere Pflanzenöl-Hersteller einen Großteil der Forschungen sponserten, mit denen der vermeintliche Zusammenhang zwischen gesättigten Fettsäuren und Cholesterin auf der einen Seite und Herzerkrankungen auf der anderen Seite hergestellt wurde. Dr. Fred Mattson, einer der Wissenschaftler, die für P & G arbeiteten, spielte in der Tat eine entscheidende Rolle, als es darum ging, die *American Heart Association* davon zu überzeugen, die Cholesterintheorie der Herzkrankheiten zu akzeptieren, und er war ebenso aktiv bei der Beeinflussung der Regierungspolitik in Bezug auf Nahrungsfette.

Der Prozess der Hydrierung beginnt mit einem raffinierten Pflanzenöl. Heutzutage werden die meisten hydrierten Öle aus Sojaöl hergestellt. Das Öl wird mit winzigen Metallpartikeln gemischt – für gewöhnlich Nickeloxid, das sehr toxisch und unmöglich ganz zu beseitigen ist –, die als chemische Katalysatoren fungieren. Unter hohem Druck und hohen Temperaturen wird Wasserstoffgas in das Öl gepresst und chemisch an die Fettmoleküle gebunden. Dann werden Emulgatoren und Stärke in die Mischung gepresst, um ihr eine bessere Konsistenz zu geben. Anschließend setzt man die Mischung in einem Dampfreinigungsprozess erneut hohen Temperaturen aus, um den widerlichen Geruch zu beseitigen.

Der Hydrierungsprozess ist dann abgeschlossen, aber das Öl, das dabei herauskommt, hat eine abstoßende graue Farbe, die man eher beim Blick in eine Dose Schmieröl zu sehen erwarten würde als bei einem Lebensmittel. Somit wird es gebleicht, damit es weiß und damit appetitlicher aussieht. Das Endergebnis ist ein hydriertes Pflanzenöl oder Backfett, wie wir es in den Supermarktregalen sehen. Um Margarine herzustellen, werden Steinkohle-Farbstoffe und chemische Aromastoffe hinzugefügt. Diese Mischung wird dann gepresst und in Blöcken oder Bechern verpackt, um streichfertig auf einem Stück Brot genossen zu werden.

Allein das Wissen, wie Margarine und Backfett hergestellt werden, genügt, um mich davon abzuhalten, sie zu essen. Beim Hydrierungsprozess, bei dem flüssige Pflanzenöle zu festen Fetten werden, geschieht jedoch auch noch etwas anderes, was erhebliche gesundheitliche Folgen hat: Es entsteht eine neue Fettsäure, die sich von denen unterscheidet, die normalerweise in der Natur zu finden sind: die sogenannte *Transfettsäure*. Diese toxische Fettsäure ist für unseren Körper ein Fremdkörper und kann alle möglichen Probleme verursachen.

„Dabei handelt es sich wahrscheinlich um die toxischsten Fettsäuren, die wir überhaupt kennen", sagt der Arzt Walter Willet, Professor für Epidemiologie und Ernährung an der *Harvard School of Public Health*. Willet, der die Auswirkungen von Transfettsäuren auf den Körper untersucht hat, widerspricht jenen, die behaupten, bei hydrierten Fetten, die in Margarine und Backfett zu finden sind, sei es weniger wahrscheinlich, dass sie den Cholesterinspiegel erhöhen, als bei den gesättigten Fettsäuren, die in Butter zu finden sind: „Wie es aussieht, sind Transfettsäuren zwei oder drei Mal schlimmer als gesättigte Fettsäuren, wenn es darum geht, was sie bei den Blutfetten anrichten."[2]

Studien zeigen inzwischen klar, dass Transfettsäuren zu Arteriosklerose (Verhärtung der Arterien, Arterienverkalkung) und Herzerkrankungen beitragen können. Schweine, die mit transfettsäurehaltigem Futter gefüttert wurden, entwickelten zum Beispiel weitreichendere Schädigungen durch Arteriosklerose als jene, die mit anderen Arten von Fettsäuren gefüttert wurden.[3] Beim Menschen erhöhen Transfettsäuren die LDL-Cholesterinwerte im Blut (schlechtes Cholesterin) und senken die HDL-Cholesterinwerte (gutes Cholesterin) – beides nicht erwünschte Veränderungen.[4] Bei Transfettsäuren ist nachgewiesen worden, dass sie den Blutcholesterinspiegel noch mehr erhöhen als gesättigte Fettsäuren.[5] Da Transfettsäuren im Unterschied zu gesättigten Fettsäuren auch den guten HDL-Cholesterinspiegel senken, sind Forscher nunmehr der Überzeugung, dass sie einen größeren Einfluss auf das Risiko für Herz-Kreislauf-Erkrankungen haben als irgendwelche anderen Fettsäuren.[6]

Das *New England Journal of Medicine* vom 20.11.1997 berichtete über die Ergebnisse einer 14 Jahre dauernden Studie, in die mehr als 80 000 Krankenschwestern einbezogen waren. Die Untersuchung, die an der *Harvard School of Public Health* und im *Brigham and Women's Hospital* in Boston durchgeführt wurde, dokumentierte 939 Herzinfarkte unter den Teilnehmerinnen der Studie. Bei den Frauen, die

41

die größten Mengen an Transfettsäuren konsumierten, war die Chance, einen Herzinfarkt zu erleiden, um 53 Prozent höher als bei denen, die am wenigsten Transfettsäuren konsumierten.

Eine weitere interessante Tatsache, die bei dieser Studie aufgedeckt wurde, war die, dass die Gesamtaufnahme an Fett wenig Auswirkungen auf die Rate der Herzinfarkte hatte. Bei den Frauen in der Gruppe mit dem größten Fettkonsum insgesamt (46 Prozent der Kalorien aus Fett) war das Herzinfarktrisiko nicht größer als bei jenen in der Gruppe mit dem niedrigsten Fettkonsum (29 Prozent der Kalorien).

Die Forscher meinten, dies lege den Schluss nahe, dass die Beschränkung des Konsums von Transfettsäuren effektiver zur Vermeidung von Herzinfarkten sei als die Reduzierung der Fettaufnahme insgesamt. Leider sind etwa 10 Prozent der Fettsäuren, die im typischen Speiseplan westlicher Länder enthalten sind, Transfettsäuren.

Transfettsäuren ziehen jedoch mehr als nur die Gesundheit unseres Herz-Kreislauf-Systems in Mitleidenschaft. Einer Studie zufolge, über die Dr. Mary Enig berichtete, wurde festgestellt: Wenn Affen Futter verabreicht wurde, das mit transfettsäurehaltiger Margarine angereichert war, banden ihre roten Blutkörperchen Insulin nicht so gut, wie wenn ihnen Futter ohne Transfettsäuren gegeben wurde.[7] Dies lässt auf eine Verbindung zu Diabetes schließen. Transfettsäuren sind mit einer Vielzahl von negativen gesundheitlichen Auswirkungen in Verbindung gebracht worden, darunter Krebs, ischämische Herzkrankheiten, multiple Sklerose, Divertikulitis, Diabetes und andere degenerative Erkrankungen.[8]

> Hydriertes Öl ist ein technisches Produkt und möglicherweise der schädlichste Lebensmittelzusatz, der derzeit allgemein verwendet wird. Wenn Sie Margarine, Backfett, hydrierte oder teilhydrierte Pflanzenöle (allgemeine Lebensmittelzusätze) verzehren, konsumieren Sie Transfettsäuren.

Viele der Nahrungsmittel, die wir im Supermarkt kaufen und in Restaurants essen, werden mit hydriertem Öl zubereitet oder gebraten. Frittierte oder gebratene Produkte, die in Supermärkten und Restaurants verkauft werden, sind in der Regel in hydriertem Öl zubereitet, weil sie dadurch knusprig werden und weniger leicht verderben als gewöhnliche Pflanzenöle. Viele verarbeitete Tiefkühlprodukte wurden in hydrierten Ölen zubereitet. Hydrierte Öle werden bei der Herstellung von Pommes frittes, Biskuits, Plätzchen, Cracker, Chips, Tiefkühltorten, Pizzas, Erdnussbutter, Kuchenglasur und Ähnlichem verwendet.

Die *flüssigen* Pflanzenöle, die wir im Supermarkt kaufen, sind nicht viel besser. Durch die beim Extraktions- und Raffinierungsprozess eingesetzte Hitze entstehen auch Transfettsäuren. Das heißt, dass die Flasche Mais- oder Distelöl, die Sie in der Küche im Regal haben, Transfettsäuren enthält, auch wenn es nicht hydriert worden ist. Sofern das Pflanzenöl nicht „kaltgepresst" oder „Expeller-gepresst" worden ist, enthält es Transfettsäuren. Vor allem die gängigen Marken von Pflanzenölen und Salatdressings enthalten Transfettsäuren.

Flüssige Pflanzenöle enthalten im Durchschnitt 15 Prozent Transfettsäuren. Im Vergleich dazu enthalten Margarine und Backfett im Durchschnitt etwa 35 Prozent, wobei einige Marken jedoch bis zu 48 Prozent enthalten können.

Wenn Öle, die einfach ungesättigte und mehrfach ungesättigte Fettsäuren enthalten, beim Braten verwendet werden, insbesondere bei hohen Temperaturen, bilden sich Transfettsäuren. Das heißt, dass selbst dann, wenn Sie kaltgepresstes Öl aus dem Bioladen zum *Braten* verwenden, ungesunde Transfettsäuren entstehen.

Nun fragen Sie vielleicht: Stellt denn die Menge an Transfettsäuren, die entstehen, wenn man Öl zu Hause erhitzt, wirklich eine Gefahr dar? Studien zeigen, dass bei einer Ernährung, die hitzebehandeltes flüssiges Maisöl enthielt, festgestellt wurde, dass mehr Arteriosklerose als bei einer Ernährung entstand, die *nicht* erhitztes Maisöl enthielt.[9] Das heißt: Ja, jedes Pflanzenöl, das ungesättigte Fettsäuren enthält, wird toxisch, wenn es erhitzt wird. Und selbst eine kleine Menge hat Auswirkungen auf Ihre Gesundheit, insbesondere dann, wenn es über lange Zeit oft gegessen wird.

Öle, die gesättigte Fettsäuren, aus welcher Quelle auch immer, enthalten, sind demgegenüber viel hitzebeständiger bei Temperaturen, wie sie beim Braten eingesetzt werden, sodass sich keine Transfettsäuren bilden; sie sind somit weitaus besser zum Braten geeignet. Öle, die gesättigte Fettsäuren enthalten, können am unbedenklichsten zum Braten verwendet werden. In dem Bemühen, eine billige pflanzliche „Ölquelle" zu erschließen, hat die moderne Technologie ein erhebliches Gesundheitsproblem geschaffen.

Unter dem Druck zahlreicher Gesundheitsorganisationen und der Öffentlichkeit hat die US-amerikanische Behörde für Lebensmittel und Arzneimittelsicherheit (*Food and Drug Administration*, FDA) eine Vorschrift erlassen, wonach Lebensmittelhersteller die Menge der jeweils enthaltenen Transfettsäuren auf dem Etikett angeben müssen. Bevor sie diesen Schritt taten, warteten sie jedoch drei Jahre, bis das *Institute of Medicine* dem Problem nachgegangen war und Untersuchungen angestellt hatte. Nach Abschluss der Studie gab das *Institute of Medicine* zu jedermanns Überraschung nicht etwa eine Empfehlung, bis zu welchem Prozentsatz Transfettsäuren sicher verzehrt werden könnten (wie dies oft bei Lebensmittel-Zusatzstoffen geschieht), sondern erklärte rundweg, *dass kein Gehalt an Transfettsäuren sicher sei!*

Daher: *Wenn Sie ein verpacktes Produkt sehen, das hydriertes Öl, Margarine oder Backfett enthält, rühren Sie es nicht an!* Wenn Sie auswärts essen gehen, fragen Sie im Restaurant, welche Art von Öl dort bei der Zubereitung der Gerichte verwendet wird. Wenn sie sagen: „Pflanzenöl", handelt es sich dabei mit ziemlicher Sicherheit um hydriertes Pflanzenöl. Meiden Sie es!

Der Grund dafür, dass Sie davon ausgehen können, dass es sich um *hydriertes* Pflanzenöl handelt, ist der, dass reguläres Pflanzenöl zu schnell verdirbt und ranzig wird. Restaurants möchten ihre Öle so lange wie möglich immer wieder verwenden, bevor sie sie entsorgen müssen. Die Lebensdauer gewöhnlicher Pflanzenöle ist ihnen zu kurz.

Freie Radikale

Die Forschung hat in den letzten Jahrzehnten einen Schlüsselfaktor identifiziert, der bei der Verursachung und Entwicklung von degenerativen Krankheiten und Alterungsprozessen eine wichtige Rolle spielt: die freien Radikale.

Einfach formuliert handelt es sich bei einem freien Radikal um ein Molekül, das ein Elektron in seiner äußeren Bahn verloren hat, sodass ein ungepaartes Elektron geblieben ist. Durch das Fehlen des Elektrons entsteht ein äußerst instabiles und „reaktionsfreudiges" Molekül. Dieses radikale Molekül greift schnell ein benachbartes Molekül an, um diesem ein Elektron zu „stehlen". Das zweite Molekül, dem

---

jetzt ein Elektron fehlt, wird nun selbst ein sehr reaktionsfreudiges freies Radikal und zieht wiederum einem anderen nahen Molekül ein Elektron weg. Dieser Prozess setzt sich in einer zerstörerischen Reaktionskette fort, von der Hunderte oder gar Tausende von Molekülen betroffen sein können.

Sobald ein Molekül zu einem Radikal wird, verändern sich seine physikalischen und chemischen Eigenschaften. Die normale Funktion dieser Moleküle ist dauerhaft gestört, wodurch die ganze Zelle geschädigt wird, zu der sie gehören. Eine lebende Zelle, die von freien Radikalen angegriffen wird, degeneriert und wird dysfunktional. Freie Radikale können also unsere Zellen angreifen und die Schutzmembranen der Zellen buchstäblich zerreißen. Sensible Zellkomponenten wie der Zellkern und die DNS, die die genetische Blaupause der Zelle enthält, können geschädigt werden; das kann zu Zellmutationen und zum Zelltod führen.

Je mehr freie Radikale unsere Zellen angreifen, desto größer die Schäden und desto größer das Potenzial einer schwerwiegenden Zerstörung. Was geschieht wohl, wenn sich die betroffenen Zellen in unserem Herzen oder unseren Arterien befinden? Was geschieht, wenn es um Zellen in unserem Gehirn geht? Was geschieht, wenn es um Zellen in unseren Gelenken, unserer Bauchspeicheldrüse, unseren Därmen, unserer Leber oder unseren Nieren geht? Wenn die Zellen geschädigt oder dysfunktional werden oder absterben, können diese Organe dann noch optimal ihren Zweck erfüllen oder degenerieren sie?

Schädigungen durch freie Radikale werden mit dem Verlust der Gewebeintegrität und mit physischer Degeneration in Verbindung gebracht. Wenn Zellen von freien Radikalen angegriffen werden, dann werden Gewebe fortschreitend geschädigt. Manche Forscher sind der Überzeugung, die Zerstörung durch freie Radikale sei die eigentliche Ursache des Alterns.[10] Je älter der Körper wird, desto mehr Schäden trägt er durch die lebenslange Kumulation der Angriffe freier Radikale davon. Heute gilt es bei rund 60 degenerativen Krankheiten als anerkannt, dass bei ihrer Verursachung oder Manifestation freie Radikale im Spiel sind. Diese Liste wird regelmäßig mit zusätzlichen Krankheiten ergänzt. Die Forschung, die zunächst nur die großen Killerkrankheiten wie Herzerkrankungen und Krebs mit freien Radikalen in Verbindung brachte, hat die Liste inzwischen erweitert, sodass jetzt auch Arteriosklerose,

Schlaganfall, Krampfadern, Hämorrhoiden, Bluthochdruck, faltige Haut, Dermatitis, Arthritis, Verdauungsprobleme, Fortpflanzungsstörungen, grauer Star, Energieverlust, Diabetes, Allergien, Gedächtnisschwäche und viele andere degenerative Erkrankungen mit dazugehören.

Je mehr wir freien Radikalen ausgesetzt sind, desto mehr Schäden treten an unseren Zellen und Geweben auf; dadurch erhöht sich das Risiko, die vorstehend genannten Erkrankungen zu entwickeln. Wir sind freien Radikalen ausgesetzt durch die Schadstoffe in der Luft, die wir atmen, und durch die chemischen Zusatzstoffe und Gifte in den Nahrungsmitteln, die wir essen, sowie in den Getränken, die wir trinken. Einige Reaktionen von freien Radikalen finden im Rahmen des natürlichen Prozesses des Zellstoffwechsels statt. Wir können nicht alle freien Radikale meiden, denen wir in unserer Umwelt begegnen; wir können sie jedoch einschränken. Zigarettenrauch ruft zum Beispiel Reaktionen von freien Radikalen in der Lunge hervor. Bestimmte Lebensmittel und Lebensmittelzusatzstoffe rufen ebenso zerstörerische Reaktionen von freien Radikalen hervor, die unseren gesamten Körper in Mitleidenschaft ziehen. Wenn wir die Exposition gegenüber diesen Substanzen, durch die freie Radikale entstehen, begrenzen, reduzieren wir das Risiko, eine Reihe von degenerativen Krankheiten zu entwickeln. Diesbezüglich hat die Art der Öle, die wir verwenden, sehr nachhaltige Auswirkungen auf unsere Gesundheit.

> Wenn Öle, die ungesättigte Fettsäuren enthalten, oxidieren (ranzig werden), erzeugen sie freie Radikale. Je mehr ungesättigte Fettsäuren ein Öl enthält, desto leichter oxidiert es. Somit sind Öle, die *mehrfach* ungesättigte Fettsäuren enthalten, anfälliger dafür, zu oxidieren, als Öle, die *einfach* ungesättigte Fettsäuren enthalten, und Öle, die einfach ungesättigte Fettsäuren enthalten, sind anfälliger als Öle, die gesättigte Fettsäuren enthalten.

Hitze, Licht und Sauerstoff wirken als Katalysatoren, die die Oxidation fördern: Je länger die Exposition, desto höher der Grad der Oxidation. Öle, die mehrfach ungesättigte Fettsäuren enthalten, oxidieren sehr schnell, wenn sie ihrer Quelle entnommen wurden und Hitze, Licht und Sauerstoff ausgesetzt werden. Wenn Sie eine Flasche *Sojaöl* im Supermarkt kaufen, hat es bereits angefangen zu oxidieren. Es genügt, im Supermarktregal dem Licht und der Wärme (selbst der Zimmertemperatur) ausgesetzt zu werden, um die Oxidation in einem unbeständigen Öl zu fördern. Wenn Sie es mit nach Hause nehmen und die Flasche öffnen, werden die Oxidation und die Bildung der freien Radikale weiter beschleunigt. Verwenden Sie das Öl beim Braten, verdichten Sie das Problem enorm, da dadurch die Bildung schädlicher freier Radikaler beschleunigt wird.

46

Zahlreiche Studien, die zum Teil bereits in den 1930er-Jahren veröffentlicht wurden, berichteten über die toxischen Wirkungen, die sich aus dem Verzehr erhitzter Pflanzenöle ergeben.[11] Aus diesem Grund sollten Sie beim Braten oder Backen nie Pflanzenöle verwenden, die mehrfach ungesättigte Fettsäuren enthalten. Es ist paradox, dass manche Menschen „kaltgepresste" Pflanzenöle kaufen und nach Hause gehen und sie zum Braten verwenden. Kaltgepresste Öle oxidieren genauso schnell wie raffinierte Öle.

Öle, die einfach ungesättigte und gesättigte Fettsäuren enthalten, oxidieren nicht so leicht wie Öle, die mehrfach ungesättigte Fettsäuren enthalten. Sie sind weitaus stabiler und zum Kochen und Braten besser geeignet. Öle, die einfach ungesättigte Fettsäuren enthalten, können unbedenklich beim Niedertemperaturgaren verwendet werden. Öle, die gesättigte Fettsäuren enthalten, die am oxidationsbeständigsten sind, können für alle Arten von Braten oder Kochen, selbst bei hohen Temperaturen, verwendet werden, ohne Schaden zu nehmen, solange sie nicht über ihren Rauchpunkt hinaus erhitzt werden. Jedes Öl hat einen anderen Rauchpunkt.

Raffinierte Pflanzenöle sind trügerisch. Hier kann man einen Schurken nicht von einem Heiligen unterscheiden. Sie sehen alle ziemlich gleich aus. Sie sind gereinigt, desodoriert und jedweden Geschmacks und Charakters beraubt worden. Wenn das Öl beginnt, ranzig zu werden, hat dies keine Auswirkungen auf den Geschmack oder Geruch.[12] Man kann ein sehr ranziges, stark oxidiertes Öl essen, ohne einen Unterschied festzustellen, zumal wenn das Öl mit anderen Nahrungsmitteln kombiniert wird, wie dies normalerweise der Fall ist. Ranzige Öle entwickeln nur dann einen widerwärtigen Geruch und Geschmack, wenn sie Verunreinigungen oder Fremdstoffe wie Eiweiße oder Pflanzenpigmente enthalten. Freie Radikale greifen diese Verunreinigungen oder Fremdstoffe an und verwandeln sie in übel riechende Substanzen. Ein Öl, das minimal verarbeitet worden ist und nach wie vor einige seiner natürlichen pflanzlichen Substanzen enthält, entwickelt eher einen widerwärtigen Geruch als ein stark verarbeitetes und gereinigtes Öl. Man kann also ranziges Öl verzehren, ohne es zu merken.

Öle, die ungesättigte Fettsäuren enthalten und ihren natürlichen Geschmack und ihr natürliches Aroma behalten, können mit der Zeit ranzig werden. Wenn das Öl beginnt, etwas anders oder sauer zu schmecken, entsorgen Sie es! Öle, die mehrfach ungesättigte Fettsäuren enthalten und desodoriert und gereinigt worden sind, haben jedoch keinen Geschmack oder Geruch, selbst wenn sie ranzig werden. Verwenden Sie solche Öle am besten gar nicht. Die besten Öle sind diejenigen, die einen angenehmen natürlichen Geschmack haben.

KAPITEL 4

Cholesterin und gesättigte Fettsäuren

Nun möchte ich Sie in eine andere Zeit zurückzuversetzen, in eine Zeit, lange bevor Sie geboren waren. Allerdings nicht allzu weit zurück – nur weit genug, um Ihren Ururgroßeltern zu begegnen. Wir schreiben das Jahr 1878. Warum 1878? Dies war das Jahr, in dem eine seltsame neue Krankheit erstmals in der medizinischen Literatur dokumentiert wurde. Dr. Adam Hammer, ein britischer Arzt, beschrieb zum ersten Mal einen bis dahin unbekannten Zustand, der inzwischen als *Herzinfarkt* bezeichnet wird.

Bis dahin waren in der medizinischen Literatur keine Fälle von Herzinfarkt jemals dokumentiert worden. Dr. Hammer berichtete, dass ein Patient unerträgliche Brustschmerzen erlebt hatte, dann kollabiert und gestorben war. Bei der Autopsie wurde festgestellt, dass ein Teil des Herzmuskelgewebes des Patienten abgestorben war; das hatte zu Herzversagen und zum Tod geführt. Heutzutage sind die Anzeichen eines Herzinfarkts allgemein bekannt und verbreitet. Tausende Menschen verlieren jeden Tag ihr Leben durch Herztod. Er ist der „Killer Nummer eins" auf der Welt. Statistisch gesehen liegt die Chance, dass Sie durch einen Herzinfarkt sterben, etwa bei eins zu drei.

Warum waren Herzkrankheiten damals so selten und warum sind sie heute so verbreitet? Viele Herzinfarktopfer sind erst in ihren 30er- oder 40er-Jahren. Noch vor einem Jahrhundert konnten Menschen 60, 70 und 80 Jahre alt werden, ohne durch einen Herzinfarkt zu sterben. Es ist also keine altersbedingte Krankheit. Würden wir jemanden auf der Straße nach der Ursache von Herzkrankheiten fragen, bekämen wir wohl am häufigsten als Antwort zu hören: „Zu viel Cholesterin und gesättigte Fettsäuren". Aber sind das wirklich die Ursachen?

Die Cholesterin-Hypothese zu Herzerkrankungen

Gehen wir in das Jahr 1878 zurück. Welche Arten von Fetten und Ölen verzehrte man damals? Allgemein verwendet wurden Schmalz (Schweinefett), Talg (Rinderfett), Butter, Kokosöl sowie Palmöl und in einem geringeren Maße Olivenöl. Man verfügte damals nicht über die Technologie, um in einem größeren Umfang Mais-, Soja-, Distel- und die anderen Öle herzustellen, die mehrfach ungesättigte Fettsäuren enthalten. Das heißt, dass unsere Vorfahren, die nie von Herzkrankheiten gehört hatten, meistenteils tierische Fette aßen, die reich an Cholesterin und gesättigten Fettsäuren sind. Die Auswirkungen auf ihre Gesundheit waren klar ersichtlich – Herzkrankheiten, Krebs, Diabetes, Fettleibigkeit und zahlreiche andere Krankheiten der modernen Zivilisation waren selten.

Wenn Cholesterin und gesättigte Fettsäuren alle diese Gesundheitsprobleme verursachen oder auch nur dazu beitragen würden, wie viele behaupten, warum sollten sie nach Tausenden von Jahren, in denen sie feste Bestandteile der menschlichen Ernährung waren, plötzlich toxisch geworden sein? Wir hören schon so lange, dass Cholesterin und gesättigte Fettsäuren Herzkrankheiten verursachten, dass wir es im Schlaf aufsagen können. Aber tun sie das tatsächlich? Die medizinische Wissenschaft und die Zeugnisse der Geschichte sagen: „Nein!"

Die Cholesterin-Hypothese zu Herzkrankheiten wurde erstmals in den 1950er-Jahren von dem Forscher Ancel Keys aufgestellt. Mithilfe von Daten aus sechs Ländern (den Vereinigten Staaten, Kanada, Australien, England, Italien und Japan) zeigte Keys einen Zusammenhang zwischen dem Fettkonsum und der Todesrate durch Herzkrankheiten auf: Je mehr Fett verzehrt werde, desto höher sei die Todesrate durch Herzerkrankungen. Als Hauptübeltäter wurden konkret gesättigte Fettsäuren identifiziert. Keys' Cholesterin-Hypothese wurde sofort als *die* Erklärung für die rapide Zunahme von Todesfällen durch Herzkrankheiten gefeiert, nach der man so lange gesucht hatte.

Keys' bahnbrechende Studie war jedoch sehr fehlerhaft. Er wählte seine Daten sehr sorgfältig aus. Ihm lagen Informationen aus 22 Ländern vor – er verwendete aber nur jene, die seine Hypothese unterstützten. Die Daten aus den übrigen 16 Ländern unterstützten seine Hypothese nicht oder widersprachen ihr sogar. Zum Beispiel war die Todesrate aufgrund von Herzerkrankungen in Finnland 24 Mal höher als in Mexiko, obwohl der

Fettkonsum in den beiden Ländern fast identisch war. Ein weiteres Beispiel: Die Herztodrate in den USA ist viel höher als die in Frankreich, obwohl die Franzosen eine weitaus größere Menge an gesättigten Fettsäuren und Cholesterin zu sich nehmen. Schaut man sich die ernährungsspezifischen Daten aus allen Ländern an, die Keys vorlagen, so stellt man fest, dass es *keinen* Zusammenhang gibt zwischen dem Verzehr von Fetten, die gesättigte Fettsäuren enthalten, und Herzerkrankungen. Ungeachtet dieser Tatsache suchten die Ärzte verzweifelt nach einem Grund für die drastische Zunahme von Herzkrankheiten in der ersten Hälfte des 20. Jahrhunderts – und diese Theorie lieferte eine passende Antwort. Da es zu jener Zeit keine andere Theorie gab, fand Keys' Hypothese schnell Zustimmung und wurde als vorherrschende Meinung zum Ursprung von Herzkrankheiten übernommen.

Dr. Paul Dudley White ist als der „Vater" der Kardiologie bekannt (der Lehre vom Herzen und seinen Erkrankungen). Sein Medizinstudium schloss er 1910 ab, später war er der Arzt von Präsident Eisenhower während dessen Amtszeit. Als junger Mann schrieb White, er interessiere sich für eine seltene neue Krankheit, über die er in der europäischen medizinischen Literatur gelesen habe. 1921, elf Jahre, nachdem er angefangen hatte, als Arzt zu praktizieren, sah er seinen ersten Herzinfarktpatienten. Zu jener Zeit waren Herzinfarkte extrem selten. In den 1950er-Jahren, als er Eisenhowers Arzt war, waren Herzkrankheiten dann bereits zur landesweit führenden Todesursache in den USA avanciert. Später in seiner Karriere (und als weltweit führende Autorität auf dem Gebiet der Kardiologie und folglich der Herzerkrankungen) wurde er nach seiner Meinung über die Theorie gefragt, wonach Cholesterin und gesättigte Fettsäuren Herzkrankheiten verursachten. Er erklärte, er könne dieser Theorie nicht zustimmen, da er wisse, dass sie mit der Geschichte dieser Krankheit nicht vereinbar sei.[1]

Die nachfolgende Grafik verdeutlicht, warum gesättigte Fettsäuren und Cholesterin nicht die Ursache von Herzkrankheiten sein können. Die Anzahl der Herzinfarktopfer pro 100 000 Personen wird hier über die Jahre hinweg im Vergleich zum Verzehr von Cholesterin und gesättigten Fettsäuren dargestellt. Dabei zeigt sich, dass die Menge des Konsums von Cholesterin und gesättigten Fettsäuren im Wesentlichen konstant geblieben ist, während die Todesfälle durch Herzinfarkt jedoch sprunghaft in die Höhe geschnellt sind. Es gibt eindeutig keinen Zusammenhang zwischen Herzkrankheiten und dem Konsum von Cholesterin sowie gesättigten Fettsäuren.[2]

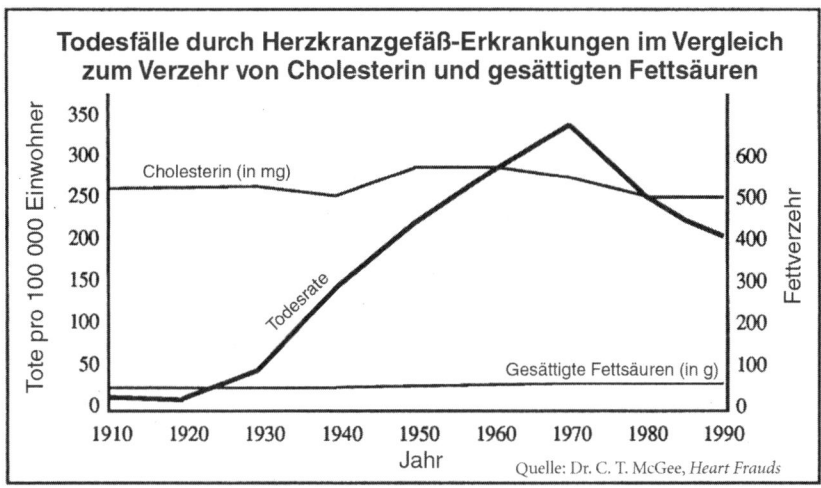

Todesfälle durch Herzkranzgefäß-Erkrankungen im Vergleich zum Verzehr von Cholesterin und gesättigten Fettsäuren

Tote pro 100 000 Einwohner

350 — 300 — Cholesterin (in mg) — 250 — 200 — 150 — Todesrate — 100 — 50 — Gesättigte Fettsäuren (in g)

Fettverzehr: 600 — 500 — 400 — 300 — 200 — 100 — 0

1910 1920 1930 1940 1950 1960 1970 1980 1990

Jahr

Quelle: Dr. C. T. McGee, *Heart Frauds*

Von 1910 bis 1970 erhöhte sich die Zahl der Todesfälle durch Herzkranzgefäß-Erkrankungen um unglaubliche 3 010 Prozent; dann gingen sie wieder zurück. Während dieser Zeit blieb die Aufnahme von Cholesterin und gesättigten Fettsäuren relativ konstant; das weist darauf hin, dass zwischen Cholesterin oder gesättigten Fettsäuren und Herzerkrankungen wohl kaum ein Zusammenhang besteht.

Von 1910 bis 1920 waren die Todesfälle durch Herzerkrankungen relativ gering und betrafen nur etwa 10 je 100 000 Einwohner pro Jahr. Bis zum Jahr 1930 war die Todesrate auf 46 je 100 000 hochgeschnellt und bis zum Jahr 1970 erreichte sie 331 je 100 000 Einwohner. Interessant ist, festzuhalten, dass der Zuckerkonsum zu Beginn des 20. Jahrhunderts allmählich üblicher wurde und zusammen mit der Rate der Herzerkrankungen stetig zunahm. Demnach scheint es einen viel stärkeren Zusammenhang zwischen Herzkrankheiten und dem Zuckerkonsum als zwischen Herzerkrankungen und gesättigten Fettsäuren oder Cholesterin zu geben.

Die Lebensmittel- und die Pharmaindustrie sind seither sehr aktiv im Propagieren der Theorie gewesen, wonach gesättigte Fettsäuren und Cholesterin Herzkrankheiten verursachen sollen. Seit den 1950er-Jahren sind sie die Hauptgeldgeber in diesem Forschungsbereich. Aber selbst nach 60 Jahren Forschung gibt es nur wenige Belege, die die Auffassung stützen, dass eine cholesterinarme Ernährung und eine Ernährung, die arm an gesättigten Fettsäuren ist, tatsächlich die Todesrate durch Herzkrankheiten reduziere oder in irgendeiner Weise die Lebenserwartung erhöhe.

Die Cholesterin-Hypothese impliziert, dass der Konsum von tierischem Fett seit 1920 eigentlich signifikant gestiegen sein müsste. In Wirklichkeit ist der Konsum von Butter und tierischen Fetten in den USA in dieser Zeit jedoch stetig zurückgegangen, während der Verbrauch von Zucker und pflanzlichen Fetten dramatisch zugenommen hat. In dem Zeitraum von 1910 bis 1970 ging der Anteil der traditionellen tierischen Fette in der Ernährung in den USA von 83 Prozent auf 62 Prozent zurück; der Butterverbrauch ging von 17 Pfund pro Person pro Jahr auf etwa 4 Pfund drastisch zurück. In den letzten 80 Jahren ist die Cholesterinaufnahme aus der Nahrung nur um 1 Prozent gestiegen. Im gleichen Zeitraum ist die Prozentzahl an pflanzlichen Nahrungsfetten in Form von Margarine, Backfett und verarbeiteten Ölen hingegen um etwa 400 Prozent gestiegen. Wenn man alle diese Fakten objektiv betrachtet, hält die Cholesterin-Hypothese ihnen nicht stand.

Im Bemühen, der Öffentlichkeit Angst zu machen und den erhöhten Verbrauch von Pflanzenölen zu fördern, wird tierischen Fetten die Schuld an jeder Krankheit unter der Sonne gegeben. Das ist es, was heute als politisch korrekt gilt, auch wenn es nur sehr wenige Belege dafür gibt, dass tierische Fette einen Schaden anrichten. Fettleibigkeit, Diabetes, Krebs, Herzkrankheiten – man braucht nur einen dieser Punkte zu nennen und sofort findet sich jemand, der behauptet, gesättigte Fettsäuren oder Cholesterin seien irgendwie die Ursache. Aber die Fakten entsprechen der Theorie nicht.

Vitamin- und Mineralstoffmangel

Trotz jahrzehntelanger Forschung und eines erheblichen Rückgangs beim Verbrauch von tierischen Fetten sind Herzkrankheiten nach wie vor unsere Todesursache Nummer eins. Die unentwegten Versuche von Forschern, eine definitive Verbindung zwischen Cholesterin und Herzkrankheiten aufzuzeigen, sind fehlgeschlagen. Sehr zum Leidwesen der Forscher und ihrer Sponsoren haben die Studien nur einen sehr schwachen und außerdem zweifelhaften Zusammenhang zwischen beidem aufgezeigt.

Wenn Herzkrankheiten nicht durch gesättigte Fettsäuren und Cholesterin verursacht werden, durch was dann? Es gibt eine Reihe von Faktoren, die wesentlich wahrscheinlicher damit in Verbindung zu bringen sind als diese Fette.

In den 1940er- und 1950er-Jahren entdeckten die Forscher Yudkin und Lopez einen Zusammenhang zwischen dem Konsum von raffiniertem Zucker und Herzkrankheiten. Zuckerkonsum unterdrückt das Immunsystem und mindert damit die Widerstandskraft des Körpers gegenüber Bakterien und Viren, die Entzündungen im Herzen und in den Arterien hervorrufen können. Entzündungen gehören zu den Faktoren, die zur Entwicklung von Arterienablagerungen und zur Verhärtung der Arterien beitragen – die zu Herzerkrankungen führt.

Mit dem zunehmenden Verbrauch verarbeiteter Nahrungsmittel und Fertigprodukte ist jedoch die Versorgung mit Vitaminen und Mineralstoffen im Laufe der Jahre zurückgegangen. Vitamin C ist einer der Nährstoffe, die den Lebensmitteln bei der Verarbeitung entzogen werden. Dieses Vitamin ist jedoch notwendig, um die Unversehrtheit des Bindegewebes, auch jenes in den Arterien, aufrechtzuerhalten. Zu den Anzeichen eines Vitamin-C-Mangels gehört Arteriosklerose (Verhärtung der Arterien beziehungsweise Gefäßverkalkung). Die B-Vitamine, deren Zufuhr über die Nahrung ebenfalls zurückgegangen ist, sind notwendig, um die Arterien stark und gesund zu erhalten. Die Forschung hat gezeigt, dass Vitamin-B-Mangel eine wesentliche Ursache von Arteriosklerose und Herzkrankheiten ist.[3]

Herzkrankheiten sind auch mit einem Mangel an Mineralstoffen in Verbindung gebracht worden. Die Raten von Herzkranzgefäß-Erkrankungen sind in solchen Regionen niedriger, in denen das Trinkwasser natürlich reich an Mineralstoffen ist, insbesondere an Magnesium, das als natürlicher Gerinnungshemmer fungiert und die Kaliumaufnahme unterstützt und damit Unregelmäßigkeiten der Herzfrequenz vorbeugt. Vitamin D ist ebenso wichtig, um das Herz zu schützen. Es ist wesentlich für die Aufnahme vieler Mineralstoffe, insbesondere Calcium und Magnesium. Unser Körper kann Vitamin D durch die Einwirkung von Sonnenlicht auf die Haut aus Cholesterin selbst herstellen, wobei uns andererseits jedoch gesagt wird, wir müssten den Cholesterinkonsum reduzieren und ebenso die Sonnenexposition einschränken, um Hautkrebs zu vermeiden.

Übermäßiger Zuckerkonsum entzieht dem Körper auch die Vitamine der B-Gruppe, die benötigt werden, um die Arterien gesund zu erhalten. Forschungen des US-Landwirtschaftsministeriums weisen darauf hin, dass Fruktose (Fruchtzucker) noch gefährlicher als Saccharose (Haushalts- oder Kristallzucker) sein kann. Fruktose, hauptsächlich in Form von stark fruktosehaltigem Maissirup, ist das bevorzugte Süßungsmittel für Softdrinks, Snacks und viele Produkte der sogenannten Gesundheitskost.

1968 ging die Todesrate durch Herzinfarkte zum ersten Mal in 40 Jahren zurück und ist seither weiterhin leicht rückläufig. 1990 war sie auf 194 je 100 000 Einwohner gefallen. Die Befürworter der Cholesterin-Hypothese haben nicht versucht, sich diesen Rückgang zugutezuhalten, da der Fettkonsum in dem gesamten Zeitraum relativ konstant geblieben ist. Der Grund dafür, dass die Todesrate seit den 1970er-Jahren zurückgegangen ist, kann durch die zunehmende Verwendung von Vitamin- und Mineralstoffergänzungen mitbedingt sein. Nährstoffmängel, die wahrscheinlich als ein wichtiger Faktor zu Herzerkrankungen beitragen, haben dank des erhöhten Konsums von Vitaminen und Mineralstoffen etwas abgenommen.

Der Nährwert raffinierter Pflanzenöle ist – abgesehen von den Fettsäuren, die darin enthalten sind – gering. Raffinierte Pflanzenöle sind im Grunde leere Kalorien. Diese Öle führen dem Körper nicht nur keine Vitamine und Mineralstoffe zu, sondern entziehen dem Körper in Wirklichkeit Nährstoffreserven und fördern somit Mangelerscheinungen. Öle, die mehrfach ungesättigte Fettsäuren enthalten, sind sehr instabil und oxidieren sehr schnell, sowohl *im* Körper als auch *außerhalb* des Körpers. Durch die Oxidation mehrfach ungesättigter Fettsäuren entstehen – wie dargestellt – zerstörerische freie Radikale. Antioxidative Nährstoffe wie Vitamin A, Vitamin E, Vitamin C, Beta-Carotin, Zink, Selen und andere werden vernichtet bei dem Versuch, diese freien Radikale zu bekämpfen. Bei diesem Prozess kann im Körper ein Mangel an diesen essenziellen Nährstoffen auftreten. Ergebnis ist ein Zustand, der als subklinische Mangelernährung bezeichnet wird, die zu physischer Degeneration führen und Fettleibigkeit sogar fördern kann. Es ist kein Wunder, dass die Raten an Herzkrankheiten in dem Maße zurückgegangen sind, wie die Umsätze von Vitaminergänzungen zugenommen haben.

Ein weiteres Problem bei mehrfach ungesättigten Fettsäuren ist die Tatsache, dass es sich bei der Fettsäure, die sie hauptsächlich enthalten, um Linolsäure handelt, die vom Körper in hormonähnliche Substanzen, sogenannte Prostaglandine, umgewandelt wird. Eine übermäßige Bildung von Prostaglandinen kann negative Auswirkungen auf die Gesundheit haben. Sie fördern zum Beispiel die Blutgerinnung, die Verengung von Arterien und Entzündungen; das alles trägt zu Herzerkrankungen bei. Darüber hinaus können die freien Radikale, die durch diese Öle erzeugt werden, die Arterien schädigen und damit die Bildung von Plaques (Ablagerungen) auslösen. Es ist kein Wunder, dass Herzerkrankungen mit der Zunahme des Verbrauchs von Pflanzenölen zugenommen haben.

Das Cholesterin-Märchen

Wenn wir das Wort „Cholesterin" hören, kommen den meisten von uns als Erstes verstopfte Arterien und Herzerkrankungen in den Sinn. Cholesterin ist fast zum Synonym für Herzkrankheiten geworden. Jeder „weiß", dass

Cholesterin Herzerkrankungen verursacht. Es steht in der Zeitung. Man liest es in Büchern. Man hört es im Fernsehen und Radio. Überall wird verkündet: „Hohe Blutcholesterinwerte verursachen Herzkrankheiten." Wir hören es so oft, dass es wohl wahr sein muss. So viele „Experten" können nicht irren, oder?

Ebenso „wissen" wir, dass gesättigte Fettsäuren Herzkrankheiten verursachen, oder nicht? Das ist es, was wir lesen und was jeder sagt. Gesättigte Fettsäuren sind als Übeltäter abgestempelt worden, weil sie auch den Blutcholesterinspiegel erhöhen können. Und da gesättigte Fettsäuren weitaus üppiger als Cholesterin in unseren Nahrungsmitteln vorkommen, werden sie als die größere Bedrohung gesehen.

Seit Jahren wird uns erzählt, Cholesterin und gesättigte Fettsäuren erhöhten den Blutcholesterinspiegel und riefen somit Herz-Kreislauf-Erkrankungen hervor. Wir hören das so oft, dass wir zu der Annahme verleitet werden, es gäbe jede Menge Belege, die die Cholesterin-Hypothese unterstützen. In Wirklichkeit hat es jedoch nie eine Studie gegeben, die nachgewiesen hätte, dass ein hoher Blutcholesterinwert Herzerkrankungen verursacht. Nicht eine einzige! Im Gegenteil: Zahlreiche Studien zeigen, dass Cholesterin *nicht* zu verstopften Arterien oder Herzkrankheiten führt. Menschen sterben an Herzkrankheiten, ohne einen hohen Blutcholesterinspiegel zu haben. Andere mit hohen Blutcholesterinwerten zeigen keine Anzeichen von Herz-Kreislauf-Erkrankungen – keine Bildung von Plaques in den Arterien, keine abnormale Verstopfung und Blutdruckwerte im Normalbereich. Wenn ein hoher Blutcholesterinspiegel Herz-Kreislauf-Erkrankungen verursachte, dann müsste dieser bei allen Menschen zu finden sein, die an Herz-Kreislauf-Erkrankungen sterben. Dem ist aber nicht so.

Die meisten Cholesterinforscher werden zugeben, dass ein hoher Blutcholesterinspiegel nicht die Ursache von Herzerkrankungen ist. Die Pharmaindustrie musste viel tun, um diesen falschen Eindruck entstehen zu lassen, weil der Verkauf von cholesterinsenkenden Medikamenten für sie ein Zig-Milliarden-Dollar-Geschäft ist.

„Die Cholesterin-Theorie ist mit der Geschichte der Herz-Kreislauf-Erkrankungen nicht vereinbar", sagt Dr. Charles T. McGee in seinem Buch *Heart Frauds*. „Der Konsum von Fetten und Cholesterin hat bei der großen Mehrzahl der Menschen keinen nennenswerten Einfluss auf den Blutcholesterinspiegel. Viele Menschen mit hohen Blutcholesterinwerten erleben nie irgendwelche Herz-Kreislauf-Erkrankungen.

Menschen mit niedrigem Blutcholesterinspiegel können Herz-Kreislauf-Erkrankungen entwickeln und tun es. Etwa ein Drittel der Personen, die einen Herzinfarkt erleiden, haben einen Blutcholesterinspiegel, der im Rahmen dessen liegt, was als normal akzeptiert wird. Versuche, die Todesrate durch Herzkranzgefäß-Erkrankungen mit der von der *American Heart Association* empfohlenen Ernährung zu senken, sind durchgängig gescheitert. Darüber hinaus sind die Todesraten *gestiegen*, wenn Medikamente zur Senkung des Blutcholesterinspiegels verabreicht wurden, und nicht, wie erwartet, zurückgegangen."[4]

In dem Bemühen, die Cholesterin-Hypothese zu beweisen, arbeiten Forscher seit über 60 Jahren daran, den Nachweis zu erbringen, dass Cholesterin und gesättigte Fettsäuren Herzkrankheiten verursachten. Keine Studie war dazu bisher in der Lage. Die *Framingham Heart Study*, bei der die Gesundheit von rund 5 000 Personen seit mehreren Jahrzehnten überwacht wird, hat indes gezeigt, dass Menschen, die mehr gesättigte Fettsäuren zu sich nehmen, nicht mehr Herzkrankheiten als andere entwickeln.[5]

Der Herzchirurg Michael DeBakey führte an der *Baylor University* eine Studie mit einer großen Anzahl an Personen durch. Er stellte fest, dass von 1 700 Patienten, die Arteriosklerose (verstopfte Arterien) hatten, die schwer genug war, um einen Krankenhausaufenthalt erforderlich zu machen, nur *ein* Patient von fünf hohe Blutcholesterinwerte hatte.[6] Dr. Harlan M. Krumholz berichtete im *Journal of the American Medical Association*, dass Personen mit hohen Cholesterinwerten nicht unbedingt diejenigen sind, bei denen es am wahrscheinlichsten ist, dass sie Herzprobleme haben oder an einer Herzkrankheit sterben. Im Rahmen einer Studie beobachtete er 997 Personen im Alter von 65 Jahren und darüber. Bei jenen mit hohen Cholesterinwerten waren die gleichen Raten an Herzinfarkten und Todesfällen zu verzeichnen wie bei denjenigen mit normalen Werten. Man würde eigentlich erwarten, dass sich mit zunehmendem Alter mehr Cholesterin in den Arterien aufbaut und sich damit das Herz einer Herzkrankheit erhöht. Das Herzinfarktrisiko nimmt tatsächlich mit dem Alter zu. Allerdings zeigt die Forschung keine Korrelation zwischen Alter und Cholesterin auf.

In einer Studie, bei der das Durchschnittsalter der Versuchspersonen bei 79 Jahren lag, berichten die Autoren beispielsweise, keinen Nachweis dafür gefunden zu haben, dass ein erhöhter Cholesterinspiegel das Todesrisiko oder das Risiko einer Herzkrankheit in dieser Gruppe erhöhte.[7] Paul Addis und Gregory Warner, Professoren an der Fakultät für Lebensmittelwissenschaften und Ernährung an der *University of Minnesota*, stellen fest: „Die vorherrschende Meinung, wonach es sich bei Arteriosklerose einfach um eine Anhäufung von Cholesterin auf den Arterien handele, habe sich eindeutig als falsch erwiesen. Somit werde die „Lipid-Hypothese" von seriösen Forschern inzwischen weniger akzeptiert und sei durch eine konkurrierende Hypothese ersetzt worden: durch die „Response-to-injury-Hypothese".[8]

Wegen der vielen Ungereimtheiten bei der Cholesterin-Hypothese wird inzwischen oft auch vom *Cholesterin-Märchen* gesprochen. Mit dem Jahr 1950 avancierten Herz- und Gefäßkrankheiten bei uns zur häufigsten

Todesursache und sie sind es heute immer noch. Das Vermeiden von Cholesterin und gesättigten Fettsäuren, die Verfügbarkeit cholesterinsenkender Medikamente und der Verzehr cholesterinarmer Lebensmittel und von Produkten, die arm an gesättigten Fettsäuren sind, haben die Epidemie der Herzerkrankungen nicht gestoppt. Es dürfte auf der Hand liegen, dass etwas anderes die Wurzel des Problems ist, was allgemein übersehen wird.

Die Regulierung des Cholesterins im Körper

Man geht davon aus, dass eine Ernährung, die reich an Cholesterin und gesättigten Fettsäuren ist, zu einem erhöhten Blutcholesterinspiegel führe. Gesättigte Fettsäuren werden mit einbezogen, weil sie von der Leber in Cholesterin umgewandelt werden könnten. Der Cholesterin-Hypothese zufolge ist das Fett, das wir essen, unmittelbar verantwortlich für die Menge an Cholesterin, die wir im Blut haben. Das Problem bei dieser Argumentation ist, dass das Fett, das wir über die Nahrung aufnehmen, nur geringfügigen Einfluss auf unseren Cholesterinspiegel hat. Warum? Weil das Cholesterin in unserem Blut überwiegend nicht aus unserer Nahrung, sondern von unserer Leber kommt. Über 80 Prozent des Cholesterins im Blut werden von unserem eigenen Körper produziert.

Um dieser Tatsache Rechnung zu tragen, behaupten diejenigen, die von der Cholesterin-Hypothese überzeugt sind, die gesättigten Fettsäuren in unserer Nahrung würden automatisch in Cholesterin umgewandelt und je mehr gesättigte Fettsäuren wir essen würden, desto mehr Cholesterin zirkuliere in unserem Blutkreislauf. Die Leber wird als Maschine dargestellt, die wie am Fließband blind so viel Cholesterin herstellt, wie sie nur kann: Je mehr gesättigte Fettsäuren wir äßen, desto mehr Cholesterin produziere sie.

Ein solches Szenario stimmt allerdings nicht mit der tatsächlichen Physiologie des Menschen überein. Die Leber produziert und reguliert sorgfältig ein Gleichgewicht von Hunderten von Verbindungen, die für das Wachstum, die Verdauung und den Schutz des Menschen wesentlich sind. Der Blutcholesterinspiegel ist kein Zufallsprodukt, das durch die Ernährung leicht zu beeinflussen ist. Die Leber produziert nicht einfach nur so am laufenden Band Produkte wie Cholesterin; sie tut es aus einem bestimmten Grund. Die Menge wird sorgfältig überwacht, um die Homöostase, das chemische Gleichgewicht, aufrechtzuerhalten.

Die Leber reguliert also den Cholesteringehalt in unserem Körper, sodass es nicht wirklich eine Rolle spielt, wie viel an gesättigten Fettsäuren oder Cholesterin wir über die Nahrung aufnehmen. Die Leber wird nur *die* Menge an Cholesterin produzieren, die wir benötigen, um die Homöostase aufrechtzuerhalten. Der Körper eines jeden ist verschieden, sodass bei jedem auch der Cholesterinspiegel verschieden ist, mit dem sein Körper im Gleichgewicht ist. Dieser Spiegel ist gleichbleibend (innerhalb einer Spanne von 5 bis 10 Prozent), unabhängig von unserer Ernährung und unserem Lebensstil.

Die Leber benötigt keine gesättigten Fettsäuren, um Cholesterin zu produzieren. Sie kann es aus anderen Fetten und sogar aus Zucker und Kohlenhydraten produzieren. Somit ist die Behauptung, gesättigte Fettsäuren und Cholesterin erhöhe den Blutcholesterinspiegel, während andere Fette und Zucker ignoriert würden, nicht logisch und damit falsch. Wenn über die Nahrung nicht ausreichend Cholesterin zugeführt wird, produziert die Leber es aus anderen Nahrungsbestandteilen. Dies erklärt, warum selbst drastische Reduzierungen der Mengen an Cholesterin und gesättigten Fettsäuren, die über die Nahrung aufgenommen werden, oft nur zu kleinen Veränderungen des Cholesterinspiegels im Blut führen.[9]

Dr. Kilmer S. McCully, Pathologe und medizinischer Forscher, hat die Verbindung zwischen Ernährung und Herzkrankheiten sowie Krebs mehr als 30 Jahre lang untersucht. Er erklärt: „Die Menge an Cholesterin, die in der Leber gebildet wird, wird sorgfältig kontrolliert und nach den Bedürfnissen der verschiedenen Organe des Körpers angepasst. Wenn die Cholesterinmenge, die über die Nahrung zugeführt wird, steigt, stellt eine gut funktionierende Leber *weniger* Cholesterin für die Bedürfnisse des Körpers her. Sinkt die Cholesterinmenge, die über die Nahrung zugeführt wird, stellt die Leber *mehr* Cholesterin her. Auf diese Weise reguliert der Körper sehr präzise, wie viel Cholesterin für seine Bedürfnisse produziert wird."[9]

Jeden Tag stellt der Körper etwa 1 000 mg Cholesterin her. Im Vergleich dazu beläuft sich in den USA die tägliche Cholesterinzufuhr bei Männern im Durchschnitt nur auf 327 mg und bei Frauen auf 221 mg. Von dem Cholesterin, das wir aufnehmen, wird über den Darm nur etwa ein Drittel aufgenommen, der Rest wird ausgeschieden.

Theoretisch müsste der Blutcholesterinspiegel eines Mannes durch das Nahrungscholesterin, das an *einem* Tag über den Körper aufgenommen wird, um etwa 163 mg/dl steigen. Dies geschieht jedoch nicht. Warum nicht? Der Grund dafür ist, dass der Körper, statt auf eine fettreiche Mahlzeit in einer festgelegten Form zu reagieren, mehrere Optionen hat: Der Darm kann große oder kleine Mengen an Cholesterin aufnehmen; die Leber kann ihre Cholesterinproduktion drosseln; und die Leber kann auch einen Teil dieses Cholesterins in Gallensäuren umwandeln, um sie auszuscheiden. In welchem Maße diese Reaktionen stattfinden, das hängt sowohl vom jeweiligen Cholesteringehalt der Mahlzeit als auch von der genetischen Veranlagung der betreffenden Person ab. Manche nehmen mehr auf als andere und manche scheiden mehr aus.[10]

Bei den meisten wird der Blutcholesterinspiegel mehr durch erbliche Veranlagung als durch die Ernährung bestimmt. Drastische Diäten, Giftstoffe, Infektionen oder Medikamente können das normale Cholesteringleichgewicht jedoch durcheinanderbringen. Eine Senkung des Cholesterinspiegels hat wenig (wenn überhaupt) Auswirkungen auf die Gesundheit insgesamt. Ihn zu sehr zu senken kann sogar schädlich sein.

Gesättigte Fettsäuren und Herzerkrankungen

Wer die Hypothese vertritt, dass gesättigte Fettsäuren Herzkrankheiten verursachten, kann einige Studien finden, die sie untermauern. Wer andererseits *nicht* der Auffassung ist, dass gesättigte Fettsäuren schädlich seien, kann ebenfalls Studien finden, die seine Ansicht stützen. Was ist richtig?

Zwar bekommt die Öffentlichkeit in der Regel nur *eine* Seite zu hören, doch wird diese Thematik in medizinischen Fachkreisen seit jeher heftig kontrovers diskutiert, seit Ancel Keys in den 1950er-Jahren die Cholesterin-Hypothese aufstellte. Es gibt zwar viele Studien, die aber nicht alle gleichwertig sind. Bei manchen dieser Studien wurden relativ wenige Teilnehmer einbezogen, während bei anderen eine sehr viel größere Anzahl von Personen beteiligt war. Die Präzision und Zuverlässigkeit einer Studie steigt in dem Maße, wie sich die Anzahl der Teilnehmer erhöht. Die Ergebnisse einer Studie mit 50 000 Versuchspersonen haben selbstverständlich mehr Gewicht als diejenigen einer Studie mit nur 1 000 Personen. Eine große Studie mit 50 000 Teilnehmern würde weitaus zuverlässigere Ergebnisse liefern als zehn kleine Studien mit zusammen genommen nur insgesamt 10 000 Teilnehmern. Somit ist die Gesamtzahl der Studien nicht aussagekräftig; die Anzahl der an der Studien beteiligten Personen ist gewichtiger. Würden alle Versuchspersonen, die an diesen verschiedenen Studien beteiligt waren, in einer Studie zusammengebracht und die Ergebnisse zusammen ausgewertet, wie würde das Endergebnis aussehen?

Um zu einer endgültigen Schlussfolgerung zu gelangen, beschlossen Forscher an der *Harvard Medical School*, die Daten aller vorhergehenden Studien über gesättigte Fettsäuren und Herzkrankheiten so zusammenzuführen, als hätte es sich dabei um eine einzige gigantische Studie gehandelt. Eine solche Studie würde so präzise Ergebnisse wie nur möglich liefern, und da alle Studien in einer Studie zusammengefasst würden, könnte keine einzelne kleinere Studie die Ergebnisse widerlegen.

Die Forscher sammelten die Daten aus *den* Studien, die am besten konzipiert und in den letzten Jahrzehnten durchgeführt worden waren, und fassten die Belege zusammen. Diese Meta-Analyse umfasste die Daten von fast 350 000 Versuchspersonen. Die Antwort wurde schließlich gefunden: Die Ergebnisse ihrer Analyse zeigten, dass gesättigte Fettsäuren das Risiko für Herzkrankheiten *nicht* erhöhen. Bei denjenigen, die an diesen Studien beteiligt waren und die *größte* Menge an gesättigten Fettsäuren zu sich genommen hatten, war kein höheres Auftreten von Herzkrankheiten zu verzeichnen als bei jenen, die am *wenigsten* gesättigte Fettsäuren verzehrt hatten.[11] Bei Personen, die es sich täglich mit Schinken und Eiern zum Frühstück und Steak zum Abendessen gut gehen ließen, waren nicht *mehr* Herzerkrankungen zu verzeichnen als bei Vegetariern, die sämtliche gesättigten Fettsäuren mieden. Die Studie zeigte zweifelsfrei, dass gesättigte Fettsäuren Herzkrankheiten nicht verursachen oder auch nur fördern.

Seit der Veröffentlichung dieser bahnbrechenden Studie (2010) sind die Ergebnisse durch mehrere neuere Studien bestätigt worden, bei denen der Konsum gesättigter Fettsäuren mit anderen Fetten verglichen wurde – Herzkrankheiten werden demnach *nicht* durch gesättigte Fettsäuren gefördert.[12, 13] Im Jahr 2014 veröffentlichten Forscher der *University of Cambridge* eine weitere, noch umfassendere Meta-Analyse. Diese Studie bezog die Daten von 72 vorhergehenden Studien mit über 600 000 Teilnehmern aus 18 Nationen mit ein. Die Ergebnisse der Cambridge-Studie bestätigten jene der Harvard-Studie: Bei Personen, die die meisten gesättigten Fettsäuren konsumiert hatten, traten Herzkrankheiten nicht häufiger auf als bei denjenigen, die am wenigsten davon gegessen hatten. Bei dieser Studie wurde darüber hinaus festgestellt, dass einige Arten von gesättigten Fettsäuren in Wirklichkeit sogar vor Herzerkrankungen schützen.[14]

Die Beweislage ist inzwischen eindeutig und besagt, dass gesättigte Fettsäuren Herzkrankheiten *nicht* verursachen oder auch nur fördern und dass sie in manchen Fällen sogar helfen können, sie zu verhindern.

Warum Sie gesättigte Fettsäuren *benötigen*

Auch wenn wir gesättigte Fettsäuren normalerweise nicht als essenzielle Nährstoffe ansehen, sind sie für die Gesundheit dennoch genauso wichtig wie jeder andere Nährstoff. Gesättigte Fettsäuren sind in Wirklichkeit wesentliche Bestandteile jeder Zelle in Ihrem Körper. Zellmembranen bestehen mindestens zu 50 Prozent aus gesättigten Fettsäuren. Diese sind notwendig für die Festigkeit und Integrität der Zellen, damit sie ordnungsgemäß funktionieren können. Wenn Ihre Zellen nicht genügend gesättigte Fettsäuren bekommen, um die strukturelle Integrität aufrechtzuerhalten, werden sie weich und durchlässig. Dies kann zur Gewebedegeneration und zu Gewebestörungen führen.

Jedes Organ in unserem Körper besteht aus spezialisierten Zellen, die eine bestimmte Aufgabe zu erfüllen haben. Wenn Zellen in einem Organ die Funktion nicht erfüllen, für die sie vorgesehen sind, wird die Funktionsfähigkeit des gesamten Organs gestört: So ist etwa Nierenversagen das Ergebnis, wenn Zellen absterben oder nicht mehr ordnungsgemäß funktionieren. Oder eine Lebererkrankung ist das Ergebnis, wenn Zellen funktionsgestört sind. Alle Krankheiten sind auch Zellkrankheiten.

Ein gesunder Körper braucht also gesunde Organe, die wiederum gesunde Zellen brauchen. Ihre Zellen benötigen gesättigte Fettsäuren, um gesund zu sein. Jede Zelle in jedem Organ Ihres Körpers benötigt gesättigte Fettsäuren – Gehirn, Leber, Nieren, Lungen, Herz … Ihr Gehirn ist besonders wichtig, da es zu etwa 60 Prozent aus Fett besteht, das einen hohen Anteil an gesättigten Fettsäuren enthält.

Gesättigte Fettsäuren sind notwendig für eine ordnungsgemäße Knochenentwicklung und zur Vorbeugung von Osteoporose. Viele Menschen, die sich fettarm ernähren, vor allem Wert auf eine Ernährung legen, die arm an gesättigten Fettsäuren ist, und große Mengen Calcium-Nahrungsergänzungen nehmen, leiden dennoch an Osteoporose. Damit Calcium effektiv in die Knochen aufgenommen werden kann, müssen mindestens 50 Prozent der Fette in der Nahrung gesättigte Fettsäuren enthalten.[15]

Vegetarier nehmen für gewöhnlich kleinere Mengen an gesättigten Fettsäuren zu sich als Nichtvegetarier. Die Folge ist, dass Vegetarier einem höheren Risiko für Osteoporose ausgesetzt sind. Bei einer Studie über Siebenten-Tags-Adventisten, die im Allgemeinen Vegetarier sind, zeigte sich, dass bei ihnen die Wahrscheinlichkeit größer ist als bei Nichtvegetariern, dass sie sich Hüftfrakturen zuziehen.[16] Wenn Sie also Osteoporose vorbeugen möchten, sollten Sie gesättigte Fettsäuren zu sich nehmen.

Gesättigte Fettsäuren unterstützen das Immunsystem und helfen Ihnen, gesund zu bleiben.[17] Es ist das Immunsystem, das Infektionen abwehrt und Sie vor Krebs bewahrt. Eine ausreichende Menge an gesättigten Fettsäuren in Ihrer Nahrung hilft, Sie vor diesen Problemen zu schützen.[18] Gesättigte Fettsäuren schützen auch die Leber vor den toxischen Auswirkungen von Alkohol, Medikamenten und anderen Giftstoffen.[19, 20]

In den 1950er- und 1960er-Jahren, als gesättigte Fettsäuren erstmals mit erhöhten Cholesterinwerten in Verbindung gebracht wurden, begannen Forscher, nach anderen Auswirkungen zu suchen, die durch gesättigte Fettsäuren hervorgerufen werden. Ihre Überlegung war: Wenn der übermäßige Verzehr von gesättigten Fettsäuren den Blutcholesterinspiegel erhöhe, könnten sie möglicherweise auch mit anderen unerwünschten Zuständen in Verbindung gebracht werden. So machten sie sich daran, die Verbindung zwischen gesättigten Fettsäuren und Krebs zu untersuchen.

Was sie feststellten, überraschte sie. Wie es schien, hatten gesättigte Fettsäuren (im Vergleich zu anderen Ölen) eine *schützende* Wirkung gegen Krebs, statt ursächlich mit dazu beizutragen.[21] Weitere Forschungen kamen zu ähnlichen Ergebnissen bei verschiedenen anderen Beschwerden wie Asthma, Allergien, Gedächtnisverlust und Senilität.[22]

Zwei der möglichen Konsequenzen von Herzerkrankungen sind Herzinfarkte und Schlaganfälle. Beide werden durch verstopfte Arterien verursacht. Im Falle eines Herzinfarkts ist die Herzkranzarterie blockiert, die das Herz versorgt. Ohne Sauerstoff erstickt das Herz und stirbt. Wenn die Halsschlagader, die das Gehirn versorgt, blockiert wird, kommt es zum Schlaganfall. Sowohl Studien mit Versuchspersonen als auch solche mit Versuchstieren haben durchgehend gezeigt, dass der Verzehr gesättigter Fettsäuren tatsächlich vor Schlaganfällen (und Herzerkrankungen im Allgemeinen) schützt.

Studien haben übereinstimmend gezeigt, dass eine fettreiche Ernährung das Risiko für Schlaganfälle *senkt*; dies gilt insbesondere bei einer Ernährung, die reich an gesättigten Fettsäuren und Cholesterin ist.[23–27] Eine bemerkenswerte Langzeitstudie wurde von Harvard durchgeführt, mit 832 Männern im Alter von 45 bis 65 Jahren, die anfänglich frei von Herzgefäßerkrankungen waren. Die Studie untersuchte über einen Zeitraum von 20 Jahren den Zusammenhang zwischen dem Auftreten von Schlaganfällen und der Zufuhr von Fett sowie der Art der Fette. In Übereinstimmung mit anderen Studien wurde die Aufnahme von gesättigten Fettsäuren im Vergleich zu mehrfach ungesättigten Fettsäuren mit einem reduzierten Risiko für ischämische Schlaganfälle in Verbindung gebracht.[28]

Eine Reihe von Studien hat gezeigt: Wenn Menschen auf eine kohlenhydratarme und fettreiche Ernährung umsteigen, vollzieht sich in ihrem Körper eine Veränderung zum Besseren. Sie reduzieren überschüssiges Körperfett, ihr Cholesterinspiegel geht zurück, der Spiegel von gutem HDL-Cholesterin steigt, das Verhältnis Gesamtcholesterin zu HDL verbessert sich, der Wert des C-reaktiven Proteins (CRP, ein Indikator für Entzündungen) sinkt, der Blutzuckerspiegel normalisiert sich, der Blutdruck verbessert sich – all dies weist auf ein gemindertes Risiko für Herzkrankheiten und Diabetes, Demenz, Krebs und andere degenerative Krankheiten hin. Statt zu Herzkrankheiten beizutragen, scheint der Verzehr von gesättigten Fettsäuren davor zu *schützen*, insbesondere wenn gleichzeitig der Konsum von Kohlenhydraten reduziert wird.

Das Fazit, ...

zu dem wir gelangen, lautet, dass es in Ordnung ist, gesättigte Fettsäuren und cholesterinreiche Nahrungsmittel zu konsumieren. Dadurch *erhöhen* Sie nicht das Risiko, einen Herzinfarkt oder Schlaganfall zu erleiden, sondern Sie *reduzieren* es und helfen außerdem, unerwünschtes Körperfett abzubauen und Ihre Gesundheit insgesamt zu verbessern.

Kapitel 5

Gute Kohlenhydrate –
schlechte Kohlenhydrate

Wenn Sie einen *Hamburger* anschauen, was sehen Sie da? Was macht einen *Hamburger* zu einem *Hamburger*? Die meisten von Ihnen werden einen dünnen Fleischbratling vor sich sehen, der zusammen mit einem Klecks Soße (nach Geheimrezept) und, wenn wir Glück haben, mit etwas Gewürzgurke, gewürfelten Zwiebeln und einer Scheibe Tomate in einem Brötchen steckt. Wenn Sie Ernährungsberater wären, würden Sie dieses „Gericht" mit anderen Augen sehen. Sie würden es im Sinne seines Nährstoffgehaltes beschreiben: wie viel Fett, Eiweiß und Kohlenhydrate es enthält. Der Fleischbratling würde dann den größten Teil an Eiweiß und Fett enthalten. Fett wäre wahrscheinlich auch in der Soße enthalten, da es sich dabei meist um eine mit Eiern hergestellte Mayonnaise handelt. Die Kohlenhydrate wären im Brötchen und den Gemüseteilen zu finden.

Fett und Eiweiß in unserer Nahrung stammen hauptsächlich aus tierischen Quellen. Kohlenhydrate kommen demgegenüber von Pflanzen. Die einzige nennenswerte tierische Quelle für Kohlenhydrate ist die Laktose in der Milch. Gleich nach Wasser sind Kohlenhydrate die am üppigsten vorkommende Substanz in Pflanzen. Die Wand, die jede Pflanzenzelle umgibt und der Pflanze Struktur und Festigkeit gibt, besteht aus Kohlenhydraten. Pflanzen *speichern* Kohlenhydrate auch als Energiequelle, vor allem in Form von Stärke; sie nutzen Kohlenhydrate als Energie beim Keimen. Pflanzen enthalten zwar auch etwas Eiweiß, Fett und andere Substanzen, aber Kohlenhydrate sind in dieser oder jener Form am reichlichsten darin vorhanden. Karotten bestehen hauptsächlich aus Kohlenhydraten, ebenso wie Zwiebeln, Kartoffeln oder Gurken, außerdem Fingerhirse, Eichen und Petunien.

Die Pflanzen mit dem höchsten Gehalt an Kohlenhydraten sind Körner, Hülsenfrüchte und Knollengewächse (Wurzelgemüse wie Kartoffeln). Diese Nahrungsmittel enthalten einen hohen prozentualen Anteil an *Stärke*. Körner sind besonders interessant, weil sie in dieser oder jener Form den überwiegenden Teil unserer Nahrung darstellen. Die am häufigsten konsumierten Körner sind überdies auch raffiniert, das heißt, bei ihnen ist der größte Teil ihres Gehaltes an Ballaststoffen, Fett, Eiweiß, Vitaminen und Mineralstoffen entfernt worden, sodass fast nur noch reine Stärke übrig geblieben ist. Sie werden als raffinierte Kohlenhydrate bezeichnet.

Einfache und komplexe Kohlenhydrate

Wenn Sie ein pflanzliches Produkt essen, essen Sie in Wirklichkeit Zucker. Warum? Weil Kohlenhydrate kaum mehr als Zucker sind. Alle Kohlenhydrate, egal, ob sie von einem Weizenkorn, einer Artischocke oder einer Wassermelone kommen, bestehen aus einfachen Zuckern.

Der Fachbegriff für Zucker ist „Saccharide". Die Saccharide bilden die Bausteine für alle Kohlenhydrate. Die Kohlenhydrate kommen in unterschiedlichen Größen vor; jene, die aus *einem* Zuckermolekül bestehen, werden als Monosaccharide (Einfachzucker) bezeichnet; diejenigen, die aus *zwei* Zuckermolekülen bestehen, werden als Disaccharide (Zweifachzucker) bezeichnet; und jene, die lange Ketten von Zuckermolekülen bilden, werden als Polysaccharide (Vielfachzucker) bezeichnet.

Monosaccharide (Einfachzucker) und Disaccharide (Zweifachzucker) werden als Zucker oder als *einfache Kohlenhydrate* bezeichnet. Beim Verzehr erzeugen sie einen süßen Geschmack. Beispiele sind Glukose, Fruktose (oder Fructose, Fruchtzucker), Saccharose (auch Sukrose, Sucrose) und Laktose. Wenn Sie Obst essen, kommt der süße Geschmack von einfachen Kohlenhydraten. Polysaccharide (Vielfachzucker) werden als *komplexe Kohlenhydrate* bezeichnet, weil sie Hunderte oder gar Tausende von Zuckermolekülen enthalten, die miteinander verbunden sind. Stärken bestehen zum Beispiel aus langen Ketten von Glukosemolekülen. Kürbis und Bohnen schmecken nicht süß, da der Großteil des darin enthaltenen Zuckers aus komplexen Kohlenhydraten besteht. Bei der Verdauung werden komplexe Kohlenhydrate in einfachen Zucker aufgespalten.

Ballaststoffe (Fasern) sind ebenso komplexe Kohlenhydrate, die auch aus Zucker bestehen. Die Ballaststoffe werden jedoch nicht in einzelne Zucker aufgespalten und liefern wenig oder keine Energie oder Kalorien. Ihre Zuckermoleküle sind so angeordnet, dass sie sehr eng miteinander verbunden sind. Der menschliche Körper verfügt nicht über die Enzyme, die notwendig wären, um diese Verbindungen aufzuspalten. Folglich sind Ballaststoffe im Wesentlich kalorienfrei und haben keine der schädlichen Wirkungen, die mit Zucker assoziiert werden.

Ballaststoffe bleiben, wenn sie den Verdauungstrakt vom Magen bis zum Dünndarm passieren, intakt. Wenn sie schließlich den Dickdarm erreichen, werden sie dort zum Teil von den Bakterien verdaut, die sie für ihre eigene Nahrung nutzen. Bei diesem Prozess produzieren die Bakterien einige Vitamine und andere Nährstoffe, die von uns aufgenommen und genutzt werden. Auf diese Weise gehen wir eine symbiotische Beziehung mit den Bakterien ein, bei der wir wechselseitig voneinander profitieren. Wir liefern den Bakterien eine Bleibe und Nahrung und sie produzieren Vitamine für unseren Gebrauch.

Ballaststoffreiche Nahrungsmittel – wozu das meiste frische Gemüse gehört – können auch nutzbringend für die Gewichtsreduktion sein. Sie liefern Masse, um den Magen zu füllen und den Hunger zu stillen, aber keine Kalorien. Ballaststoffreiche Nahrungsmittel sind im Allgemeinen auch reich an Vitaminen, Mineralstoffen und anderen wichtigen Nährstoffen, die eine gute Gesundheit unterstützen.

Wie ein Auto mithilfe von Benzin fährt, so „fährt" unser Körper normalerweise mithilfe von Zucker. Zucker ist der Hauptbrennstoff für unsere Zellen. Bevor Sie jetzt allzu begeistert sind und auf die Idee kommen, die ideale Ernährung seien stark zuckerhaltige Produkte wie Eiscreme und Kuchen, lassen Sie es mich erklären:

> Kohlenhydrate als solche sind nicht das Problem; wir beziehen sehr viele gute Nährstoffe aus Gemüse, Nüssen und anderen kohlenhydratreichen Nahrungsmitteln. Es ist der *übermäßige* Verzehr von Kohlenhydraten, insbesondere von *einfachen* und raffinierten Kohlenhydraten, der ein Problem darstellt. Nahrungsmittel, die reich an Ballaststoffen und *komplexen* Kohlenhydraten sind, werden als „gute Kohlenhydrate" angesehen. Produkte, die reich an Zucker und raffinierten Kohlenhydraten sind, richten jedoch potenziell Schaden an und werden bei übermäßigem Verzehr zu „schlechten Kohlenhydraten".

Essen Sie mehr Gemüse!

Zucker und raffinierte Kohlenhydrate sind die Hauptübeltäter, die Gewichtszunahme und Fettleibigkeit fördern. Im Gegensatz dazu sind frisches Gemüse und Obst die „guten Kohlenhydrate". Eine Studie nach der anderen zeigt, dass eine Ernährung, die reich an Gemüse und Obst ist, Krankheiten abwehrt und die Gesundheit fördert. Gemüse wird hier bewusst *vor* dem Obst genannt, weil Gemüse für Ihre Gesundheit weitaus wichtiger ist. Reichlich Gemüse zu essen kann Ihnen bei Ihrem Bemühen um Gewichtsreduktion helfen und vor Diabetes, Herzkrankheiten und Schlaganfällen schützen, den Blutdruck unter Kontrolle halten, manche Arten von Krebs verhindern, schmerzhafte Verdauungsbeschwerden vermeiden, Sie vor grauem Star und Makuladegeneration bewahren und das Gehirn vor Neurodegeneration schützen.

Gemüse und Obst bestehen hauptsächlich aus Wasser und sind im Allgemeinen gute Quellen für Ballaststoffe – beides kann den Magen füllen und den Hunger stillen, ohne dass unerwünschte Kalorien anfallen. Frisches Gemüse und Obst ist auch eine reichhaltige Quelle von Vitaminen und Mineralstoffen, die eine gute Gesundheit fördern.

Studien haben übereinstimmend gezeigt, dass eine Ernährung, die reich an Gemüse und anderen Vollwertprodukten ist (Obst, Vollkorngetreide, Nüsse, Samen), vor degenerativen Krankheiten schützt. Den Verzehr von Kohlenhydraten zu reduzieren und diese durch Gemüse sowie durch Fett und Eiweiß zu ersetzen, verbessert die Gesundheit und schützt vor Krankheiten.[1]

Warum sind Gemüse und andere Vollwertprodukte so gut für uns? Weil sie essenzielle Vitamine und Mineralstoffe enthalten sowie unzählige Phytonährstoffe, die unseren Körper ernähren, uns vor Krankheiten schützen und dafür sorgen, dass wir gesund bleiben. Phytonährstoffe sind Substanzen, die in Pflanzen produziert werden und vitaminähnliche Eigenschaften haben. Eine davon ist *Beta-Carotin*. Es fungiert als Antioxidans und hilft, uns vor Krebs und Herzkrankheiten zu schützen. Es kann auch in Vitamin A umgewandelt werden, wenn der Körper es braucht. Beta-Carotin gibt Karotten, Kürbis und anderem Gemüse seine charakteristische Farbe. *Lycopin* ist ein weiterer Phytonährstoff, der zuletzt Aufmerksamkeit erregte durch seine Fähigkeit, das Risiko für Prostatakrebs zu senken. Er erzeugt das rote Pigment in Tomaten, Wassermelonen und pinkfarbenen Grapefruits. Mehr als 20 000 Phytonährstoffe sind inzwischen in pflanzlichen Nahrungsmitteln identifiziert worden.

In der Vergangenheit war man der Meinung, einzelne Vitamine und Mineralstoffe seien ausreichend, um Gesundheitsprobleme zu beheben. Inzwischen wissen wir, dass *einzelne* Nährstoffe zwar hilfreich sein können, dass eine *Vielzahl* von Nährstoffen, die zusammenwirken, jedoch den größten nutzbringenden Effekt hat. Nährstoffe arbeiten konzertiert zusammen, genau wie die verschiedenen Instrumente in einem Sinfonieorchester zusammenwirken. *Alle* Instrumente sind erforderlich, um den besten Klang herzubringen. Ebenso wird eine Vielzahl von Nährstoffen benötigt (im richtigen Verhältnis, wie es in Vollwertprodukten zu finden ist), um die gesundheitlich nutzbringende Wirkung zu erzielen, die Wissenschaftler in entsprechenden Ernährungsstudien beobachten.

Deshalb ist es besser, ein Produkt zu essen, das Hunderte Phytonährstoffe enthält, als eine Vitamintablette einzunehmen, die nur etwa ein Dutzend enthält. Und deshalb ist es auch besser, Brot zu essen, das aus Vollkornmehl statt aus Weißmehl hergestellt ist, bei dem etwa 20 Nährstoffe im Raffinierungsprozess entfernt worden sind. Und deshalb sind frisches Gemüse und Obst besser als verarbeitete Nahrungsmittel und Fertigprodukte, die raffinierte Kohlenhydrate enthalten.

Die meisten Menschen werden einräumen, dass sie eigentlich *mehr* Gemüse in ihren Speisplan aufnehmen müssten. Andere kümmern sich einfach nicht um Gemüse. Sie sind mit Weißbrot und Pasta und anderem Junkfood groß geworden und haben nie einen Geschmack für Gemüse entwickelt. Gemüse wird leider zu oft einfach so serviert – vielleicht noch mit etwas Zitrone und einer Prise Salz, aber ohne Butter oder irgendeine Soße (um zusätzliches Fett zu vermeiden). Durch die Zugabe von Fett (wie Butter, Käse, Sahne, Nüsse, Samen, Bratenfett, Speckwürfel, Schinkenstreifen oder reichhaltige Sahnesoßen) werden jedoch sowohl der Nährwert des Gemüses als auch sein Geschmack stark verbessert. Wenn es so serviert wird, dann wird auch der größte „Gemüsemuffel" sein Gemüse gerne essen. Wenn Sie in dieser Weise anfangen, Ihren Speisplan mit mehr Gemüse anzureichern, werden Sie eine größere Vorliebe für Gemüse entwickeln.

Zucker – heutzutage allgegenwärtig

Während des größten Teils der Geschichte ist Zucker ein unwesentlicher Bestandteil der menschlichen Ernährung gewesen. Vor 200 Jahren beispielsweise aßen die Menschen im Durchschnitt nur etwa 14 Pfund Zucker pro

Jahr. In der letzten Hälfte des 19. Jahrhunderts nahm der Zuckerkonsum dann mit der verbesserten Technik der Zuckerraffinierung dramatisch zu. Im Jahr 1900 war der Zuckerkonsum in den Vereinigten Staaten bereits auf 76 Pfund im Jahr angestiegen. Heute konsumieren wir im Durchschnitt etwa 144 Pfund Zucker pro Jahr.

Das derzeit empfohlene Limit pro Tag für zusätzlichen Zucker sind 8 Teelöffel Zucker. „Zusätzlicher" Zucker bedeutet: Haushalts- oder Kristallzucker, Maissirup, Honig und Ähnliches. Nicht darin enthalten ist der Zucker, der *ganz natürlich* in Milch, Obst und Gemüse zu finden ist. Eine Dose von 0,3 Liter normaler Limonade enthält fast 10 Teelöffel *zusätzlichen* Zucker. Das heißt, dass Sie damit Ihr Tageslimit bereits überschritten haben, noch bevor Sie einen einzigen Keks oder Becher Fruchtjoghurt oder gar eine industriell hergestellte Tomatensuppe oder ein Salatdressing gegessen haben …

Im Durchschnitt konsumieren wir jeden Tag etwa 50 Teelöffel (200 Gramm) Zucker! Das ist weit mehr als das empfohlene Limit von 8 Teelöffeln. Der Gesamtkonsum an Kohlenhydraten aus allen Nahrungsmitteln (Obst, Gemüse, Körner, Getränke …) bei einem durchschnittlich großen Erwachsenen, der 2 400 Kalorien pro Tag zu sich nimmt, beläuft sich auf etwa 350 Gramm. Wenn wir 200 Gramm davon in der Form von Zucker zu uns nehmen, dann kommen fast zwei Drittel unserer täglichen Aufnahme an Kohlenhydraten insgesamt aus leeren Kalorien, die keinen wie auch immer gearteten Nährwert haben – Kalorien, die unserem Körper Nährstoffe entziehen, ohne sie zu ersetzen; Kalorien, die den Körper in einen Stoffwechselschock versetzen, der zu Insulinresistenz und Gewichtszunahme führt.

Auch wenn Sie Ihrem Essen *keinen* zusätzlichen Zucker hinzufügen und *keine* Süßigkeiten essen, bedeutet dies nicht, dass Sie nicht Unmengen von dem süßen Gift konsumieren würden. Zucker ist als Zutat in Tausenden „nicht süßer" Produkte zu finden. Sie finden ihn in verarbeitetem Fleisch, in Backwaren, Frühstücksflocken, Ketchup und Barbecue-Soßen, in Erdnussbutter, Spaghettisoßen, Konservenprodukten und Tiefkühlprodukten; er wird sogar bei Obst in Konserven und bei Tiefkühlobst hinzugefügt. Es ist schwierig, ein Fertigprodukt zu finden, das *keinen* Zucker (oder keinen anderen Süßstoff) enthält. Selbst Non-Food-Artikel wie Zahnpasta, Mundwasser, Kaugummi und Vitamine enthalten Süßstoffe.

Zucker gibt es heutzutage in einer Vielzahl von Formen. Auf den Etiketten mit der Angabe der Inhaltsstoffe wird aufgeführt, welche darin enthalten sind, beginnend mit denen, die dem Gewicht nach dominieren. Zucker wird oft mehrfach genannt – in der einen oder anderen Form. Auch wenn Zucker vielleicht nicht als Erstes aufgeführt ist – würde man die *verschiedenen Formen* von Zucker offen unter der Bezeichnung „Zucker" *zusammenfassen*, dann stünde er bei vielen verarbeiteten und verpackten Produkten an erster Stelle der Inhaltsstoffe!

Darüber hinaus bekommen wir zusätzlichen Zucker durch die Nahrungsmittel, in denen er *natürlich* vorkommt. Obst und insbesondere Fruchtsäfte sind sehr zuckerhaltig. Wenn Sie diese versteckten Quellen mit berücksichtigen, kann Ihre tägliche Zuckeraufnahme insgesamt sogar noch über den 200 Gramm liegen, die unseren Nahrungsmitteln hinzugefügt werden.

In dem Zuge wie sich der Zuckeranteil in der Nahrung im Laufe der Jahre erhöhte, sind andere Nahrungsmittel mit einem höheren Nährwert verdrängt worden; dadurch wurde für einen Mangel an Nährstoffen die Bühne bereitet.

Auswirkungen von Zucker auf die Gesundheit

Studien zeigen, dass der übermäßige Verzehr süßer Nahrungsmittel, insbesondere zuckergesüßter Getränke, eine wichtige Rolle bei der Epidemie von Fettleibigkeit und Diabetes spielt.[2] Diabetes wird stark mit einem erhöhten Risiko für die Alzheimerkrankheit in Verbindung gebracht und Belege weisen darauf hin, dass Diabetes auch ein Faktor sein kann, der zur Parkinsonkrankheit und anderen neurodegenerativen Krankheiten beiträgt. Inzwischen mehren sich die Belege, die einen Zusammenhang zwischen hohem Zuckerkonsum und geistiger Beeinträchtigung, Lernschwierigkeiten und Gedächtnisverlust aufzeigen.[3]

Forscher der *University of Alabama* in Birmingham (USA) haben gezeigt, dass Mäuse, die mit stark zuckerhaltigem Futter ernährt wurden, die gleichen Amyloid-Ablagerungen in ihrem Gehirn und Gedächtnisstörungen entwickelten, die typisch für die Alzheimerkrankheit sind. Über einen Zeitraum von 25 Wochen wurde *eine* Gruppe von Mäusen mit normalem Mäusefutter und normalem Wasser ernährt. Die andere Gruppe erhielt das gleiche Mäusefutter, statt normalem Wasser jedoch eine Zuckerwasserlösung. Die mit Zucker gefütterten Mäuse nahmen im Laufe der Studie um etwa 17 Prozent zu. Bei ihnen war es auch wahrscheinlicher, dass sie eine Insulinresistenz entwickelten, die charakteristisch für Diabetes ist. Darüber hinaus schnitten diese Mäuse schlechter ab bei Tests, bei denen ihre Lernfähigkeit und Merkfähigkeit gemessen wurde. In den Gehirnen der mit Zucker gefütterten Mäuse waren auch wesentlich mehr Plaques (Ablagerungen) zu finden – ein Merkmal der Alzheimerkrankheit.[4]

Die von den Mäusen konsumierte Menge an Zuckerwasser entsprach der Menge, die ein Mensch zu sich nimmt, der fünf 0,3-Liter-Dosen normale Limonade am Tag trinkt. Fünf Dosen Limonade enthalten etwa 210 Gramm Zucker. Auch wenn die meisten nicht fünf Dosen Limonade am Tag trinken, bekommen sie doch Zucker aus anderen Quellen – Fruchtsaft, Süßigkeiten, Donuts, Pfannkuchen, Kaffee, Kuchen, Eiscreme und sogar aus alltäglichen Produkten wie Spaghetti, Ketchup, Barbecue-Soße, Brot und Obst, sodass sie die 210 Gramm leicht übertreffen können. Das ist in etwa die Menge, die im Durchschnitt jeder Mann, jede Frau und jedes Kind jeden Tag konsumiert.

Natürlich wird ein Säugling oder Kind weniger konsumieren und manche Menschen essen fast überhaupt keinen Zucker; das heißt aber, dass die Erwachsenen, die Zucker essen, weit mehr als 210 Gramm täglich konsumieren. Interessant ist, dass bei den mit Zucker gefütterten Mäusen bereits nach 25 Wochen Gedächtnisstörungen und Plaques (Ablagerungen) auftraten. Was aber geschieht in *unseren* Gehirnen nach *jahrelangem* Verzehr zuckerreicher Produkte?

Der Konsum von Zucker und Stärke erhöht den Blutzuckerspiegel. Ein hoher Blutzuckerspiegel fördert die Bildung schädlicher Substanzen, der sogenannten *Advanced Glucation Endproducts* [AGEs – nicht-enzymisch glykierte Endprodukte]. Zucker im Blut hat die Neigung, zu glykieren oder sich an Proteine und Fette fest anzubinden, was zu dauerhaften Schädigungen der Gewebe und zum Entstehen zerstörerischer freier Radikale führt. Die Akkumulation von AGEs im Körper korreliert mit dem Prozess des Alterns. Je mehr AGEs angehäuft werden, desto schneller altern wir. Die Akkumulation von AGEs wird mit chronischen Entzündungen und Insulinresistenz in Verbindung gebracht – beides bezeichnend für Diabetes. AGEs entwickeln sich im Körper, wann immer Zucker oder Stärke konsumiert werden, ungeachtet der Menge. Je mehr Zucker und Stärke konsumiert werden, desto mehr AGEs werden gebildet.

Der übermäßige Konsum von Zucker führt zu chronisch hohem Blutzuckerspiegel und der Entwicklung einer Insulinresistenz. Sie müssen kein Diabetiker sein, um eine Insulinresistenz zu haben. Jeder, der einen Nüchtern-Blutzuckerspiegel von mehr als 90 mg/dl (5,0 mmol/l) hat, der hat eine gewisse Insulinresistenz. Dazu gehören die meisten, die sich der in westlichen Gesellschaften inzwischen typischen Ernährung verschrieben haben, die reich an Zucker und raffinierten Körnern ist.

Manche der geschädigten glykierten Proteine und Fette können ein Leben lang kleben bleiben und zu schlaffer Haut, Katarakten (grauem Star) und verkalkten Blutgefäßen beitragen. Wir sind gegenüber den AGEs jedoch nicht völlig wehrlos; die weißen Blutkörperchen unseres Immunsystems können einen Teil dieser kleinen Übeltäter beseitigen. Sie tun dies, indem sie sie in einem Prozess, den Biologen als *Phagozytose* bezeichnen, aufnehmen („fressen"). Die AGEs werden von den weißen Blutkörperchen eingeschlossen, aufgespalten oder verdaut und unschädlich gemacht. Der gleiche Prozess findet bei eindringenden Bakterien statt.

71

Zucker unterdrückt die Fähigkeit der weißen Blutkörperchen, schädliche Substanzen zu phagozytieren. Studien haben gezeigt, dass die Phagozytose nach einer einzigen Dosis Zucker um fast 50 Prozent sinkt und mindestens 5 Stunden lang unterdrückt bleibt.[5] Wenn Sie eine zuckerhaltige Mahlzeit zu sich nehmen, wird Ihr Immunsystem in gravierendem Maße unterdrückt und bleibt mindestens bis zu Ihrer nächsten Mahlzeit so. Wenn Sie also morgens Pfannkuchen oder ein zuckerhaltiges Müsli oder Cornflakes zu sich nehmen, eine zuckerhaltige Limonade zum Mittagessen trinken und Ihr Abendessen mit einer Portion Eiscreme beenden, wird Ihr Immunsystem den ganzen Tag über massiv unterdrückt sein. Das heißt, dass Sie weniger in der Lage sind, AGEs zu beseitigen, und anfälliger für Infektionen und Krebs sind. Krebszellen ernähren sich von Zucker. Je mehr Zucker wir ihnen geben, desto besser wachsen sie.[6]

Studien haben gezeigt, dass übermäßige Zuckeraufnahme mit einem erhöhten Spiegel des C-reaktiven Proteins, einem Indikator für Entzündungen, verbunden ist. Entzündungen sind mit einer Reihe von Krankheiten assoziiert, einschließlich Herzkrankheiten und Diabetes. Die Liste der Probleme, die Zucker verursachen kann, ist buchstäblich endlos. Es ist beobachtet worden, dass Zucker Asthma, psychische Störungen, Stimmungsschwankungen, Persönlichkeitsveränderungen, neurologische Störungen, Herzkrankheiten, Diabetes, Gallensteine, Bluthochdruck, Krebs und Arthritis verschlimmert. Zucker hat extrem schädliche Auswirkungen auf das endokrine System, zu dem die Nebennieren, die Bauchspeicheldrüse und die Leber gehören; das führt zu einer starken Schwankung des Blutzuckerspiegels. Zucker ist die Hauptursache von Karies oder Zahnverfall, Zahnfleischerkrankungen, Zahnverlust und Fettleibigkeit.

Zucker – der „Anti-Nährstoff"

Abgesehen von den Kalorien, die er liefert, hat Zucker keinen Nährwert. Er enthält keine Vitamine, Mineralstoffe oder andere Nährstoffe. Er ist eine Quelle leerer Kalorien. Zucker ist eigentlich ein „Anti-Nährstoff". Er *raubt* dem Körper Nährstoffe, die lebenswichtig sind. Der Konsum von Zucker bewirkt, dass der Körper seine Vorräte an Calcium, Kalium, Thiamin und Chrom aufbraucht. Zucker konkurriert mit Vitamin C um den Transport in die Zellen; der übermäßige Verzehr von Zucker kann daher zu Vitamin-C-Mangel und damit zu subklinischem Skorbut führen. (Subklinisch bedeutet, dass eine Krankheit zwar vorhanden ist, aber noch nicht so weit fortgeschritten, dass man sie mit konventionellen diagnostischen Methoden feststellen kann.) Subklinischer Skorbut erhöht deutlich das Risiko für Herzinfarkte, Schlaganfälle, Zahnfleischerkrankungen, Infektionen, Krebs, Diabetes und andere gesundheitliche Probleme, auch für vorzeitiges Altern und Tod.

Zuckerarten und andere Süßungsmittel

Saccharose (auch: Sukrose oder Sucrose)

Derjenige Süßstoff, mit dem wir alle am besten vertraut sind und der als Maßstab dient, mit dem alle anderen verglichen werden, ist der weiße Haushalts- oder Kristallzucker. Haushaltszucker besteht zu 100 Prozent aus Saccharose. Es ist der am meisten verwendete Süßstoff. Bei den meisten natürlichen und raffinierten Süßstoffen handelt sich hauptsächlich um Saccharose, egal, aus welcher Quelle sie stammen. Auch bei braunem Zucker, Maissirup, Honig und Ahornsirup handelt es sich in erster Linie um Saccharose.

Man hört oft, natürliche Süßstoffe oder Süßungsmittel seien besser als raffinierte. Der einzige Vorzug, den natürliche Süßstoffe haben, ist der, dass sie weniger verarbeitet sind und somit einen Teil ihres Nährwerts behalten; dies ist aber nicht viel. Die am häufigsten verwendeten natürlichen Süßstoffe sind Honig, unraffinierter Ahornsirup, Sucanat (Vollrohrzucker, das heißt, der gehärtete Saft des Zuckerrohrs), getrocknete Datteln (gehackt), Fruchtsaftkonzentrat, Gerstenmalz, brauner Reissirup und Melasse. Wie die meisten Süßstoffe bestehen sie hauptsächlich aus Saccharose. Agavennektar oder -sirup, ein weiteres Produkt, das als natürlicher Süßstoff vermarktet wird, enthält Saccharose, besteht aber hauptsächlich aus Fruktose.

Zusätzlich zu diesen Zuckersorten werden Sie möglicherweise noch andere finden, die auf Etiketten in der Liste der Inhaltsstoffe angegeben werden, etwa Dextrin, Dextrose, Fruktose, Glukose oder Maltodextrin. Einige dieser Zuckersorten unterscheiden sich ein wenig von Saccharose, aber bei allen handelt es sich um Zucker und damit um leere Kalorien und sie fördern die vorstehend beschriebenen Krankheiten. Ob Sie Haushaltszucker, Honig oder Melasse essen, macht wenig Unterschied. Zucker, auch wenn er anders genannt wird, ist und bleibt Zucker.

Fruktose (auch: Fructose oder Fruchtzucker)

Bei der Angabe der Inhaltsstoffe auf Etiketten werden Sie häufig dem Wort „Fruktose" begegnen. Fruktose ist in allen Arten von Nahrungsmitteln zu finden, von „Gesundheitskost" und Nahrungsergänzungsmitteln bis zu Junkfood und Süßigkeiten. Fruktose hat sich früher als „guter" Zucker einen Namen gemacht, hauptsächlich, weil Fruktose nicht so sehr den Blutzucker- und Insulinspiegel erhöht, wie es bei Kristallzucker der Fall ist. Aus diesem Grund ist Fruktose der Zucker der Wahl für viele Diabetiker. Ein weiterer Grund für die Beliebtheit von Fruktose ist, dass sie als natürlicher und gesünder als Saccharose angesehen wird. Sie wird oft auch als „Fruchtzucker" bezeichnet, was unterstellt, dass sie von Früchten statt von Zuckerrohr oder Zuckerrüben stamme und somit ein weniger verarbeiteter und natürlicherer Süßstoff sei.

Leider stimmt das Meiste davon nicht. Fruktose ist kein „natürlicher" Zucker, beim besten Willen nicht. Fruktose wird nicht aus Früchten extrahiert und ist eines der letzten Süßungsmittel, das ein Diabetiker je verwenden sollte. Der Grund für viele dieser Falschinformationen und die Beliebtheit von Fruktose ist die clevere Marketingstrategie der Zuckerindustrie. Fruktose wird von den Lebensmittelherstellern aus dem einfachen Grund als Süßungsmittel gegenüber Saccharose bevorzugt, weil es billiger ist. Wirtschaftlichkeit, nicht die Gesundheit, ist hier der entscheidende Punkt. Fruktose ist wesentlich süßer als Saccharose und somit kostengünstiger für das Süßen von Lebensmitteln.

Das größte Märchen im Zusammenhang mit Fruktose ist, dass es sich dabei um Fruchtzucker handele, der von Früchten stamme. Fruktose wird nicht aus Früchten hergestellt. Genau wie jeder andere Zucker wird sie aus Maissirup, Zuckerrohr oder Zuckerrüben gewonnen. Die Ähnlichkeit zwischen den Bezeichnungen Fruktose und Früchte hilft im Übrigen, dieses Märchen weiter fortleben zu lassen. Ich habe schon viele Verkäufer von Gesundheitskost und Nahrungsergänzungen gehört, die behaupteten, ihr Produkt sei anderen überlegen, da es mit Fruchtzucker, also Fruktose, hergestellt worden sei.

Fruktose ist eine der am stärksten raffinierten Zuckerformen überhaupt. Ein Molekül Saccharose (Kristallzucker) besteht aus einem Molekül Fruktose und einem Molekül Glukose. Chemisch miteinander verbunden bilden beide Saccharose. Um Fruktose herzustellen, muss Zuckerrohr oder Mais raffiniert werden, und zwar als Erstes, bis man Saccharose erhält. Dann muss diese weiterverarbeitet und raffiniert werden, um sie in Fruktose und Glukose aufzuspalten. Fruktose ist so stark raffiniert, dass sie nicht mehr auf einen einfacheren Zucker reduziert werden kann. Sie ist so raffiniert, wie es nur geht. Die Behauptung, dass Früchte Fruktose enthielten, ist sachlich richtig. Bei dem natürlichen Zucker in Früchten handelt es sich meist um Saccharose, und jede Saccharose – ob sie nun von Früchten oder Maissirup stammt – besteht zu 50 Prozent aus Fruktose.

Ein weiteres Problem bei Fruktose ist, dass sie zwar nicht (wie Saccharose) den Blutzucker- und Insulinspiegel beeinflusst, aber schädlichere Auswirkungen auf die Insulinresistenz hat und das Risiko für eine Reihe von Gesundheitsproblemen wie Herzkrankheiten, Bluthochdruck und Diabetes erhöht. Studien mit Tieren und mit Menschen haben gezeigt, dass große Mengen Fruktose die Fähigkeit des Körpers beeinträchtigen, Glukose (Blutzucker) ordnungsgemäß zu regulieren, was schließlich zu einer Hyperinsulinämie (also zu erhöhtem Insulinspiegel) und zur Entwicklung einer Insulinresistenz führt. Diese Tatsache ist inzwischen so unzweifelhaft belegt, dass Forscher Fruktose bewusst nutzen, um bei Versuchstieren eine Insulinresistenz zu induzieren, sodass Bluthochdruck und Diabetes entstehen. Manche Ärzte behaupten inzwischen, dass die erhöhte Verwendung von Fruktose in allen unseren Lebensmitteln in weiten Teilen für den sprunghaften Anstieg von Diabetes verantwortlich sei, den wir in den letzten Jahren erlebt haben.

Nachgewiesen ist auch, dass Fruktose die Rate erhöht, mit der Fette in unserem Körper einer Peroxidation unterzogen werden, bei der zerstörerische freie Radikale entstehen. Sie hat negative Auswirkungen auf die Blutlipide und den Blutdruck, erhöht das Risiko für Herz-Kreislauf-Erkrankungen und beeinträchtigt die Nährstoffaufnahme.[7]

Ernährungswissenschaftlern sind die gesundheitlichen Probleme, die mit Saccharose verbunden sind, seit einiger Zeit bewusst. Als Fragen bezüglich der Unbedenklichkeit von Fruktose aufzutauchen begannen, wollten Forscher wissen, ob es die Fruktose oder die Glukose in der Saccharose ist, die die Probleme verursacht. Eine Vorstellung davon, wie schädlich Fruktose tatsächlich ist, vermittelte ein Forscherteam des US-Landwirtschaftsministeriums (USDA). Unter der Leitung von Dr. Meira Field führten die Forscher Studien mit zwei Gruppen gesunder Ratten durch; einer Gruppe wurden hohe Mengen Glukose in ihrem Futter verabreicht und der anderen hohe Mengen Fruktose.

Bei den Tieren in der „Glukose-Gruppe" stellten die Forscher keine Veränderung fest. In der „Fruktose-Gruppe" waren die Ergebnisse hingegen verheerend: Junge männliche Ratten waren außerstande, bis zum Erwachsenenalter zu überleben. Sie litten unter Anämie (Blutarmut), einem hohen Cholesterinspiegel und einer Herzhypertrophie (ihr Herz vergrößerte sich, bis es riss). Bei ihnen war auch eine verzögerte Hodenentwicklung zu verzeichnen. Dr. Field erklärt, dass Fruktose in Kombination mit Kupfermangel bei den im Wachstum begriffenen Tieren die Kollagenproduktion beeinträchtige. Kollagen liefert die Eiweißmatrix, auf der alle Organe und Gewebe aufgebaut sind. Beim Menschen ist Kupfermangel unter denen verbreitet, die eine

Menge Fertiggerichte essen (wozu die meisten heute tendieren). Die Körper der Ratten „zerfielen" mehr oder weniger. Die Weibchen waren nicht so stark betroffen, sie waren jedoch nicht in der Lage, sich fortzupflanzen.

„Mediziner meinen zwar, Fruktose sei für Diabetiker besser als Zucker", sagt Dr. Field, „aber jede Zelle im Körper kann Glukose im Stoffwechsel abbauen. Die gesamte Fruktose muss jedoch in der Leber verstoffwechselt werden. Die Leber der Ratten, die sehr fruktosehaltige Nahrung erhalten hatten, sah jedoch wie die Leber von Alkoholikern aus, voller Fetteinlagerungen und zirrhotisch."[8]

Wenn Saccharose konsumiert wird, werden die Glukose- und Fruktosemoleküle aufgespalten. Die Glukose geht direkt in den Blutkreislauf, wo sie von den Zellen aufgenommen und als Brennstoff verwendet wird. Die Fruktose muss jedoch zuerst in Glukose umgewandelt werden, bevor sie von den Zellen genutzt werden kann. Sie zirkuliert nicht im Blutkreislauf, sondern geht direkt zur Leber. Hier wird sie in Glukose und Fettsäuren umgewandelt. Tatsache ist, dass Fruktose eher in Fett als in Glukose umgewandelt wird. Ein Großteil der Fruktose, die Sie essen, wird direkt in Fett umgewandelt und als Körperfett gespeichert. Dies erklärt, warum Fruktose den Blutzuckerspiegel nicht so erhöht wie Saccharose und andere Zuckerformen.

Sie erhöht jedoch den Triglyceridspiegel im Blut (Fett), und zwar mehr als der Verzehr von Fett. Die große Menge an Fett, das durch den Fruktosestoffwechsel produziert wird, verstopft die Leber und führt zu einer Fettlebererkrankung, die der durch Alkoholmissbrauch verursachten Schädigung ähnelt. Ärzte sprechen von einer nicht alkoholbedingten Fettleber, um sie von der Erkrankung zu unterscheiden, die durch übermäßigen Alkoholkonsum verursacht wird. Zusätzlich zu dem übermäßigen Fett verursacht Fruktose eine Leberzirrhose (Entzündung) und eine Leberfibrose (Vernarbung).[9, 10]

*

Fruktose, insbesondere in Form von fruktosehaltigem Maissirup, ist in einer breiten Palette von Lebensmitteln und Getränken zu finden, darunter Fruchtsäfte, Limonade, Marmelade, Desserts, Müsli, Brot, Joghurt, Salatdressings, Ketchup und Mayonnaise. Im Durchschnitt konsumiert jeder US-Amerikaner 54 Pfund fruktosehaltigen Maissirup pro Jahr. In den letzten 40 Jahren, seit Einführung von fruktosehaltigem Maissirup als billigem Süßungsmittel, sind die Fettleibigkeitsraten in die Höhe geschnellt. Den *Centers for Disease Control and Prevention* (CDC) zufolge erfüllten etwa 15 Prozent der Bevölkerung in den USA im Jahr 1970 die Kriterien von Fettleibigkeit; heute werden rund ein Drittel der erwachsenen US-Amerikaner als fettleibig betrachtet. Manche Forscher sind der Überzeugung, dass dies zum Teil der dramatisch gestiegenen Verwendung von Fruktose bei der Lebensmittelherstellung geschuldet ist.

*

Nicht alle Süßungsmittel und Süßstoffe sind gleich, wenn es um die Gewichtszunahme geht. Forscher der *Princeton University* haben nachgewiesen, dass Ratten, die Zugang zu fruktosehaltigem Maissirup hatten, erheblich mehr zunahmen als jene, die Zugang zu Saccharose hatten, selbst wenn die Kalorienzufuhr insgesamt gleich war.[11] Zusätzlich zu einer erheblichen Gewichtszunahme führte der langfristige Konsum von fruktosehaltigem Maissirup auch zur abnormalen Zunahme von Körperfett, insbesondere im Bauchbereich. Dies leuchtet ein, da Fruktose vorzugsweise von der Leber in Fett umgewandelt wird.

„Manche behaupten, fruktosehaltiger Maissirup unterscheide sich nicht von anderen Süßungsmitteln oder Süßstoffen, wenn es um Gewichtszunahme und Fettleibigkeit geht; unsere Ergebnisse verdeutlichen jedoch, dass dies einfach nicht stimmt", sagt Dr. Bart Hoebel, Spezialist für die neurowissenschaftliche Forschung zu Appetit, Gewicht und Zuckersucht an der *Princeton University*. „Wenn Ratten fruktosehaltigen Maissirup in Konzentrationen trinken, die deutlich unter denen liegen, die in Limonade enthalten sind, werden sie fettleibig – jede einzelne von ihnen, durch die Bank. Selbst wenn Ratten eine sehr fetthaltige Nahrung erhalten, sieht man das nicht: Sie nehmen nicht alle zu."

Bei der Princeton-Studie entsprach die Zuckerkonzentration in der Saccharose-Lösung der, die in den meisten alkoholfreien Getränken zu finden ist. Die Fruktose-Lösung war jedoch nur halb so konzentriert wie bei den meisten Limonaden und führte im Vergleich aber dennoch zu einer weit stärkeren Gewichtszunahme und Ansammlung von Körperfett.

Bei Langzeitstudien von mehr als 6 Monaten zeigten Tiere, die mit zusätzlicher Fruktose gefüttert wurden, Anzeichen eines gefährlichen Krankheitsbildes, das beim Menschen als metabolisches Syndrom (Stoffwechselsyndrom) bekannt ist und mit abnormaler Gewichtszunahme, mit erhöhtem Anstieg des Triglyceridspiegels und Fettablagerungen (insbesondere von viszeralem Fett um den Bauch herum) einhergeht. Vor allem männliche Ratten nahmen „ballonförmig" zu. Tiere, die Zugang zu Fruktose hatten, nahmen um 48 Prozent mehr zu als diejenigen, die normale Nahrung erhielten. Auf den Menschen übertragen, bedeutete dies, dass eine Person, die 90 Kilo wiegt, um weitere 43 Kilo zunehmen würde! Die Ratten wurden nicht nur dick, sie wurden fettleibig.

Wenn Sie das nächste Mal ein Etikett mit der Angabe von Inhaltsstoffen lesen und darunter Fruktose finden, bedenken Sie: Wenn Sie dieses Produkt essen, wird die Fruktose als Speckpolster in Ihrem Hüft- und Bauchbereich enden …

Künstliche Süßstoffe

Selbst nach dem ganzen Verarbeitungs- und Raffinierungsprozess, den Zucker durchläuft, behält er immer noch seine Kalorien. Deshalb haben Wissenschaftler Süßstoffe mit *weniger* Kalorien kreiert. Als wenn echter Zucker noch nicht schlimm genug gewesen wäre, können wir jetzt künstlichen Zucker „genießen" – Aspartam, Saccharin und Ähnliches. Dieses kristalline Pulver macht genauso süchtig wie Zucker, ist aber noch schädlicher für die Gesundheit. Ja, es enthält weniger Kalorien als Zucker, aber genau wie jede Droge ist es mit unerwünschten Nebenwirkungen verbunden, die von Kopfschmerzen bis zum Tod reichen können.

Künstliche Süßstoffe sehen wie Zucker aus, schmecken wie Zucker und können zum Süßen von Nahrungsmitteln genau wie Zucker verwendet werden, aber ohne die Kalorien von Zucker. Für jemanden, der Schlankheitskuren macht oder Diät halten möchte, klingt das wie ein Traum. Künstliche Süßstoffe haben jedoch eine dunkle Seite, die noch viel düsterer ist als bei Zucker.

Zucker ist – selbst wenn er raffiniert ist – immer noch ein Produkt, das der Körper erkennt und verarbeiten kann, auch wenn die Verarbeitung für den Körper sehr viel Stress bedeutet und ihm Nährstoffe entzieht. Künstliche Süßstoffe sind demgegenüber ganz neue Fremdkörper, denen der Körper vorher noch nicht begegnet ist und für die er nicht programmiert ist, um sicher oder effizient damit umgehen zu können. Dadurch entstehen Probleme. Auch wenn die Substanzen, die Wissenschaftler für die Herstellung künstlicher Süßstoffe verwenden, aus „natürlichen" Quellen kommen mögen, werden sie doch in einer Weise miteinander kombiniert, dass chemische Stoffe entstehen, die schädlich sind und alle möglichen Probleme verursachen.

Der am häufigsten verwendete künstliche Süßstoff ist Aspartam. Es wird unter Markennamen wie *NutraSweet, Equal, Spoonful, Equal-Measure* oder *AminoSweet* verkauft. Aspartam wurde 1965 entdeckt und Anfang der 1980er-Jahre in den USA als Lebensmittelzusatzstoff zugelassen. [In Deutschland: seit 1990 zugelassen] Die US-amerikanische Lebensmittelüberwachungs- und Arzneimittelzulassungsbehörde (FDA) genehmigte die Verwendung selbst angesichts der starken Kritik, die von mehreren Wissenschaftlern geäußert wurde, die vor den Gefahren warnten. Trotz der Einwände wurde die Genehmigung auf der Grundlage der vom Hersteller von Aspartam finanzierten Forschungen erteilt (*Monsanto* und deren Tochtergesellschaft *NutraSweet Company*).

Seit seiner Zulassung ist Aspartam für über 75 Prozent der negativen Reaktionen auf Lebensmittelzusatzstoffe verantwortlich, die der FDA gemeldet werden. Viele dieser Reaktionen sind schwerwiegend genug, um zu Krämpfen und Todesfällen zu führen. Mindestens 90 verschiedene Symptome sind als durch Aspartam verursacht dokumentiert worden. Dazu gehören unter anderem Kopfschmerzen, Migräne, Schwindelanfälle, Krämpfe, Übelkeit, Taubheitsgefühle, Muskelkrämpfe, Hautausschlag, Depression, Müdigkeit, Reizbarkeit, Herzrasen, Schlaflosigkeit, Sehprobleme, Hörsturz, Herzklopfen, Atemschwierigkeiten, Angstattacken, verwaschene Sprache, Verlust des Geschmackssinns, Tinnitus, Schwindelgefühl, Gedächtnisverlust, Gelenkschmerzen und – ob Sie es glauben oder nicht – Gewichtszunahme![12] Darüber hinaus hat Aspartam schon Gehirntumore, Multiple Sklerose, Epilepsie, das chronische Müdigkeitssyndrom, die Parkinsonkrankheit, die Alzheimerkrankheit, Geburtsfehler, Fibromyalgie und Diabetes ausgelöst oder verschlimmert.

Würde jemand bei gesundem Menschenverstand *wissentlich* eine Substanz essen, die solche Probleme verursacht oder auch nur dazu beiträgt? Als Rechtfertigung für die Verwendung von Aspartam wird angeführt, es sei ein *kleiner* Preis, der da zu zahlen sei, wenn man Übergewicht abbauen wolle. Der potenzielle Nutzen, den es haben könnte, indem es Menschen helfe, einige Pfund abzunehmen, sei das Risiko wert, so die Hersteller und die Ärzte und Forscher, die von ihnen finanziert werden. Sicher ist es das Risiko für diejenigen wert, die davon finanziell profitieren, aber nicht für jene, die ihre Gesundheit einbüßen. Interessant und zu beachten ist allerdings, dass auch die *Gewichtszunahme* zu den angegebenen Nebenwirkungen von Aspartam gehört! Warum es also überhaupt verwenden?

Aspartam ist im Vergleich zu Saccharin ein „Newcomer". Saccharin, 1879 entdeckt, war der erste der künstlichen Süßstoffe. 1937 erschien Cyclamat auf dem Markt, gefolgt von Aspartam in den 1960er-Jahren und in jüngerer Zeit dann von Acesulfam-K und Sucralose. Diese künstlichen Süßstoffe sind um ein Vielfaches süßer als Zucker. Die Süßkraft von Saccharin ist 300 Mal höher als die von Haushaltszucker. Cyclamat ist etwa 30 Mal süßer als Zucker und Aspartam ist 200 Mal süßer. Gramm für Gramm enthalten diese Süßstoffe in etwa die gleiche Menge Kalorien wie Zucker; da sie jedoch um so viel süßer sind, wird nur ein Bruchteil der Menge benötigt, um die gleiche Wirkung zu erzielen. Durch dieses Merkmal sind künstliche Süßstoffe verlockend für alle, die Schlankheitskuren machen und Diät halten. Ihre

Beliebtheit ist in dem Maße rasant angestiegen, wie unsere Taillen breiter geworden sind.

Saccharin und Cyclamat haben seit Ende der 1960er-Jahre an Bedeutung verloren, als festgestellt wurde, dass sie bei Versuchstieren das Wachstum von Tumoren hervorriefen. Cyclamat wurde in den USA 1970 verboten, wogegen es in Großbritannien und Kanada allerdings weiterhin begrenzt verwendet wird. In Kanada ist es als Tischsüßstoff nur auf ärztlichen Rat und als Zusatzstoff in Medikamenten zugelassen. [Cyclamat (E 952) ist in Deutschland seit 1963 zugelassen.]

1977 wurde auch ein Verbot von Saccharin vorgeschlagen. Da es zu der Zeit jedoch der einzige künstliche Süßstoff war, der weiterhin verwendet werden durfte, waren viele gegen das Verbot und behaupteten, es sei unfair gegenüber Diabetikern und Übergewichtigen. Als Reaktion auf den öffentlichen Aufschrei wurde das Verbot zurückgestellt. Stattdessen wurde verlangt, dass Produkte, die Saccharin enthalten, mit einem Warnhinweis versehen werden müssen, der besagt: „Die Verwendung dieses Produktes kann Ihre Gesundheit gefährden. Dieses Produkt enthält Saccharin, bei dem festgestellt worden ist, dass es bei Versuchstieren Krebs auslöst." In Kanada ist Saccharin hingegen ganz verboten worden.

Acesulfam-K gehört zur gleichen allgemeinen Chemikalienfamilie wie Saccharin. Es hat in Bezug auf Krebs die gleichen potenziellen Nachteile wie Saccharin. Genau wie Saccharin regt es auch die Insulinausschüttung an, wodurch es für Diabetiker weniger begehrenswert ist.

Das Neueste auf dem Markt ist Sucralose, unter dem Handelsnamen *Splenda* bekannt [in der EU seit 2005 zugelassen]. Sucralose ist 600 Mal süßer als Zucker. Dieser chemische Süßstoff ist für unseren Körper so fremd, dass das Verdauungssystem nicht weiß, was es damit machen soll. Er passiert den Verdauungstrakt, ohne absorbiert zu werden. Dadurch liefert er keine Kalorien und hat auch keinen Einfluss auf den Insulin- und Blutzuckerspiegel, sodass er folglich als unbedenklich für Diabetiker angesehen wird. Klingt zu schön, um wahr zu sein? Nach der Geschichte der Erfahrungen mit den anderen künstlichen Süßstoffen zu urteilen *ist* es tatsächlich zu schön, um wahr zu sein.

Wie es aussieht, hat *Splenda* einen sehr ausgeprägten Effekt auf die Mikroflora des Darms und spielt möglicherweise eine Rolle bei der Verursachung des Reizdarmsyndroms (RDS).[13] Die guten Bakterien in unserem Darm unterstützen die Gesundheit in vielfacher Hinsicht, indem sie unter anderem wichtige Vitamine erzeugen, das chemische Gleichgewicht in Bezug auf den pH-Wert aufrechterhalten und die Immunfunktion unterstützen. Bei *Splenda* ist nachgewiesen worden, dass es diese guten Bakterien um sage und schreibe 50 Prozent reduziert. Wenn die guten Bakterien verschwunden sind, was nimmt dann ihren Platz ein? Schlechte Bakterien, Viren und Pilze, einschließlich Candida, ein Hefepilz, der zu unzähligen Verdauungsbeschwerden führen kann.

Der Hauptgrund, warum künstliche Süßstoffe verwendet werden, ist der, dass die betreffenden Personen ihre Gesamtkalorienaufnahme reduzieren möchten, um ihr Gewicht zu kontrollieren. Manche bemühen sich so verzweifelt, Kalorien zu reduzieren, dass sie Gesundheitswarnungen ignorieren und dennoch künstliche Süßstoffe konsumieren. Sie gehen bewusst das Risiko ein, Krebs zu bekommen oder unter einer Reihe unangenehmer Symptome zu leiden, nur damit sie süße Produkte genießen können. Das Verlangen nach Süßem kann sehr stark sein, sogar so stark, dass wir unseren gesunden Menschenverstand über Bord werfen und mit unserer Gesundheit spielen.

Künstliche Süßstoffe sind nicht die Antwort auf Gewichtsprobleme und haben keinen realen Nutzen. Alle süßen Leckereien, einschließlich künstlicher Süßstoffe, halten das *Verlangen* nach Süßem lebendig. Es treibt uns dazu an, süße Produkte zu suchen und zu konsumieren, ob wir hungrig sind oder nicht.

Künstliche Süßstoffe vermitteln uns auch ein falsches Gefühl der Sicherheit. Wir trinken eine „Diätlimonade" und meinen dann, es sei in Ordnung, Produkte zu uns zu nehmen, die wir eigentlich nicht zu uns nehmen sollten.

Das *Aspartame Consumer Safety Network* berichtete, dass Personen, die künstliche Süßstoffe verwenden, in Wirklichkeit mehr zunehmen als jene, die sie meiden.[14] Wenn Sie versuchen, abzunehmen oder Ihr Gewicht zu halten, sind künstliche Süßstoffe nicht der Weg, den Sie einschlagen sollten; sie helfen Ihnen nicht und können im Gegenteil ernsthaften Schaden anrichten.

Sofern Sie noch nicht davon überzeugt sind, dass künstliche Süßstoffe schädlich wirken, und sie verwenden, um Ihr Gewicht zu kontrollieren, empfehle ich Ihnen, das Buch *Excitotoxins: The Taste That Kills* von Dr. Russell L. Blaylock, Professor der Neurochirurgie an der *Medical University of Mississippi*, zu lesen. Dieses Buch liefert Details zur medizinischen Forschung und dokumentiert die Gefahren von Aspartam und anderen Lebensmittelzusatzstoffen.

Zuckeralkohole

Bei Zuckeralkoholen handelt es sich um eine Gruppe von Kohlenhydraten, deren chemische Struktur sowohl mit Zucker als auch mit Alkohol vergleichbar ist, die aber genau genommen mit beidem nicht vergleichbar sind. Zuckeralkohole sind keine künstlichen Süßstoffe, sondern werden als „Zuckeraustauschstoffe" bezeichnet, weil sie in der Natur vorkommen und in kleinen Mengen in verschiedenen Früchten, in Gemüse und anderen Pflanzen zu finden sind.

Es gibt eine ganze Reihe von Zuckeralkoholen. Am häufigsten in Lebensmitteln zu finden sind Xylitol, Erythritol, Glycerin (Glycerol), Mannitol und Sorbitol, wobei Xylitol am häufigsten verwendet wird. Die einfachsten Zuckeralkohole – Ethylen (Äthylen), Glykol (Glycol) und Methanol – werden nicht in Lebensmitteln verwendet. Sie schmecken zwar süß, sind aber bekanntlich giftig. Sie sind der Hauptinhaltsstoff in Frostschutzmitteln und machen diese giftig. Die anderen Zuckeralkohole werden als unbedenklich angesehen.

Zuckeralkohole werden in Kuchen, Keksen, Puddings, Süßigkeiten, Eiscreme und anderen Snacks verwendet. Solche Produkte sind oft als „zuckerfrei" oder „ohne Zuckerzusatz" gekennzeichnet. Zuckeralkohole werden häufig Lebensmitteln hinzufügt, die künstliche Süßstoffe enthalten, da ihre Süße den bitteren Nachgeschmack dieser anderen Produkte überdeckt.

Xylitol ist der beliebteste Zuckeralkohol, weil seine Süße von der Intensität her mit der von Saccharose vergleichbar ist, er aber nur halb so viele Kalorien hat und aussieht und verwendet werden kann wie Zucker. Die anderen Zuckeralkohole sind etwas weniger süß, enthalten aber die gleiche Menge Kalorien wie Xylitol.

Anders als Zucker wird Xylitol nicht durch orale Bakterien abgebaut und trägt somit nicht zum Zahnverfall bei. Aus diesem Grund wird es häufig bei Zahnpasta und zuckerfreiem Kaugummi hinzufügt. Keiner der Zuckeralkohole wird im Verdauungstrakt ganz aufgespalten, sodass sie nur zum Teil absorbiert werden. Somit liefern sie weniger Kalorien als Zucker. Wie andere Kohlenhydrate erhöhen sie den Blutzuckerspiegel, aber weniger als Zucker.

Im Vergleich zu Aspartam, Sucralose und anderen künstlichen Süßstoffen sind Zuckeralkohole relativ unbedenklich. Sie sind jedoch nicht ganz harmlos. Zu den am häufigsten auftretenden Nebenwirkungen gehören Aufgeblähtsein, Bauchschmerzen und Krämpfe, Durchfall und Blähungen. Diese Symptome treten oft bei übermäßigem Verzehr auf, aber bei manchen Personen kann eine einzige Portion schon zu viel sein und zu schweren Krämpfen und Durchfall führen. Ebenso können sich Symptome verstärken, die mit vorher bereits bestehenden Verdauungsproblemen wie Reizdarmsyndrom und Zöliakie verbunden sind.

Zuckeralkohole werden vielfach als „natürliche" Süßungsmittel beworben, die unbedenklich verwendet werden könnten – in Maßen, versteht sich. Da sie in manchen Früchten und in Gemüse, auch in der Birkenrinde, natürlicherweise zu finden sind, lassen wir uns zu der Annahme verleiten, sie würden einfach aus diesen Quellen extrahiert; dies ist von der Wahrheit jedoch weit entfernt. Der darin zu findende Zuckeralkoholgehalt ist so gering, dass es wirtschaftlich nicht realisierbar ist, ihn zu extrahieren. Stattdessen werden sie von den Herstellern aus den Faser- und Holzteilen der Pflanzen synthetisch hergestellt. Xylitol wird beispielsweise aus der Hemicellulose in Maiskolben und Holzbrei hergestellt. Das Material wird zerdrückt und zu Brei verarbeitet und mithilfe von Schwefelsäure, Calciumoxid, Phosphorsäure und anderen Chemikalien weiter verarbeitet. Das Ergebnis ist ein kristallines Produkt, das genauso wie weißer Zucker verarbeitet und raffiniert worden und genauso „unnatürlich" ist.

Das Hauptproblem mit Zuckeralkoholen ist, dass sie süß schmecken und die Zuckersucht aufrechterhalten. Wenn Sie Zuckeralkohole verwenden, um Nahrungsmittel zu süßen, werden Sie mit Ihrer Zuckersucht nie brechen und immerzu nach Süßigkeiten und anderen Kohlenhydraten verlangen. Sie zu verzehren macht es leichter für Sie, sich etwas vorzumachen und den Widerstand aufzugeben.

Auch wenn Zuckeralkohole den Blutzuckerspiegel nicht so sehr beeinflussen wie Zucker, haben sie dennoch Einfluss darauf, können die Freisetzung von Fett aus Ihren Fettzellen blockieren und damit die Gewichtsreduktion verhindern. Bei „kohlenhydratempfindlichen" Menschen können sie die Ketonproduktion stoppen und ebenfalls die Gewichtsabnahme verhindern.

Stevia

Nachdem Sie sich vielleicht gerade mit dem Gedanken angefreundet und abgefunden haben, dass *alle* Süßstoffe wahrscheinlich schlecht seien, kommt Stevia daher. Stevia ist eine *andere* Art von Süßstoff. Es ist eigentlich eine Pflanze, die in Südamerika beheimatet ist. Stevia ähnelt künstlichen Süßstoffen insofern, als es um ein Vielfaches süßer als Zucker ist und im Grunde keine Kalorien hat. Im Unterschied zu anderen Süßstoffen scheint es jedoch keine negativen gesundheitlichen Auswirkungen zu haben und macht nicht süchtig. Viele betrachten es als natürlichen Zuckerersatz.

Stevia stammt von einem kleinen Strauch, der in Paraguay und Brasilien wächst, wo er als „Süßkraut" bezeichnet wird. Seine Blätter haben eine Süßkraft, die etwa 30 Mal höher als bei Zucker ist. Die in der Region lebenden Guarani-Indianer verwenden die Pflanze seit Jahrhunderten. Stevia ist bei ihnen sowohl als Süßungsmittel wie auch als Medizin hoch angesehen. Es wird zum Süßen von Getränken, zum Desinfizieren von Wunden und als Tonikum zur Verbesserung der Verdauung verwendet.

Gemahlene oder ganze Steviablätter sind ein gutes Süßungsmittel für Kräutertees und starke Getränke. In Blattform ist Stevia für die meisten anderen Zwecke jedoch nicht brauchbar, weil es zu sehr nach Pflanze schmeckt. Eine brauchbarere Form ist Stevia-Extrakt. Beim Extrakt handelt es sich um ein Konzentrat der Phytochemikalien (Stevioside), die der Pflanze ihre Süßkraft geben. Stevia-Extrakt ist 200 bis 300 Mal süßer als Zucker und schmeckt nicht nach Blättern. Der Extrakt ist als Pulver oder in Flüssigform erhältlich. Wegen seiner Süßkraft werden nur kleine Mengen zum Süßen von Nahrungsmitteln benötigt. Etwa ein viertel bis ein halber Teelöffel Stevia-Extrakt kann eine ganze Tasse Zucker ersetzen!

Stevia-Extrakt wird in Japan, Taiwan, Korea, Paraguay, Brasilien und Israel seit vielen Jahren als Süßungsmittel verwendet. In Japan wird er seit Mitte der 1970er-Jahre genutzt. Statt Aspartam verwenden sie dort Stevia, um kalorienarme Lebensmittel zu süßen. Es wird kommerziell in Kaugummi, Süßigkeiten, alkoholfreien Getränken, Säften, tiefgefrorenen Desserts und Backwaren verwendet. 50 Prozent der in Japan verwendeten hochintensiven Süßstoffe entfallen auf Stevia.

Ist Stevia unbedenklich? Es sieht so aus. Wir wissen, dass es nicht die unerwünschten Wirkungen von Zucker hat und auch nicht mit den gleichen gesundheitlichen Gefahren wie künstliche Süßstoffe verbunden ist. Stevia wird in Südamerika seit Jahrhunderten und in Japan und anderen Ländern seit 25 Jahren verwendet, ohne irgendwelche feststellbaren Schäden anzurichten. Die Japaner konsumieren die größte Menge an Süßstoffen in der Welt und haben keine negativen Auswirkungen berichtet. Es sind umfangreiche Forschungen und Unbedenklichkeitstests zu Stevia durchgeführt worden. Bei keinem dieser Tests haben sich irgendwelche schädlichen Auswirkungen gezeigt, nicht einmal bei sehr hohen Dosierungen, die den Versuchstieren gegeben wurden. Dies kann nur von wenigen Substanzen behauptet werden.

Die bisherigen Tests haben gezeigt, dass die Pflanze und der Extrakt nicht giftig und als Mittel hilfreich sind, um die Kalorienaufnahme zu reduzieren. Stevia hat keinen Einfluss auf den Blutzucker- oder Insulinspiegel und ist somit für Diabetiker unbedenklich. Im Unterschied zu Zucker nährt es keinen Hefepilz, sodass es ein perfektes Süßungsmittel für Menschen ist, die an Candida-Infektionen leiden. Stevia ist in vielerlei Hinsicht weitaus besser als Zucker und auch als künstliche Süßstoffe.

Es ist schwierig, Stevia übermäßig zu verwenden. Nimmt man zu viel, bekommt man nämlich einen bitteren melasseähnlichen Nachgeschmack. Deshalb nimmt man gerade so viel, dass es genügt, um die Gerichte zu süßen, ohne den starken Nachgeschmack zu bekommen. Dazu braucht man etwas Übung. Ich empfehle Ihnen, aus einem der vielen Stevia-Kochbücher, die es gibt, zu lernen, wie es zu verwenden ist.

Gelegentlich etwas Stevia zu verwenden ist in Ordnung, Sie sollten aber vorsichtig sein. Bei Zuckersüchtigen kann Stevia die Zuckersucht aufrechterhalten. Ich habe Menschen erlebt, die es übermäßig verwendet und Missbrauch damit getrieben und sogar eine Toleranz gegenüber dem bitteren Nachgeschmack entwickelt haben. Einmal gab mir eine Frau eine Kostprobe von dem mit Stevia gesüßten Wasser, das sie trank, und der starke süß-bittere Geschmack warf mich fast um. Ich habe schon eine Menge Nahrungsmittel und Getränke zu mir genommen, die mit Stevia gesüßt waren, aber dies hier ging dann doch zu weit. Ich konnte mir nicht vorstellen, dass das irgend jemandem schmecken konnte, aber diese Frau trank den ganzen Tag das mit Stevia gesüßte Wasser. Und trotz aller Mühen gelang es ihr kaum, abzunehmen.

KAPITEL 6

Kohlenhydrate sind Dickmacher

Haben Sie schon einmal versucht, mit der konventionellen Methode der Kalorienbeschränkung und der fettarmen Ernährung abzunehmen? Dann aßen Sie mageres Fleisch, schnitten selbst die winzigsten Stückchen Fett ab, entfernten die Haut bei Hähnchen, aßen nur weißes Fleisch, verzichteten darauf, ein Ei *ganz* zu essen, und nahmen nur mit dem Eiweiß vorlieb, verwendeten Magermilch und fettarmen Joghurt, aßen gebackene Kartoffeln und Pasta ohne Butter, Salate ohne Öl, Haferflocken und Müsli zum Frühstück und fettarme, mit künstlichem Süßstoff gesüßte Brownies zum Dessert. Um sicherzugehen, dass Sie nicht zu viel aßen, zählten Sie jede Kalorie, die in Ihren Mund gelangte. Sie taten alles, was Sie tun sollten, und hielten sich daran, weil man Ihnen gesagt hatte, dies sei der einzige Weg, abzunehmen.

Auch wenn Ihre Anstrengungen allen in Ihrer Umgebung gefielen und Sie dafür gelobt wurden, dass Sie sich so „gesund" ernährten, fühlten Sie sich in Wirklichkeit nicht besser. Es fehlte Ihnen an Energie, Sie wurden schnell müde, wurden ständig von Hunger gequält und bei Ihrem Gewicht war nur eine bescheidene Verbesserung zu verzeichnen – wenn überhaupt. Trotz aller Anstrengungen war es wie ein Kampf gegen Windmühlenflügel. Nach kurzer Zeit aßen Sie wieder so, wie Sie es vor der Diät getan hatten, und ehe Sie sich versahen, war Ihr vorheriges Gewicht wieder da. Mit allen Ihren Bemühungen hatten Sie nichts erreicht, außer dass Sie sich elend fühlten und vielleicht noch dicker geworden waren.

Grund für Ihr Scheitern war nicht, dass es Ihnen an Willensstärke gefehlt hätte oder dass Sie sich nicht richtig an das Programm gehalten hätten – das Problem war das Programm als solches. Jede Ernährungsform, die die Fettaufnahme einschränkt, *ohne* die Kohlenhydrate einzuschränken, ist zum

Scheitern verurteilt. Die Wahrheit, die dahintersteckt, lautet, dass es die Kohlenhydrate sind, die uns dick machen, nicht das Fett.

Warum Kohlenhydrate dick machen

Sie werden nie Übergewicht verlieren und Ihr neues Gewicht erfolgreich halten können mit einer Ernährung, bei der Kohlenhydrate nicht eingeschränkt werden. Es liegt in der Natur von Kohlenhydraten, dass dies unmöglich ist. Schauen wir uns die wichtigsten Gründe dafür an, dass Kohlenhydrate Dickmacher sind.

Insulinausschüttung und Fettspeicherung

Kohlenhydrate, die man über den Kalorienbedarf des Körpers *hinaus* isst, werden *immer* in Fett umgewandelt. Auf Fette und Proteine trifft dies nicht zu. Der Körper kann Fette und Proteine verwenden, um Energie zu erzeugen, nutzt sie vorzugsweise jedoch als Bausteine für Zellen und Gewebe, für Enzyme, Hormone, Prostaglandine und andere Produkte, die für die Gesundheit wichtig sind. Tatsächlich sind Kohlenhydrate in Ihrem Speiseplan nicht einmal notwendig, während Sie jedoch Fette und Proteine zu sich nehmen *müssen* – sonst würden Sie sterben.

Kohlenhydrate sind einzig dazu da, Energie zu erzeugen. Was davon nicht verwendet wird, um den unmittelbaren Bedarf zu decken, wird entweder in Glykogen oder in Fett umgewandelt und für den späteren Gebrauch gespeichert. Sowohl Glykogen als auch Fett sind kompakte Formen von Brennstoff, der dem Vorratsspeicher entnommen werden kann, wann immer zusätzliche Energie benötigt wird.

Kohlenhydrate sind keine essenziellen Nährstoffe. Es gibt essenzielle Fettsäuren (Fette) und essenzielle Aminosäuren (Proteine), aber so etwas wie essenzielle Kohlenhydrate gibt es nicht. Wenn Ihr Speiseplan keine Quelle an Kohlenhydraten enthielte, würde Ihr Körper stattdessen Fette und Proteine nutzen, um seinen Energiebedarf zu decken. Es gab schon viele Populationen, die mit einer kohlenhydratfreien Ernährung gut lebten. Dies gilt vor allem für die Eskimos, deren *traditionelle* Ernährung ganz aus Fleisch und Fett bestand.

Sie können durch den Verzehr von Kohlenhydraten ungewollt zunehmen, selbst wenn Sie überhaupt kein Fett essen. Der „Speck" an Ihren Hüften und Armen ist nicht durch den Verzehr von Steaks und Eiern dort hingekommen, sondern durch den Verzehr von Brot, Kuchen oder Limonade. Die Nährstoffe aus den Steaks und Eiern wurden für den Aufbau der Muskeln und Knochen verwendet, nicht für den Aufbau von Fett.

Sie können viel mehr Fett und Eiweiß essen, ohne dass es auf Vorrat weggepackt wird, weil beides für andere wichtige Zwecke verwendet werden kann. Unser Körper ist darauf ausgelegt, Kohlenhydrate (Glukose) entweder zu verbrennen oder zu speichern. Glukose ist der Hauptbrennstoff für unsere Zellen. Die Zellen können die Glukose jedoch nicht direkt aus der Blutbahn aufnehmen. Das Hormon *Insulin* wird benötigt, um die Tür in der Zellmembran aufzuschließen, sodass die Glukose hineingelangen kann.

Nach einer Mahlzeit werden Kohlenhydrate in Glukose umgewandelt und in den Blutkreislauf freigesetzt. Wenn der Blutglukosespiegel steigt, wird ein Signal an die Bauchspeicheldrüse gesendet, das sie veranlasst, Insulin auszuschütten. Das Insulin bewirkt, dass die Zellen die Glukose aufnehmen können und der Blutglukosespiegel gesenkt wird. Mit sinkendem Blutzuckerspiegel verlangsamt sich die Insulinausschüttung.

Unser Blutglukosespiegel steigt und fällt, je nachdem, wie oft wir essen und was wir essen. Das Ausmaß, in dem der Blutglukosespiegel steigt und fällt, wird durch die Ausschüttung von Insulin und anderen Hormonen sorgfältig reguliert. Ist der Blutglukosespiegel niedrig, werden Fettsäuren aus unseren Fettzellen freigesetzt. Genau wie Glukose können auch Fettsäuren verbrannt werden, um Energie zu erzeugen.

Wenn jemand sich an eine kalorienarme Ernährungsweise hält oder fastet, ist der Blutglukosespiegel niedrig, sodass der Körper sehr stark auf das gespeicherte Fett angewiesen ist, um den überwiegenden Teil seines Energiebedarfs zu decken. Wenn aber Fettsäuren freigesetzt und verbrannt werden, reduziert sich das Gewicht. Das ist der Grund dafür, dass wir bei einer Schlankheitskur oder Diät Körperfett und Gewicht abbauen. Die Geschwindigkeit der Gewichtsreduktion wird jedoch stark von der Art der Nahrungsmittel beeinflusst, die wir zu uns nehmen.

Insulin befördert nicht nur Glukose in die Zellen, sondern löst auch die Umwandlung von Glukose in Fettsäuren aus und transportiert diese in die Fettzellen. Insulin ist ein Fettspeicherhormon. Je mehr Insulin in unserem Blutkreislauf zirkuliert, desto mehr Fett wird in unseren Fettzellen abgelagert.

Ist der Insulinspiegel hoch, speichert unser Körper Fett und wir nehmen zu. Jedes Mal, wenn wir Kohlenhydrate essen, erhöht sich der Blutzuckerspiegel, der die Freisetzung von Insulin auslöst und damit die Speicherung von Fett. Fett und Eiweiß zu essen hat hingegen sehr wenig Einfluss auf den Blutglukosespiegel, und somit wird dadurch kaum eine Insulinreaktion ausgelöst und folglich auch keine Fettspeicherung vorangetrieben.

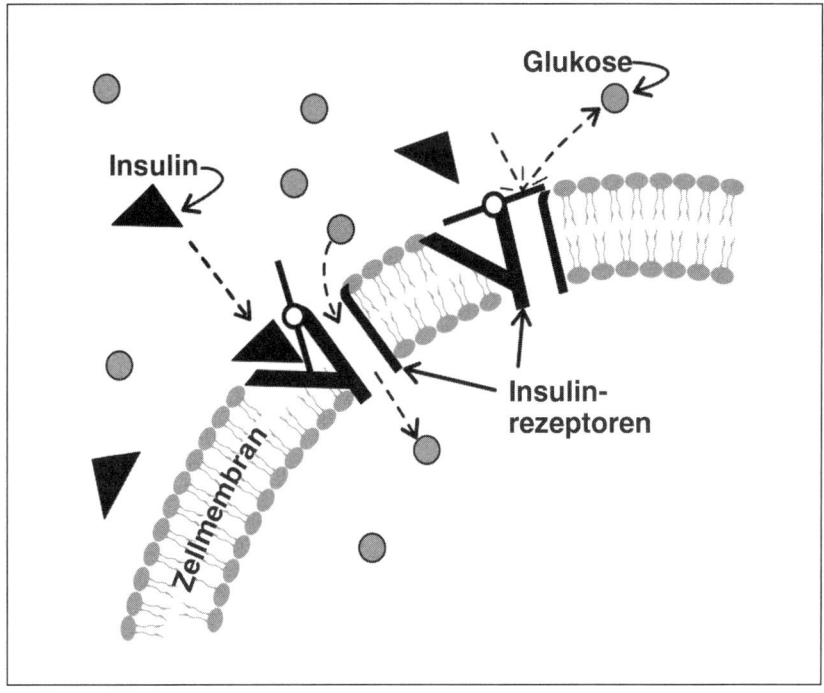

Insulin ist notwendig, damit Glukose in die Zellen gelangen kann.

Ein hoher Insulinspiegel regt nicht nur die Produktion von Fett an, sondern verhindert oder beschränkt auch die Freisetzung von Fett aus den Vorratsbeständen, die sich an unserem Körper angesammelt haben. Wenn wir Kohlenhydrate essen, müssen wir die Kalorienzufuhr außergewöhnlich stark einschränken und niedrig halten, um die Freisetzung von Fett auszulösen. Denn jedes Kohlenhydrat regt die Ausschüttung von Insulin an und verhindert oder verzögert damit die Freisetzung von Fett. Indem Sie Kohlenhydrate von Ihrem Speiseplan streichen, begrenzen Sie die Insulinausschüttung, sodass gespeichertes Fett freigesetzt wird und das Gewicht abnimmt.

Wann immer Sie Nahrungsmittel essen, die Kohlenhydrate enthalten – etwa Karotten, Tomaten, Äpfel und andere Früchte und Gemüsesorten –, steigt der Blutglukose- und Insulinspiegel. Dies erklärt, warum Menschen, die sich an eine kohlenhydratreiche und kalorienreduzierte Ernährungsweise halten, zunehmen können, obwohl sie nur „Kaninchenfutter" essen. Selbst wenn sie ihre Kalorienzufuhr einschränken, steigt der Blutinsulinspiegel beim Verzehr von Kohlenhydraten und fördert die Fettspeicherung. Das ist der Grund dafür, dass jemand seine tägliche Gesamtkalorienzufuhr auf 1 000 Kalorien oder weniger beschränken, nur Salate und Körner essen kann und dennoch zunimmt. Lebensmittel, die reich an Zucker und Stärke sind, lösen die stärkste Insulinreaktion aus und haben somit den größten Einfluss auf die Speicherung von Fett. Aus diesem Grund fördern Brot, Pasta, Kartoffeln, Pfannkuchen, Süßigkeiten, Limonade, Obstsäfte, Pizza und andere Produkte, die reich an Kohlenhydraten sind, die Gewichtszunahme mehr als kohlenhydratarme Produkte, die reich an Fett und Eiweiß sind.

Genauer gesagt kann der Körper die winzige Menge Glycerol (Glycerin) in den Fetten nehmen und sie in Glukose umwandeln. Die Menge Glukose, die von Glycerol stammt, ist jedoch so klein, dass sie unbedeutend bleibt. Ebenso können bis zu 50 Prozent der Proteine, die Sie essen, in Glukose umgewandelt werden. Dies geschieht jedoch nur dann, wenn Sie *übermäßig viel* Eiweiß essen; dann wird die überschüssige Menge in Glukose umgewandelt. Dies ist einer der Gründe, warum Menschen, die sich kohlenhydratarm und proteinreich ernähren, zunehmen können. Obwohl sie ihre Kohlenhydrate einschränken, legen sie bei Fleisch und Eiern zu, um ihren Appetit zu stillen. Zu viel Fleisch zu essen führt dazu, dass der Blutglukosespiegel steigt und folglich auch der Blutinsulinspiegel. Wenn Sie es in der Vergangenheit mit einer kohlenhydratarmen, mageren, eiweißreichen Ernährung oder Diät versucht und dabei zugenommen haben oder Schwierigkeiten hatten, abzunehmen, so ist dies wahrscheinlich der Grund dafür.

Da Fett nicht in nennenswerten Mengen in Glukose umgewandelt wird, führt es keine Freisetzung von Insulin herbei. Wenn Sie eine kohlenhydratreiche, fettarme Mahlzeit von 500 Kalorien zu sich nehmen, wird Ihr Körper schnell reagieren und eine hohe Menge Insulin ausschütten und damit die Fettsynthese und die Speicherung von Fett fördern. Nehmen Sie dagegen eine kohlenhydratarme, fettreiche Mahlzeit mit der gleichen Menge an Kalorien zu sich, wird Ihr Körper nur eine winzige Menge Insulin freisetzen, sodass es folglich keine Fettsynthese und Speicherung von Fett gibt. Wann immer Sie Kohlenhydrate essen, fördern Sie das Speichern von Fett. Wenn Sie Fett essen, tun Sie das nicht.

Demnach leuchtet es ein, dass es sinnvoll ist, sich an fetthaltige Nahrungsmittel zu halten, um satt zu werden, und dabei gleichzeitig Kohlenhydrate und Proteine einzuschränken. Die effektivste Ernährungsweise zum Abnehmen setzt auf den Verzehr von reichlich Fett, von ausreichend, aber nicht übermäßig viel Eiweiß und sehr wenig Kohlenhydraten. Darüber hinaus sollte man auch die Gesamtkalorienzufuhr begrenzen, um den Abbau von Fett aus den Fettzellen anzuregen.

Insulinresistenz

Wir neigen dazu, zu glauben, dass die meisten zunähmen, weil sie einfach zu viel äßen. Mit anderen Worten: Sie könnten ihren Appetit nicht zügeln. Das stimmt jedoch nicht immer. Viele, wenn nicht gar die meisten Übergewichtigen essen nicht mehr als normalgewichtige Personen. Übergewichtige haben eine stoffwechselbedingte Neigung, Körperfett zu speichern. Ihr Problem ist nicht Esssucht, sondern der Stoffwechsel. Bei fast allen übergewichtigen Menschen liegt eine Kohlenhydratempfindlichkeit vor – das heißt, dass sie die Kohlenhydrate, die sie essen, einfach in Körperfett umwandeln.

Eine normalgewichtige Person kann 200 oder 300 Gramm Kohlenhydrate am Tag essen, ohne dass dies nennenswerten Einfluss auf das Körpergewicht hat. Ein „kohlenhydratempfindlicher" Mensch, der die gleiche Menge an Kalorien verzehrt, kann demgegenüber zunehmen, obwohl er weniger als 100 Gramm Kohlenhydrate isst. Bei einem kohlenhydratempfindlichen Menschen ist der Stoffwechsel darauf programmiert, Kohlenhydrate als Körperfett zu speichern. Eine kalorienarme Ernährung, die sich auf Kohlenhydrate stützt, wird auf lange Sicht nicht zum Erfolg führen. Um bei einer solchen Ernährung abzunehmen, müssten die Kalorien auf eine unhaltbar geringe Menge beschränkt werden. Hunger und Mangelernährung würden schließlich die Oberhand gewinnen, sodass man am Ende die Einschränkungen lockern und wieder das an Gewicht zunehmen würde, was man mühsam abgenommen hatte.

Kohlenhydratempfindlichkeit wird zum Teil durch einen Defekt in der Blutzuckerregulation verursacht. Die Zellen sprechen nicht mehr auf die Wirkung von Insulin an oder werden resistent, sodass es für die Glukose schwierig ist, in die Zellen zu gelangen. Dies wird als *Insulinresistenz* bezeichnet. Insulinresistenz ist das Hauptmerkmal von Typ-2-Diabetes – der häufigsten Form von Diabetes. Durch die Insulinresistenz ist der Blutzuckerspiegel bei Diabetikern höher als normal.

Der Blutglukosespiegel kann durch Analyse einer Blutprobe gemessen werden. Da Essen den Glukosespiegel drastisch beeinflussen kann, werden die Blutproben bei nüchternem Magen genommen, also so, dass die betreffende Person seit mindestens 8 Stunden nichts gegessen hat. Wenn Sie Nichtdiabetiker sind und dem Durchschnitt entsprechen, enthält Ihr Blut, wenn Sie morgens aufwachen, zwischen 65 und 100 mg/dl (3,6 bis 5,5 mmol/l) Glukose. Dies wird als die Nüchtern-Blutglukosekonzentration bezeichnet. Im Idealfall liegt der Nüchtern-Blutzuckerspiegel zwischen 75 und 90 mg/dl (4,2 bis 5,0 mmol/l).

Wenn Sie nicht essen und Ihre Zellen dem Blut weiterhin Glukose entziehen, sinkt Ihr Glukosespiegel allmählich. Bei den meisten Menschen stellt sich ein Hungergefühl ein, wenn der Blutglukosespiegel sich auf das untere Ende der normalen Bandbreite zubewegt. Die natürliche Reaktion auf dieses Gefühl ist, etwas zu essen, sodass sich der Blutzucker wieder erhöht. Normalerweise sollte Ihr Blutzuckerspiegel nach einer Mahlzeit nicht mehr als bis auf 139 mg/dl (7,7 mmol/l) steigen. Dies wird als postprandialer Blutzuckerwert bezeichnet. Erhöhte Nüchtern- und postprandiale Blutzuckerwerte weisen auf eine Insulinresistenz hin.

Diabetes wird offiziell diagnostiziert, wenn der Nüchtern-Blutzuckerwert bei 126 mg/dl (7,0 mmol/l) oder darüber liegt. Dies ist bei einer schweren Insulinresistenz der Fall. Liegen die Nüchtern-Blutzuckerwerte zwischen 101 und 125 mg/dl (5,6 bis 6,9 mmol/l), wird davon ausgegangen, dass diese Personen sich in der Frühphase von Diabetes befinden, oft als „Prädiabetes" bezeichnet. Nüchtern-Blutzuckerwerte von mehr als 90 mg/dl (5,0 mmol/l) weisen auf die Anfangsphasen einer Insulinresistenz hin. Erhöht sich die Insulinresistenz, steigt auch der Blutzuckerspiegel. Je höher der Blutzucker, desto größer die Insulinresistenz.

Insulinresistenz liegt normalerweise bei jedem vor, der einen Nüchtern-Blutzuckerwert über 90 mg/dl (5,0 mmol/l) hat. Auch wenn Werte bis zu 100 mg/dl (5,5 mmol/l) im Allgemeinen als normal gelten, werden sie doch nur so angesehen, weil so viele Menschen in diese Kategorie fallen. Für einen gesunden Menschen sind sie nicht „normal". Eine Insulinresistenz zu haben, selbst wenn sie relativ schwach ausgeprägt ist, verursacht Kohlenhydratempfindlichkeit. Wann immer der Blutglukosespiegel erhöht ist, ist auch der Insulinspiegel erhöht, sofern nicht die Bauchspeicheldrüse ihre Fähigkeit verloren hat, normale Mengen Insulin zu produzieren.

Vergessen Sie nicht, Insulin ist ein Fettspeicherhormon, und wenn es erhöht ist, bewirkt es, dass Fett produziert und gespeichert wird. Bei insulinresistenten Personen (also bei denjenigen, die einen Nüchtern-Blutglukosespiegel von mehr als 90 mg/dl oder 5,0 mmol/l haben) ist der Insulinspiegel 24 Stunden am Tag erhöht und fördert die Fettspeicherung bei jeder Gelegenheit. Ein übergewichtiger Diabetiker produziert zwei bis drei Mal mehr Insulin als ein schlanker Nichtdiabetiker. Wann immer Kohlenhydrate konsumiert werden, versucht der Körper, sie als Fett zu speichern, egal, wie viel oder wie wenig wir essen. Bei diesen Personen funktioniert eine kalorienarme Ernährungsweise oder Diät, die sich auf Kohlenhydrate stützt, und insbesondere eine fettarme Ernährung *nicht*.

Das Syndrom „Leerer Magen"

Eine Konsequenz, die sich aus dem Verzehr kohlenhydratreicher Mahlzeiten ergibt, insbesondere jener, die reich an einfachen und raffinierten Kohlenhydraten sind, ist ein Zustand, den ich als das „Leerer-Magen-Syndrom" bezeichne (durch Kohlenhydrate induzierter Hunger). Bezeichnend für dieses Syndrom „Leerer Magen" sind häufige und längere Hungerphasen, die durch den Verzehr kohlenhydratreicher Nahrungsmittel hervorgerufen werden.

Hunger ist die treibende Kraft, die uns veranlasst, etwas zu essen oder auch übermäßig viel zu essen. Wenn man einen leeren Magen hat, fühlt man sich miserabel und möchte einfach etwas essen. Wenn es nichts gibt, was uns *zwingt*, nichts zu essen, neigen wir dazu, den ganzen Tag über irgendetwas zu naschen und zu knabbern, neben den regulären Mahlzeiten. Kohlenhydratreiche Nahrungsmittel stillen den Hunger nicht, sie rufen Hunger hervor. Sie mögen uns vorübergehend das Gefühl geben, den Hunger gestillt zu haben; dieser kehrt jedoch schnell zurück und nagt ständig an uns. Wenn wir Kohlenhydrate ohne ausreichendes Fett und Eiweiß essen, werden wir immer hungrig sein.

Wenn wir Kohlenhydrate essen, werden die Verbindungen zwischen den Zuckermolekülen von Verdauungsenzymen aufgespalten. Die einzelnen Zucker werden freigesetzt. Diese Zucker werden dann in die Blutbahn transportiert. Die Glukose wird von unseren Zellen aufgenommen und als Brennstoff verwendet. Andere Zucker wie Fruktose und Laktose werden von der Leber aufgenommen und in Glukose umgewandelt. Alle Zuckermoleküle werden schließlich in Glukose oder Fettsäuren (Fett) umgewandelt.

Einfache Kohlenhydrate bestehen nur aus ein oder zwei Zuckermolekülen. Sie werden sofort in die Blutbahn aufgenommen. Stärken und andere komplexe Kohlenhydrate brauchen etwas länger, um in einzelne Zucker aufgespalten zu werden. Kleine Stärkekörner, die nur etwa 100 Zuckermoleküle enthalten, werden schneller verdaut als größere, die vielleicht 1 000 oder mehr enthalten. Je „komplexer" die Kohlenhydrate, desto länger braucht der Körper, um sie in Zucker umzuwandeln. Nahrungsmittel in ihrer natürlichen Form (wie Vollkornweizen) bestehen zu einem höheren prozentualen Anteil aus großen komplexen Kohlenhydraten. Verarbeitete Produkte wie Weißbrot sind weniger komplex und werden schnell verdaut.

Wenn wir kohlenhydratreiche Produkte essen, werden diese sehr schnell verdaut, sie „wandern" innerhalb kurzer Zeit durch den Magen. Sobald der Magen leer wird, stellt sich schnell wieder ein Hungergefühl ein. Deshalb werden Sie oft bereits nach 1 oder 2 Stunden wieder Hunger haben, wenn Sie eine kohlenhydratreiche, fettarme und proteinarme Mahlzeit zu sich genommen haben.

Die Wirkung, die kohlenhydratreiche Nahrungsmittel auf den *Blutzuckerspiegel* haben, macht alles noch schlimmer. Nach einer kohlenhydratreichen Mahlzeit, insbesondere dann, wenn diese reich an raffinierten Körnern und Zucker war, schnellt der Blutzuckerspiegel in die Höhe. Da ein hoher

Blutzuckerspiegel gefährlich sein kann, reagiert die Bauchspeicheldrüse, indem sie („wie verrückt") so schnell wie möglich Insulin freisetzt. Der Blutinsulinspiegel steigt rapide an. Da das Insulin in die Blutbahn gepumpt wird, wird die Glukose schnell in die Zellen transportiert. In kurzer Zeit ist der Blutinsulinspiegel extrem hoch und der Glukosespiegel abnormal niedrig. Ein niedriger Glukosespiegel signalisiert dem Gehirn, dass mehr Glukose benötigt wird, und so wird ein Hungergefühl ausgelöst, um uns zu signalisieren, dass wir etwas essen sollten, um den Glukosespiegel zu erhöhen. Ein leerer Magen in der Kombination mit einem niedrigen Blutzuckerspiegel beschwört quälende Hungergefühle herauf. In der Regel gibt es drei alternative Reaktionen darauf:

- Sie bleiben hart und leiden bis zur nächsten Mahlzeit, bei der Sie dann so hungrig sind, dass Sie übermäßig viel essen.
- Sie geben nach und essen eine kleine Zwischenmahlzeit.
- Sie leiden so lange wie möglich, um dann doch einen kleinen Snack zu essen und sich bei der nächsten Mahlzeit dennoch zu überessen.

Jede dieser Optionen sabotiert Ihre Bemühungen, Gewicht abzubauen.

Fett und Eiweiß werden wesentlich langsamer verdaut, sodass der Magen länger voller bleibt. Sie rufen auch nicht die schnelle Insulinreaktion hervor, die zu dem dramatisch hohen und dann wieder niedrigen Insulinspiegel führt, der durch Kohlenhydrate verursacht wird. Infolgedessen wird dem Hunger für längere Zeit vorgebeugt, ohne dass die Versuchung aufkommt, zwischendurch etwas zu essen oder Gefahr zu laufen, bis zur nächsten Mahlzeit so ausgehungert zu sein, dass Sie übermäßig viel essen. Am Ende des Tages haben Sie schließlich insgesamt weniger Kalorien zu sich genommen, als wenn Sie Kohlenhydrate gegessen hätten. Wenn Sie Fett anstelle von Kohlenhydraten essen, können Sie sich satt fühlen und werden weniger Kalorien zu sich nehmen. Da wir konditioniert worden sind, davor zurückzuscheuen, Fett zu essen, ist es wichtig, immer wieder zu betonen:

Fett macht *nicht* dick – *Kohlenhydrate* machen dick!

Unsere Liebe zu Kohlenhydraten

Kohlenhydrate schmecken gut, insbesondere in Form von Zucker. Das ist ein Problem: Schmeckten sie nicht so gut, dann würden sie nicht allenthalben gegessen und wir hätten keine Fettleibigkeitsepidemie.

Wir *lieben* einfach den Geschmack von Zucker. So muss es wohl sein, denn wir essen am Tag im Durchschnitt mehr als 50 Teelöffel davon. Manche unserer Lieblingsnahrungsmittel sind reich an einfachen, raffinierten Kohlenhydraten – Süßigkeiten, Kuchen, Kekse, Chips, Desserts, Eiscreme, Schokolade, süße Brote – die Liste ließe sich lange fortführen. Diese Produkte sind verlockend, sobald man einen Bissen genommen hat, verlangt man nach mehr, und bevor man sich versieht, hat man die ganze Schachtel oder Tüte aufgegessen – egal, ob man vorher hungrig war oder nicht. Insbesondere Süßigkeiten haben diese Wirkung. Sie wissen sicher, wovon ich rede: Sie essen ein kleines Stück Schokolade – und sofort wollen Sie mehr. Es ist wie eine Kraft, die einen übermannt, die Kontrolle übernimmt und nicht weichen will, bis man mindestens 1 000 Kalorien davon hinuntergeschlungen hat. Der angenehme Geschmack von Kohlenhydraten verführt uns dazu, übermäßig viel zu essen, und führt damit zur Gewichtszunahme.

Proteinreiche und fetthaltige Produkte haben demgegenüber nicht diese hypnotisierende Kraft. Wenngleich auch sie grandios schmecken können, werden wir nicht dazu verleitet, ständig davon zu essen und immer weiter zu essen, auch dann, wenn der gesunde Menschenverstand uns sagt, wir sollten aufhören. Wir behalten die Kontrolle und halten das in Grenzen, was wir essen.

Um den Sorgen und Anliegen gewichtsbewusster Kunden Rechnung zu tragen, haben Hersteller eine Vielzahl abnormer „Lebensmittel" mit kalorienarmen und kalorienfreien Zuckeraustauschstoffen entwickelt. Dadurch können die Kunden die gleiche Befriedigung mit weniger Kalorien erhalten. Trotz der Unmengen an kalorienarmen Produkten, die inzwischen erhältlich sind, wurden unsere Taillen nicht *einen* Zentimeter schmaler, sondern sogar breiter. Ebenso wenig ist die Kalorienzufuhr zurückgegangen. Tatsache ist, dass wir heute pro Tag 600 Kalorien mehr konsumieren als im Jahr 1970.

Kalorienreduzierte Nahrungsmittel sind heute süßer und leckerer denn je und verleiten uns dazu, übermäßig viel davon zu essen. Schlimmer noch: Da diese Produkte weniger Kalorien haben, neigen viele dazu, erst recht mehr davon zu essen, in der Annahme, sie würden damit keinen Schaden anrichten. So nehmen sie am Ende mehr Kalorien zu sich, als wenn sie die Produktversionen essen würden, die nicht kalorienreduziert sind.

Es löst das Problem nicht, Zucker mithilfe von Zuckeraustauschstoffen zu meiden. Das scheint im Gegenteil alles nur noch schlimmer gemacht zu haben. Eine Reihe von Studien hat gezeigt, dass kalorienfreie Süßstoffe, die als Mittel verwendet werden, um Gewicht zu reduzieren, in Wirklichkeit größere Gewichtszunahme verursacht haben! Bei einer Untersuchung des *University of Texas Health Science Center* etwa wurde 2005 festgestellt, dass Personen, die Diätgetränke konsumieren, mehr zunehmen als diejenigen, die die Getränkeversionen mit dem vollen Zuckeranteil konsumieren. Die Studie ergab, dass jede Dose Diätlimonade, die pro Tag konsumiert wurde, einherging mit einem um 41 Prozent erhöhten Risiko, übergewichtig zu werden.

In einer Reihe von Experimenten an der *Purdue University* verglichen die Forscher die Auswirkungen von Lebensmitteln, die entweder kalorienfreies Saccharin oder regulären Zucker enthielten. Versuchstiere, die über einen Zeitraum von zwei Wochen mit künstlich gesüßtem Joghurt gefüttert wurden, konsumierten mehr Kalorien und nahmen mehr zu als Tiere, die Joghurt fraßen, der mit Zucker gesüßt war.[1] Diese Studie war eine Fortsetzung der Arbeit der Purdue-Gruppe, die sie vier Jahre vorher begonnen hatte, als sie berichtete, dass Tiere, die mit Saccharin gesüßte Flüssigkeiten und Snacks konsumierten, dazu neigten, mehr zu essen als die Tiere, die mit kalorienreichen und mit Zucker gesüßten Lebensmitteln gefüttert wurden.

Nach der Theorie der Forscher wird die normale physiologische Reaktion der Ratten auf Kalorien im Allgemeinen außer Kraft gesetzt, wenn auf den süßen Geschmack des künstlichen Süßstoffs nicht die erwartete Anzahl an Kalorien folgt. Ähnlich wie die Pawlow'schen Hunde, denen antrainiert wurde, mit Speichelfluss zu reagieren, wenn eine Glocke ertönte, sind Tier und Mensch darauf programmiert, jede Menge Kalorien zu erwarten, wenn sie etwas Süßes schmecken – denn in der Natur sind süße Nahrungsmittel normalerweise voller Kalorien. Infolgedessen fühlen sie sich veranlasst, *mehr* zu essen, um die vermeintlich fehlenden Kalorien auszugleichen. Dies mag auch erklären, warum Menschen, die eine Diät machen, oft meinen, nachdem sie etwas Zuckerfreies gegessen haben, sie müssten das kompensieren, indem sie sich genüsslich anderen, *kalorienreichen* Nahrungsmitteln hingeben.

Künstliche Süßstoffe bewirken nicht nur, dass das Gehirn nach Kalorien und Kohlenhydraten verlangt (was uns dazu verleitet, *mehr* zu essen) – sie haben vielmehr auch einen physiologischen Effekt. Selbst wenn die Gesamtkalorienzufuhr konstant gehalten würde, sodass keine zusätzlichen Produkte gegessen werden könnten, würden diejenigen, die Lebensmittel essen, die Zuckeraustauschstoffe enthalten, immer noch mehr zunehmen. Studien haben nämlich festgestellt, dass Lebensmittel, die kalorienarme Zuckeraustauschstoffe enthalten, in die grundlegenden homöostatischen Prozesse des Körpers eingreifen und diese stören.

Wenn wir uns beispielsweise hinsetzen und anfangen, ein Gericht zu essen, erwartet der Körper einen Zustrom an Kalorien und bereitet das Verdauungssystem sofort darauf vor, dass es diese bewältigen muss, indem der Stoffwechsel auf Touren gebracht wird. Der Stoffwechsel wird noch einige Stunden nach dem Essen gesteigert bleiben, wenn es verdaut wird. Diese Erhöhung des Stoffwechsels kann anhand der Erhöhung der Körpertemperatur gemessen werden.

Das Gleiche geschieht bei Tieren. An der *Purdue University* haben Forscher gezeigt, dass Ratten, die mit Zucker gefüttert wurden, wie erwartet bei der Mahlzeit eine leicht erhöhte Kernkörpertemperatur aufwiesen, was dem erhöhten Stoffwechsel in Erwartung der bevorstehenden Verarbeitung der zugeführten Kalorien entsprach. Bei Tieren, die künstlich gesüßte Nahrungsmittel erhielten, zeigte sich demgegenüber kein derartiger Anstieg der Körpertemperatur.[2, 3] Bei diesen Tieren war eine andere antizipatorische Reaktion zu verzeichnen: Sie erwarteten *nicht*, so viele Kalorien zu bekommen. Das Ergebnis war ein *trägerer* Stoffwechsel, der die zugeführten überschüssigen Kalorien speicherte, statt sie zu verbrennen. Viele übergewichtige Menschen haben ohnehin bereits Probleme mit einem trägen Stoffwechsel; sie sollten das Problem nicht noch verschärfen, indem sie künstliche Süßstoffe konsumieren. Es spielt keine Rolle, welche Art von kalorienfreiem Süßstoff verwendet wird – Saccharin, Aspartam oder Xylitol: Die Auswirkungen werden immer die gleichen sein.

Diese Studien helfen zu erklären, warum wir trotz der enormen Beliebtheit kalorienarmer Nahrungsmittel und Getränke mehr wiegen als je zuvor.

Zuckersucht

Weißer raffinierter Zucker ist eigentlich kein Nahrungsmittel, er wirkt vielmehr wie eine Droge. Es ist reine Chemie, die aus pflanzlichen Quellen extrahiert wurde und in vieler Hinsicht dem Kokain ähnelt. Kokain wird aus den Blättern der Kokapflanze extrahiert, raffiniert und gereinigt. Ähnlich wird Zucker aus Zuckerrüben oder Zuckerrohr extrahiert, raffiniert und gereinigt. Wie bei Kokain erhält man am Ende ein gereinigtes kristallines Pulver (Saccharose) mit hohem Suchtpotenzial.

Sucht bedeutet mehr, als nur eine Vorliebe für etwas zu haben, weil man den Geschmack mag. Suchtverhalten kann als ständiges zwanghaftes Konsumieren einer Substanz definiert werden, deren Absetzen psychische und physische Angstzustände hervorruft. Zuckersucht passt zu dieser Definition. Zucker kann genauso abhängig machen wie Kokain – und sogar noch mehr. Dies mag wie eine Übertreibung klingen, weil jemand aufhören kann, Zucker zu essen, *ohne* unter schweren physischen Entzugserscheinungen zu leiden, wie sie allgemein mit Kokainabhängigkeit assoziiert werden. Dennoch kann Zuckersucht zu Abhängigkeit, zu gravierenden Angstzuständen und bei Entzug sogar zu physischen Symptomen führen.

Eine von französischen Forschern veröffentlichte Studie zeigte, wie sehr Zucker süchtig machen kann. Sie stellten fest, dass Ratten, vor die Wahl zwischen Zucker und Kokain gestellt, zu 94 Prozent den Zucker wählten. Wenn sie Zugang zu *beiden* Substanzen hatten, zeigte sich, dass ihr Verlangen nach Zucker stärker war als das Verlangen nach Kokain. Selbst Ratten, die bereits süchtig nach Kokain waren, wechselten schnell ihre Vorliebe und stiegen auf Zucker um, sobald sie die Wahl hatten. Darüber hinaus waren die Ratten auch eher bereit, für *Zucker* zu arbeiten und sich anzustrengen, als für Kokain.[4]

Des Weiteren stellten die Forscher fest, dass zwischen Zucker und Sucht erzeugenden Drogen Überkreuz-Toleranz und Überkreuz-Abhängigkeit bestanden. So entwickelten beispielsweise Tiere, die eine lange „Geschichte" mit Zuckerkonsum hatten, eine Toleranz (Unempfindlichkeit) gegenüber den schmerzstillenden Wirkungen von Morphium.

Eine Studie der *Yale University* ergab, dass Zuckersucht und Drogensucht zu ähnlichen Aktivitäten im Gehirn führen. Versuchspersonen füllten – um ihre Sucht nach bestimmten Nahrungsmitteln zu erfassen – einen Fragebogen aus, der auf der Grundlage der Kriterien erstellt worden war, die zum Feststellen von Drogenabhängigkeit festgelegt worden waren. Der Fragebogen enthielt Aussagen wie diese: „Ich beobachte, wenn ich anfange, bestimmte Lebensmittel zu essen, dass ich am Ende wesentlich mehr als geplant esse." Die Teilnehmer gaben an, wie sehr die jeweilige Aussage ihren eigenen Erfahrungen entsprach.

Mithilfe der Magnetresonanztomografie (MRT), eines bildgebenden Verfahrens zur Untersuchung des Gehirns, untersuchten die Forscher die Gehirnaktivitäten, wenn die Versuchspersonen einen Schoko-Milchshake sahen und dann tranken. Sie stellten fest, dass das Gehirn der Versuchspersonen, bei denen auf der Skala der „Lebensmittelsucht" ein *höherer* Wert gemessen worden war, Aktivitäten zeigte, die mit denen vergleichbar waren, die bei Drogenabhängigen zu beobachten sind, mit verstärkten Aktivitäten in *den* Hirnregionen, die für Sucht und starkes Verlangen verantwortlich sind, und weniger Aktivitäten in *den* Regionen, die ein starkes Verlangen drosseln.[5]

Wie bei Drogenabhängigkeit kann eine plötzliche radikale Beschneidung des gesamten Zucker- und Kohlenhydratkonsums zu Entzugserscheinungen führen. Zu den Symptomen können ein starkes Verlangen nach Kohlenhydraten, Kopfschmerzen, Benommenheit, Reizbarkeit, irrationale Verhaltensweisen, die Unfähigkeit, klar zu denken, und ein allgemeines Gefühl von Anspannung oder Stress gehören.

Fast ausnahmslos alle, die übergewichtig oder fettleibig sind, haben eine Sucht nach Kohlenhydraten. Der übermäßige Verzehr von Kohlenhydraten ist der Hauptfaktor, der zu ihrem Gewichtsproblem beiträgt. Und gesüßte kohlenhydrat*arme* Produkte zu essen wird ihnen nicht helfen. Kalorienfreie oder kalorienarme Süßstoffe verhelfen also nicht zur Gewichtsreduktion oder zum Überwinden der Zuckersucht.

Wenn Sie sich bemühen, Gewicht abzubauen, sind Zuckeraustauschstoffe Ihre „Feinde". Sie geben Ihnen ein falsches Gefühl der Sicherheit, während gleichzeitig weiter Öl ins Feuer der Zuckersucht gegossen wird. Die Studien, die gezeigt haben, dass *Zucker* süchtiger macht als Kokain, haben auch belegt, dass kalorienfreie *Süßstoffe* nicht weniger süchtig, sondern genauso süchtig machen.[4] Der Griff zu den Zuckeraustauschstoffen hält die Zuckersucht und die schlechten Gewohnheiten weiter lebendig.

Die Zuckersucht überwinden – ein schwerer, aber notwendiger Schritt

Aus diesem Grund sind künstliche Süßstoffe und Zuckeralkohole nicht zu empfehlen. Selbst die Verwendung von Stevia sollte eingeschränkt werden. Dies ist auch der Grund dafür, dass viele scheitern, wenn sie es mit einer kohlenhydratarmen Ernährung versuchen. Kalorienarme Süßstoffe spielen bei den meisten kohlenhydratarmen Ernährungs- oder Diätprogrammen eine Rolle. Atkins und andere Hersteller von kohlenhydratarmen Lebensmitteln verkaufen tonnenweise kohlenhydratarme Schokoriegel, Milchshakes, Backwaren und Desserts, die indes alle Ihre Anstrengungen, Gewicht zu reduzieren, sabotieren. Die Unternehmen, die diese Produkte herstellen, tragen der Zucker- und Kohlenhydratsucht Rechnung, indem sie *ähnliche* Geschmacksersatzstoffe herstellen – womit die Abhängigkeit aufrechterhalten wird. Früher oder später wird die Sucht die Oberhand gewinnen und die Betroffenen werden scheitern. Erfolg setzt voraus, dass man die Zuckersucht besiegt, und das ist möglich.

Wenn Sie mit der Sucht nach Süßem brechen, werden Sie einen enormen Vorteil gewinnen und die Kontrolle über sich selbst und Ihr Leben gewinnen.

Sie werden nicht mehr Sklave des Essens sein. Süßes mag bisweilen immer noch verlockend für Sie sein, es wird Sie aber nicht mehr wie vorher beherrschen. Eines der Hauptziele des Ernährungsprogramms, das ich in diesem Buch beschreibe, ist es, Sie von Zucker- und Kohlenhydratsucht zu befreien. Zum Glück hilft eine fettreiche Ernährung, das Verlangen nach Zucker zu drosseln und sich von der Zuckersucht zu verabschieden.

Leptinresistenz

Bestimmte Hormone können den Hunger und die Körperzusammensetzung (*Body Composition*) beeinflussen. Eines davon ist *Leptin*. Es spielt eine wichtige Rolle beim Regulieren des Energiehaushalts – das heißt, bei Energiezufuhr und Energieverbrauch – und arbeitet mit Insulin zusammen. Sowohl Insulin- als auch Leptinresistenz werden mit Fettleibigkeit in Verbindung gebracht. Zu viel Insulin kann zur Gewichtszunahme führen und zu wenig Leptin wird das Gleiche bewirken.

Leptin ist ein wichtiger Appetitregulierer. Es reduziert Hungergefühle. Leptin wird durch unsere Fettzellen produziert. Die Menge in unserem Blut entspricht proportional der Menge an Fett in unserem Körper. Leptin wirkt auf Rezeptoren im Gehirn ein. Auf diese Weise kommunizieren unsere Fettzellen mit dem Gehirn, um uns mitzuteilen, wie viel gespeicherte Energie (Fett) vorhanden ist und was damit geschehen soll.

Funktionieren die Leptinsignale ordnungsgemäß, wird Ihr Blutleptinspiegel niedrig sein, falls Sie zu dünn sind und mehr Fett speichern müssen. Ein niedriger Leptinspiegel ruft Hunger hervor, der zu erhöhter Nahrungsaufnahme und folglich zur Fettspeicherung führt. Wenn die Fettzellen sich vergrößern, wird mehr Leptin produziert; das signalisiert dem Gehirn, dass die Nahrungsaufnahme zu drosseln ist. Mit anderen Worten, ein *niedriger* Leptinspiegel ruft nicht nur Hunger hervor, er erhöht auch die Speicherung von Fett; ein *hoher* Leptinspiegel dämpft den Hunger und reduziert die Fettspeicherung. Auf diese Weise wird das angemessene Körpergewicht gehalten.

Schlankheitskuren senken den Leptinspiegel, sodass Hungergefühle zunehmen. Deshalb können Schlankheitskuren so extrem schwierig durchzuhalten sein. Zu allem Übel ist bei manchen Menschen das Signalsystem von Leptin aus den Fugen geraten; dies wird als Leptinresistenz bezeichnet. Auch wenn sie vielleicht übergewichtig sind und sehr viel Leptin produzieren, wird es von den Leptinrezeptoren im Gehirn nicht aufgenommen. Das Gehirn interpretiert dies als Leptinmangel, der durch einen Mangel an Körperfett hervorgerufen worden ist. Als Reaktion darauf schaltet das Gehirn den „Hungerschalter" ein und schaltet ihn nie wieder richtig aus. Eine Schlankheitskur zu machen und die Leptinproduktion zu reduzieren bewirkt, dass das Hungergefühl zunimmt und die Schlankheitskur zu einer schieren Tortur wird. Selbst wenn derjenige, der die Diät macht, lange genug durchhalten kann, um erheblich abzunehmen, bleibt die Leptinresistenz bestehen und bewirkt, dass die betreffende Person mit der Zeit übermäßig viel isst und wieder an Gewicht zunimmt.

Wie wird eine Leptinresistenz verursacht? Sie wird dadurch in Gang gesetzt, dass zu viele Kohlenhydrate konsumiert werden, insbesondere Zucker und raffinierte Körner. Nach einer kohlenhydratreichen Mahlzeit steigt der Blutzucker zusammen mit dem Insulin plötzlich an, wodurch die Umwandlung von Zucker in Fett ausgelöst und dieses dann gespeichert wird. Dieses zusätzliche Fett ruft dann einen akuten Anstieg des Leptinspiegels hervor. Die permanente Exposition durch einen übermäßig erhöhten Leptinspiegel führt mit der Zeit zu einer Desensibilisierung der Leptinrezeptoren, die zur Leptinresistenz führt. Dies ist vergleichbar mit der Entwicklung der Insulinresistenz, die sich infolge einer übermäßigen Exposition durch einen hohen Insulinspiegel ergibt. Wenn Sie Diabetiker sind oder eine Insulinresistenz haben, liegt bei Ihnen sehr wahrscheinlich auch eine Leptinresistenz vor.

Um die normale, adäquate Leptinsensitivität (wie auch Insulinsensitivität) wieder herzustellen, müssen derartige akute Erhöhungen des Leptinspiegels verhindert werden. Dies kann durch Reduzieren der Zufuhr von Kohlenhydraten, insbesondere von raffinierten Kohlenhydraten (die stärkeren Einfluss auf den Blutzucker ausüben), erreicht werden. Eine kohlenhydratarme ketogene Ernährung mit Kokosöl ist die *beste* „Behandlung" für Leptinresistenz.

Stärke – nur eine andere Form von Zucker

Raffinierter Zucker ist nicht das einzige Problem. *Stärke* kann fast genauso schädlich sein.

Stärke, das wichtigste Kohlenhydrat in unserer Nahrung ...

... ist vor allem in Pflanzen, also etwa in Körnern, Knollengewächsen, Bohnen und anderem Gemüse zu finden. Stärke ist Zucker. Sie besteht aus reiner Glukose. Der einzige Unterschied ist, dass bei Stärke die Glukosemoleküle alle in einer langen Kette miteinander verbunden sind. Aber sobald wir sie essen, werden die Verbindungen von den Verdauungsenzymen in einzelne Zuckermoleküle aufgespalten.

Wie jede andere Zuckerquelle bewirkt Stärke, dass der Blutzuckerspiegel schnell ansteigt, Insulinausschüttung und Fettspeicherung zunehmen, die Immunfunktion gedämpft wird und alle anderen schädlichen Folgen ausgelöst werden, die mit Zucker verbunden sind. Der Verzehr einer Scheibe Weißbrot entspricht im Wesentlichen dem Verzehr von drei Teelöffeln Zucker. Das Weißbrot beginnt bereits im Mund, sich in Zucker zu verwandeln, sobald wir mit dem Kauen anfangen. Der Speichel enthält Verdauungsenzyme, die sofort beginnen, die Stärke in Zucker umzuwandeln.

Menschen, die nicht viele Süßigkeiten essen und nicht viel Zucker verwenden, glauben vielleicht, sie seien gegen die schädlichen Auswirkungen von Zucker gefeit. Aber wenn sie Weißbrot, weißen Reis, weiße Kartoffeln und Produkte essen, die aus Weißmehl hergestellt sind, bekommen sie genauso viel Zucker wie jeder andere, vielleicht sogar mehr. Weißbrot kann Gewichtszunahme, Insulinresistenz und Diabetes hervorrufen, die Widerstandskraft gegen Krebs reduzieren und die Bühne für die Alzheimer- oder die Parkinsonkrankheit bereiten.

Weißmehl wird aus raffiniertem Vollweizen hergestellt. Beim Raffinieren werden zusammen mit den meisten Ballaststoffen viele Nährstoffe beseitigt. Die Hersteller fügen nachträglich wieder ein paar Nährstoffe, aber keine Ballaststoffe hinzu. Ballaststoffe spielen jedoch beim Verdauen der Stärke eine wichtige Rolle. Sie verlangsamen die Freisetzung von Glukose in die Blutbahn. Dies ist sehr wichtig, weil dadurch die Zuckeraufnahme verlangsamt wird und besser zu bewältigen ist.

Stärke als solche ist nicht unbedingt etwas Schlechtes. Schließlich wird die Glukose in der Stärke als Brennstoffquelle für unsere Zellen genutzt. Das Problem ist der übermäßige Konsum von Stärke oder der unverhältnismäßig hohe Anteil von Stärke in der Nahrung – im Vergleich zu Fett, Eiweiß und Ballaststoffen. Mit einer *moderaten* Menge an Stärke und Zucker kann der Körper fertig werden, solange auch ausreichende Mengen an Fett, Eiweiß und Ballaststoffen verzehrt werden.

Eine typische Ernährung, die aus 2 400 Kalorien pro Tag besteht, umfasst im Durchschnitt etwa 350 Gramm Kohlenhydrate. Dies entspricht 1 400 Kalorien von Zucker und Stärke – das sind fast 60 Prozent der gesamten täglichen Kalorienzufuhr! Da ist es kein Wunder, dass Fettleibigkeit, Diabetes, Alzheimer und andere degenerative Krankheiten zunehmen.

Aus all den in diesem Kapitel bisher genannten Gründen werden Sie, wenn Sie Kohlenhydrate essen, *mehr* zunehmen, als wenn Sie Fett oder Proteine essen. Um es noch einmal zu sagen: Nicht *Fett* macht uns dick, *Kohlenhydrate* machen dick.

Wie Sie die Zuckersucht überwinden

Unsere Liebe zu Süßem hat eine Gesellschaft von Zuckersüchtigen hervorgebracht. Zucker und künstliche Süßstoffe haben ein gefährliches suchterzeugendes Potenzial, durchaus ähnlich wie Narkotika. Genau wie Kokain und andere Drogen stimulieren sie die Vergnügungszentren im Gehirn. Das Verlangen nach dieser angenehmen Empfindung kann so stark werden, dass es die Kontrolle über unser Denken und Handeln übernimmt. Es kann uns gut gehen, ohne dass wir etwas vermissen, und dann auf einmal überkommt uns das Verlangen, etwas Süßes zu essen. Es kann ein Stück Schokolade, ein Kaugummi oder eine Limonade sein, egal was, solange wir nur unsere Zuckerration bekommen.

Da Zucker angenehme Gefühle stimuliert, essen wir Süßes oft einfach weiter, selbst wenn wir gesättigt sind. Wie oft schon waren Sie absolut satt, „mussten" aber unbedingt noch ein Dessert haben? Oder Sie waren gar nicht hungrig, konnten aber der Versuchung einer süßen Leckerei, die in Ihr Blickfeld geriet, einfach nicht widerstehen? Oder Sie begannen, etwas Süßes zu essen, etwa ein Plätzchen, eigentlich mit dem Vorsatz, nur eins oder allenfalls zwei zu essen, aber schließlich verschlangen Sie neun oder zehn? Der süße Geschmack siegt oft über gute Absichten, den gesunden Menschenverstand und die stärkste Willenskraft ... Falls Sie sich mit einer dieser hier geschilderten Situationen identifizieren können, sind Sie zum Sklaven des Zuckers geworden.

Süßes war nie eine wesentliche Nahrungsquelle in der menschlichen Ernährung. In der Vergangenheit stellten Früchte den überwiegenden Teil des Angebotes an Süßem dar. Da Obst nur im Sommer erhältlich war, wurde es nur in wenigen Monaten des Jahres verzehrt. Mangels Kältetechnik konnte Obst nicht längere Zeit gelagert werden. Auch wenn es raffinierten Zucker schon seit einigen Jahrhunderten gibt, war er doch nie ein wesentlicher Bestandteil der Ernährung.

Eines der großen Probleme sowohl bei Zucker als auch bei künstlichen Süßstoffen ist, dass wir dazu neigen, übermäßig viel davon zu essen. Die meisten gesüßten Nahrungsmittel sind kalorienreich und nährstoffarm. Somit tendieren wir dazu, uns den Magen mit Nahrungsmitteln zu füllen, die nährstoffarm, kalorienreich und mit künstlichen Geschmacksverstärkern angereichert sind, sodass für nährstoffreiche, ballaststoffreiche, gesunde Nahrungsmittel nur noch wenig Platz bleibt.

Wenn Kinder damit aufwachsen, dass sie nährstoffarme Lebensmittel essen, dann sind es diese Nahrungsmittel, die sie lieben lernen. Folglich essen sie diese Arten von Lebensmitteln auch weiterhin, wenn sie erwachsen sind, und leiden als Ergebnis dessen dann an den Folgen von schlechter Gesundheit und Fettleibigkeit. Von Generation zu Generation steigt der Verzehr raffinierter, verarbeiteter Lebensmittel immer mehr und der Verzehr von natürlicher Vollkornprodukte geht immer weiter zurück.

Wenn wir sehr viele gesüßte Lebensmittel essen, besteht ein weiteres Problem darin, dass sie unsere Geschmacksrezeptoren desensibilisieren. Die Folge ist, dass Süßes uns nicht mehr so süß schmeckt. Nahrungsmittel schmecken nicht mehr so gut. Ich erkläre dies gerne anhand eines Beispiels mit einem unserer anderen Sinne, dem Geruchssinn: Es ist ähnlich, wie wenn man einen geschlossenen Raum betritt, in dem schlechte Luft ist. Wenn man den Raum betritt, scheint der Geruch zuerst überwältigend zu sein. Aber wenn man längere Zeit in dem Raum bleibt, reagieren die Rezeptoren in unserer Nase weniger empfindlich und man bemerkt den Geruch nicht mehr. Der schlechte Geruch im Raum mag nicht weniger geworden sein, aber unsere Fähigkeit, ihn zu registrieren, hat abgenommen. Verlässt man den Raum eine Zeit lang, sodass die Nase eine „Pause" davon erhält, erholt sie sich und wird erneut sensibilisiert, sodass man den schlechten Geruch wieder wahrnähme, wenn man den Raum erneut betreten würde.

Auf ähnliche Weise werden die Rezeptoren für Süße in unserem Mund abgestumpft und unempfindlich, wenn sie *ständig* in zuckerhaltigen Nahrungsmitteln „baden". Die übermäßige Stimulation bewirkt, dass sie weniger empfindlich für Süßes werden. Als Reaktion darauf erhöhen wir oft die Intensität der Süße in unseren Nahrungsmitteln. Dadurch werden die Rezeptoren noch mehr desensibilisiert. Wie ein Drogenabhängiger, der eine immer stärkere Dosis benötigt, um die gleiche Wirkung zu erzielen, brauchen wir immer mehr Zucker in unserer Nahrung, um den gleichen Süßegrad zu erzielen und in den Genuss des gleichen Vergnügens zu kommen.

Aus diesem Grund wird tiefgefrorenen Früchten oft Zucker zugesetzt und Früchte in Dosen werden in Sirup gepackt. In der Folge erscheinen vielen von uns *natürliche* Nahrungsmittel weniger attraktiv, weil nicht süß genug.

Kinder mögen heutzutage oft kein Gemüse mehr. Zu Zeiten unserer Urgroßeltern aßen Kinder Gemüse; sie rümpften nicht (wie heute) die Nase, wenn sie Erbsen und Brokkoli vor sich auf dem Teller hatten. Sie bekamen auch nicht jeden Tag Erfrischungsgetränke, Süßigkeiten oder zuckerüberzogene Cornflakes oder Frühstücksflocken. Viele Kinder mögen kein Gemüse, weil ihre Geschmacksknospen dadurch desensibilisiert worden sind, dass sie viel zu viel Zucker und künstliche Geschmacksverstärker konsumiert haben. Aus dem gleichen Grund machen sich auch viele Erwachsene nichts mehr aus Gemüse und frischem, ungesüßtem Obst.

Wesentlicher Bestandteil eines erfolgreichen Programms zur Gewichtsabnahme ist es, die Kontrolle über Ihre Vorliebe für Süßes zu gewinnen. Wenn Sie Ihr Verlangen nach Süßem in den Griff bekommen, werden Sie automatisch weniger essen. Der einzige Weg, die Sucht nach Süßem zu bekämpfen, ist der, sie im Keim zu ersticken – das heißt, in der Geschmacksknospe. Das können Sie schaffen! Der Schlüssel ist *Abstinenz*, genau wie bei jeder anderen Drogenabhängigkeit. *Verzichten* Sie eine Zeit lang auf die Verwendung von Süßstoffen oder den Verzehr süßer Nahrungsmittel. Ich empfehle einen Zeitraum von mindestens sechs Wochen. Sechs Monate wären besser. Je länger Sie durchhalten, ohne irgendetwas mit zusätzlichen Süßstoffen oder Süßungsmitteln zu verzehren, desto mehr werden Ihre Geschmacksrezeptoren sich erholen und wieder sensibilisiert.

Wenn Sie dann nach einiger Zeit Ihrem Essen wieder etwas Süßstoff hinzufügen, werden Sie feststellen, dass Sie nicht mehr so viel brauchen wie in der Vergangenheit. Süßes wird Ihnen nicht nur süßer schmecken, Sie werden auch feststellen, dass *alle* Nahrungsmittel besser schmecken. Sie werden die natürliche Süße von Erbsen, Kürbis und frischem Obst schätzen lernen. Sie werden nicht mehr so viel Süßungsmittel wie vorher benötigen, um bestimmte Produkte genießen zu können. Kommerziell gesüßte Produkte werden Sie sogar *zu süß* finden.

Wenn Eiscreme ungenießbar wird ...

Dies habe ich selbst bei mir vor einiger Zeit erlebt. Nachdem wir mehrere Monate keine gesüßten Lebensmittel (außer gelegentlich etwas Obst) gegessen hatten, wollten meine Frau und ich uns belohnen und kauften einen großen Becher Eiscreme, um ihn uns zu teilen; wir kauften Vanilleeis mit Mandeln, weil wir dachten, diese Sorte sei im Geschmack nicht so intensiv wie die anderen Geschmacksrichtungen. Als wir anfingen, das Eis zu essen, fiel uns beiden auf, wie übermäßig süß es schmeckte. Wir hatten es in der Vergangenheit oft gegessen, aber jetzt erschien es uns so süß, dass wir ihm nichts mehr abgewinnen konnten. Keiner von uns beiden konnte seine Portion aufessen ... Gelegentlich essen wir jetzt selbst gemachtes Eis aus Sahne, mit etwas Stevia gesüßt und ein paar Früchten darauf. Es ist nicht zu süß und schmeckt großartig.

Das Gleiche fällt mir auf, wenn ich einmal Weißbrot esse. Kommerziell hergestelltes Weißbrot, das fast immer zusätzlichen Zucker enthält, schmeckt [in den USA] oft übermäßig süß. Es hat eigentlich mehr mit Süßigkeiten oder süßem Gebäck als mit gewöhnlichem Brot zu tun. Alle kommerziell hergestellten Leckereien schmecken mir inzwischen zu süß und das wird auch Ihnen so ergehen, wenn Sie mit Ihrer Gewohnheit brechen, ständig Gesüßtes zu konsumieren.

Künstliche Süßstoffe sollten generell ganz gemieden werden. Natürliche Süßungsmittel wie roher Honig und Melassen sollten gegenüber den hochraffinierten Süßstoffen bevorzugt werden. In dem Maße, wie Sie Ihre Geschmacksrezeptoren wieder sensibilisieren, werden Sie Ihr Verlangen nach Süßem verlieren. Wenn Sie im Laufe des Tages süßen Leckereien begegnen, werden Sie sich durch ihren Lockruf nicht verführen lassen. Sie werden die Willenskraft aufbringen, der Versuchung zu widerstehen, und nicht das Gefühl haben, unter Entbehrungen zu leiden.

Die Quintessenz:

Zucker ist die Ursache Nummer eins für Gewichtszunahme, weil er wie eine Droge Sucht hervorruft und abhängig macht. Wenn Sie abnehmen und das neue Gewicht dauerhaft halten möchten, *müssen* Sie Ihre Sucht nach Süßem besiegen. Der einzige Weg, dies zu erreichen, ist Abstinenz. Damit, dass Sie sogenannte natürliche Süßungsmittel anstelle von raffiniertem Zucker verwenden, wird es nicht getan sein, und ebenso wenig damit, dass Sie auf künstliche Süßstoffe umsteigen. Der Verzehr von allem Süßen muss erheblich eingeschränkt werden.

Sobald Sie es geschafft haben, dass der Zucker Sie nicht mehr fest im Griff hat, sollten Sie sich vor Augen halten, dass Zuckersucht wie Alkoholismus ist. Ein „trockener" Alkoholiker kann schon durch ein paar Drinks rückfällig werden. Genauso kann ein Zuckersüchtiger durch ein paar Süßigkeiten rückfällig werden. Auch wenn Sie mit der Zuckersucht brechen, wird Süßes vielleicht immer noch eine gewisse Faszination behalten, Sie werden davon aber nicht mehr so sehr beherrscht wie vorher.

Bedeutet dies, dass Sie nie mehr Süßes essen können? Für manche von Ihnen vielleicht. Andere können vielleicht mit etwas Süßem oder einer kleinen Leckerei hier und da gut umgehen. Man fällt allerdings leicht in die *Gewohnheit* zurück, Süßes zu essen, sodass es am besten ist, darauf so weit wie möglich zu verzichten. Obst oder Gerichte, die mit ganzen Früchten gesüßt sind, sind in Ordnung, Fruchtsäfte jedoch nicht. Fruchtsaft ist zu süß und unterscheidet sich nicht sehr von Brausepulver oder Limonade. Mit Fruchtsäften kann die Zuckersucht leicht in Gang gesetzt werden. „Natürliche" Süßungsmittel sind nicht viel besser als jeder andere Süßstoff. Die Sucht nach Süßem kann mit natürlichen Süßungsmitteln genau wie mit jedem anderen Süßstoff am Leben gehalten werden. Um der Sucht nach Süßem vorzubeugen, sollten Sie auf jedes zusätzliche Süßen verzichten, mit Ausnahme von etwas frischem Obst und gelegentlich etwas Stevia.

Eine zuckerarme Ernährungsform

Einer der Hauptgründe dafür, dass die meisten kalorienarmen, fettarmen und anderweitig reduzierten Diäten nicht funktionieren, ist der, dass sie Zucker oder andere Süßungsmittel oder Süßstoffe weiterhin erlauben. Eines der größten Probleme bei den meisten Schlankheitskuren ist, dass sie den Fokus zu sehr auf die Reduzierung der *Kalorien* richten statt darauf, den Hauptübeltäter zu eliminieren – die raffinierten *Kohlenhydrate*. Wenn Sie sich *nur* auf die Reduzierung von Kalorien konzentrieren, sind Enttäuschung und Scheitern von vorneherein absehbar. Ein besserer Ansatz ist, die *Ursache* für übermäßigen Kalorienkonsum zu eliminieren. Wenn Sie den Wunsch überwinden, übermäßig *viel* zu essen, dann essen Sie automatisch weniger Kalorien, sie haben das Gefühl, dass Ihre Gelüste gestillt sind, Sie fühlen sich gut mit der Wahl Ihrer Nahrung und reduzieren Ihr Gewicht mit viel weniger Mühe.

Die meisten Schlankheitskuren *erlauben* Süßes in der einen oder anderen Form, weil wir so sehr davon *abhängig* geworden sind, dass viele von einer Diät Abstand nehmen würden, die ganz auf Süßes verzichtet. Aber was möchten Sie wirklich? Möchten Sie abnehmen und Ihr Gewicht dauerhaft reduzieren? Oder möchten Sie sowohl an Ihren Süßigkeiten als auch an Ihrem Körperfett festhalten? Die Wahl liegt bei Ihnen. Wenn Sie Ihre Zuckersucht besiegen, werden Sie weitaus erfolgreicher abnehmen, weil Sie Nahrungsmittel essen, die satter machen und den Hunger mehr stillen und Sie nicht dazu verführen, übermäßig viel zu essen. Sie essen am Ende weniger – freiwillig, nicht unter Zwang.

Wenn Ihre Ernährungsweise auf lange Sicht erfolgreich sein soll, müssen Sie die Kontrolle über Ihre Sucht nach Süßem gewinnen. Ich begegne vielen Menschen, die so sehr Sklave des Zuckers sind, dass sie nicht davon loskommen. Sie versuchen eine Diät nach der anderen, behalten ihre Vorliebe für Süßes und ihre Zuckersucht jedoch bei, sodass ihre Willenskraft dem Verlangen nach Zucker auf Gedeih und Verderb ausgeliefert ist.

Ein erfolgreiches Programm der Gewichtsreduktion muss eine zuckerarme Ernährungsweise mit einbeziehen. Wenn ich hier „Zucker" sage, meine ich auch künstliche Süßstoffe. Man kann Zuckerabhängigkeit nicht überwinden, indem man die *eine* Droge durch eine andere ersetzt. Ein erfolgreiches Ernährungsprogramm wird darüber hinaus auch den Verzehr von Körnern begrenzen, insbesondere von Weißmehl und weißem Reis. Alle raffinierten Kohlenhydrate machen abhängig.

Ein gutes Programm zur Gewichtsabnahme, das gesund ist und ein Leben lang beibehalten werden kann, schließt Nahrungsmittel mit einer Mischung aus komplexen Kohlenhydraten, Proteinen und Fetten aus einer Vielzahl gesunder, natürlicher Quellen mit ein. Diese Nahrungsmittel ähneln sehr denen, die unsere Urgroßeltern und deren Eltern in der Regel aßen – Vollmilch, Vollfettsahne und Butter, durchwachsenes Fleisch, frisches Obst und Gemüse jedweder Art. Es sind die Nahrungsmittel, die die Natur uns für unsere Ernährung anbietet – nicht irgendein Chemiker oder ein Konzern.

KAPITEL 7

Kalorien sind nicht alle gleich

Über die *Ursachen* von Fettleibigkeit und Übergewicht wird ständig debattiert. Manche meinen, es liege am Mangel an körperlicher Bewegung, andere behaupten, den Genen oder dem Stoffwechsel sei die Schuld zu geben, während die meisten sagen, es liege einfach daran, dass wir zu viel essen. An allen diesen Aussagen ist etwas Wahres dran. *Viele* Faktoren spielen eine Rolle. Der Faktor, den wir jedoch am häufigsten zu hören bekommen, ist die Differenz zwischen Kalorienzufuhr und Kalorienverbrauch – mit anderen Worten: Wenn man mehr Kalorien aufnimmt, als der Körper verbrennt, wird der Überschuss als Fett gespeichert, unabhängig von anderen Faktoren.

Das Essen, das wir zu uns nehmen, wird in Energie für Stoffwechselfunktionen und physische Aktivitäten umgewandelt. *Überschüssige* Energie wird in Fett umgewandelt und in den Fettzellen gelagert; das führt zu der Cellulitis an unseren Oberschenkeln, zu den Polstern an unseren Hüften und den übergroßen Sitzpolstern an unserem Hinterteil. Das heißt, je mehr wir essen, desto dicker werden wir.

Wenn das alles wäre, was dazu zu sagen ist, scheint die Antwort auf die Frage nach dem Übergewicht auf der Hand zu liegen: Weniger essen! Dies ist eine Antwort, die nicht immer gern gehört wird und nicht einfach umzusetzen ist. Wie viele Menschen haben schon versucht, Diäten zu machen, indem sie weniger Kalorien gegessen haben? Wahrscheinlich so mancher, der dieses Buch liest. Wenn es funktioniert hätte, würden Sie dies hier nicht lesen und ich hätte es nicht schreiben müssen. In diesem Kapitel erfahren Sie, warum ein kalorienarmes Diätprogramm am Ende dazu führt, dass Sie eher *zunehmen*, warum übergewichtige Menschen leichter zuzunehmen scheinen als schlanke und warum Sie *mehr* als ein einfaches kalorienarmes Ernährungsprogramm brauchen, um auf Dauer abzunehmen.

Kalorienzufuhr und Kalorienverbrauch

Die Energie, die wir aus der Nahrung beziehen, wird in Kalorien gemessen. Jeder Mensch braucht eine bestimmte Menge an Energie (Kalorien), damit die grundlegenden Stoffwechselprozesse ordnungsgemäß funktionieren – Herzschlag, Ausdehnen und Zusammenziehen der Lunge, Verdauung des Essens im Magen und jeder andere zelluläre Prozess, der den Körper am Leben erhält.

Der Grundumsatz

Die Kalorienzahl, die der Körper (ver)braucht, um die grundlegenden Stoffwechselfunktionen aufrechtzuerhalten, wird als „Grundumsatz" bezeichnet. Der Grundumsatz entspricht der Menge an Kalorien, die eine Person im Ruhezustand, absolut inaktiv, aber wach, normalerweise verbraucht. Jede körperliche *Aktivität*, egal, wie einfach sie ist, erfordert *zusätzliche* Kalorien. Mindestens *zwei Drittel* der Kalorien, die wir jeden Tag verbrauchen, werden als Brennstoff für die grundlegenden Stoffwechselfunktionen des Körpers verwendet. Nur *ein Drittel* wird für körperliche, willkürliche Aktivitäten verwendet.

Der Grundumsatz ist bei jedem Menschen verschieden. Viele Faktoren bestimmen die Menge an Kalorien, die unser Körper braucht und verbraucht. Jüngere und körperlich aktive Menschen brauchen mehr Kalorien. Menschen, die fasten, hungern oder Diät halten, verbrauchen weniger Kalorien, als sie für gewöhnlich verbrauchen würden. Übergewichtige verbrauchen weniger Kalorien als schlanke Menschen. Diese letzten beiden Feststellungen hören Übergewichtige und Personen, die Diät halten, nicht gerne. Denn das bedeutet, dass sie *weniger* essen müssen, um eine Veränderung zu erleben.

Im Durchschnitt braucht ein Mensch rund 2 400 Kalorien pro Tag, um sein aktuelles Gewicht zu halten, egal, ob er übergewichtig oder untergewichtig ist. Es ist die Menge, die benötigt wird, um das Gewicht gleich zu halten. Von dieser Kalorienanzahl werden zwei Drittel, also 1 600 Kalorien, einfach als Brennstoff für die grundlegenden Stoffwechselprozesse benötigt. Die restlichen 800 Kalorien werden für die täglichen Aktivitäten verbraucht.

Die Idee, die allen kalorienarmen Diäten zugrunde liegt, ist die Theorie, dass Übergewicht dadurch verursacht werde, dass wir mehr Kalorien essen, als der Körper verbrennt. Wenn Ihr Grundumsatz und Ihr Aktivitätsniveau zum Beispiel verlangen, dass Sie 2 400 Kalorien zu sich nehmen müssen, um Ihr Gewicht zu halten, dann werden überschüssige Kalorien, die über diese Menge hinausgehen, in Fett umgewandelt und im Körper gespeichert. Um *abzunehmen*, muss man *weniger* Kalorien essen. In diesem Fall also weniger als 2 400, weil der Körper dann Fett aus den Vorräten entnehmen und es verbrennen muss, um seinen Energiebedarf zu decken. Je weniger Kalorien Sie konsumieren, desto mehr Fett muss aus dem Körper entnommen werden und desto mehr nehmen Sie ab. Dieser Zusammenhang wird auch als „Energiebilanz" bezeichnet. Das Körpergewicht wird bestimmt durch die (eventuelle) *Differenz* zwischen den Kalorien, die wir aufnehmen, und denen, die wir verbrennen.

Kalorienzufuhr > Kalorienverbrauch = Gewichtszunahme

Kalorienzufuhr < Kalorienverbrauch = Gewichtsabnahme

Kalorienzufuhr = Kalorienverbrauch = Gewicht wird gehalten

Wenngleich es zwar wichtig ist, die Kalorien*aufnahme* im Auge zu behalten, bedarf es jedoch, um erfolgreich abzunehmen, mehr, als nur den Kalorienkonsum einzuschränken. Menschen, die eine Schlankheitskur machen, reduzieren ihre tägliche Nahrungsaufnahme vielfach auf weniger als 1 000 Kalorien am Tag und nehmen dennoch zu! Theoretisch kann dies eigentlich gar nicht sein. Wenn Sie glauben, die Gewichtsabnahme würde einfach durch die Formel „Kalorienzufuhr < Kalorienverbrauch" bestimmt, müsste eine durchschnittlich große Person am Tag rund 1 600 Kalorien nur als Brennstoff für die grundlegenden Stoffwechselfunktionen zu sich nehmen. Alles darunter müsste dann zu einer Gewichtsabnahme führen. Ich kenne aber Leute, die nur 800 Kalorien pro Tag gegessen und dennoch zugenommen haben – die Hälfte der Menge, die als Brennstoff für die grundlegenden Stoffwechselfunktionen benötigt wird!

Es kann sehr frustrierend sein, wenn jemand übergewichtig ist und nichts als Salat und Karotten isst und dennoch zunimmt. Freunde, die Familie und selbst der Arzt werfen dieser Person oft vor, heimlich zu essen, wenn niemand es sieht, oder nicht jeden Bissen zu zählen, der gegessen wird. Dennoch ist dieses Problem durchaus sehr verbreitet. Es gibt viele übergewichtige Menschen, die bei Hungerdiäten zunehmen. Offensichtlich stimmt an der Formel „Kalorienzufuhr < Kalorienverbrauch" irgendetwas nicht. Ein erfolgreiches Gewichtsmanagement setzt wohl mehr voraus, als nur einfach Kalorien zu zählen.

Schlankheitskuren und Diäten machen dick

Jemand hat einmal gesagt: „In den letzten Jahren habe ich 200 Pfund abgenommen. Hätte ich mir diese alle vom Leib halten können, würde ich jetzt minus 20 Pfund wiegen …" Ich glaube, viele von uns können sich mit dieser Aussage identifizieren.

Zum Beispiel: Susan

Susan dachte wie viele übergewichtige Menschen: Sie wollte abnehmen und bemühte sich hart darum. Sie probierte eine Diät nach der anderen. Die meisten schienen zu funktionieren – am Anfang zumindest. Sie begann eine Diät und nahm 4,5 oder 5,5 Kilo ab, aber ehe sie sich versah, waren die Kilos wieder da. Sie probierte es dann mit einer anderen Diät und nahm vielleicht 9 Kilo ab, aber mit der Zeit kam auch hier das alte Gewicht wieder zurück. Jede Diät, die sie ausprobierte, endete mit dem gleichen Ergebnis. Nach jahrelangen Schlankheitskuren war sie nicht nur immer noch übergewichtig, sondern wog sogar mehr als je zuvor. All diese Diäten, die sie gemacht hatte, hatten ihr nicht geholfen, auch nur ein einziges Pfund wirklich abzunehmen. Im Gegenteil, sie schienen sie sogar dicker zu machen. – Die Wahrheit ist: Diese Schlankheitskuren und Diäten waren ein Teil ihres Problems.

Der *Mayo Clinic* zufolge haben 95 Prozent derjenigen, die eine Diät oder Schlankheitskur machen, ihr Gewicht innerhalb von fünf Jahren wieder drauf. Viele nehmen sogar zu und bringen anschließend mehr auf die Waage als vorher. Es ist nicht nur so, dass typische Schlankheitskuren nicht funktionieren, sie verschlimmern alles oft auch noch.

Das Problem bei vielen dieser Programme ist, dass sie sich nur auf die Einschränkung von Kalorien konzentrieren. Es ist zwar wichtig, auf den Kalorienkonsum zu achten; dies ist jedoch nicht der einzige Faktor, der Einfluss auf das Körpergewicht hat. Außer den Kalorien müssen Sie noch andere Faktoren berücksichtigen. Einer davon ist der Stoffwechsel. Man kann den Stoffwechsel nicht ignorieren und dennoch erwarten, erfolgreich zu sein. Ich möchte erklären, warum das so ist.

Die Stoffwechselrate wird durch viele Dinge beeinflusst, unter anderem durch die Menge an Nahrungsmitteln, die wir essen. Unser Körper hat einen eingebauten Mechanismus, der bestrebt ist, das Gleichgewicht zwischen unserem Stoffwechsel und der Umwelt aufrechtzuerhalten. Dieser Mechanismus war für unsere Vorfahren lebenswichtig, deren Überleben von der jeweils saisonbedingten Verfügbarkeit von Nahrungsmitteln abhing:

Wenn es *reichlich* zu essen gab, lief der Stoffwechsel auf maximaler Effizienz. Ein höherer Stoffwechsel ist vorteilhaft, da er den Energiepegel erhöht, das Gehirn wach hält, die Funktion des Immunsystems verbessert und Heilungsprozesse sowie das Wachstum und die Reparatur von Gewebe beschleunigt.

Im Winter oder bei einer Hungersnot, wenn Nahrung *weniger reichlich* vorhanden war, verlangsamte sich der Stoffwechsel. Der Vorteil war, dass weniger Energie (also Nahrung) als Brennstoff für die Stoffwechselprozesse benötigt wurde. So konnten die Menschen in Zeiten von Nahrungsmittelknappheit mit weniger Kalorien überleben.

Heutzutage ist es wegen der modernen Konservierung von Lebensmitteln und der modernen Transportwege für die meisten Menschen kein Problem mehr, genug zu essen zu bekommen. Lebensmittel sind – zumindest in den hoch entwickelten Ländern – das ganze Jahr über in Hülle und Fülle vorhanden. Unser Körper hat sich aber nach wie vor die Fähigkeit bewahrt, sich einer Hungersnot schnell anzupassen. Wenn wir plötzlich beginnen, weniger zu essen, signalisiert dies unserem Körper, dass da eine Hungersnot sein müsse, und als Mittel zum Selbsterhalt senkt sich unser Grundumsatz, um Energie zu sparen. Das Problem dabei ist: Wenn wir eine Schlankheitskur machen, beschränken wir den Kalorienkonsum und der Körper „denkt" dann, er sei am Verhungern, sodass sich unsere Stoffwechselrate verlangsamt. Ein langsamerer Stoffwechsel bedeutet auch, dass unser Körper weniger Energie hat und wir schneller müde werden.

Wenn Sie also eine kalorienreduzierte Diät machen, reagiert Ihr Körper so, als würde er eine Hungersnot erleben. In den ersten Tagen, wenn Ihr

Stoffwechsel noch normal läuft, funktioniert die Einschränkung der Kalorien und Sie verlieren Gewicht. Die Gewichtsabnahme ist in den ersten Wochen immer am deutlichsten. Nach einer Weile verlangsamt sich der Stoffwechsel, da Ihr Körper sich der geringeren Kalorienzufuhr anpasst. Jetzt wird ein Gleichgewicht gehalten zwischen den Kalorien, die Sie aufnehmen, und den Kalorien, die Sie verbrennen. Die Gewichtsabnahme hört auf. Sie haben ein Plateau erreicht.

Um mehr Gewicht zu reduzieren, müssen Sie Ihre Kalorienaufnahme noch mehr einschränken. Wenn Sie dies tun, werden Sie ein paar Pfund weiter abnehmen, bis sich Ihr Körper angepasst und Ihr Stoffwechsel wieder verlangsamt hat. Solange Sie Ihre Kalorien weiter beschränken, senkt sich der Stoffwechsel, um die Kalorienzufuhr und den Kalorienverbrauch im Gleichgewicht zu halten. Die Schlankheitskur wird sehr restriktiv und unangenehm (manche würden sagen: qualvoll). Dies erklärt, warum es möglich ist, dass manche Menschen ihre tägliche Kalorienzufuhr auf weniger als 1 000 Kalorien reduzieren und dennoch nicht abnehmen.

Wenn Sie beschließen, die Diät zu beenden, hat dies zur Folge, dass Sie durch die dann wieder zusätzlich aufgenommenen Kalorien zunehmen, selbst wenn Sie immer noch weniger essen als zu dem Zeitpunkt, als Sie mit der Diät begonnen haben – weil Ihr Stoffwechsel gedrosselt ist. Er meint immer noch, Sie würden eine Hungersnot durchmachen. Wenn Sie jetzt die Kalorienzufuhr erhöhen, werden die überschüssigen Kalorien als Fett gespeichert, auch wenn Sie vielleicht weniger Kalorien zu sich nehmen als zu der Zeit, als Sie mit der Diät begonnen haben. Bis zu dem Zeitpunkt, an dem Ihrem Stoffwechsel klar geworden ist, dass die „Hungersnot" vorbei ist, haben Sie das ganze Gewicht, das Sie verloren hatten, wieder zugenommen.

Darüber hinaus neigt Ihr Körper dazu, zusätzliches Fett zu speichern, um Sie im Falle einer *weiteren* Hungersnot zu schützen. Das heißt, dass Sie nach einer Schlankheitskur nach und nach das ganze Gewicht, das Sie verloren hatten, wieder zunehmen und *darüber hinaus* ein paar zusätzliche Pfunde als „Sicherheitsmaßnahme". Dieser Kreislauf kann einige Monate dauern oder sich über mehrere Jahre hinziehen. Das Endergebnis ist das gleiche.

Die nächste Schlankheitskur, die Sie versuchen, hat ebenfalls das gleiche Ergebnis, ebenso wie die übernächste und die überübernächste. Jedes Mal, wenn Sie Diät halten, wiegen Sie am Ende mehr als vorher. Dieser Prozess wird als „diätinduzierte Fettleibigkeit" oder als „Jojo-Effekt" bezeichnet.

Die meisten Schlankheitskuren werden als *vorübergehende* Einschränkung der Nahrungsaufnahme betrachtet und sobald das Gewicht „unten" ist, kehrt man wieder zu den alten Gewohnheiten zurück. Dabei haben genau diese Gewohnheiten das Gewichtsproblem überhaupt erst verursacht. Folglich kommt das Gewicht wieder zurück. Sie können nicht schlank bleiben, wenn Sie weiterhin so essen, wie Sie es *vorher* getan haben. Um *dauerhaft* Gewicht abzubauen, müssen Sie dauerhaft etwas ändern. Dies möchten die meisten jedoch nicht. Welcher vernünftige Mensch möchte schon ewig an einem Diätprogramm festhalten? Diese Diäten sind einfach zu restriktiv und in vielen Fällen überdies ungesund. Damit ein Ernährungsprogramm funktionieren kann, muss es so sein, dass man sich dabei wohlfühlen und für den Rest des Lebens dabei bleiben kann. Das Ernährungsprogramm, das Sie wählen, muss somit Ihre Bedürfnisse befriedigen, satt machen und gesund sein.

Beachten Sie bitte, dass ich gesagt habe, dass ein Ernährungsprogramm, um erfolgreich zu sein, auch *gesund* sein muss. Eine Ernährung, der es an Nährstoffen mangelt – wie bei den meisten kalorienarmen, fettarmen Diäten –, hat negative Auswirkungen auf den Stoffwechsel und fördert übermäßiges Essen, weil der Körper dem Verhungern und einer Mangelernährung vorbeugen möchte. (In Kapitel 13 werden wir noch detaillierter auf den Stoffwechsel eingehen.)

Nicht alle Kalorien sind gleich

In unserem Körper werden Kohlenhydrate, Eiweiß und Fett verstoffwechselt, um Energie zu erzeugen. Die Einheit, mit der Energie gemessen wird, ist die Kalorie.

> Eine Kalorie ist die Menge an Energie, die benötigt wird, um 1 Gramm Wasser um 1° Celsius zu erwärmen.

Wissenschaftler haben ermittelt, dass 1 Gramm Kohlenhydrate 4 Kalorien erzeugt; 1 Gramm Eiweiß erzeugt ebenfalls 4 Kalorien, aber 1 Gramm Fett liefert 9 Kalorien. Man kann also doppelt so viel an Kohlenhydraten oder Eiweiß essen, um die gleiche Menge an Kalorien zu erreichen, die man durch Fett bekommt. Wenn Sie, um abzunehmen, Kalorien reduzieren, aber dennoch genug essen möchten, um nicht hungrig zu sein, erscheint es logisch, die Fettzufuhr so weit wie möglich zu beschneiden und Fett durch Kohlenhydrate oder Eiweiß zu ersetzen. Das ist die Grundüberlegung, die hinter allen kalorienarmen und fettarmen Diäten steht.

Nach diesem Modell werden alle Kalorien als gleich angesehen, egal, aus welcher Quelle sie kommen. Dies hat zu dem Spruch geführt: „Eine Kalorie ist eine Kalorie ist eine Kalorie", egal, ob sie von Fett, von Kohlenhydraten oder von Eiweiß stammt. Diese Annahme ist jedoch falsch und der Grund dafür, dass kalorienarme und fettarme Ernährungsprogramme nicht funktionieren. Da die Kalorie eine Maßeinheit ist wie Zentimeter oder Grad, mag es zunächst logisch erscheinen, dass man sagen kann, eine Kalorie ist eine Kalorie, genauso wie man sagen kann, ein Zentimeter ist ein Zentimeter, egal, was man misst. Zentimeter und Grad sind jedoch explizit *Messwerte*. Man kann die genaue Größe einer Person in Zentimeter mit einem Maßband messen oder die Körpertemperatur eines Menschen in Grad mit einem Thermometer. Kalorien jedoch sind keine Messwerte im eigentlichen Sinne. Es gibt kein Gerät, mit dem man die Kalorien in unserem Körper messen kann, sodass es keine Möglichkeit gibt, die Energie wirklich zu *messen*, die in unserem Körper durch die Nahrungsmittel freigesetzt wird, die wir essen. Wir können nur Schätzungen vornehmen, wenn auch durchaus fundierte.

Kalorien werden wie folgt mithilfe eines speziellen Gerätes, des sogenannten Bombenkalorimeters, ermittelt: Die Nahrungsmittel werden in einem versiegelten Behälter in Wasser getaucht und vollständig verbrannt. Der daraus resultierende Anstieg der Wassertemperatur wird gemessen. Daraus wird die Anzahl der Kalorien in Kohlenhydraten, Eiweiß und Fett ermittelt. Anhand dieser Zahlen kann dann die Anzahl der Kalorien eines Essens, das aus einer Mischung dieser drei Nährstoffe besteht, berechnet werden.

Würde unser Körper *immer genauso* wie ein Bombenkalorimeter funktionieren, ungeachtet der Arten der Nahrungsmittel, die wir gegessen haben, dann wäre eine Kalorie vielleicht eine Kalorie. In Wirklichkeit können jedoch viele andere biologische Faktoren den Netto-Kalorieneffekt unserer Nahrungsmittel beeinflussen. Einige Hormone und Enzyme fördern zum Beispiel die Verbrennung von Fett gegenüber der Verbrennung von Kohlenhydraten und bestimmte Fette erhöhen die Stoffwechselrate. Diese Variablen werden bei den Bombenkalorimetermessungen nicht berücksichtigt.

Im Übrigen sind die Messwerte, die sich bei einem *Gerät* ergeben, wenn es Kalorien verbrennt, nicht unbedingt die gleichen, wie wenn der menschliche *Körper* Kalorien verbrennt. Die Quelle der Kalorien ist sehr wichtig. Das erklärt, warum jemand „wie ein Scheunendrescher" essen und trotzdem „dünn wie eine Bohnenstange" sein kann, während ein anderer wie ein Kaninchen essen und dennoch immer weiter Gewicht zulegen kann.

Über kalorienarme und fettarme Ernährungsprogramme, die das Prinzip „Eine Kalorie ist eine Kalorie" propagieren, sind zahllose Bücher veröffentlicht worden. Eine ganze Gewichtsabnahmeindustrie ist um dieses Konzept herum aufgebaut worden. Millionen Menschen haben diese Bücher gelesen, haben Fett aus ihrem Speiseplan verbannt, haben Kalorien gezählt und sind dennoch immer dicker geworden. Die Kalorientheorie ist in einem gewissen Sinne sehr grausam. Wenn man zunimmt, während man seine Kalorienzufuhr einschränkt, dann läuft etwas absolut schief. Es konnte doch nicht die Theorie sein, die nicht stimmt – darin waren sich die meisten einig. Also, wenn es nicht die Theorie war, dann musste es an *Ihnen* liegen! Sie müssen wohl gemogelt, heimlich gegessen haben, wenn niemand zuschaute, und es mit Lügen vertuscht haben. Niemand, der nur fettfreie Salate und gedünstetes Gemüse isst, kann doch zunehmen, oder?

Das meiste Fett in unserem Körper kommt jedoch nicht von dem Fett in unserer Nahrung, es kommt von den Kohlenhydraten, die wir essen. Alle Kohlenhydrate in unserer Nahrung, die nicht unmittelbar für Energie verbraucht werden, werden in Fett umgewandelt und in unseren Fettzellen gespeichert. Der „Ersatzreifen" um Ihre Taille herum, das waren einmal die vielen Pfannkuchen, die Sie zum Frühstück gegessen haben, und die große Portion Pommes frites, die Sie mittags vertilgt haben. Die überwiegende Mehrzahl der Nahrungsmittel, die wir essen, besteht aus Kohlenhydraten. Im Durchschnitt konsumieren wir etwa 60 Prozent unserer täglichen Kalorien in Form von Kohlenhydraten, nur 40 Prozent kommen aus Proteinen und Fetten.

Das meiste Eiweiß und Fett, das wir konsumieren, wird als Material für den Aufbau und die Aufrechterhaltung unserer Muskeln, Knochen und unseres sonstigen Gewebes verwendet. Nur ein winziger Bruchteil der Proteine und Fette, die wir essen, wird verwendet, um Energie zu erzeugen, oder wird als Fett gespeichert. Der Körper braucht nicht auf Proteine und Fett als Energiequelle zurückzugreifen, weil so viele Kohlenhydrate verfügbar sind, sogar im Überschuss. Diese überschüssigen Kohlenhydrate sind es, die dann schließlich als Körperfett enden.

Studien haben gezeigt, dass eine kohlenhydratreiche Ernährung die Synthese von Fetten und Cholesterin erhöht. Wenn einige der Kohlenhydrate durch Fett ersetzt werden, geht hingegen die Fett- und Cholesterinproduktion im Körper zurück![1, 2] Diese Studien widerlegen die Theorie, wonach alle Kalorien gleich seien. Somit führt es, wenn wir die meisten Kohlenhydrate auf unserem Speiseplan durch Fett ersetzen, dazu, dass weniger Fett produziert wird und das Körpergewicht zurückgeht (und der Cholesterinspiegel sich auch verbessert). Es ist wirklich so einfach!

Aber nicht nur die Kalorien aus Kohlenhydraten unterscheiden sich von denen aus Fetten, auch die *Art* der Kohlenhydrate kann unterschiedliche Auswirkungen haben. Wenn es um Kalorien geht, sind zum Beispiel nicht alle Zuckerformen gleich. Studien haben gezeigt, dass Zucker unterschiedliche Auswirkungen auf das Körpergewicht haben können, auch wenn ihr Kaloriengehalt identisch sein mag.

Sie werden *mehr* zunehmen, wenn Sie Produkte essen, die mit Fruktose gesüßt sind, als wenn Sie solche essen, die mit Saccharose (Sukrose oder Sucrose) oder Glukose gesüßt sind. Forscher haben herausgefunden, dass Ratten fettleibig werden, wenn sie die Ratten mit fruktosehaltigem Maissirup füttern; wenn sie die gleiche Menge an Kalorien in Form von Saccharose fressen, werden sie jedoch nicht fettleibig.[3]

Fruktose enthält zwar die gleiche Menge an Kalorien wie Saccharose, die Auswirkungen auf den Stoffwechsel sind jedoch verschieden. Studien haben aufgezeigt, dass Fruktose die plasmafreien Fettsäuren erhöht, die als Körperfett gespeichert werden, dass sie außerdem die Wirkungen des Hormons Ghrelin erhöht, das dem Gehirn Hunger signalisiert, und den normalen Transport und die Signalfunktion des Hormons Leptin beeinträchtigt, das beim Erzeugen des Sättigungsgefühls eine Rolle spielt.[4, 5, 6] All dies fördert Gewichtszunahme und Fettspeicherung. Fruktose wird hauptsächlich verstoffwechselt, um Fett zu produzieren, während Glukose weitgehend für die Energieerzeugung verarbeitet oder in der Leber und in den Muskeln als Glykogen gespeichert wird.

119

Rechnen Sie selbst

Wissenschaftler haben errechnet: Wenn wir 3 500 Kalorien mehr essen, als wir verbrennen, führt dies zu einer Gewichtszunahme von 0,45 Kilo Fett. Manche Menschen essen weit mehr als die normalerweise veranschlagten 2 400 Kalorien am Tag, und zwar 1 000 bis 3 000 Kalorien mehr, ohne dies dadurch auszugleichen, dass diese Kalorien durch zusätzliche körperliche Aktivitäten verbrannt werden. Nach der Theorie, wonach „alle Kalorien gleich" sind, müssten sie weit mehr als normal essen, um übergewichtig zu sein. Eine Tasse (= 236 ml) oder etwa zwei Kugeln Vanilleeis haben 500 Kalorien, was der Kalorienzahl entspräche, die Sie zu sich nehmen würden, wenn Sie 85 Gramm Kartoffelchips oder ein paar Schokoriegel essen würden.

[Anm. d. Verlags: Die vom Autor hier genannte „Tasse" ist eine in den USA übliche Maßeinheit. Das englische Wort dafür – *cup* – bezeichnet eine Art *Messbecher*. Bruce Fife gibt seine Größe bzw. seinen Inhalt hier mit 236 ml an. Diese Messbecher gibt es in verschiedenen Größen zu kaufen – auch bei uns im deutschen Sprachraum. In der Regel sind sie in einem Fünfer-Set zu haben. Sofern der Autor den Inhalt nicht anders beziffert, ist mit der Maßangabe „Tasse" in diesem Buch immer die Menge von 236 ml gemeint. Falls Sie sich dazu entschließen, sich an die von B. Fife empfohlene ketogene Ernährungsweise zu halten und seine Rezeptvorschläge umzusetzen, empfiehlt sich die Anschaffung eines solchen Messbecher-Sets nach amerikanischem Muster – dann werden Sie mit seinen Maßangaben kein Problem haben!]

500 Kalorien mehr zu essen, als Sie verbrennen, führt dazu, dass Sie 0,065 Kilo zunehmen. Hört sich nicht nach so viel an, oder? Wenn Sie allerdings *ein Jahr lang jeden Tag* 500 zusätzliche Kalorien essen würden, würden Sie 47 Pfund zunehmen! In zehn Jahren würden Sie wie ein Ballon aufgehen mit den 235 Kilo, die Sie gegenüber Ihrem Anfangsgewicht zunähmen! Und was wäre, wenn Sie jetzt 1 000 Kalorien am Tag zusätzlich essen würden? Es wäre ein Leichtes, das zu tun, einfach indem Sie zusätzlich Junkfood, Snacks zwischen den Mahlzeiten essen oder Limonade trinken. Im ersten Jahr würden Sie 47 Kilo zunehmen und in zehn Jahren sage und schreibe 472 Kilo! Wenn Sie am Anfang 68 Kilo wiegen, würden Sie in zehn Jahren fast bei 544 Kilo liegen.

Hier liegt das Problem. Wie viele Menschen greifen während des Tages zwischendurch zu ein paar Snacks, die sich auf 1 000 oder mehr zusätzliche Kalorien belaufen, wiegen aber auch nicht annähernd 544 Kilo?! Wären alle

Kalorien gleich, würden viel mehr Menschen mit 544 Kilo herumlaufen oder wären möglicherweise nicht mehr mobil genug, um überhaupt noch herumzulaufen, aber in jedem Fall gäbe es weit mehr von ihnen. Nach der von *Wikipedia* veröffentlichten Liste der schwersten Menschen der Welt hat es nur drei Menschen in der ganzen aufgezeichneten Geschichte gegeben, die mehr als 544 Kilo gewogen haben. Ich bin mir sicher, dass sie nicht nur dadurch so schwer geworden sind, dass sie zwischen den Mahlzeiten ein paar Schokoriegel und Kartoffelchips genascht haben. Allein diese Tatsache dürfte genügen, um Ihnen zu sagen, dass mit der Theorie etwas nicht stimmt.

Zum Beispiel: Walter Hudson

Einer dieser wenigen Menschen war Walter Hudson (1944–1991), der den Guinness-Weltrekord für die weiteste Taille hält – 300 Zentimeter. Hudson war der viertdickste Mensch in der Geschichte. Auf seinem Höhepunkt wog er 542 Kilo. Sein täglicher Speiseplan bestand aus zwei großen Dosen Würstchen, 0,45 Kilo Schinken, zwölf Eiern, einem Laib Brot, vier Hamburgern und vier doppelten Cheeseburgern, acht großen Portionen Pommes frites, drei Schinkensteaks oder zwei Hähnchen, vier gebackenen Kartoffeln, vier Süßkartoffeln, vier Köpfen Brokkoli und einem großen Kuchen; das alles spülte er mit (durchschnittlich) 17 Litern Limonade hinunter.[7] Seine tägliche Kalorienzufuhr belief sich insgesamt auf mehr als 30 000 Kalorien! Und das waren nur die Kalorien von seinen Mahlzeiten. Zusätzlich zu alledem aß er eine Vielzahl von Snacks zwischendurch. Nach dem Konzept der Kalorienbilanz waren es nur diese zusätzlichen Snacks, die für sein gesamtes überschüssiges Gewicht verantwortlich waren!

Sehen wir uns die Formel noch einmal an und rechnen wir aus, wie viel er hätte zunehmen müssen, wenn er 30 000 Kalorien am Tag aß; die Snacks zwischendurch ignorieren wir bei dieser Rechnung. Der Theorie zufolge hätte Hudson jeden Tag 3,9 Kilo zunehmen müssen! In einem Jahr hätte er insgesamt 1 424 Kilo zunehmen und ein Gesamtgewicht von 1 966 Kilo erreichen müssen. Nach nur zehn Jahren hätte er 19 660 Kilogramm wiegen müssen! Sehen Sie nun, wie lächerlich die Kalorientheorie wird?

Umgekehrt gilt das ebenfalls: Wenn Sie Ihren Speiseplan um 1 000 Kalorien kürzen (sagen wir: von 3 500 auf 2 500 Kalorien), müssten Sie in einem Jahr 47 Kilo abnehmen. Wenn Sie Ihre Ernährung um 2 000 Kalorien reduzieren, auf etwa 1 500 am Tag (was sehr viele, die fettarme Diäten machen, tatsächlich tun), dann müssten Sie über 90 Kilo pro Jahr abnehmen. Nur sehr wenige Menschen nehmen in diesem Zeitrahmen wirklich erfolgreich so viel ab. Also auch hier kann wiederum mit der Theorie etwas nicht stimmen.

Bei näherer Betrachtung der Belege geht dem überholten Konzept „Eine Kalorie ist eine Kalorie" also völlig die Luft aus. Die *Quelle* der Kalorien ist wichtig – sehr wichtig! Im nachfolgenden Kapitel erfahren Sie mehr über die Unterschiede zwischen Kalorien aus Fett und Kalorien aus Kohlenhydraten und wie es Ihnen helfen kann, überschüssiges Gewicht abzubauen, wenn Sie Ihrem Speiseplan Fett hinzufügen.

KAPITEL 8

Fett essen und trotzdem schlank werden

Herman Taller war sein Leben lang „pummelig". Als Erwachsener war er 1,79 Meter groß und wog 120 Kilogramm. So sehr er sich auch bemühte – an seinem Gewicht schien er nichts ändern zu können.

Als er sein Medizinstudium an der Universität von Pavia in Italien begann, studierte er medizinische Unterlagen über Ernährung und fragte Ärzte nach Ernährungsprogrammen zum Abnehmen. Theorien und Ernährungsprogramme gab es dutzendfach. Er probierte sie alle aus, aber nichts davon funktionierte bei ihm. Bei einer dieser Diäten durfte er nichts außer frischem Obst essen. Er nahm auf diese Weise einige Pfund ab, aber als er die Diät beendete, nahm er nicht nur alles wieder zu, was er bis dahin abgenommen hatte, sondern auch noch einiges zusätzlich. Diese Art von Diät konnte er nicht ewig durchhalten, weil er dadurch schwach und nervös wurde. Obst allein war offensichtlich nicht genug, um durchhalten zu können.

Er wählte sodann die Methode, seine Nahrung nur auf Milch und Gemüse zu beschränken. Einen ganzen Monat lang verzehrte er nichts anderes. Am Ende des Monats stellte er fest, dass er drei Pfund zugenommen hatte. Nun versuchte er es mit einer reinen Eiweißdiät, die sich auf Fleisch und Fisch konzentrierte. Es stellte sich heraus, dass dies für ihn nur eine weitere Methode zum Zunehmen war. Die ganze Zeit, während er an der medizinischen Fakultät war, machte er eine Diät nach der anderen und war ständig hungrig. Zu dem Zeitpunkt, als er seinen Abschluss machte, wog er 16 Kilo mehr als zu Beginn des Studiums, bevor er mit den Diäten angefangen hatte.

Dr. Taller promovierte kurz vor dem Ausbruch des Zweiten Weltkriegs. Aus Angst vor dem drohenden Krieg in Europa nahm er eine Stelle in Chile an und fuhr nach Südamerika. Schließlich zog er in die Vereinigten Staaten und begann, in New York als Geburtshelfer und Gynäkologe zu arbeiten.

Als junger Arzt nahm er immer weiter zu. Er sprach mit anderen Ärzten über das Thema Gewichtskontrolle und sein Scheitern mit den verschiedenen Diäten. Einige von ihnen gaben ihm zu verstehen, dass er „gemogelt" und heimlich gegessen haben müsse, dass er dies aber wohl gegenüber niemandem zugeben wolle, vielleicht nicht einmal sich selbst gegenüber. Andere Ärzte, die selbst Gewichtsprobleme hatten, zuckten einfach mit den Schultern.

Dr. Taller machte einem der anderen Ärzte, der besonders überzeugt zu sein schien, dass er mogelte, den Vorschlag, ein Experiment durchzuführen: Sie sollten zehn Tage zusammen in Urlaub fahren, ständig zusammenbleiben, die gleichen Dinge essen und trinken und dann die Ergebnisse auswerten. Sein Kollege ging auf den Vorschlag ein und so fuhren sie zusammen an einen Urlaubsort. Taller hielt sich an die allgemein akzeptierte Methode der Gewichtskontrolle: eine kalorienarme, fettarme Ernährung. Er konzentrierte sich darauf, Salate zu essen, und mied sämtliches Fett und fetthaltige Speisen; da dies ein Urlaub war, trank er jeden Abend vor dem Abendessen einen Cocktail. Sein ärztlicher Freund, der schlank war, aß und trank das Gleiche. Am Ende des Urlaubs hatte sein Freund ein oder zwei Pfund abgenommen, aber Taller hatte acht Pfund zugenommen. Sein Freund konnte es sich nicht erklären und tat es einfach als eine Anomalie ab.

Es war nicht so, dass Diäten, die ihn halb „verhungern" ließen, ihm nicht geholfen hätten, Gewicht zu reduzieren, zumindest jeweils am Anfang. Wann immer er eine ausprobierte, nahm er etwas ab – um anschließend aber jedes Mal wieder *mehr* zuzunehmen, als er abgenommen hatte. Darüber hinaus hatten diese „Crash-Diäten" unangenehme Nebenwirkungen, insbesondere Müdigkeit, Reizbarkeit und ständige nagende Hungergefühle.

1955 begannen Ärzte, sich für Cholesterin und den Zusammenhang zwischen Cholesterin und Erkrankungen der Herzkranzgefäße zu interessieren. Zu dieser Zeit schien es eine gewisse Verbindung zwischen Fettleibigkeit und Cholesterin zu geben und somit ließ Dr. Taller als jemand, der schwergewichtig war, seinen Cholesterinspiegel messen. Er belief sich auf 350 mg/dl, lag also weit über den 225 mg/dl, die zu jener Zeit als normal angesehen wurden. Somit hatte er jetzt noch etwas anderes, worüber er sich Sorgen machte.

Fett ist nicht das *Problem*, sondern die *Lösung*

Der Arzt, der sein Blut untersuchte, schlug ihm vor, etwas auszuprobieren, um seinen Cholesterinspiegel zu senken. Dr. Taller fragte ihn, was das sei. Der Arzt wollte es ihm noch nicht sagen und bat ihn, ihm zu vertrauen; um ihm zu zeigen, dass es unbedenklich war, trank er vor seinen Augen etwas von der öligen Substanz und bat ihn, sie jeden Tag einzunehmen.

Wegen seines hohen Cholesterinspiegels war Taller bereit, sich auf das Experiment einzulassen, und begann, täglich etwa 90 ml von der mysteriösen Substanz zu trinken. Alle zwei Wochen sollte er seinen Cholesterinspiegel kontrollieren lassen.

Wie der Arzt erwartet hatte, begann Tallers Cholesterinspiegel zu sinken – und zu seiner Überraschung auch sein Gewicht. Obwohl er an seinem Speiseplan nichts geändert hatte, begann sein Gewicht zu „schmelzen". Nach zwei oder drei Wochen merkte er, dass er seinen Gürtel ein Loch enger schnallen konnte. Die mysteriöse Substanz reduzierte nicht nur seinen Cholesterinspiegel, sondern auch sein Gewicht! Was war das für eine Wundersubstanz? – Es war nichts weiter als ein Pflanzenöl, wie man es auch im Supermarkt kaufen konnte. Dr. Taller war sprachlos: Zusätzlich zu seinen regulären Mahlzeiten nahm er etwa 90 ml Öl zu sich, also sechs Esslöffel zusätzliches Fett. Er verzehrte damit rund 5 000 Kalorien pro Tag – und nahm ab! Die durchschnittliche tägliche Kalorienzufuhr für einen normal großen Erwachsenen liegt zwischen 2 000 und 3 000 Kalorien – er aber konsumierte fast doppelt so viel.

Sein Gewicht ging stetig und deutlich weiter zurück. Er fühlte sich besser. Die chronische Nasennebenhöhlen-Verstopfung, die ihm seit Jahren zu schaffen gemacht hatte, löste sich von selbst auf. Seine Gesichtsfarbe verbesserte sich. Nach acht Monaten hatte er insgesamt 29 Kilo abgenommen – ohne irgendeine Diät einzuhalten. Mit seinen nun 91 Kilo hatte er immer noch kein Idealgewicht, war aber viel schlanker und glücklicher als seit vielen Jahren.

In all den Jahren hatte Taller sich bemüht, Fett aus seinem Speiseplan zu verbannen, weil er glaubte, es fördere die Gewichtszunahme. Und jetzt, als er Fett aß und sogar mehr Kalorien, nahm er ab. Jahrzehntelang hatte er gelesen, dass man die Kalorien reduzieren müsse, um abzunehmen. Dies wurde als unerschütterliche Regel angesehen. Und dennoch war es so, dass er jetzt abnahm, nachdem er seine Kalorienzufuhr durch zusätzliches Fett erhöht hatte. Ihm kam der Gedanke, dass vielleicht doch nicht alle Kalorien gleich seien, wenn es um Gewichtsmanagement ging.

Dr. Taller begann, seine ganze Freizeit in der medizinischen Bibliothek zu verbringen, um alles nachzuschlagen, was er über Fettleibigkeit und den Stoffwechsel finden konnte. Bei seiner Recherche stieß er auf die Arbeit von Dr. Alfred W. Pennington. Dieser hatte einen Artikel geschrieben, der im *Journal of the Medical Society of Delaware* in der Ausgabe von April 1951 unter der Überschrift „The Use of Fat in A Weight-Reducing Diet" veröffentlicht wurde.

In diesem Artikel erklärte Dr. Pennington: „Entgegen den Behauptungen der Lehrmeinung, die den kalorienarmen Ansatz hochhält, sind kalorienarme Ernährungsprogramme unter den strengsten Versuchsbedingungen gescheitert. Kalorienarme Ernährungsprogramme, die auf dem Prinzip des Kalorienbedarfs basieren, wurden unbedacht im Dienste der Einfachheit entwickelt. Dabei gibt es fettleibige Menschen, sehr viele sogar, die in Wirklichkeit am Verhungern sind."

Dann stieß er auf einen entscheidenden Satz, der das Problem erklärte: „Die Fähigkeit der Gewebe, *Fett* zu oxidieren, ist im Gegensatz zum Oxidieren von *Kohlenhydraten* unbegrenzt." Das Wort „oxidieren" bedeutet in diesem Fall: verbrennen oder in Energie umwandeln. Genau so, wie Ihr Auto Benzin verbrennt, um Energie für den Antrieb des Motors zu erzeugen. Unser Körper verbrennt Nahrung, um die Energie zu erzeugen, die wir benötigen, um uns zu bewegen und um zu funktionieren. Dr. Pennington sprach damit einen interessanten Punkt an. Der Körper, so behauptete er, kann eine unbegrenzte Menge Fett verbrennen und kann eine unbegrenzte Menge Fett in Energie umwandeln. Wenn wir also das gesamte Fett verbrennen, das wir essen, dann bleibt kein Fett übrig. Das Fett führt dann nicht zu einer Gewichtszunahme – vorausgesetzt, wir haben ausreichend körperliche Bewegung.

Was ist mit Kohlenhydraten? Hier war Dr. Pennington der Meinung, dass die Chemie des Körpers begrenzt sei. Der Körper könne *nur eine bestimmte Menge* an Kohlenhydraten verbrennen, wobei die genaue Menge von Person zu Person unterschiedlich sei. Was geschieht mit den Kohlenhydraten, die nicht verbrannt werden? Der Körper speichert sie als Fett. Bei Männern konzentriert der Körper überschüssiges Fett im Bereich des Bauches, als „Altersspeck", und im Nackenbereich; und bei Frauen konzentriert er überschüssiges Fett am Po, an den Oberarmen, den Oberschenkeln, den Brüsten sowie am Bauch.

Pennington entdeckte damit, dass im Körper nicht alle Kalorien gleich sind. Mit seiner Entdeckung wurde klar, dass es nicht die *Menge* an Nahrungsmitteln war, die eine Person aß, sondern vielmehr die Arten von Nahrungsmitteln, die entscheidend waren. Zu sagen, dass eine bestimmte Anzahl von Kalorien Sie dick mache, ist also genauso albern, als ob man sagte, dass eine bestimmte Anzahl von Mikroben Sie krank mache. Welche Art von Kalorien und welche Art von Mikroben?

Nach dem Ende des Zweiten Weltkriegs nahm das Auftreten von Herzerkrankungen schnell zu, sie waren im Jahr 1950 in den Vereinigten Staaten bereits die Todesursache Nummer eins. Ebenso war eine Zunahme der Fettleibigkeit zu verzeichnen. In jener Zeit hatten große Unternehmen oft ihr eigenes medizinisches Personal, das sich um ihre Mitarbeiter kümmerte. 1948 waren Vertreter der Unternehmensführung von *E. I. DuPont* in Wilmington (Delaware) zunehmend besorgt wegen der Zunahme von Fettleibigkeit und Herzerkrankungen unter den Mitarbeitern. Kalorienarme Ernährungsprogramme waren bereits fehlgeschlagen und hatten das Problem nicht eindämmen können. Der Arzt von *DuPont*, eben der bereits zitierte Dr. Alfred Pennington, beschloss, einen anderen Ansatz zu versuchen. Er war zu der Überzeugung gelangt, dass Fettleibigkeit nicht durch übermäßiges Essen, sondern durch die Unfähigkeit verursacht wurde, Kohlenhydrate vollständig zu verstoffwechseln. Zu viele Kohlenhydrate zu essen machte die Mitarbeiter fett und förderte Herzerkrankungen.

Um seine Theorie zu testen, ließ er zwanzig übergewichtige Führungskräfte von *DuPont* ein fettreiches, kohlenhydratarmes Ernährungsprogramm ohne Kalorienbeschränkung absolvieren. Sie begannen sofort, abzunehmen, im Durchschnitt fast zwei Pfund in der Woche. Bemerkenswert war der fehlende Hunger zwischen den Mahlzeiten, so schrieb Pennington, und ebenso das erhöhte Maß an physischer Energie und Wohlbefinden. In dreieinhalb Monaten nahmen die Führungskräfte im Durchschnitt jeweils 20 Pfund ab. Sie verloren Gewicht bei einem Ernährungsprogramm, das die Kalorien nicht beschränkte; sie aßen 510 Gramm Fleisch mit 170 Gramm Fett (hauptsächlich gesättigte Fettsäuren) über drei Mahlzeiten verteilt, im Durchschnitt mehr als 3 000 Kalorien pro Tag. Die Kohlenhydrate wurden auf nicht mehr als 80 Kalorien (20 Gramm) pro Mahlzeit beschränkt. In einigen Fällen, so berichtete Pennington, verhinderte sogar diese Menge an Kohlenhydraten eine Gewichtsabnahme, obwohl der beliebige (uneingeschränkte) Verzehr von Eiweiß und Fett erfolgreich war.

Pennington betrachtete kalorienarme Ernährungsprogramme als eine Form von Verhungern und als vom Nährwert her mangelhaft und ungesund – was sie in der Tat sind. Er war der Meinung, die sicherste und wirksamste Methode der Gewichtsreduzierung sei es, Kohlenhydrate ganz aus dem Speiseplan zu eliminieren und den Verzehr von Eiweiß und Fett uneingeschränkt zu erlauben. Er empfahl, frisches Fleisch mit allem Fett zu essen. Das meiste Fleisch, das in den Geschäften verkauft werde – so meinte er –, enthalte nicht genug Fett, sodass er dazu riet, zusätzliches Fleisch- oder Nierenfett hinzuzufügen.

Die Mengenverhältnisse, die er verordnete, waren 255 Gramm mageres Fleisch zu 85 Gramm Fett (Gargewicht), bei jeder der drei Mahlzeiten am Tag, wobei es dem „Patienten" freistand, in diesem Verhältnis *mehr* zu nehmen, wenn er wollte – *drei Teile mager zu einem Teil fett*. Die Gesamtmenge der gegessenen Nahrungsmittel war nicht wichtig, aber das Verhältnis von drei zu eins musste eingehalten werden, weil weniger Fett die Rate des Gewichtsverlustes reduzieren würde. Der ganze Erfolg des Ernährungsprogramms hänge davon ab, dass man genug Fett esse, erklärte er. Sonst mache der Patient eine reine kalorienarme Diät, mit allen Nachteilen, die eine solche Diät mit sich bringe. Er behauptete, dass bei diesem Programm für gewöhnlich eine Gewichtsabnahme von 11 Pfund im Monat erreicht werde. Wenn das Normalgewicht erreicht sei, höre die Gewichtsabnahme auf.

Einer der Hauptvorteile dieses Ernährungsprogramms ist, dass es die Energieproduktion aufrechterhält. Der Körper wird nie zu der Annahme verleitet, er mache eine Hungersnot durch und sei am Verhungern, sodass der Stoffwechsel stabil bleibt. Die Kalorien werden in normaler Geschwindigkeit verbrannt. Dadurch entfällt die permanente Notwendigkeit, den Kalorienkonsum zu senken, um mit dem nachlassenden Stoffwechsel Schritt zu halten, der sich bei einer kalorienbeschränkten Ernährung einstellt.

Die Nachricht von Penningtons kohlenhydratarmem, fettreichem Ernährungsprogramm zur Gewichtsabnahme verbreitete sich und es wurde Anfang der 1950er-Jahre als die „DuPont-Diät" bekannt. Gegen Ende des Jahrzehnts wurde Fett – insbesondere das Fett, das gesättigte Fettsäuren enthält – dann dafür verantwortlich gemacht, dass es den Blutcholesterinspiegel erhöhe und zu Herzerkrankungen beitrage. Aus Angst davor begannen dann viele, Fett von ihrem Speiseplan zu streichen. Die DuPont-Diät, die reich an gesättigten Fettsäuren war, blieb schließlich auf der Strecke und geriet in Vergessenheit.

Dr. Taller griff jedoch das wieder auf, was er aus Penningtons Arbeit gelernt hatte, und begann seinen übergewichtigen Patienten eine kohlenhydratarme, fettreiche Ernährung zu empfehlen. Da er *gesättigte* Fettsäuren aber ebenfalls fürchtete, ersetzte er die gesättigten Fettsäuren durch Pflanzenöl, insbesondere Distelöl, weil es reich an mehrfach *ungesättigten* Fettsäuren ist. Er empfahl seinen Patienten, 90 ml Öl und 60 Gramm Margarine pro Tag zu konsumieren. 30 ml (oder zwei Teelöffel) Pflanzenöl wurden vor jeder Mahlzeit konsumiert und 60 Gramm Margarine wurden bei der Zubereitung der Mahlzeit verwendet. Es funktionierte. Seine übergewichtigen Patienten verloren schnell Pfunde, ohne ihre Kalorienzufuhr zu reduzieren. 1961 schrieb er ein Buch mit dem Titel *Fett macht schlank: Kalorien zählen nicht.*

Die Verwendung von Distelöl und Margarine anstelle von gesättigten Fettsäuren war zwar nach wie vor wirksam und förderte die Gewichtsabnahme, doch konnten der hohe Linolsäuregehalt des Distelöls und die Transfettsäuren der Margarine möglicherweise langfristig größeren Schaden anrichten (wie Sie in Kapitel 3 erfahren haben). Tallers Ernährungsform erfreute sich anfänglich zunehmender Beliebtheit, aber wegen der Furcht vor Fett war sie schließlich zum Untergang verurteilt und blieb ebenfalls auf der Strecke.

Fett konsumieren, um Fett zu reduzieren

Taller und Pennington waren nicht die einzigen Forscher, die entdeckten, dass für erfolgreiche Gewichtsabnahme Fett erforderlich ist. Bereits 1928 hatten Forscher am *Russell Sage Institute* in Troy (New York) genau dies entdeckt. Bei einem kalorimetrischen Test verlor eine männliche Versuchsperson überschüssiges Gewicht, während sie sich an ein Ernährungsprogramm mit fettem Fleisch hielt, das zwischen 2 000 und 3 000 Kalorien täglich enthielt. Da 80 Prozent der Kalorien ihres Speiseplans von Fett stammten, war offensichtlich, dass der Körper bei dieser Ernährungsweise mehr Essen verbrennen konnte als bei einem gewöhnlichen kalorienarmen Programm.[1]

Einer der ersten Forscher, der die Verbindung zwischen Fett- und Kohlenhydratkonsum und dem Körpergewicht herstellte, war der berühmte Schilddrüsenexperte Dr. Broda Barnes. Als er nach seinem Medizinstudium 1938 frisch von der Universität kam, begann er mit Dr. Robert W. Keeton an der *University of Illinois* zu arbeiten. Wegen seines Hintergrunds (Barnes hatte einen Doktorgrad in Endokrinologie – der Lehre von der Schilddrüse und anderen Drüsen) beauftragte Dr. Keeton ihn, den Zusammenhang zwischen dem endokrinen System und Fettleibigkeit zu untersuchen.

Er stellte eine Gruppe fettleibiger Versuchspersonen zusammen, und drei Monate lang wurde jeder Bissen Nahrung, den sie aßen, sorgfältig protokolliert. Als er die Arten von Nahrungsmitteln analysierte, die sie aßen, stellte er etwas völlig Unerwartetes fest. Obwohl die Speisepläne der Versuchspersonen alle unterschiedlich waren, gab es einen Faktor, der allen gemein war, und das war der hohe Konsum an Kohlenhydraten. Ihre Proteinzufuhr war moderat, aber sie mieden Fett wie die Pest. Butter und fetthaltige Nahrungsmittel wurden gemieden und am Fleisch wurde sämtliches Fett sorgfältig weggeschnitten. Für Dr. Barnes war klar, dass die fettarme, kohlenhydratreiche Ernährung die Ursache für ihre Fettleibigkeit war.

Zu dieser Zeit untersuchte ein Kollege von Barnes die Auswirkungen fettreicher Nahrung bei Ratten. Er stellte fest, dass übergewichtige Ratten ihr überschüssiges Gewicht verloren, wenn sie eine fettreiche Nahrung erhielten. Er schlug Barnes vor, ein ähnliches Ernährungsprogramm bei den Versuchspersonen auszuprobieren.

Dr. Barnes entwickelte ein moderat proteinhaltiges, kohlenhydratarmes, fettreiches Ernährungsprogramm. Es bestand aus 50 Gramm Kohlenhydraten, 70 Gramm Proteinen und 90 Gramm Fett; das ergab insgesamt 1 300 Kalorien pro Tag. Die durchschnittliche Zahl der Kalorien, die normalerweise pro Tag konsumiert werden, liegt zwischen 2 000 und 3 000, sodass dies auch ein kalorienarmes Ernährungsprogramm war. Das Fett lieferte 63 Prozent der konsumierten Gesamtkalorien.

Zum Frühstück gab es in der Regel zwei Eier mit Speck, Schinken oder Wurst, 60 ml Fruchtsaft und ein Getränk mit Sahne, wenn sie wollten, aber keinen Zucker oder Toast. Mittagessen und Abendessen bestanden aus fetthaltigem Fleisch, Gemüse mit Butter angemacht, einem Salat mit reichlich ölhaltigem Dressing, einem Glas roher Vollmilch und einer kleinen Portion frischem Obst zum Dessert. Die Gemüse- und Obstsorten, die am häufigsten verwendet wurden, hatten relativ wenig Kohlenhydrate. Gelegentlich wurde eine kleinere Portion Gemüse serviert, das mehr Kohlenhydrate enthielt. Brot und Frühstücksflocken wurden ganz gestrichen.

Die Versuchspersonen wurden in der Klinik unter Beobachtung gehalten. Während dieser Zeit nahmen sie stetig ab, im Durchschnitt neun Pfund im Monat. Noch erstaunlicher war: Obwohl das Ernährungsprogramm weniger Kalorien als normal enthielt, genossen sie das Essen und fühlten sich nicht hungrig. Jeder Teilnehmer fühlte sich wohl und keiner litt unter quälendem Hunger. Manchmal aßen sie nicht einmal alles auf.

Zu Beginn der Studie wogen alle Teilnehmer (mit einer Ausnahme) mehr als 135 Kilo. Die leichteste Teilnehmerin der Gruppe wog 133 Kilo, wurde jedoch mit aufgenommen, weil sie erst 18 Jahre alt war. Sie war ihr Leben lang fett gewesen und litt sehr darunter. Wann immer zu Hause jemand vorbei oder zu Besuch kam, versteckte sie sich unter ihrem Bett und blieb dort, bis der Besuch wieder gegangen war. Sie wurde schließlich in eine Poliklinik gebracht, weil sie so dick geworden war, dass sie sich nicht mehr unter ihr Bett quetschen konnte.

Sie blieb 13 Monate in der Klinik. In dieser Zeit nahm sie 50 Kilo ab. Der Gewichtsverlust war am deutlichsten an Bauch und Hüften zu sehen. Dr. Barnes fiel auf, dass ihr Gesicht nicht so mitgenommen und eingefallen war, wie es oft bei Personen ist, die so viel Gewicht verlieren. Da sie jetzt wusste, was sie zu essen hatte, hielt sie an dem Ernährungsprogramm auch weiterhin fest, als sie nach Hause zurückkehrte, wo sie weitere 22 Kilo abnahm. Elf Monate später wog sie noch 124 Pfund. Innerhalb von nur zwei Jahren hatte sie insgesamt 143 Pfund abgenommen!

Während der nächsten 35 Jahre verordnete Dr. Barnes allen seinen übergewichtigen Patienten dieses fettreiche Ernährungsprogramm. In dieser Zeit berichteten alle Patienten, die an dem Programm festhielten, von erfolgreicher Gewichtsabnahme.

*

In den 1950er-Jahren entdeckten zwei britische Wissenschaftler, Alan Kekwick und Gaston Pawan, dass nicht alle Kalorien gleich sind und dass die Quelle der Kalorien beim Gewichtsmanagement eine erhebliche Rolle spielt. Kekwick und Pawan begannen, die jeweiligen Auswirkungen von Fett, Proteinen und Kohlenhydraten auf die Gewichtsabnahme bei einem kalorienarmen Ernährungsprogramm zu untersuchen. Sie ließen 14 fettleibige Versuchspersonen über einen bestimmten Zeitraum vier verschiedene Ernährungsprogramme hintereinander absolvieren. Die Programme beinhalteten jeweils 1 000 Kalorien am Tag, unterschieden sich jedoch durch die jeweiligen Mengen an Fett, Proteinen und Kohlenhydraten. Ein Programm bestand zu 90 Prozent aus Fett, das nächste zu 90 Prozent aus Eiweiß, das dritte zu 90 Prozent aus Kohlenhydraten und das letzte bestand aus einer normalen gemischten Ernährung. Die Versuchspersonen absolvierten abwechselnd jedes dieser Programme. Sie blieben in der Klinik, damit sie unter ständiger Beobachtung standen, um sicherzugehen, dass der Ernährungsplan strikt eingehalten wurde.

Wenn alle Kalorien gleich wären, wie die meisten Wissenschaftler zu jener Zeit glaubten, müsste das 1 000-Kalorien-Programm bei jedem der Teilnehmer zum gleichen Gewichtsverlust geführt haben. Dem war aber nicht so. Die stärkste Gewichtsabnahme war bei der zu 90 Prozent aus Fett bestehenden Ernährung (fettreich, kohlenhydratarm) zu verzeichnen, unmittelbar gefolgt von der zu 90 Prozent aus Eiweiß bestehenden Ernährung. Als Nächstes kam die gemischte Ernährung und an letzter Stelle die sehr fettarme, zu 90 Prozent aus Kohlenhydraten bestehende Ernährung.[2] Dies bedeutet mit anderen Worten: Je höher der Kohlenhydratgehalt, desto geringer die Gewichtsabnahme; je höher der Fettgehalt, desto stärker die Gewichtsabnahme.

In einer Folgestudie verglichen Kekwick und Pawan die Gewichtsabnahme der fettleibigen Versuchspersonen bei einer kohlenhydratreichen Ernährung mit einer fettreichen Ernährung, wobei diese Personen doppelt so viele Kalorien wie in der vorhergehenden Studie aßen. Den Teilnehmern, die sich an ein kohlenhydratreiches, 2 000 Kalorien umfassendes Ernährungsprogramm hielten, gelang es nicht, Gewicht abzunehmen. Als dieselben Teilnehmer sich an ein fettreiches Ernährungsprogramm hielten, nahmen sie nicht nur ab bei den 2 000 Kalorien, die sie täglich zu sich nahmen, sondern auch dann noch, als der Kalorienkonsum auf 2 600 erhöht wurde![3]

Ein typisches Beispiel für die Versuchspersonen im Rahmen diese Studie war BJ. Nach acht Tagen, während der BJ sich an ein kohlenhydratreiches, 2 000 Kalorien umfassendes Ernährungsprogramm hielt, nahm er *nicht ein Gramm* ab, konnte aber bei einem fettreichen, aus 2 600 Kalorien bestehenden Ernährungsprogramm in drei Wochen acht Pfund abnehmen.

Kekwick und Pawan entdeckten im Urin eine hormonähnliche Substanz, die als „fettmobilisierende Substanz" (FMS) bezeichnet wird. Diese Substanz regt offensichtlich die Aufspaltung und Verbrennung von Körperfett an, was zu einer stärkeren Gewichtsabnahme führt. FMS erhöht den Verbrauch von Nahrungsfett. Zusätzliches Fett in der Nahrung regt somit die Verbrennung von Körperfett an. Fett zu essen führt dazu, dass – wie sich herausstellt – der Körper die Nutzung des gespeicherten Fetts erhöht, was zur Gewichtsabnahme führt. Dies war der Grund dafür, dass der Verzehr von Fett zu größerer Gewichtsabnahme führte als der Verzehr von Kohlenhydraten oder Proteinen. Es verdeutlichte auch, warum nicht alle Kalorien gleich sind.

*

Eine fettreiche Ernährung ist sogar noch wirksamer, als überhaupt nichts zu essen. In den 1960er-Jahren verglichen Dr. Frederick Benoit und seine Kollegen am *US Naval Medical Research Institute* zwei Gruppen von übergewichtigen Versuchspersonen miteinander; die eine Gruppe hielt sich an eine fettreiche Ernährung, während die andere überhaupt keine Nahrung zu sich nahm. Die Gewichtsreduktion, die bei den Teilnehmern mit der Zeit zu verzeichnen war, wurde gemessen. Die Gruppe mit der fettreichen Ernährung konsumierte 1 000 Kalorien am Tag, 90 Prozent davon kamen von Fett. Die restlichen Kalorien kamen von etwa 15 Gramm Proteinen und 10 Gramm Kohlenhydraten. Die andere Gruppe konsumierte überhaupt keine Kalorien, sondern trank nur Wasser.

Nach zehn Tagen hatte die Fastengruppe im Durchschnitt 19 Pfund abgenommen; das meiste davon war mageres Körpergewebe und Wasser, nur 6,5 Pfund davon waren Körperfett. Im Vergleich dazu nahm die Gruppe mit der fettreichen Ernährung im Durchschnitt 15 Pfund ab und – 12,5 Pfund davon waren Körperfett.[4] Die Gruppe, die 1 000 Kalorien aß, meistenteils aus Fett, verlor doppelt so viel Fett wie die Gruppe, die nichts aß! Darüber hinaus verloren die Teilnehmer dieser Gruppe sehr wenig Wasser und mageres Muskelgewebe.

Eine kalorienreduzierte Ernährung mit reichlich Fett und eingeschränkter Kohlenhydrataufnahme führt also zu einem viel größeren Gewichtsabbau als eine fettarme Ernährung, unabhängig von der Anzahl der konsumierten Kalorien – selbst wenn diese null sind! Somit ist reichlich Fett in der Nahrung ausschlaggebend für die größte Gewichtsabnahme. Dies ist ein sehr wichtiges Prinzip für jeden, der versucht, Gewicht zu reduzieren: *Sie müssen Fett essen, um Fett zu verlieren!* Die Entdeckungen von Kekwick, Pawan und Benoit widerlegten die allgemeine Auffassung, wonach eine Kalorie eine Kalorie sei. Wichtig ist die *Quelle* der Kalorien.

Auf der Grundlage der Arbeiten dieser und anderer Forscher entwickelte Dr. Robert Atkins eine sehr erfolgreiche Methode der Gewichtsabnahme, die er in seinem Buch *Dr. Atkins' Diätrevolution* beschrieb, das in den 1970er-Jahren erstmals veröffentlicht wurde. Es war dieses Buch, mit dem das Konzept einer kohlenhydratarmen Ernährung der Öffentlichkeit wirklich vorgestellt wurde. 1992 aktualisierte er das Buch und brachte es unter dem Titel *Die neue Atkins-Diät: Abnehmen ohne Hunger* neu auf den Markt. Das Buch wurde ein internationaler Bestseller.

Einer der Haupteinwände gegen kohlenhydratarme Ernährungsprogramme ist der höhere Anteil an Fett, der aber in Wirklichkeit derjenige Hauptbestandteil ist, der diese Ernährung so erfolgreich macht. Mit der Reduzierung der Kohlenhydrate steigt der Konsum an Eiweiß und Fett. Aus Angst, zu viel Fett zu konsumieren, behaupteten Kritiker, kohlenhydratarme Ernährungsprogramme erhöhten den Blutcholesterinspiegel und das Risiko für Herzkrankheiten. Dr. Atkins stellte jedoch, nachdem er mit über 25 000 Patienten gearbeitet hatte, fest, dass genau das Gegenteil geschah. Der Blutcholesterinspiegel verbesserte sich bei der kohlenhydratarmen, fettreichen Ernährung. Was in den Augen Kritiker noch schlimmer war: Es gab keine Beschränkung für gesättigte Fettsäuren. Tierische Fette wurden uneingeschränkt gegessen, ohne irgendwelche schädlichen Wirkungen zu zeigen. Das kohlenhydratarme, fettreiche Ernährungsprogramm, das sich auf gesättigte Fettsäuren stützte, hatte nutzbringende Wirkungen auf den Blutcholesterinspiegel und verbesserte auch den Blutzuckerspiegel bei Diabetikern. Die Personen, die sich an dieses Ernährungsprogramm hielten, verloren nicht nur überschüssiges Gewicht, sondern ihre Gesundheit verbesserte sich auch allgemein erheblich.

*

Dr. Kevin Vigilante, Koautor des Buches *Low-Fat Lies*, schreibt, dass fettarme Ernährungsprogramme, wie sie allgemein konzipiert würden, nicht funktionierten, medizinisch schädlich sein könnten und für viele nicht die beste Ernährungsweise darstellten – insbesondere dann nicht, wenn sie abnehmen und das Gewicht niedrig halten möchten.

Vigilante räumt ein, dass Ärzte im Allgemeinen sehr wenig über Ernährung wüssten. Deshalb sei er jahrelang wie die meisten Amerikaner ein Fanatiker gewesen, wenn es um fettarme Ernährung ging. Er habe sie seinen übergewichtigen Patienten gepredigt und versucht, sich selbst daran zu halten. Aber es sei ihm extrem schwergefallen, sich an das Programm zu halten. Entweder habe er das Essen nicht gemocht oder er habe die ganze Zeit Hunger gehabt. Dennoch habe er seine Patienten unablässig ermahnt, Fett zu meiden.

Dann machte er eine Erfahrung, die seine Einstellung zur Ernährung veränderte. Er fuhr im Urlaub nach Italien. Als er dort war, hob er seine Sperre gegen fetthaltiges Essen auf und aß nach Lust und Laune, ohne auf Fett zu achten. „Alles, was ich aß, war in Olivenöl getränkt", sagte er. Alle Nahrungsmittel waren voller Fett – Käse, Sahne, Soßen. Nichts war mit fettarmen Zutaten zubereitet. Nach dem zu urteilen, was er aß, hatte er eigentlich erwartet, dass er an der Taille „auseinandergehen" würde. Aber als er nach Hause zurückkehrte, stellte er fest: „Ich hatte das Gefühl, dass meine Kleidung lockerer saß. Dann stieg ich auf die Waage. Ich hatte fast fünf Pfund abgenommen!"

Er erzählte einer befreundeten Ernährungswissenschaftlerin, Dr. Mary Flynn, von diesem Erlebnis. Sie war nicht überrascht: „Sicher, etwas Fett hilft beim Abnehmen." – Er war geschockt. „Es erschien mir zu schön, um wahr zu sein", sagte er. „Ich konnte mich einfach nicht mit der Vorstellung abfinden, dass man abnehmen konnte, ohne enorm zu leiden."

„Ich glaube nicht an fettarme Ernährungsprogramme", sagte Dr. Flynn. „Sie funktionieren einfach nicht. Fett sorgt dafür, dass das Essen gut schmeckt und dass man sich satt fühlt. Ohne etwas Fett ist man immer hungrig." Der Schlüssel sei, die richtige Art von Fett in der richtigen Menge zu essen.

Dr. Vigilante war so beeindruckt von diesen Informationen, dass er sich 1999 mit Dr. Flynn zusammentat und das bereits erwähnte Buch *Low-Fat Lies* schrieb, das mit dem Mythos der fettarmen Ernährung aufräumte.[5]

Den Hunger stillen

Das Problem bei den meisten fettarmen Diäten ist das fehlende Sättigungsgefühl. Was heißt „satt sein"? Es heißt, nach einer Mahlzeit das Gefühl haben, dass der Magen gefüllt und der Hunger gestillt ist. Je länger man dieses Gefühl aufrechterhalten kann, desto länger kommt man aus, ohne etwas zu essen und ohne bei der nächsten Mahlzeit übermäßig viel zu essen. Manche Nahrungsmittel bewirken ein größeres und länger anhaltendes Sättigungsgefühl als andere: Ein T-Bone-Steak macht länger satt als eine Scheibe Wassermelone. Ein Omelett mit Schinken und Käse macht länger satt als eine Schüssel Salat mit Tomaten. Das Sättigungsgefühl ist ein wichtiger Faktor für erfolgreiche Gewichtsabnahme.

Wenn die Menge an Nahrungsmitteln, die wir essen, nicht ausreicht, um ein Sättigungsgefühl zu erreichen, oder wenn das Essen schnell verdaut wird, haben wir lange vor der nächsten Mahlzeit schon wieder Hunger. Dies fördert den Griff zu Zwischenmahlzeiten und nagende Hungergefühle, die Schlankheitskuren und Diäten zu einer Herausforderung machen.

Es stimmt, dass der Verzehr zu vieler Kalorien einer Gewichtszunahme Vorschub leistet. Die Kalorienzufuhr ist jedoch leider schon alles, worauf die meisten Schlankheitskuren sich konzentrieren. Kalorienreiche Nahrungsmittel (also diejenigen, die das meiste Fett enthalten) werden eingeschränkt, sodass man mehr kalorienarme Produkte essen kann. *In der Theorie* kann man nämlich, wenn man kalorienreiche Produkte ausklammert, eine größere Menge an kalorienarmen Produkten essen und sich mit weniger Kalorien satt fühlen.

Dies mag zwar logisch klingen, funktioniert aber im realen Leben nicht. Das Problem bei diesem Ansatz ist, dass die meisten kalorienarmen Nahrungsmittel nicht sehr satt machen. Wenn man zum Beispiel einen grünen Salat mit Tomaten isst, wie lange dauert es dann, bis man wieder hungrig ist? Wenn es bei Ihnen wie bei den meisten ist, kehrt der Hunger nach wenigen Stunden zurück. Diese kalorienarmen Nahrungsmittel werden sehr schnell verdaut, sodass der Magen dann wieder leer ist und sich „beschwert". Sie müssen wieder etwas essen, um den Hunger zu stillen, oder bis zur nächsten Mahlzeit leiden. Die meisten von uns nehmen dieses Leiden aber nur begrenzt in Kauf.

Ein Ernährungsprogramm, das es Ihnen ermöglicht, so viel zu essen, bis Sie satt sind, und das verhindert, dass Sie deutlich vor der nächsten Mahlzeit wieder hungrig werden, ist ein viel besserer Weg, die Gesamtkalorienzufuhr zu kontrollieren. Wenn der Magen voll ist, denken Sie nicht an Essen, Sie verbringen nicht Ihre Zeit damit, von Gerichten zu träumen, Sie leiden nicht und haben nicht das Bedürfnis, zu mogeln, um Ihren quälenden Hunger zu stillen.

Sie können die Kalorienzufuhr leichter kontrollieren, wenn die Nahrungsmittel, die Sie essen, Ihnen ein anhaltendes Gefühl der Sättigung geben. Was Sie brauchen, ist ein Ernährungsprogramm, das es Ihnen ermöglicht, eine zufriedenstellende Menge an Nahrungsmitteln zu essen und gleichzeitig den Kalorienkonsum mit dem Energiebedarf im Gleichgewicht zu halten. Die Nahrungsmittel, die am meisten sättigen, sind jedoch im Allgemeinen die mit den meisten Kalorien.

Zum Glück wählen und essen wir Nahrungsmittel nicht in erster Linie mit Blick auf die Kalorien, wir essen im Hinblick auf die Sättigung, die durch die Menge, nicht durch den Kaloriengehalt bestimmt wird. Wenn der Magen voll ist, so ist der Hunger gestillt – so einfach ist das. Und je länger das Essen im Magen bleibt, desto länger kommen wir zwischen den Mahlzeiten ohne Essen aus. Selbst falls die Nahrungsmittel, die Sie essen, vielleicht prozentual mehr Kalorien enthalten: Wenn sie Ihren Hunger stillen und verhindern, dass Sie übermäßig viel davon essen, wird Ihre gesamte Kalorienzufuhr *niedriger* sein und Sie werden abnehmen.

Es gibt bestimmte Nahrungsmittel, die Hunger stillen und dafür sorgen, dass wir uns mehrere Stunden satt fühlen. Es gibt dagegen auch andere, die schnell verdaut werden und bewirken, dass wir schneller wieder hungrig sind. Auf beide Arten gehen wir im Folgenden ausführlicher ein.

Ballaststoffe

Falls Sie die Wahl hätten zwischen zwei fast identischen Kuchenstücken, von denen eines halb so viele Kalorien hat wie das andere, welches würden Sie wählen? Wenn Sie auf Ihr Gewicht achten, würden Sie vermutlich das Stück mit weniger Kalorien wählen.

Wenn die Nahrungsmittel, die Sie äßen, weniger Kalorien hätten, könnten Sie einfach so viel essen wie normalerweise und dennoch abnehmen, ohne hungrig zu werden. *Ein* Weg, den Kaloriengehalt zu reduzieren, ohne die Menge zu reduzieren, ist der, Nahrungsmittel zu essen, die reich an *Ballaststoffen* sind. Ballaststoffe enthalten keine Kalorien, liefern aber Masse und helfen, das Gefühl der Sättigung zu erhalten. Ballaststoffreiche Nahrungsmittel sind auch gute Nährstoffquellen.

Ein Beispiel: Eine Scheibe Vollkornweizenbrot ist fünf Mal sättigender als eine Scheibe Weißbrot. Vollkornweizenbrot enthält auch weniger Kalorien als Weißbrot. Die gleiche Menge Vollkornweizenbrot liefert weniger Stärke (kalorienproduzierende Kohlenhydrate) und mehr Ballaststoffe (Kohlenhydrate ohne Kalorien) als Weißbrot. Gramm für Gramm liefert Vollkornweizenbrot also weniger Kalorien, weil es mehr Ballaststoffe enthält (sowie Vitamine und Mineralstoffe).

> Ballaststoffe liefern nicht nur Masse mit weniger Kalorien, sondern schieben auch das Hungergefühl hinaus. Ballaststoffe neigen außerdem dazu, länger im Magen zu bleiben, sodass er nicht so schnell wieder leer ist. Sie verzögern darüber hinaus die Aufnahme von Kohlenhydraten und Fetten im Dünndarm. Das Ergebnis ist, dass wir uns satt fühlen. Die Ballaststoffzufuhr zu erhöhen hilft, dass Ihr Magen und Ihr Gehirn meinen, Sie seien gesättigt, selbst wenn Sie weniger Kalorien zu sich nehmen.

Bei einer Mahlzeit dauert es etwa 20 Minuten, bis sich ein Völlegefühl einstellt, das uns veranlasst, mit dem Essen aufzuhören. Egal, ob Sie schnell oder langsam essen, die Zeitspanne bleibt die gleiche. In der heutigen schnelllebigen Welt nehmen viele sich nicht mehr die Zeit, mit Ruhe zu essen. Sie schlingen eine Mahlzeit hinunter und schon geht's wieder los. Studien zeigen: Wenn Menschen ihre Mahlzeiten *schnell* essen, werden sie schneller wieder hungrig, als wenn sie die gleiche Menge an Nahrungsmitteln langsamer essen würden.[6] Das heißt, dass die Geschwindigkeit, mit der Sie essen, nicht nur Einfluss darauf hat, wie viel Sie bei einer Mahlzeit essen, sondern auch auf die Zeitspanne, die Sie zwischen den Mahlzeiten ohne Essen auskommen. „Schnellesser" neigen somit dazu, mehr zu essen als langsame Esser. Mehrere Studien haben gezeigt, dass übergewichtige Personen für gewöhnlich schneller essen als schlanke. Auch hier sind Ballaststoffe hilfreich. Da Ballaststoffe gekaut werden müssen, dauert es länger, ballaststoffreiche Nahrungsmittel zu essen. Das Essen wird verlangsamt, sodass wir am Ende weniger essen.

Ballaststoffreiche Nahrungsmittel zu essen ist ein wichtiger Schritt für dauerhafte Gewichtsabnahme. Ballaststoffreiche Mahlzeiten liefern alles in allem eine kalorienarme Masse, halten den Magen länger gefüllt, verlangsamen die Verdauung anderer Kohlenhydrate und verlangsamen das Tempo, in dem wir essen, sodass wir weniger essen. Selbst eine kleine Erhöhung des Ballaststoffanteils kann einen Unterschied machen. Eine Studie in England kam zu dem Ergebnis, dass schlanke Erwachsene im Durchschnitt 19 Gramm Ballaststoffe am Tag zu sich nahmen, während Fettleibige nur 13 Gramm konsumierten. Dies macht einen Unterschied von nur 6 Gramm pro Tag. Frisches Obst, Gemüse und Nüsse gehören zu den besten Ballaststoffquellen.

Proteine

Eine ausreichende Menge an Proteinen (Eiweiß) in der Nahrung kann helfen, Gewicht zu reduzieren, weil Proteine den Hunger länger stillen als Kohlenhydrate. Der Magen braucht länger, um Proteine zu verdauen. Folglich bleibt das Essen länger im Magen, sodass das Sättigungsgefühl länger anhält.

Wenn Sie zum Frühstück Schinken und Eier (proteinreiche Nahrungsmittel) essen, werden Sie leicht bis zum Mittagessen über die Runden kommen. Mit einem proteinarmen Frühstück – etwa mit einer Scheibe Toast, einem Glas Saft und einer halben Grapefruit – kommen Sie dagegen nicht weit. Bis zum Mittagessen werden Sie so hungrig sein, dass Sie übermäßig viel essen (wenn Sie zwischendurch keine Süßigkeiten hatten). Die Kalorien, die Sie beim Frühstück nicht bekommen haben, kommen dann mittags zusätzlich dazu: Sie werden schneller essen und das Gefühl der Sättigung stellt sich nicht ein, bis Sie *mehr* Kalorien gegessen haben, als Sie normalerweise essen würden. Wenn Sie dann auch noch ein *proteinarmes* Mittagessen zu sich nehmen, wird beim Abendessen das Gleiche geschehen. Sie konsumieren am Ende entweder mehr Kalorien oder fühlen sich den ganzen Tag elend.

Studien haben gezeigt, dass eine proteinreiche Mahlzeit dazu führt, dass Sie hinterher weniger Hunger haben und während des Tages insgesamt weniger Kalorien essen. Die Versuchspersonen bei diesen Studien konnten zwischen den Mahlzeiten länger warten, bevor sie wieder etwas essen mussten, und aßen bei den Mahlzeiten weniger. Bei einer Studie, die in Kanada durchgeführt wurde, bekamen die Männer, die daran teilnahmen, sechs Tage lang entweder proteinreiche oder moderat proteinhaltige Mahlzeiten und konnten dabei essen, soviel sie wollten: Diejenigen, deren Essen mehr Proteine enthielt, nahmen weniger Kalorien pro Tag zu sich. Beobachtungen wie diese unterstützen die These, dass eine sehr proteinreiche Ernährung die Gesamtkalorienzufuhr reduzieren kann; dadurch haben proteinreiche Schlankheitskuren an Beliebtheit gewonnen.

Fett

Seit Jahren wird Fett inzwischen als die Hauptursache von Fettleibigkeit und Übergewicht oder zumindest als wesentlicher Faktor betrachtet, der dazu beiträgt. Fett wird bei allen Schlankheitskuren verbannt. Selbst bei vielen proteinreichen Ernährungsprogrammen wird der Fettkonsum eingeschränkt. Keine Schlankheitskur oder Diät, die etwas auf sich hält, würde sich darauf einlassen, Fett zu empfehlen. *Bisher.*

Genau wie Eiweiß kann auch Fett die Verdauung von Nahrungsmitteln verlangsamen, sodass der Magen länger voll bleibt und quälender Hunger im Keim erstickt wird. Fett regt die Freisetzung von Hormonen an und verlangsamt die Geschwindigkeit, mit der Nahrungsmittel den Magen verlassen, sodass man länger satt ist. Auch der Dünndarm verfügt über Fettrezeptoren, die im Prinzip das Gleiche bewirken. Wenn man fetthaltige Nahrungsmittel isst, fühlt man sich länger satt und hat nicht das Bedürfnis, etwas zwischendurch zu essen, oder bei der nächsten Mahlzeit übermäßig viel zu essen!

Nachdem es jahrelang vom Speiseplan verbannt war, können Sie Fett jetzt wieder in Ihr Ernährungsprogramm aufnehmen. Sie müssen kein *mageres* Fleisch mehr kaufen oder jeden Speck abschneiden. Sie müssen keine geschmacklose fettfreie Milch mehr trinken oder fettarmen Käse essen. Sie können, ohne Angst zu haben, Ihr Gemüse jetzt mit etwas Butter zubereiten oder mit Öl garen. Es wird Ihnen helfen, weniger zu essen und abzunehmen, wenn Sie Ihr Essen mit Fett anreichern und Vollfettprodukte essen.

Im Rahmen einer Studie wurde den Versuchspersonen entweder ein fettreiches oder ein fettarmes Frühstück gereicht, das jeweils die gleiche Menge an Kalorien enthielt. Diejenigen, die das fettreiche Frühstück aßen, waren länger satt und konnten länger bis zur nächsten Mahlzeiten warten und damit vermeiden, zwischendurch etwas zu essen.[7] Die Forschung hat also gezeigt: Wenn man nach einer Mahlzeit bald schon wieder hungrig wird, neigt man bei der nächsten Mahlzeit dazu, übermäßig viel zu essen. Somit hilft ein fettreiches Frühstück, sowohl dem vorzubeugen, dass man zwischen den Mahlzeiten isst, als auch dagegen, dass man bei den Mahlzeiten übermäßig viel isst. Richtig verwendet, kann Fett eine wichtige Hilfe sein, um abzunehmen und das Gewicht niedrig zu behalten.

Ohne Fett macht das Essen weniger satt. Darüber hinaus sind fettarme Nahrungsmittel nicht unbedingt auch kalorienarme Nahrungsmittel. Fett gibt dem Essen Geschmack. Lässt man das Fett weg, schmeckt es fade und weniger lecker; daher fügen die Hersteller mehr Zucker hinzu, um den Geschmack zu verbessern. So haben Sie am Ende ein fettarmes Produkt, das genau so viele Kalorien hat wie die Vollfettversion. Aber ohne das Fett wird der Hunger weniger gestillt und das Essen wird schneller verdaut, sodass Sie schneller wieder Hunger haben. Aus diesem Grund fördern viele sogenannte fettarme und fettfreie Nahrungsmittel in Wirklichkeit den Imbiss zwischendurch sowie die Tendenz, übermäßig viel zu essen, und die Gewichtszunahme!

Bei einer anderen Studie bekam eine Gruppe von Frauen mitten am Vormittag einen Joghurt als Zwischenmahlzeit und später wurde ihnen dann das Mittagessen und das Abendessen serviert. Sie konnten zwischen zwei Joghurtsorten wählen. Die eine war ein normaler Vollfettjoghurt und die andere ein fettarmer Joghurt. Jeder Joghurt war entsprechend gekennzeichnet, aber auf keinem war der Gesamtkaloriengehalt angegeben. Jeder der beiden enthielt jedoch die gleiche Menge an Kalorien. Der einzige Unterschied war der Fettgehalt. Die Teilnehmerinnen durften wählen, welchen sie nehmen wollten. Als den Frauen später das Mittagessen serviert wurde, aßen diejenigen, die den fettreichen Joghurt gewählt hatten, weniger als jene, die die fettarme

Variante bevorzugt hatten. Durch das zusätzliche Fett in dem Joghurt zwischendurch war ihr Hunger länger gestillt, sodass sie von sich aus das Bedürfnis hatten, zu Mittag weniger zu essen.

Die Forscher wollten auch wissen, ob diejenigen, die beim Mittagessen weniger gegessen hatten, dies beim Abendessen wieder aufholen würden. Aber beim Abendessen aßen diejenigen, die den fettreichen Joghurt und zu Mittag weniger gegessen hatten, nicht mehr als die anderen. Sie waren nicht hungriger, obwohl sie *mittags* weniger gegessen hatten. Das heißt, dass die Frauen, die den fettreichen Joghurt genommen hatten, am Ende des Tages insgesamt weniger Kalorien verzehrt hatten als diejenigen, die die fett*arme* Zwischenmahlzeit gewählt hatten.[7]

Manche Fette haben einen höheren Sättigungsgrad als andere. Kokosöl steht ganz oben auf der Liste der Sättigungsskala. Dies ist sowohl bei Studien mit Versuchspersonen als auch mit Versuchstieren nachgewiesen worden. Bei einer in Japan durchgeführten Studie wurden Ratten zum Beispiel mit Futter ernährt, das entweder MCT-haltiges Öl (aus Kokosöl) oder ein Pflanzenöl enthielt. Die Menge an Futter, die jeweils gefressen wurde, wurde jede Stunde festgehalten. Bereits eine Stunde nach der Fütterung war die Gesamtnahrungsaufnahme bei den mit MCT gefütterten Tieren erheblich gesunken. Den Ratten wurde dann die Wahl zwischen zwei Futtervarianten gelassen, um festzustellen, ob eventuell die Schmackhaftigkeit des Futters irgendeinen Einfluss hatte. Es gab keinen Unterschied bei der Nahrungsaufnahme zwischen den beiden Varianten.[8] Diese Studie zeigte, dass das MCT-haltige Öl den Hunger mehr stillte als die anderen Öle, zumindest bei Ratten.

Beim Menschen ist die Wirkung die gleiche. Bei einer Studie erhielten Frauen ein Getränk, das entweder MCT-haltiges Öl oder Pflanzenöl enthielt. 30 Minuten später wurde ihnen ein Mittagessen angeboten, bei dem sie wählen und so viel essen konnten, wie sie wollten. Die Frauen, die vorher das MCT-Öl getrunken hatten, aßen weniger und reduzierten erheblich ihre Kalorienzufuhr beim Mittagessen, wie die Autoren der Studie feststellten.[9]

Eine weitere Studie wurde in drei Phasen unterteilt. In jeder Phase hatten die Versuchspersonen 14 Tage lang freien Zugang zu fettreichen Nahrungsmitteln. Die Phasen unterschieden sich durch die Menge an MCTs (mittelkettige Triglyceride aus Kokosöl) und LCTs (langkettige Triglyceride) in den Nahrungsmitteln. In der ersten Phase wurde die Gesamtenergie (Gesamtkalorien) des Essens durch 20 Prozent MCTs und 40 Prozent LCTs gedeckt. In der zweiten Phase enthielt das Essen jeweils die gleichen Mengen an MCTs und LCTs. In der dritten Phase wurde das Verhältnis auf 40 Prozent MCTs und 20 Prozent LCTs geändert. Die Forscher protokollierten die Gesamtmenge der Nahrung, die jede Versuchsperson zu sich nahm. Sie stellten dabei fest, dass in dem Maße, wie der MCT-Gehalt zunahm, der Gesamt-Nahrungsmittelkonsum zurückging.[10]

Bei einer anderen Studie erhielten normalgewichtige Männer ein Frühstück, das sich jeweils nur bei der Art des verwendeten Fettes unterschied. Wie viel die Männer dann anschließend beim Mittagessen und beim Abendessen aßen, wurde gemessen. Diejenigen, die ein MCT-haltiges Frühstück gegessen hatten, aßen zu Mittag weniger. Beim Abendessen gab es keinen Unterschied. Diese Studie zeigte: Wenn bei einer Mahlzeit MCTs verzehrt werden, wird der Hunger länger hinausgeschoben und bei der nächsten Mahlzeit wird weniger gegessen. Ebenso wichtig war, dass die Versuchspersonen, obwohl sie weniger zu Mittag gegessen hatten, dies nicht dadurch wettmachten, dass sie am Abend mehr aßen. Die tägliche Nahrungs- und Kalorienzufuhr reduziert sich insgesamt.[11] Studien belegen, dass Versuchspersonen im Durchschnitt 62,5 weniger Kalorien am Tag konsumieren, wenn ihre Mahlzeiten MCTs statt LCTs enthalten.[12]

Diese und andere Studien legen nahe, dass der Verzehr von Kokosöl anstelle anderer Öle länger sättigen und dem Hunger länger vorbeugen kann, was zu einem geringeren Gesamtkalorienkonsum führt. Aus diesem und aus weiteren Gründen wird Kokosöl als kalorienarmes Fett angesehen. Die Vorstellung, ein Fett könne als kalorienarm betrachtet werden, ist in der Tat befremdlich, aber dennoch ist dies eine präzise Beschreibung.

Ein weiterer Grund dafür, dass Kokosöl als ein kalorienarmes Fett bezeichnet wird, ist der, dass es tatsächlich weniger Kalorien als andere Fette hat. Fett liefert im Allgemeinen 9 Kalorien pro Gramm. Wegen seiner kleineren Molekülgröße liefert Kokosöl nur 8,6 Kalorien pro Gramm. Der Unterschied mag nicht groß erscheinen, aber wenn man die Gesamtmenge von Fett in der Nahrung bedenkt, könnte es sich summieren. Nehmen wir zum Beispiel den typischen täglichen Konsum von 2 400 Gesamtkalorien, wobei 30 Prozent dieser Kalorien von Fett kommen. Wir können davon ausgehen, dass die Hälfte des Fettes aus hinzugefügten Quellen wie Speiseölen, Salatdressings und Ähnlichem stammt. Würde das gesamte hinzugefügte Fett durch Kokosöl ersetzt, so würde sich die Gesamtzahl der konsumierten Kalorien um 16 pro Tag reduzieren. Diese Differenz von 16 Kalorien kann zu den 62,5 Kalorien hinzugerechnet werden, die durch den Sättigungseffekt pro Tag eingespart werden, sodass sich die Gesamtmenge der eingesparten Kalorien pro Tag auf 78,5 beläuft. Innerhalb eines Monats würde sich dies bereits auf 2 355 Kalorien summieren, die *weniger* konsumiert werden. Und das *macht* einen Unterschied!

Fettarme Ernährungsformen fördern die Fettproduktion

Der Körper *benötigt* Fett. Wenn es nicht über die Nahrung geliefert wird, stellt er eigenes Fett her (mit Ausnahme der *essenziellen* Fettsäuren). Wenn wir nicht genug Fett essen, erhöht der Körper, der den Fettentzug spürt, die Produktion fettproduzierender Enzyme. Menschen, die sich an ein sehr fettarmes Ernährungsprogramm halten, produzieren Fett in einem deutlich erhöhten Maße. Das heißt, dass der Verzehr von weniger Fett in Wirklichkeit bewirken kann, dass der Körper *mehr* Fett herstellt und speichert.

Forscher der *University of Colorado* haben bei Personen, die fettarme Diäten machten, festgestellt, dass ein fettspeicherndes Enzym, das als Lipoproteinlipase bezeichnet wird, aktiv wird und bewirkt, dass die kleine Menge an Fett, die man dann isst, leichter gespeichert wird, sodass sich die Speicherung von Fett im Körper erhöht.[5] Die Ironie dabei ist, dass wir vermeiden, Fett zu essen, um abzunehmen, dabei aber am Ende *mehr* Körperfett produzieren.

Dieser Sachverhalt wird durch eine Studie jüngeren Datums klar nachgewiesen. Forscher am *Brigham and Women's Hospital* und an der *Harvard Medical School* zeigten, dass Versuchspersonen bei einer moderat fetthaltigen Ernährung wirksamer abnahmen als diejenigen, die sich an ein fettarmes Ernährungsprogramm hielten, obwohl sie die gleiche Anzahl von Kalorien zu sich nahmen. Diejenigen mit dem fettarmen Ernährungsprogramm konsumierten über 20 Prozent ihrer täglichen Kalorien als Fett. Bei denen mit dem moderat fetthaltigen Ernährungsprogramm waren es 35 Prozent der täglichen Kalorien, die aus Fett kamen.

Anzumerken ist dabei, dass nach den derzeitigen Empfehlungen der *American Heart Association* die Fettzufuhr nicht über 30 Prozent der Kalorien hinausgehen sollte, und viele empfehlen sogar, dass sie nicht über 20 Prozent hinausgehen sollte; im Vergleich dazu könnte das Ernährungsprogramm mit den 35 Prozent Fett, die bei dieser Studie verwendet wurden, sogar als fettreiche Ernährung betrachtet werden. Diejenigen mit der fettreichen Ernährung nahmen im Durchschnitt 8 Pfund ab, während die Teilnehmer des fettarmen Ernährungsprogramms im Durchschnitt 5,7 Pfund zunahmen![13] Beide Gruppen verzehrten die gleiche Menge an Kalorien. Wie es aussieht, sollten Sie, wenn Sie etwas Gewicht *zulegen* möchten, die Menge an Fett reduzieren, die Sie essen!

In den letzten Jahren hat eine Reihe anderer Studien ebenfalls die Tatsache bestätigt, dass kohlenhydratarme, fettreiche Ernährungsprogramme zu größerer

Gewichtsabnahme und zu positiveren Veränderungen des Blutcholesterin- und Glukosespiegels führen als fettarme Ernährungsformen. Zum Beispiel veröffentlichte das angesehene *Journal of the American Medical Association* eine jahrelange direkte Vergleichsstudie zwischen der Atkins-Diät und der Zone-, der Ornish- und der LEARN-Diät. Die LEARN-Diät (Abkürzung für *Lifestyle, Exercise, Attitudes, Relationships, and Nutrition* – Lebensstil, körperliche Bewegung, Einstellungen, Beziehungen und Ernährung) hält sich an die Empfehlungen der amerikanischen Regierung für eine fettarme und kohlenhydratreiche Ernährung. Bei der Ornish-Diät geht es auch um verschiedene Veränderungen des Lebensstils sowie um Kalorienbeschränkung und eine sehr fettarme Ernährung.

Am Ende der jahrelangen Studie ging die Atkins-Diät bei dem Vergleich als klarer Sieger hervor, sowohl was die Gewichtsabnahme als auch die Verbesserung der messbaren Gesundheitsparameter insgesamt (wie Cholesterin- und Blutglukosespiegel) anging. Bei der Atkins-Diät nahmen die Versuchspersonen mehr als doppelt so viel ab wie bei den anderen Diäten, ohne dass irgendwelche Anzeichen unerwünschter Nebenwirkungen aufgetreten wären. Diejenigen in der Atkins-Gruppe erzielten größere Reduzierungen bei Gewicht, Körperfett, bei ihren Triglyceridwerten und ihrem Blutdruck und eine größere Erhöhung ihres HDL-Cholesterins (also des guten) – lauter Zeichen einer verbesserten Gesundheit des Herz-Kreislauf-Systems und der Gesundheit insgesamt.[14]

Die Atkins-Diät schnitt in allen Punkten – egal, wie man an die Ergebnisse herangeht – besser ab als alle anderen populären Diäten. „Dies ist die bisher beste Studie, die populäre Diäten vergleicht", sagte Walter Willett, Ordinarius des Lehrstuhls für Ernährung an der *Harvard School of Public Health*. Die Ergebnisse bestätigten, dass eine Reduzierung von Kohlenhydraten, insbesondere jenen mit raffinierter Stärke und raffiniertem Zucker, wie sie in der üblichen Ernährung in den USA zu finden seien, nutzbringende Auswirkungen auf den Stoffwechsel habe. Sie zeigten auch, dass sich, wenn Kohlenhydrate durch Fett ersetzt würden, die Blutcholesterinwerte und der Blutdruck verbessern könnten.

Viele andere Studien haben ebenso bestätigt, dass kohlenhydratarme und fettreiche Ernährungsprogramme zu größerer Gewichtsabnahme, besseren Blutcholesterin- und Triglyceridwerten, einer verbesserten Blutzuckerkontrolle und weniger Markern für Entzündungen führen als fettarme Ernährungsprogramme.[15, 16, 17] In der Wissenschaft wird inzwischen allgemein anerkannt, dass kohlenhydratarme Ernährungsprogramme besser sind als fettarme. Aber trotz der Belege unterstützen und fördern viele Mediziner, Organisationen und Unternehmen weiterhin eine fettarme Ernährung, teils aus philosophisch-ideellen Gründen (wie Vegetarismus), teils aus finanziellen Interessen.

Man *kann* mit einem fettarmen Ernährungsprogramm abnehmen, aber es ist ein Kampf! Es fühlt sich wie eine einzige Entbehrung an und man fühlt sich die ganze Zeit elend. Wenn Sie die Kohlenhydrate jedoch durch Fett ersetzen, können Sie das Essen mehr genießen, sich gesättigter fühlen und mehr abnehmen! Bei kohlenhydratarmer Ernährung mit ausreichend Fett können Sie abnehmen, während Sie die gleiche Menge an Kalorien zu sich nehmen, bei denen Sie vorher zugenommen haben. Unter dem Strich können Sie mit einer kohlenhydratarmen Ernährungsweise, die Ihnen reichlich Fett erlaubt, mehr abnehmen als mit jeder anderen Art von Diät. Zusätzlich zur Gewichtsabnahme werden Sie auch feststellen, dass sich Ihr Blutbild und Ihre Gesundheit insgesamt verbessern.

KAPITEL 9

Ernährungsbedingte Ketose

Wie im Mittelalter muten sie an, die heutigen Schlankheitskuren, die eher wie Hungerkuren wirken: Um die Kalorienzufuhr zu reduzieren, wird das Essen auf winzige Portionen beschränkt, bei denen alle Spuren von Fett beseitigt worden sind. Fett gibt dem Essen jedoch Würze und verbessert den Geschmack. Wird es entfernt, hat man am Ende eine kleine Portion einer geschmacklosen Pampe vor sich. Der Grund dafür ist vielleicht, dass man nicht einmal dieses Wenige isst, wenn es so schlecht schmeckt, sodass man weniger Kalorien zu sich nehmen wird … *Meine* Vision von einer sättigenden Mahlzeit ist jedoch nicht ein gegrillter Tofubratling auf einem Bett roher Bohnensprossen. Wenn ich so essen müsste, wäre ich lieber fett.

Die meisten Schlankheitsdiäten *scheitern*, weil sie hungrig machen. Die kalorienarmen Nahrungsmittel, die man essen darf, sättigen nicht. Mal ehrlich, wie lange sind Sie von einer Schüssel mit grünem Salat und einer Scheibe Gurke satt? Fettarme Ernährungsprogramme sind zwangsläufig zum Scheitern verurteilt, weil sie von der irrigen Annahme ausgehen, dass Fett so weit wie möglich verbannt werden müsse, um Kalorien zu reduzieren.

Sie sagen nun vielleicht, Sie hätten mit einer dieser fettarmen Diäten 45 Pfund abgenommen, oder dass Sie jemanden kennen, der so abgenommen hat. Darf ich Ihnen eine Frage stellen? Sind diese Pfunde inzwischen immer noch verschwunden? Wenn sie wieder da sind, dann hat die Diät überhaupt nichts Gutes gebracht. Wenn eine Schlankheitskur nicht bewirkt, dass das Gewicht dauerhaft niedrig bleibt, ist sie nutzlos. In Wirklichkeit vielleicht sogar schlimmer als nutzlos, da der Jojo-Effekt die Gewichts*zunahme* fördert. Statistiken zeigen, dass 95 Prozent derjenigen, die eine Schlankheitskur machen, hinterher ihr Gewicht wieder zunehmen. Das ist eine Ausfallquote von unglaublichen 95 Prozent!

Warum scheitern diese fettarmen Ernährungsprogramme? Weil sie eine Tortur sind! Man hat die ganze Zeit Hunger und fühlt sich miserabel. Man denkt ständig an Essen. Wenn man versucht, auf Essen zu verzichten, ist der knurrende Magen, der einen ständig an Essen erinnert, die reinste Qual.

Abnehmen, *ohne* zu leiden

Ein ideales Ernährungsprogramm sorgt dafür, dass man essen kann, bis man satt ist, und bis zur nächsten Mahlzeit nicht hungrig ist. Darüber hinaus sollten die Nahrungsmittel, die man essen darf, auch *schmackhaft* sein. „Unmöglich!", sagen Sie? Ja, wenn Sie der irrigen Vorstellung glauben, dass eine fettarme Ernährungsweise der einzige Weg sei, um abzunehmen. Wenn Sie Ihrem Essen jedoch Fett hinzufügen und dabei gleichzeitig die *eigentlichen* Übeltäter meiden, können Sie essen, bis Sie zufrieden sind und sich satt fühlen – und dennoch abnehmen. Da Sie sättigende Mahlzeiten zu sich nehmen und nicht ständig Hunger haben, können Sie dieses Ernährungsprogramm auf Dauer beibehalten und sich die überschüssigen Pfunde folglich dauerhaft „vom Leib halten".

Unser Energiestoffwechsel

Glukose ist die Hauptenergiequelle, die von allen Zellen im Körper genutzt wird. Wir erhalten Glukose hauptsächlich aus den Kohlenhydraten in unserer Nahrung. Wenn wir eine Zeit lang nichts essen, etwa zwischen den Mahlzeiten, während des Schlafes oder beim Fasten, sinkt der Blutglukosespiegel, sodass die für die Energieproduktion verfügbare Menge eingeschränkt wird. Unsere Zellen verlangen jedoch eine kontinuierliche Versorgung mit Energie, 24 Stunden am Tag. Um das Energieniveau aufrechtzuerhalten, wird Körperfett mobilisiert und werden Fettsäuren aus den Fettzellen freigesetzt. Auf diese Weise hat der Körper stets Zugang entweder zu Glukose oder zu Fettsäuren, um seinen permanenten Energiebedarf zu decken.

Während dieser Prozess für den Körper insgesamt gut funktioniert, funktioniert er beim Gehirn so nicht. Das Gehirn kann keine Fettsäuren nutzen, um seinen Energiebedarf zu decken, deswegen braucht es eine alternative Energiequelle. Diese alternative Energiequelle kommt in Form von „Ketonkörpern" oder „Ketonen" daher. Ketone sind eine spezielle Art von energiereichem Brennstoff, der in der Leber aus Fettsäuren gebildet wird. Alle Zellen im Körper – außer der Leber und den roten Blutkörperchen –

können Ketone verbrennen, um Energie zu erzeugen; sie werden jedoch insbesondere zur Versorgung des Gehirns und des Nervensystems gebildet. Zwischen den Mahlzeiten, wenn der Blutglukosespiegel sinkt, beginnt die Leber, Fettsäuren in Ketone umzuwandeln, und der Blutketonspiegel steigt. Nach einer kohlenhydrathaltigen Mahlzeit steigt der Blutglukosespiegel und signalisiert der Leber, dass sie die Produktion von Ketonen einstellen kann, sodass der Blutketonspiegel nach und nach wieder sinkt. Auf diese Weise ist die kontinuierliche Energieversorgung des Gehirns entweder durch Glukose oder Ketone sichergestellt.

Das Gehirn eines erwachsenen Menschen braucht normalerweise etwa 100 bis 150 Gramm Glukose am Tag. Wenn das Gehirn nur auf Glukose angewiesen wäre, würde es in einem Zustand des absoluten Hungerns, wenn nur Wasser konsumiert wird, seine Glukose dadurch beschaffen müssen, dass es Körpereiweiß abbaut. Um dem Gehirn 100 bis 150 Gramm Glukose pro Tag zur Verfügung zu stellen, müsste etwa jeden Tag 172 bis 259 Gramm Körpereiweiß abgebaut werden. Bei dieser unhaltbaren Menge würde innerhalb von zwei Wochen der Tod eintreten. Es gibt doch aber Menschen, die fasten und länger als zwei Monate nichts als Wasser zu sich nehmen – wie kann das sein? Der Grund dafür, dass sie so lange fasten können: Ein Teil der Fettsäuren wird aus den Vorräten freigesetzt und in Ketone umgewandelt; dadurch wird der Energiebedarf des Gehirns gedeckt und das magere Körpergewebe somit verschont.[1]

Wenn es der Nahrung an Fett fehlt, wird mehr Muskelgewebe abgebaut, weil aus dessen Fett Ketone gebildet werden. Ein großer Teil der Gewichtsreduktion bei fettarmen Ernährungsprogrammen ist auf den Abbau von Muskelgewebe zurückzuführen. Bei einer kohlenhydratarmen, fettreichen Ernährung hingegen bleibt das Muskelgewebe erhalten; Gewichtsreduktion ist hier hauptsächlich das Ergebnis des Abbaus von Körperfett.

Es gibt drei Arten von Ketonkörpern, die aus Fettsäuren gebildet werden: Beta-Hydroxybuttersäure (BHB), Acetessigsäure (AcAc) und Aceton. Genau wie Glukose sind Ketone ständig im Blut vorhanden.

Die Leber eines gesunden Erwachsenen kann pro Tag bis zu 185 Gramm Ketonkörper produzieren. Ketone decken 2 bis 6 Prozent des Energiebedarfs des Körpers nach dem „Fasten" über Nacht und 30 bis 40 Prozent nach einem dreitägigen Fasten. Man sagt, dass der Körper sich in „Ketose" befinde, wenn er – statt Glukose zu verbrennen – dazu übergeht, Fettsäuren und Ketone zu verbrennen.

Nachdem man eine Mahlzeit hat ausfallen lassen, beginnt die Ketonproduktion innerhalb weniger Stunden zu steigen. Der Ketonspiegel im Blut nach dem nächtlichen „Fasten" liegt normalerweise bei etwa 0,1 bis 0,2 mmol/L, kann aber auch auf 0,5 mmol/L steigen. Wenn das Fasten (oder die Einschränkung von Kohlenhydraten) fortbesteht, steigt die Ketonproduktion. Nach zweitägigem Fasten steigen die Ketone auf etwa 1,0 bis 2,5 mmol/L. Eine Ketose, die durch Fasten, bei dem nur Wasser konsumiert wird, hervorgerufen wird, erreicht erst ein nennenswertes Niveau, nachdem drei oder fünf Tage vergangen sind. Nach einer Woche oder längerem Fasten haben Nichtdiabetiker einen Ketonspiegel von etwa 5 bis 7 mmol/L. Nachdem dieser Spiegel beim Fasten erreicht worden ist, bleibt er relativ konstant. Der Ketonspiegel steigt nicht weiter an, egal, wie lange das Fasten dauert.

Eine Ketose kann nicht hervorgerufen werden, wenn nicht ein sehr geringer Kohlenhydratkonsum vorausgeht. Bei den meisten Menschen bedeutet dies: weniger als etwa 40 Gramm pro Tag. Um dies in Relation zu setzen, sei gesagt, dass die meisten Menschen etwa 300 Gramm Kohlenhydrate pro Tag zu sich nehmen und manche viel mehr essen. Wenn Sie fasten, essen Sie überhaupt keine Kohlenhydrate, sodass der Körper, statt hauptsächlich Glukose zu verbrennen, dazu übergeht, meistenteils Fett zu verbrennen. Eine Ketose wird innerhalb von zwei oder drei Tagen hervorgerufen. Bei einem kohlenhydratarmen Ernährungsprogramm dauert es etwas länger, für gewöhnlich fünf bis sieben oder mehr Tage, abhängig davon, wie viele Kohlenhydrate und wie viel Essen insgesamt wir zu uns genommen haben.

Die Höchstmenge an Kohlenhydraten, die man konsumieren und dennoch eine Ketose hervorrufen kann, ist von Person zu Person verschieden. Manche sind kohlenhydratempfindlicher als andere, sie müssen ihre Kohlenhydratzufuhr überdurchschnittlich reduzieren, um eine Ketose hervorzurufen. Die meisten könnten jedoch einen Zustand der Ketose erreichen, indem sie ihre Kohlenhydratzufuhr auf 40 oder 50 Gramm pro Tag beschränken. Kohlenhydratempfindliche Personen (wozu die meisten Übergewichtigen gehören) müssen ihre Kohlenhydratzufuhr auf 20 oder 30 Gramm reduzieren, um den gleichen Effekt zu erzielen.

Die ketogene Ernährungsform

Eine Ketose, die durch die Ernährungsweise hervorgerufen wird, bezeichnet man als *ernährungsbedingte* Ketose. Dr. Robert Atkins sprach von „gutartiger" ernährungsbedingter Ketose, um sie von der *diabetischen* Ketoazidose zu unterscheiden; dabei handelt es sich um eine schwerwiegende Komplikation im Zusammenhang mit Typ-1-Diabetes. Wenn Sie sich in einer ernährungsbedingten Ketose befinden, ist dies ein Zeichen dafür, dass Ihr Körper sein gespeichertes Fett mobilisiert und es nutzt, um seinen Energiebedarf zu decken. Mit anderen Worten, Ihr Körper verbrennt sein Fett und Sie nehmen ab.

Eine ketogene Ernährungsweise ist eine solche, die den Körper in den Zustand der Ketose versetzt – in einen Zustand, in dem er Fett verbrennt. Um als ketogen bezeichnet zu werden, muss die Ernährung sehr kohlenhydratarm, fettreich und moderat (aber nicht zu sehr) proteinhaltig sein.

Ketogene Ernährungsprogramme sind nichts Neues, sie werden seit mehr als 90 Jahren therapeutisch genutzt. Das erste wissenschaftlich formulierte ketogene Ernährungsprogramm wurde in den 1920er-Jahren als Mittel zur Behandlung von Epilepsie entwickelt. In der damaligen Zeit nutzten Ärzte oft eine Fastentherapie, um schwierige Gesundheitsprobleme wie Krebs, Arthritis, Gastritis oder neurologische Probleme zu behandeln. Eine der Krankheiten, die sehr gut auf die Fastentherapie ansprachen, war Epilepsie. Durch Fasten über einen Zeitraum von 20 bis 30 Tagen, in dem nichts außer Wasser konsumiert wurde, konnten epileptische Anfälle erheblich reduziert werden, mit lange anhaltenden Ergebnissen. Es wurde beobachtet, dass ein hoher Ketonspiegel, der kontinuierlich produziert wurde, einen sehr deutlichen therapeutischen Effekt hatte, insbesondere auf das Gehirn und das Nervensystem.

Die Ärzte stellten fest: Je länger die Patienten das Fasten durchhalten konnten, desto besser waren die Ergebnisse. Da es offensichtlich jedoch eine Grenze gab, wie lange jemand fasten konnte, entwickelten die Ärzte ein Ernährungsprogramm, das die Auswirkungen des Fastens auf den Stoffwechsel nachahmte, während es gleichzeitig alle die Nährstoffe lieferte, die zum Aufrechterhalten einer guten Gesundheit erforderlich waren. Das Ergebnis war ein ketogenes Ernährungsprogramm. Es erwies sich als sehr erfolgreich, selbst bei sehr schwerwiegenden medikamentenresistenten Formen der Epilepsie.

Da das ketogene Ernährungsprogramm sich als hilfreich erwies, um Fehlfunktionen des Gehirns zu korrigieren, die mit Epilepsie in Verbindung gebracht wurden, begannen Forscher, das Programm auch bei anderen Störungen des Gehirns und Nervensystems zu testen. Die ersten Studien, die im Zusammenhang mit neurodegenerativen Krankheiten (wie Alzheimer, Parkinson, ALS, Huntington-Krankheit, Gehirnverletzungen und Schlaganfälle) durchgeführt wurden, zeigten, dass diese Erkrankungen sehr gut auf die ketogene Ernährung ansprachen.[2,3,4,5]

Nicht nur Störungen des Gehirns und des Nervensystems verbesserten sich, sondern auch viele Parameter, mit denen der Gesundheitszustand eines Menschen insgesamt gemessen wird, wie Blutlipide (Cholesterin, Triglyceride), Blutdruck, Blutzucker- und Insulinspiegel, der Spiegel des C-reaktiven Proteins und Körperfett.[6,7,8,9] Es hat sich herausgestellt, dass die ketogene Ernährung eine therapeutische Wirkung auf den Körper insgesamt hat.

Bei der klassischen ketogenen Ernährung wird die Kohlenhydratzufuhr auf etwa 2 Prozent der Gesamtkalorien beschränkt. Dies geschieht, um die Ketonbildung so anzuregen, dass ein therapeutisch wirksamer Ketonspiegel erreicht wird. Kohlenhydrate machen in der Regel etwa 60 Prozent unserer täglichen Kalorien aus. Wenn dieser Anteil auf nur 2 Prozent gesenkt wird, muss die Lücke durch einen anderen Energie erzeugenden Nährstoff gefüllt werden. Bei der ketogenen Ernährung werden die Kohlenhydrate durch Fett ersetzt; Fett liefert die für die Ketonbildung notwendigen Bausteine und macht bis zu 90 Prozent der Gesamtkalorien aus. Proteine liefern die restlichen 8 Prozent.

Diese Art von Ernährungsprogramm wird zur Behandlung schwerwiegender Störungen wie Epilepsie genutzt; demgegenüber kann Gewichtsabnahme jedoch mit einem weit weniger strengen Ernährungsplan erreicht werden, bei dem mehr Proteine und Kohlenhydrate wie auch weniger Fett zulässig sind. Bei einer Beschränkung der Gesamtmenge der Kohlenhydrate auf etwa 40 Gramm oder weniger pro Tag kann immer noch eine Ketose hervorgerufen werden.

Bei der Behandlung von *Epilepsie* und anderen Krankheiten wird sichergestellt, dass der Patient – in Regel ein Kind – genügend Kalorien für normales Wachstum und eine normale Entwicklung erhält. Bei einem Programm
zur *Gewichtsabnahme* wird die Gesamtkalorienzufuhr in dem modifizierten
ketogenen Ernährungsprogramm hingegen eingeschränkt. Dies ist jedoch
kein Problem, da ein modifiziertes ketogenes Ernährungsprogramm mit
Fleisch, Eiern, Käse und Sahne weitaus sättigender ist als jede andere Form
der Ernährung. Sie können sich den Magen mit weniger Essen füllen und
konsumieren auch noch weniger Kalorien.

Warum eine *eiweißreiche* Ernährung nicht ketogen ist

Es gibt viele kohlenhydratarme Ernährungsprogramme, aber nicht alle sind
ketogen. Dies gilt insbesondere für die Formen, bei denen der uneingeschränkte Verzehr von Fleisch und anderen eiweiß- oder proteinreichen
Nahrungsmitteln erlaubt ist. Ende der 1920er-Jahre entdeckten Forscher,
dass die kanadischen Eskimos, die von ihrer traditionellen Nahrung aus
Fleisch und Fett lebten – ohne jedwede Kohlenhydrate –, einen niedrigen
Ketonspiegel hatten, vergleichbar mit dem von Menschen, die sich von typi-
schem kohlenhydrathaltigem Essen ernähren. Wenn reichlich Wild vorhanden war, aßen sie sich an Fleisch satt. Die Glukose, die durch die Aufspaltung
der mit der Nahrung aufgenommenen Fleischproteine gewonnen wurde,
reichte aus, um eine Ketose zu verhindern.[10]

Ähnliche Ergebnisse wurden in einer klinischen Studie festgestellt, bei der die Versuchspersonen sich über viele Monate an ein Ernährungsprogramm hielten, das frei
von Kohlenhydraten und reich an Fleisch war (eine Ernährung, wie sie bei den Eskimos typisch ist), während sie in einer Klinik unter strenger Beobachtung standen.[11]
Aus den Ergebnissen schlossen die Forscher, dass bei Menschen, die sich an eine
sehr kohlenhydratarme Ernährung halten, die Ketose sich im umgekehrten Verhältnis zur Menge der jeweiligen Proteinzufuhr verändert. Dies geschieht, da etwa 48
bis 58 Prozent der in den meisten Nahrungsproteinen enthaltenen Aminosäuren in
Glukose umgewandelt werden können. Pro 2 Gramm Eiweiß, die man bei einer kohlenhydratfreien Ernährung zu sich nimmt, werden potenziell etwa zwischen 1,0 und
1,2 Gramm in Glukose umgewandelt.

Will man mit einem kohlenhydratarmen, ketogenen Ernährungsprogramm erfolgreich abnehmen, sollte man somit nicht unbegrenzt proteinreiche Nahrungsmittel
essen. Es ist wichtig, dies zu verstehen, da viele Menschen, die ein kohlenhydratarmes Ernährungsprogramm beginnen, davon ausgehen, Fleisch und andere proteinreichen Nahrungsmittel hätten kaum oder keine Auswirkungen auf ihre Chancen,

abzunehmen. Sie stopfen sich mit proteinreichen Nahrungsmitteln voll und wundern sich, warum sie nicht so viel abnehmen, wie sie erwarten, oder warum sie vielleicht sogar zunehmen. Sie beschweren sich dann, dass die kohlenhydratarme Ernährung bei ihnen nicht funktioniere.

Eine nur aus Fleisch bestehende Ernährung mag kohlenhydratarm sein, es ist aber *keine ketogene* Ernährung. Als „ketogen" kann eine Ernährungsweise definiert werden, die sehr wenig Kohlenhydrate enthält, reich an Fett ist und ausreichend, aber nicht übermäßig viel Eiweiß enthält. 60 Prozent oder mehr der verzehrten Gesamtkalorien entfallen auf Fett.

Das Problem mit „mageren Proteinen"

Wohin man auch geht, überall ist zu hören, man solle *magere* Proteine essen, das Fett abschneiden, die Haut entfernen, nur das weiße Fleisch essen, Hähnchen und Fisch gegenüber rotem Fleisch bevorzugen, weil sie weniger Fett hätten, man solle fettarmen Käse essen, fettarme Milch trinken usw. – bis zum Erbrechen. Warum werden die mageren Proteine derart betont?

Dies ist offensichtlich ein Relikt der Anti-Fett-Hysterie, die wir in den letzten Jahrzehnten erlebt haben. Sogar viele Anhänger einer kohlenhydratarmen Ernährung und der Paläo-Diät (Steinzeiternährung) wiederholen dieses Mantra immer wieder: Wir sollten mageres Fleisch wählen. Viele Autoren von Ernährungsratgebern, die kohlenhydratarme Ernährungsprogramme propagieren, und sogar jene, die die Vorzüge des Verzehrs von Fett anpreisen, raten den Lesern, magere Fleischstücke zu wählen. Das ergibt keinen Sinn. Das Fett ist nicht der Feind! Fett – die *richtige* Art von Fett – ist Ihr *Freund!* Die natürlichen Fette in Milchprodukten und Fleisch (einschließlich des roten Fleisches) sind gut für Sie! Sie sollten das Fett nicht weglassen und marmoriertes (durchwachsenes) Fleisch nicht meiden und Sie sollten nicht etwa Schuldgefühle haben, wenn Sie Fett essen.

Die ketogene Ernährung einschließlich des ketogenen Ernährungsprogramms mit Kokosöl ist keine proteinreiche Ernährung. Es ist eine Ernährung, die reich an Fett ist und ausreichend, aber nicht übermäßig viel Eiweiß enthält. Fett, nicht Eiweiß, ist das Geheimnis für den Erfolg dieses Ernährungsprogramms. Die Proteinzufuhr muss für optimalen Erfolg sogar eingeschränkt werden, nicht nur im Hinblick auf Gewichtsabnahme, sondern auch für bessere Gesundheit insgesamt.

Mageres Fleisch ohne ausreichend Fett zu essen kann Ihrer Gesundheit sogar schaden! Ein ausgezeichnetes Beispiel dafür ist die in den 1970er-Jahren propagierte fixe Idee mit flüssigem Eiweiß, dem sogenannten Protein sparenden modifizierten Fasten. Die Idee hinter diesem Ernährungsprogramm beruhte darauf, dass eine Reduzierung der Kalorien nicht nur den Abbau von Fett, sondern auch den Verlust von magerem Gewebe bewirkt: Wenn aber derjenige, der die Schlankheitskur machte, bei einer kohlenhydratarmen, kalorienarmen Ernährung eine ausreichende Menge an Eiweiß zu sich nahm, würde das Muskelgewebe verschont und nicht abgebaut werden. Theoretisch würde die betreffende Person also nur Körperfett verlieren und kein mageres Gewebe. Man glaubte, der beste Weg, das Eiweiß zuzuführen, sei der, es zu *trinken*. Fast über Nacht griff diese fixe Idee um sich und die Geschäfte waren voll mit Protein-Diät-Getränken.

Die Quelle der Proteine in diesen Shakes war Gelatine, ein gereinigtes Eiweißprodukt, das aus den Sehnen, dem Knorpel und den Häuten von Schweinen, Rindern und anderen Tieren hergestellt wird. Gelatine ist zwar eine gute Proteinquelle, ihr Gemisch von Aminosäuren ist jedoch von geringerer Qualität, das heißt, es ist nicht so ausgewogen wie bei den Aminosäuren, die man aus echten Nahrungsmitteln wie Eiern, Milch, Fleisch und Fisch bezieht. Das war jedoch nicht das Hauptproblem bei diesem Ernährungsprogramm. Ein wesentlich schwerwiegenderes Problem war das vollständige Fehlen von Fett.

Ohne Fett können Proteine (Aminosäuren) nicht ordnungsgemäß verstoffwechselt werden – unabhängig von der Qualität. Fett ist wesentlich für einen vollständigen Proteinstoffwechsel. Die Folge war, dass Personen, die sich lange Zeit an dieses Ernährungsprogramm hielten, schließlich an Mangelernährung litten und krank wurden. Viele von ihnen starben an Herzversagen, obwohl es bei ihnen vorher keine Anzeichen von Herzkrankheiten gegeben hatte. Selbst die Einnahme von Vitaminergänzungen und eine Anreicherung der Nahrung mit einer kleinen Portion magerem Fleisch halfen nicht, sie starben dennoch, mindestens 60 insgesamt, und Tausende weitere wurden krank. Die Popularität dieses Ernährungsprogramms schwand schnell.

Die Erkrankung, die durch den Verzehr von magerem Eiweiß ohne ausreichende Fettbeigabe auftritt, wird als „Eiweißvergiftung" oder auch als „Kaninchenhunger" bezeichnet. Zu den Symptomen gehören Durchfall, Kopfschmerzen, Müdigkeit, niedriger Blutdruck, niedrige oder unregelmäßige Herzfrequenz und allgemeines Unwohlsein. Ohne ausreichendes Fett kann Eiweiß in der Tat toxisch werden. Diese Tatsache ist seit Jahrhunderten bekannt und dokumentiert. In den vergangenen Jahrhunderten aßen unsere Vorfahren, die Jäger und Sammler waren, kein mageres Fleisch – sie mieden es, wenn möglich. Sie waren bestrebt, möglichst fetthaltiges Fleisch zu essen, und hatten eine Vorliebe für fetthaltige Innereien und Knochenmark.

Den Eskimos in Nordkanada und Alaska war die Eiweißvergiftung vertraut. Ihre Nahrung bestand traditionell fast ausschließlich aus Fleisch; sie wussten aber, wie wichtig es war, eine ausreichende Menge an Fett zu bekommen. Sie hatten stets Seehundöl oder andere Fette bei sich, um ihre Mahlzeiten damit anzureichern. Das Fleisch wurde in eine Schale mit Seehundöl getunkt, wie in eine Dippsoße, bevor es gegessen wurde. Zusätzlich zu Fischen und Seehunden jagten sie Karibus, Elche, Füchse, Bären, Gänse, Schneehühner und anderes Wild, sie mieden aber im Allgemeinen Hasen oder Kaninchen. Polarhasen sind sehr mager, diese jagten sie nicht, es sei denn, dass sie reichlich Fett hatten, um das Fleisch zu dippen. Sie hatten gelernt, dass sie krank wurden, wenn sie zu viel Kaninchen oder Hase aßen. Man konnte länger leben, wenn man nur Wasser zu sich nahm, und keine andere Nahrung, als wenn man Wasser und so viel Hasen- oder Kaninchenfleisch verzehrte, wie man essen konnte. Bei den Eskimos und den kanadischen Indianern war bekannt, dass der Tod durch „Verhungern" schneller eintrat, wenn man Kaninchen aß, als wenn man komplett auf Nahrung verzichtete – deshalb der Begriff „Kaninchenhunger". Das Gleiche geschah, wenn sie zu viel von irgendwelchem mageren Fleisch aßen, einschließlich Karibus, nachdem sie ihre Sommer-Fettreserve aufgebraucht hatten und übermäßig mager waren.

Der Polarforscher und Anthropologe Vilhjalmur Stefansson (1879–1962) schrieb ausführlich über seine Jahre, die er in der kanadischen Arktis lebte, wie die Ureinwohner der Eskimos. Er beschreibt, wie er und seine Gefährten an einem bestimmten Punkt – weil es keine andere Nahrung gab – gezwungen waren, Karibus zu jagen und mageres Karibufleisch zu essen. Er kannte die Abneigung der Eskimos gegen mageres Fleisch, aber der Mangel an Nahrung zwang sie dazu. Innerhalb weniger Wochen waren sie alle krank geworden und schienen dem Tod geweiht. Erst als sie eine Fettquelle auftrieben, erholten sie sich wieder. Ein andermal, als die Nahrung knapp war und sie nur Seehundöl hatten, überlebten sie, indem sie nur Seehundöl zu sich nahmen. Im Gegensatz zu magerem Fleisch fügte ihnen der alleinige Verzehr von Öl keinen Schaden zu.

Als Stefansson darüber schrieb, wie man von Fleisch und Fett, ohne pflanzliche Nahrungsmittel, leben und bei guter Gesundheit bleiben konnte, wurde er von den Ärzten in der damaligen Zeit kritisiert. Sie behaupteten, es sei unmöglich, er würde dann Skorbut oder irgendeine andere Mangelkrankheit bekommen. Um zu beweisen, dass sie sich irrten, erklärten Stefansson und einer seiner Polarforschergefährten, Karsen Anderson, sich bereit, ein Jahr lag unter der Beobachtung eines medizinischen Teams am *Bellevue Hospital* in New York City von nichts anderem als Fleisch und Fett zu leben. Dies war im Jahr 1928. Beide Männer beendeten das Experiment ohne irgendeine Mangelerkrankung und bei ausgezeichneter Gesundheit.

Auch wenn diese Geschichte oft erzählt wird, um die Unbedenklichkeit des Verzehrs von Fleisch zu verdeutlichen, demonstriert sie in Wirklichkeit die Unbedenklichkeit des Verzehrs von Fett. Sie aßen zwar unterschiedliche Fleischarten und Fleischstücke, aber keines davon war mager und 79 Prozent ihrer Kalorien kamen von Fett – das hauptsächlich gesättigte Fettsäuren enthielt.[12]

Dr. Eugene DuBois, der das Experiment leitete, war neugierig geworden durch das, was Stefansson über den Verzehr von magerem Fleisch geschrieben hatte, und wollte selbst sehen, welche Auswirkungen eine Ernährung mit magerem Fleisch haben würde. Widerwillig erklärte Stefansson sich bereit, seine Ernährung vorübergehend auf magere Fleischstücke zu beschränken, während Anderson gleichzeitig jede Mischung von Fett und Fleisch essen konnte, die er wollte. Dieses Experiment wurde ganz am Anfang der Studie durchgeführt, es dauerte aber nicht lange. Denn bereits nach zwei Tagen traten die ersten Symptome einer Eiweißvergiftung auf.

Stefansson erklärte, die Symptome, die im *Bellevue Hospital* durch eine mangelhafte Fleischernährung (mageres Fleisch ohne Fett) aufgetreten waren, seien genau die gleichen gewesen wie in der Arktis, außer dass sie schneller auftraten – Durchfall und ein allgemeines rätselhaftes Unwohlsein. Oben im Norden seien die Eskimos und er sofort geheilt worden, als sie etwas Fett bekamen. Dr. DuBois habe ihn nun auf die gleiche Art und Weise geheilt, indem er ihm durchwachsene Lendensteaks, in Speck gebratenes Hirn und Dinge dieser Art zu essen gegeben habe. Innerhalb von zwei oder drei Tagen sei er wieder hergestellt gewesen, habe aber erheblich abgenommen."

Anderson, der sich demgegenüber mit einer Mischung aus Fleisch und Fett ernährte, hatte keine Probleme. Im *Bellevue Hospital* hatte es nur ein paar Tage gedauert, bis die Symptome einer Eiweißvergiftung auftraten. In der Arktis dauerte es zwei bis drei Wochen. Stefansson spekulierte, dass der zeitliche Unterschied vielleicht damit zu erklären sei, dass sie, als sie das magere Karibufleisch in der Arktis aßen, doch ein wenig Fett aus dem Bereich hinter den Augäpfeln und aus dem Knochenmark mitbekommen hätten, was das Auftreten der Krankheit verlangsamt haben müsse. In der Klinik habe er diese Fettquelle nicht gehabt, sodass die Symptome viel schneller aufgetreten seien.

Wenn Naturvölker auf die Jagd gingen, hielten sie nicht nach mageren Tieren Ausschau, sondern nach den fettesten, die sie finden konnten. Sie genossen das Fett und aßen jeden Bissen, den sie bekommen konnten. Sie kannten die Gefahren des Verzehrs von magerem Fleisch. Kohlenhydratarme und Paläo-Ernährungsprogramme, die propagieren, fettarme Milchprodukte und andere fettarme Nahrungsmittel sowie mageres Fleisch zu verzehren und das Fett abzuschneiden, sind schädlich. Nicht proteinreiche Ernährungsprogramme sind der Schlüssel zu erfolgreicher, gesunder Gewichtsabnahme, sondern Fett ist der Schlüssel.

Das Geheimnis erfolgreicher Gewichtsabnahme

Reduzierter Hunger

Der Verzehr *zu vieler* Kalorien kann, unabhängig von ihrer Quelle, zu einer Gewichtszunahme beitragen. Egal, ob die Kalorien von Kohlenhydraten, Eiweiß oder Fett kommen, wenn wir *mehr* Kalorien zu uns nehmen, als der Körper unmittelbar braucht, werden die überschüssigen Kalorien in Körperfett umgewandelt. *Fett* zu essen hat zwar einen Vorteil für den Stoffwechsel, aber wenn wir Fett *mit übermäßig vielen Kohlenhydraten* zu uns nehmen, geht dieser Vorteil verloren. Auch *zu viel Fett* zu essen, das über den täglichen Kalorienbedarf hinausgeht, kann die Bemühungen, Gewicht abzubauen, sabotieren. Was *allen* Ernährungsprogrammen zur Gewichtsabnahme gemeinsam ist, das ist eine Reduzierung der Gesamtkalorienzufuhr. Selbst das ketogene Ernährungsprogramm zur Gewichtsabnahme ist dann am wirksamsten, wenn die Gesamtkalorienzufuhr begrenzt wird.

Was ist der größte Stolperstein für erfolgreiche Gewichtsreduktion? Welcher Aspekt bei einer Schlankheitskur lässt uns mehr leiden und trägt mehr zum Scheitern der Diät bei als irgendein anderer? Die Antwort lautet: *Hunger*. Ständiger quälender Hunger macht die Schlankheitskur zu einer Tortur und bewirkt, dass sie zum Scheitern verurteilt ist. Wenn die quälenden Hungerattacken ausgeschlossen werden könnten, wären die Ernährungsprogramme viel leichter durchzuhalten und viel erfolgreicher.

Das *ketogene* Ernährungsprogramm bietet die Lösung. Die Ketose hat appetitzügelnde Wirkung.[13] Wenn man die Hungergefühle besiegen kann, die mit den meisten Diäten einhergehen, gerät man nicht in die Versuchung, zwischendurch zu essen oder bei einer Mahlzeit übermäßig viel zu essen, und kann sogar Mahlzeiten überspringen, ohne sie zu vermissen. Die appetitzügelnde Wirkung des ketogenen Ernährungsprogramms ist die „Geheimwaffe" für erfolgreiche Gewichtsabnahme.

Wenn eine Ketose hervorgerufen wird, lässt der Hunger stark nach, selbst wenn man weniger Kalorien zu sich nimmt. Sie können Ihre Gesamtkalorienzufuhr reduzieren und überschüssiges Gewicht abbauen, ohne unter Hunger, Energiemangel, Nervosität, Reizbarkeit oder einem der gängigen Symptome zu leiden, die mit kalorienarmen Schlankheitskuren verbunden sind. Gleichzeitig können Sie es genießen, Fleisch, Eier, Käse, Sahne, Bratensoßen und andere fetthaltige Nahrungsmittel zu essen, die sättigend sind. Das Essen schmeckt so gut und ist so sättigend, dass sie sich ein Leben lang auf diese Weise ernähren können.

Die appetitzügelnden Wirkungen der ketogenen Ernährung wurden in einer Studie von Forschern bei *Kraft Foods* klar aufgezeigt und im *American Journal of Clinical Nutrition* veröffentlicht.[14] Bei dieser Studie wurden die Versuchspersonen in zwei Gruppen aufgeteilt. Eine Gruppe hielt sich an ein typisches fettarmes, kalorienreduziertes Ernährungsprogramm. Die Gesamtkalorienzufuhr wurde um 500 bis 800 Kalorien pro Tag gesenkt. Die zweite Gruppe hielt sich an ein kohlenhydratarmes, fettreiches Ernährungsprogramm ohne Beschränkung der pro Tag konsumierten Gesamtmenge an Kalorien. Die Gruppe mit dem kohlenhydratarmen Programm wurde angewiesen, drei Mahlzeiten pro Tag zu essen, zuzüglich Zwischenmahlzeiten, und so viel zu essen, bis der Hunger gestillt war, ohne sich zu übelessen.

Im Grunde machte in Wirklichkeit nur *eine* Gruppe eine „Diät", während die andere Gruppe einfach die Arten von Nahrungsmitteln modifizierte, die sie aßen, und dabei – ohne Rücksicht auf Kalorien – nach Lust und Laune Fett, Fleisch und kohlenhydratarmes Gemüse aßen. Nach zwölf Wochen hatte die Gruppe, die sich an ein fettarmes Ernährungsprogramm hielt, im Durchschnitt 2,5 Kilo abgenommen und die Gruppe, die sich an das kohlenhydratarme Ernährungsprogramm hielt, hatte 4,9 Kilo abgenommen. Bei der Gruppe mit der kohlenhydratarmen Ernährung hatte sich der Taillenumfang fast doppelt so stark verringert, nämlich um 4,3 Zentimeter im Vergleich zu 2,8 Zentimeter bei der anderen Gruppe.

Obwohl die Teilnehmer mit der kohlenhydratarmen Ernährung so viel essen durften, wie sie wollten, war ihr Hunger mit weniger Essen gestillt, sodass sie folglich weniger Kalorien zu sich nahmen als die Gruppe mit der fettarmen Ernährung. Am Anfang der Studie lag die durchschnittliche Kalorienzufuhr bei der Gruppe mit der kohlenhydratarmen Ernährung noch bei 2 050 und bei der mit der fettarmen Ernährung bei 1 961. Nach zwölf Wochen verzehrte die Gruppe mit dem kohlenhydratarmen Ernährungsprogramm im Durchschnitt 1 343 Kalorien und die andere mit dem fettarmen Programm im Vergleich dazu 1 500 Kalorien. Die kohlenhydratarme Ernährung stillte den Hunger der Teilnehmer, und ohne dass sie gezwungen wurden, die Kalorienzufuhr zu reduzieren, taten sie es von sich aus. Dies ist eine natürliche Methode der Gewichtsabnahme, nicht eine erzwungene, die mit ständigem Hunger und Unwohlsein einhergeht.

Verschiedene Studien haben gezeigt, dass die Ketose den Hunger dämmt und die Kalorienaufnahme reduziert. Im Rahmen *einer* Studie wurde die Kalorienaufnahme der Versuchspersonen bei einem ketogenen Ernährungsprogramm so reduziert, dass sie 1 000 Kalorien weniger zu sich nahmen als die Versuchspersonen, die sich an ein fettarmes Ernährungsprogramm hielten, um das gleiche Maß an Hunger hervorzurufen.[15] Bei einer anderen Studie, bei der Hunger und kognitive Einschränkungen beurteilt wurden, stellte man fest, dass der Hunger bei kohlenhydratarmer Ernährung nach einer Woche um 50 Prozent zurückgegangen war, im Vergleich zu jenen Versuchspersonen, die sich an ein fettarmes Ernährungsprogramm hielten.[16]

Einige Forscher sind der Meinung, dass der Grund für den reduzierten Appetit in Verbindung mit einer kohlenhydratarmen Ernährung möglicherweise zum Teil auf niedrigere Blutinsulinkonzentrationen zurückzuführen sei. Insulin scheint Hunger zu fördern. Studien haben gezeigt, dass Nahrungsmittel, die hohe Insulinreaktionen auslösen, weniger sättigend sind und ein erhöhter Insulinspiegel die Nahrungsaufnahme erhöht. Darüber hinaus ist auch nachgewiesen worden, dass die Unterdrückung der Insulinausschüttung mithilfe bestimmter Medikamente den Hunger dämpft und die Gewichtsabnahme fördert.[17]

Wenn Sie sich in Ketose befinden, bedeutet dies, dass Fett aus Ihren Fettzellen entnommen und verbrannt wird, um Energie zu erzeugen. Der Blutinsulinspiegel bleibt niedrig, aber normal, was bedeutet, dass es kein überschüssiges Insulin in Ihrem Blut gibt, das Fett in Ihre Fettzellen schaufeln würde. Ihr Körper geht von einem Stoffwechselzustand, in dem Sie Zucker verbrennen und Fett speichern, in einen Zustand über, in dem Fett den Vorräten entnommen und verbrannt wird. Das Ergebnis ist eine Gewichtsreduktion.

Ketone bieten Ihrem Körper eine hochwertige Brennstoffquelle, die erheblich mehr Energie erzeugt als die Glukose. Es ist wie der Unterschied zwischen Kohle und Papier, die man verbrennt: Bei Kohle brennt das Feuer heißer und länger. Selbst wenn die Gesamtkalorienaufnahme reduziert wird, hat der Körper nicht das Gefühl, er sei am Verhungern. Infolgedessen bleiben das Energieniveau und der Stoffwechsel normal oder erhöhen sich vielleicht sogar.

Man kann sich längere Zeit an dieses Ernährungsprogramm halten, ohne unter einem Rückgang des Stoffwechsels zu leiden, wie er mit anderen kalorienreduzierten Ernährungsprogrammen einhergeht. Da Ihr Stoffwechsel und Ihr Energieniveau normal bleiben, können Sie bei einer ketogenen Ernährung mehr Körperfett abbauen als bei einer reinen Wasserfastenkur.

Wenn Sie sich an ein ketogenes Ernährungsprogramm halten, erkennen Sie am Ausbleiben des Hungergefühls, wann Sie sich in Ketose befinden. Es kann etwa fünf bis sieben Tage dauern, bis sich die Ketose einstellt. Auch wenn es seltsam erscheinen mag, aber wenn Sie bei einem ketogenen Ernährungsprogramm zum Abnehmen hungrig sind, bedeutet dies, dass sie zu viel essen! Indem Sie die Menge, die Sie essen, reduzieren, werden Sie tiefer in die Ketose versetzt und der Hunger lässt nach.

Ich möchte Sie nun an den Erfahrungen teilhaben lassen, die einige derjenigen gemacht haben, die sich an die in diesem Buch beschriebenen Empfehlungen gehalten haben:

Erfolgsberichte

„Ich wog 81 Kilo, nicht zu schwer, aber immer noch gut 9 Kilo zu viel für meine Größe. Meine Frau gab oft Kommentare zu meinem Schmerbauch ab. Denn dort scheint sich das meiste von meinem Übergewicht angesammelt zu haben. Ich habe versucht, abzunehmen, aber der ständige quälende Hunger hat schließlich jeden Versuch zunichtegemacht. Ich begann dann eine Diät, verzichtete auf dick machende Lebensmittel, aß mehr Salate und reduzierte meine Kalorienaufnahme. Ich nahm dann zuerst ein paar Pfund ab, aber danach wurde es immer schwieriger, Gewicht abzubauen. Also musste ich meine Kalorien noch weiter reduzieren. Nach mehreren Wochen des Hungerns und Darbens sagte ich mir, dass die Sache die ganze Qual nicht wert sei, und kehrte wieder zu meinen alten Essgewohnheiten zurück.

Als ich von der ketogenen Ernährung mit Kokosöl erfuhr, war ich begeistert. Hier war ein Ernährungsprogramm, das mir versprach, ohne die ständigen Hungergefühle abnehmen zu können. Es erfüllte sein Versprechen. Ich begann mit einem sehr kohlenhydratarmen, fettreichen ketogenen Ernährungsprogramm, bei dem ich anfänglich drei Mahlzeiten pro Tag hatte. Das Fett stillte meinen Hunger und ich hatte nicht mehr das Bedürfnis, so viel zu essen wie vorher. Meine Mahlzeiten wurden kleiner, waren aber immer noch sättigend.

Nach etwa einer Woche hatte mein Hunger so sehr nachgelassen, dass ich anfing, Mahlzeiten ausfallen zu lassen. Ich aß zum Frühstück, das in der Regel aus ein paar Eiern und 30 oder 60 Gramm Fleisch (Speck oder Wurst) und reichlich Fett bestand. Ich habe die Eier in drei Esslöffel Kokosöl gebraten und das Öl über die Eier gegossen, bevor ich sie aß. Gelegentlich gab es dazu eine Tasse Vollmilch mit etwas zusätzlicher Sahne, um den Fettgehalt zu erhöhen. Diese fettreiche Mahlzeit war so sättigend, dass ich selten hungrig war, wenn die Zeit zum Mittagessen kam.

Ich ließ das Mittagessen dann entweder ganz ausfallen oder nahm einfach eine kleine Zwischenmahlzeit. Diese bestand für gewöhnlich aus zwei Esslöffeln Kokosöl, das ich mit zwei Esslöffeln Hüttenkäse vermischte. Meistens ließ ich das Mittagessen aber einfach ausfallen.

Bis zum Abendessen hatte ich keinen Hunger und kam auch nicht in Versuchung, etwas zu essen. Zum Abendessen aß ich dann etwa 170 Gramm fetthaltiges Fleisch und etwas Gemüse, auch hier wieder mit reichlich zusätzlichem Fett – Kokosöl, Butter, rotes Palmöl, Speckbratenfett und Ähnliches. Die Mahlzeiten waren köstlich! Ich aß viel weniger im Vergleich zu der Menge, die ich vorher normalerweise gegessen hatte. Die ketogene Ernährung zügelte wirklich meinen Appetit. Ich war nie so hungrig wie bei den anderen Schlankheitskuren. Im Vergleich dazu war dieses Ernährungsprogramm ein Kinderspiel.

In Anbetracht meines Körpertyps und meines Aktivitätsniveaus sollte ich eigentlich etwa 2500 Kalorien pro Tag essen, um mein Gewicht zu halten. Obwohl ich riesige Mengen Fett aß, kam ich gerade mal auf 1700 Kalorien pro Tag; 1300 davon kamen nur vom Fett. Abgesehen von der ersten Woche stieg mein Energieniveau enorm. Ich konnte drei Mal in der Woche Sport treiben, wie ich es normalerweise tue, ohne einen Abfall an Kraft oder Energie zu spüren. Mein Energieniveau schien sich sogar zu verbessern. Nach drei Monaten hatte ich insgesamt 12 Kilo abgenommen – im Durchschnitt 1 Kilo pro Woche. Ich hatte mein Zielgewicht von 70 Kilo erreicht. So niedrig war mein Gewicht seit Jahren nicht gewesen."

*

„Ich halte mich jetzt seit zwei Jahren an ein kohlenhydratarmes ketogenes Ernährungsprogramm; das ist das Beste, was mir in meinem Leben passiert ist. Ich bin 55 Jahre alt und habe mein ganzes Leben immer ein Problem mit der Gewichtskontrolle gehabt. Meine Grenze erreichte ich, als ich 238 Kilo wog. In nicht einmal zwei Jahren habe ich mehr als 57 Kilo abgenommen und nehme immer noch weiter ab. Ich bin nie hungrig, mein Energieniveau ist höher geworden und mein Blutdruck verbessert sich ständig." (Brian C.)

*

„Ich halte mich seit vier Jahren an ein kohlenhydratarmes Ernährungsprogramm und habe vor, für den Rest meines Lebens dabei zu bleiben. (Ich bin 72.) Ich habe damit begonnen, als bei mir Diabetes diagnostiziert wurde. Meinen Blutglukosespiegel halte ich nur mit Ernährung und Kräutern sehr gut unter Kontrolle. Alle meine Gesundheitsindikatoren sind hervorragend und ich fühle mich ausgezeichnet. Meine Kohlenhydrataufnahme liegt im Durchschnitt bei 25 Gramm pro Tag, meistens mit einem niedrigen glykämischen Index. Ich esse alles an Gemüse, was ich möchte, außer stärkehaltigem Gemüse. Durch das Gemüse und durch Leinsamen, den ich mit meiner Kaffeemühle frisch mahle, bekomme ich jede Menge Ballaststoffe. Ich zähle keine Kalorien und bin nie hungrig. Ich nehme nicht mehr ab, halte aber ein sehr gesundes Gewicht von 75 Kilo, nachdem ich von meinem Höchstgewicht 23 Kilo abgenommen habe." (Roy H.)

Ein Faktor, der zum Durchhalten motiviert

Erfolgsgeschichten zu lesen hilft, mit Begeisterung und Motivation an dem Ernährungsprogramm festzuhalten. Es gibt jedoch noch einen anderen motivierenden Faktor. Die Verbindung zwischen Ketose und Hunger kann ein fantastisches Motivationsinstrument sein, um uns davon abzuhalten, irgendwie zu mogeln. Bei einer Wasserfastenkur dauert es drei Tage, um eine Ketose auf einem Niveau hervorzurufen, auf dem der Hunger merklich gedämpft ist. Bei einem ketogenen Ernährungsprogramm dauert es doppelt so lange, um eine Ketose auf dem gleichen Niveau zu erreichen. Es bedarf einer strikten Einhaltung des sehr kohlenhydratarmen, fettreichen, moderat proteinhaltigen Ernährungsprogramms, um dies zu erreichen und aufrechtzuerhalten.

Eine Mahlzeit oder *ein* kohlenhydratreicher Imbiss (ein Stück Kuchen, ein Schokoriegel, ein Fruchtsaft oder Ähnliches) genügen, um die Ketose zu beenden, sodass man wieder ganz von vorne beginnen muss. Es dauert mehrere Tage, die man sich kohlenhydratarm ernähren und nagenden Hunger ertragen muss, bis man das Niveau der Ketose wieder erreicht, auf dem der Hunger gezügelt ist.

Oft werden wir in Versuchung geführt, wenn wir bei Freunden zu Besuch sind, an einem Restaurant vorbeigehen und das Essen riechen, bei einer Party und so weiter. Wir versuchen, das Mogeln zu rechtfertigen, indem wir sagen: „Ach, dieses kleine Stückchen hier macht doch nichts." Großer Irrtum! Es macht etwas. Nur dieses eine kleine Stückchen Kuchen kann Sie aus der Ketose werfen (und vielleicht sogar bewirken, dass Sie zunehmen), sodass Sie wieder ganz von vorne anfangen müssen. Sobald Sie aus der Ketose heraus sind, meldet sich auch der quälende Hunger wieder zurück! Sie werden hungrig sein und sich versucht fühlen, mehr zu essen. Selbst wenn Sie keine zusätzlichen kohlenhydratreichen Lebensmittel essen, werden Sie so hungrig sein, dass Sie wieder übermäßig viel zulässige Nahrungsmittel essen – Fleisch und Gemüse. Folglich nehmen Sie übermäßig viele Kalorien zu sich, die Ihren Fortschritten bei der Gewichtsabnahme einen Riegel vorschieben werden.

Jedes Mal, wenn Sie versucht sind, kohlenhydratreiche Produkte zu essen oder zu trinken, widerstehen Sie der Versuchung und denken Sie an die Konsequenzen! Wenn Sie so etwas essen, machen Sie die ganze Mühe zunichte, die Sie vorher investiert haben, um in die Ketose zu kommen. (Denken Sie daran, es dauert drei bis sieben Tage, um wieder in die Ketose zu kommen.) Wenn Sie diese Dinge essen, werden Sie auch hungrig und sich nach *mehr* Essen sehnen. Diese Gedanken allein sollten genügen, um motiviert zu sein, an dem Programm festzuhalten und nicht zu mogeln, auch nicht ein wenig.

Warum eine fettreiche Ernährung unbedenklich ist

Manche kritisieren ketogene Ernährungsprogramme wegen ihres hohen Fettanteils und insbesondere wegen der darin enthaltenen gesättigten Fettsäuren. Sie fürchten, so viel Fett zu essen könnte schädlich sein und Arteriosklerose (Verhärtung der Arterien, Gefäßverkalkung), Herzinfarkte, Schlaganfälle und andere gesundheitlichen Probleme fördern. Sie behaupten, übergewichtige Personen, die bereits einem erhöhten Risiko für Herzerkrankungen ausgesetzt sind, würden ihr Risiko durch noch mehr Fett in ihrer Nahrung erhöhen.

Wie wir in den vorhergehenden Kapiteln gesehen haben, verursacht Nahrungsfett jedoch keine Herzerkrankungen. Diese Theorie ist stichhaltig widerlegt worden und diese Tatsache wird inzwischen von vielen Wissenschaftlern anerkannt. Den meisten Menschen würde es besser gehen, wenn sie ihrem Essen mehr Fett hinzufügen würden. Die ketogene Ernährung ist seit fast einem Jahrhundert untersucht und getestet und als hilfreich befunden worden, ohne dass schädliche Wirkungen festgestellt wurden. Epilepsiepatienten halten zwei oder drei Jahre an diesem Ernährungsprogramm fest. Tausende Menschen halten sich seit Jahren an den ketogenen Weg der Ernährung – wobei ihre Hauptfettquelle Fette sind, die gesättigte Fettsäuren enthalten –, ohne Herzinfarkte oder Schlaganfälle zu erleiden.

Bei der größten analytischen Studie über die Unbedenklichkeit und Wirksamkeit der ketogenen Diät, die bisher durchgeführt wurde, konnten die Forscher keinen Schaden oder Nachteil feststellen, der im Laufe der Zeit entstanden wäre; die Wirkungen waren alle positiv. „Wir haben immer vermutet, dass die ketogene Ernährung langfristig relativ unbedenklich ist, und jetzt haben wir den Beleg dafür", sagt Dr. med. Eric Kossoff, Neurologe am *Johns Hopkins Hospital*, der an der Studie beteiligt war. „Unsere Studie sollte dazu beitragen, einige der Zweifel bezüglich der langfristigen Unbedenklichkeit der ketogenen Ernährung auszuräumen."[18] Die Wirkungen der ketogenen Ernährung sind überwältigend positiv gewesen, egal, ob bei der Behandlung einer Gehirnstörung, bei der Korrektur eines Stoffwechselproblems oder zur Gewichtsabnahme.

Eine fettreiche, ketogene Ernährung ist nicht nur unbedenklich, sie führt auch zu einer insgesamt besseren Gesundheit im Vergleich zu fettärmeren Ernährungsprogrammen. Forscher der *University of Connecticut* verglichen zum Beispiel die kardiovaskulären Risikofaktoren von zwei Gruppen übergewichtiger Männer, wobei eine Gruppe sich an ein sehr kohlenhydratarmes, fettreiches Ernährungsprogramm und die andere an ein fettarmes Ernährungsprogramm hielt. Blutuntersuchungen wurden zu Beginn der Studie und nach deren Abschluss sechs Wochen später durchgeführt.

Bei beiden Ernährungsprogrammen zeigten sich Verbesserungen beim Gesamt-Blutcholesterinspiegel, beim Blutinsulinspiegel und bei der Insulinresistenz, wobei die Unterschiede zwischen den beiden Gruppen bei diesen Parametern jedoch nicht signifikant waren. Das zeigt, dass die fettreiche Ernährung genauso gut wie eine fettarme Ernährung ist. Aber nur bei der Gruppe mit der kohlenhydratarmen Ernährung waren ein erheblich niedrigerer Nüchtern-Triglyceridspiegel, ein niedrigeres Verhältnis von Triglyceriden zu HDL und ein niedrigerer Blutglukosespiegel zu verzeichnen; das verdeutlicht die Überlegenheit der kohlenhydratarmen Ernährung.

Die Gruppe mit der kohlenhydratarmen Ernährung hatte auch bessere LDL-Cholesterin-Werte. LDL-Cholesterin wird vielfach als das „schlechte" Cholesterin bezeichnet, weil davon ausgegangen wird, dass es die Art von Cholesterin ist, die hauptsächlich zu Ablagerungen in den Arterien führt. Es gibt jedoch zwei Arten von LDL-Cholesterin: Die eine Art ist groß und locker und die andere klein und dicht. Das große und lockere LDL ist unschädlich und eigentlich sogar nutzbringend, weil es die Art von Cholesterin ist, die in die Zellmembranen aufgenommen wird, um ihnen Festigkeit zu geben, und sie wird auch für die Produktion vieler Hormone verwendet;

es ist das kleine, dichte LDL-Cholesterin, das mit einem erhöhten Risiko für Herzerkrankungen assoziiert wird. Bei Blutuntersuchungen werden die beiden im Allgemeinen nicht getrennt, sodass nur ein Gesamtwert angegeben wird. Die Zahl für das Gesamt-LDL-Cholesterin ist somit absolut nutzlos.

Bei der hier besprochenen Studie wurden die beiden Arten von LDL-Cholesterin separat gemessen. Der Gesamt-LDL-Cholesterinspiegel wurde durch die fettarme Ernährung erheblich gesenkt, durch die kohlenhydratarme Ernährung hingegen nicht. Oberflächlich betrachtet mag dies nach einem Pluspunkt für die fettarme Ernährung aussehen; das ist jedoch nicht so. Während sich der Gesamt-LDL-Cholesterinwert bei der kohlenhydratarmen Ernährung nicht sehr veränderte, war dies bei der Art des LDL-Cholesterins jedoch der Fall, und zwar reduzierte sich das unerwünschte kleine LDL-Cholesterin und das nützliche *große* LDL-Cholesterin erhöhte sich. Die fettarme Ernährung senkte zwar das Gesamt-LDL-Cholesterin, verbesserte jedoch nicht wesentlich den prozentualen Anteil des guten LDL-Cholesterins.[19]

Zusätzlich zu dem besseren Blutlipid- und Blutzuckerspiegel nahmen diejenigen, die sich kohlenhydratarm ernährten, auch wesentlich mehr ab – 6,1 Kilo im Vergleich zu 3,9 Kilo. Alle diese Veränderungen verdeutlichen eine viel größere Reduzierung des Risikos für Herzkrankheiten und Diabetes im Vergleich zur fettarmen Ernährung.

Forscher der *Duke University* führten eine ähnliche Studie durch.[20] 120 übergewichtige Männer und Frauen mit überhöhten Blutfettwerten (Hyperlipidämie) – das heißt, mit hohen Cholesterinwerten – meldeten sich freiwillig für die Studie. Die Hälfte der Versuchspersonen hielt sich an ein kohlenhydratarmes, ketogenes Ernährungsprogramm (weniger als 20 Gramm Kohlenhydrate pro Tag) ohne Begrenzung der Kalorien; sie konnten so viel Fleisch, Fett und Eier essen, wie sie wollten. Die andere Hälfte hielt sich an ein fettarmes, cholesterinarmes Ernährungsprogramm mit einer Beschränkung der Kalorien (reduziert um 500 bis 1 000 Kalorien pro Tag).

Nach 24 Wochen hatte die Gruppe mit der fettarmen Ernährung 4,8 Kilo Körperfett abgebaut, während die Gruppe mit der ketogenen Ernährung 9,4 Kilo abgenommen hatte, also doppelt so viel. Für Gewichtsabnahme zeigt diese Studie klar den Vorteil der ketogenen Ernährung. Der Blutdruck, der bei den Versuchspersonen zu Anfang leicht erhöht war, ging bei beiden Gruppen zurück. Bei der Gruppe mit der fettarmen Ernährung gingen der systolische Blutdruck (oberer Wert) und der diastolische Blutdruck (unterer Wert) um 7,5 beziehungsweise 5,2 mm Hg zurück. Bei der Gruppe mit der ketogenen Ernährung gingen der systolische und der diastolische Blutdruck um 9,6 beziehungsweise 6,0 mm Hg zurück. Je höher der Blutdruck, desto größer das Risiko für Herzkrankheiten. Selbst eine kleine Erhöhung des Blutdrucks erhöht das Risiko. Auch hier war der Vorteil wiederum bei der Gruppe mit der ketogenen Ernährung zu verzeichnen.

Der Blut-Triglycerid-Spiegel wird als eigenständiger und separater Risikofaktor für Herzerkrankungen betrachtet, jenseits von Cholesterin. Je höher der Triglyceridwert, desto größer das Risiko. Der Blut-Triglycerid-Spiegel ging bei der Gruppe mit der fettarmen Ernährung um 27,9 mg/dl zurück und bei der Gruppe mit der ketogenen Ernährung um kolossale 74,2 mg/dl, also mehr als 2,5 Mal so viel. HDL-Cholesterin wird als das „gute" Cholesterin angesehen und es wird angenommen, dass es hilft, vor Herzerkrankungen zu schützen; das heißt, je höher der Wert, desto besser. Der HDL-Cholesterinspiegel ging bei der Gruppe mit der fettarmen Ernährung um 1,6 mg/dl zurück, erhöhte sich hingegen bei der Gruppe mit der ketogenen Ernährung um 5,5 mg/dl.

Das Verhältnis von LDL-Cholesterin zu HDL-Cholesterin (Gesamtcholesterin zu HDL) wird als ein weit präziserer Indikator für das Risiko für Herzkrankheiten betrachtet als die Gesamtcholesterin- oder LDL-Cholesterinwerte. Je niedriger der Quotient, desto geringer das Risiko. Bei der Gruppe mit der fettarmen Ernährung sank der Cholesterinquotient um 0,3 und bei der Gruppe mit der ketogenen Ernährung um 0,6, also doppelt so stark.

Ein weiterer eigenständiger Risikofaktor ist das Verhältnis von Triglyceriden zu HDL. Je niedriger der Quotient, desto besser. Bei der Gruppe mit der fettarmen Ernährung war ein Rückgang um 0,6 zu verzeichnen, bei der Gruppe mit der ketogenen Ernährung hingegen um 1,6, also fast drei Mal so viel. Das Verhältnis von Triglyceriden zu HDL wird als einer der präzisesten Indikatoren für das Risiko von Herzkrankheiten gesehen. Ein Quotient von 6 oder mehr zeigt ein sehr hohes Risiko an, ein Quotient von 4 oder mehr signalisiert ein hohes Risiko und ein Quotient von 2 oder weniger ist ideal oder gleichbedeutend mit einem geringen Risiko. Am Ende der Studie lag der Quotient bei der Gruppe mit der fettarmen Ernährung im Durchschnitt bei 3,4 (ein moderates Risiko), während er bei der Gruppe mit der ketogenen Ernährung im Durchschnitt bei 1,6 lag (ein sehr geringes Risiko für Herzerkrankungen). Bei jedem gemessenen Risikofaktor erwies sich die ketogene Ernährung als der fettarmen Ernährung überlegen; das bestätigte die Ergebnisse der zuvor erwähnten Studie.

*

Beide Studien wurden im Jahr 2004 veröffentlicht. Ihre Ergebnisse sind seither von einer Studie nach der anderen bestätigt worden:

Die kohlenhydratarme, fettreiche, ketogene Ernährung führt im Vergleich zur fettarmen, kalorienreduzierten Ernährung zu besseren Ergebnissen im Hinblick auf Gewichtsabnahme, Abbau von Körperfett, Blutdruck, HDL-Cholesterin, Triglyceride, Verhältnis von LDL-Cholesterin zu HDL-Cholesterin, Verhältnis von Triglyceriden zu HDL, LDL-Partikelgröße, Blutzuckerspiegel, Insulinspiegel und Insulinsensitivität (Insulinempfindlichkeit).[21-26]

Selbst bei Langzeitstudien, die bis zu zwei Jahre dauerten, sind die Ergebnisse die gleichen gewesen.[27] Fettreiche, ketogene Ernährungsprogramme haben sich nicht nur als unbedenklich erwiesen, sondern haben auch gezeigt, dass sie mehr vor Herzkrankheiten und Diabetes schützen als fettarme Ernährungsformen.

Wenn die Ketose mit Ketoazidose verwechselt wird

Sowohl bei Ärzten als auch bei Laien herrscht eine weitverbreitete Verwirrung über die ketogene Ernährung und Ketose. Viele Ärzte haben Bedenken bezüglich der Nutzung der ernährungsbedingten Ketose geäußert, da sie der Überzeugung sind, dass sie zu einer Azidose führen könne – das heißt: zu einem zu niedrigen pH-Wert im Blut. Diese Überzeugung beruht auf Beobachtungen eines lebensbedrohlichen Zustandes, der manchmal bei einem unbehandelten Typ-1-Diabetes auftritt: der sogenannten Ketoazidose. Ketone sind leicht sauer. *Zu viele* Ketone können bewirken, dass das Blut sauer ist, sodass eine Ketoazidose hervorgerufen wird, die die betreffende Person in ein diabetisches Koma katapultieren kann. Was Ärzte über Ketoazidose wissen, lernen sie in ihrem Studium, aber sie lernen nicht viel über eine ernährungsbedingte Ketose oder die ketogene Ernährung. Aus diesem Grund neigen sie dazu, jeden Grad der Ketose als Warnzeichen für eine Ketoazidose zu sehen, und warnen Patienten daher oft vor einer ketogenen Ernährung.

Egal, was Sie vielleicht von Ihrem Arzt zu hören bekommen oder im Internet lesen: Sich an eine ketogene Ernährung zu halten, führt nicht zu einer Ketoazidose. Eine ernährungsbedingte Ketose ist weder das Gleiche wie eine diabetische Ketoazidose, noch ähnelt sie dieser auch nur. Bei Ersterem handelt es sich um einen normalen Stoffwechselzustand des Körpers, der durch die Ernährung manipuliert werden kann. Bei Letzterem handelt es sich um einen Krankheitszustand, der nur bei Typ-1-Diabetes auftritt und nicht durch die Ernährung beeinflusst werden kann.

Insulin ist erforderlich, um Glukose in die Zellen zu transportieren. Typ-1-Diabetiker sind nicht in der Lage, eine ausreichende Menge an Insulin zu produzieren. Aus diesem Grund sind regelmäßige Insulininjektionen erforderlich. Eine Ketoazidose kann nach dem Verzehr einer kohlenhydratreichen Mahlzeit auftreten. Ohne Insulininjektion kann Glukose nicht in die Zellen gelangen, sodass der Blutglukosespiegel gefährlich steigen kann.

Der hohe Blutglukosespiegel ist jedoch nicht nur toxisch – ohne Glukose beginnen die Zellen im Körper auch, regelrecht zu verhungern, bis sie absterben. Dies ist eine lebensbedrohliche Situation, die Auswirkungen auf das Gehirn, das Herz, die Lungen und alle anderen Organe hat. Um den drohenden Tod zu verhindern, schaltet der Körper in den Krisenmodus um und beginnt, „wie wahnsinnig" Ketone in die Blutbahnen zu pumpen, um die Zellen mit dem Brennstoff zu versorgen, den sie zum Überleben benötigen. Die Zellen können Ketone *ohne* die Hilfe von Insulin aufnehmen. Da keine der Zellen Glukose aufnehmen kann, werden unentwegt Ketone als alternative Brennstoffquelle in die Blutbahnen gepumpt. Infolgedessen steigt der Ketonspiegel so hoch, dass das Blut „sauer" (azidisch) wird, sodass der Zustand einer Azidose entsteht.

Eine Ketoazidose tritt nur bei einem unbehandelten Typ-1-Diabetes und in sehr seltenen Fällen in Verbindung mit schwerem Alkoholismus auf. Sie kann nicht durch die Ernährung allein ausgelöst werden. Eine kohlenhydratarme, ketogene Ernährung führt zu einem Ketonspiegel im Blut von etwa 1 bis 2 mmol/L. Bei längeren Zeiträumen mit komplettem Fasten steigt der Ketonspiegel auf 5 bis 7 mmol/L. Dies ist die Höhe, die er durch eine ernährungsbedingte Manipulation erreichen kann, da der Körper die Ketonproduktion sorgfältig reguliert. Bei einer Ketoazidose kann der Ketonspiegel jedoch über 23 mmol/L hinausgehen. Der Körper ist absolut in der Lage, die Auswirkungen des Ketonspiegels, der beim *Fasten* erreicht wird, abzufangen. Wenn der Spiegel jedoch über 20 mmol/L ansteigt, übersteigt dies die Fähigkeit des Körpers, damit umzugehen.

Was von Keton-Teststreifen zu halten ist

Um festzustellen, wann man sich in Ketose befindet, nimmt man am besten Urin-Keton-Teststreifen zu Hilfe (auch als Lipolyse-Teststreifen bezeichnet). Dabei handelt es sich um dünne Streifen von chemisch behandeltem Papier. *Ein* Ende des Teststreifens wird in eine frische Urinprobe getaucht. Je nach der Keton-Konzentration im Urin verändert der Streifen die Farbe. Anhand einer mitgelieferten Farbskala kann man die Höhe des Blutketonspiegels ablesen. Der Test ist insofern sehr hilfreich, als er anzeigt, dass die Umstellungen in der Ernährung, die Sie vornehmen, dazu führen, dass Ketone produziert werden (und in welchem Umfang sie produziert werden).

Eine weitere Methode, den Ketonspiegel zu testen, bedient sich eines Blutzuckermessgerätes. Bei dieser Methode pieksen Sie sich mit einer Nadel in den Finger, um einen Tropfen Blut zu entnehmen. Diese Messung ist wesentlich präziser als der Urintest, weil das Blut direkt getestet wird. Sie erhalten exakte Messwerte in Millimol pro Liter (mmol/L).

Wenn jemand sich in einer ernährungsbedingten Ketose befindet, bedeutet dies, dass Körperfett verbraucht und zur Energiegewinnung verbrannt wird. Sie ist also in gewissem Sinne ein Maßstab dafür, wie viel Körperfett verbrannt wird. Ein Test kann hilfreich sein, da er Ihnen sagt, wann Sie sich in Ketose befinden, und in etwa, welcher Grad der Ketose erreicht wurde. Darüber hinaus können Sie auch sehen, inwieweit Umstellungen in Ihrer Ernährung Einfluss auf Ihren Ketonspiegel haben. Fügen Sie Ihrem Speiseplan mehr Kohlenhydrate hinzu, fällt der Ketonspiegel. Um die Ketose zu erhöhen, können Sie den Verzehr von Kohlenhydraten reduzieren. Mit einem Test können Sie also sicherstellen, dass Sie nicht zu viele Kohlenhydrate essen.

Keton-Teststreifen werden oft als Hilfsmittel empfohlen – sie sind allerdings weder sehr präzise noch sehr hilfreich bei einem Programm zur Gewichtsabnahme. Sie sind eigentlich dafür vorgesehen, das Blut bezüglich einer Ketoazidose zu testen, nicht bezüglich einer ernährungsbedingten Ketose.

Die ernährungsbedingte Ketose kann durch verschiedene Faktoren beeinflusst werden, die Auswirkungen auf die Messwerte haben können. Zum Beispiel schwankt der Ketonspiegel in Abhängigkeit von Tageszeit und von Ihrem körperlichen Aktivitätsniveau. Nach dem Aufwachen am Morgen oder wenn Sie ruhen oder sitzen, sind die Messwerte niedriger als nach einer körperlichen Betätigung oder wenn Sie aktiv sind. Ebenso hat die Menge an Wasser, die Sie trinken, Einfluss auf den Messwert bei den Urin-Teststreifen: Wenn Sie viel Wasser trinken, werden der Urin und die darin enthaltenen Ketone „verdünnt", sodass Sie einen niedrigeren Wert erhalten.

Darüber hinaus werden die Messwerte durch die Menge und die Art von Fett beeinflusst, das Sie verwenden. Wenn jemand sich in Ketose befindet, wird das Fett, das er isst, direkt in Ketone umgewandelt, sodass sich der Blutketonspiegel erhöht. Isst man sehr viel Fett, ist der Blutketonspiegel durch die Ernährung erhöht. (Dies geschieht nur, wenn der Körper sich bereits in Ketose befindet oder beim Fasten ist.) Außerdem werden auch MCTs direkt in Ketone umgewandelt, das heißt, wenn Sie Kokosöl zu sich nehmen, steigt dadurch auch der Blutketonspiegel. MCTs produzieren Ketone unabhängig von den anderen Nahrungsmitteln auf Ihrem Speiseplan. Sie könnten zum Beispiel ein typisches kohlenhydrathaltiges Essen zu sich nehmen und – nachdem Sie Kokosöl gegessen haben – positiv auf Ketose getestet werden. Sie würden sich in einer vorübergehenden MCT- oder ernährungsbedingten Ketose, nicht aber in einer stoffwechselbedingten Ketose befinden. Die Ketone stammen von den Fetten in der Nahrung und nicht von aufgelöstem Körperfett. Eine Ernährung, die reich an Fett und MCTs ist, kann zu wesentlich höheren Messwerten bei Urin- und Blutketontests führen, sodass die Messwerte als Indikator für Gewichtsreduktion bedeutungslos sind.

Als Hilfsmittel zum Bewerten, wie viel Körperfett verbraucht wird, sind die Keton-Teststreifen nur dann präzise, wenn Sie fasten und nichts als Wasser zu sich nehmen. Aber selbst dann hat die Menge an Wasser, die Sie trinken, Einfluss auf die Färbung der Urin-Teststreifen. Wenn Sie irgendein Nahrungsmittel essen, spiegeln die Messwerte die Nahrung wider, die Sie zu sich genommen haben, und nicht die Menge an Fett, die verbrannt wird. Dies ist einer der Gründe dafür, dass die Messwerte am Morgen, nach einem acht- bis zwölfstündigen „Fasten", generell niedriger sind als tagsüber, wenn Sie aktiv sind und essen.

Fazit:

Keton-Teststreifen sind hilfreich, wenn Sie erfahren wollen, wann Sie sich in Ketose befinden, und bedingt auch, um den Grad der Ketose in etwa zu messen – leichte, mittlere oder starke Ketose. Teststreifen sind jedoch nicht *notwendig* – Sie können auch *ohne* sie erkennen, wann Sie sich in Ketose befinden: nämlich dann, wenn Ihr Hunger abnimmt. Sofern Sie also überhaupt Teststreifen nutzen möchten, dann ist es mit den billigen Urin-Teststreifen getan, mehr brauchen Sie nicht. Es ist unnötig, sich ein teures Blutmessgerät zu kaufen, das Ihnen keine zusätzlichen hilfreichen Informationen liefert.

Wie Sie mit der „Reset-Taste" Ihre Körperchemie wieder ins Lot bringen

Sicher haben Sie schon erlebt, dass Ihr Computer sich bei der Arbeit festfuhr oder dass Sie in einem Programm festhingen, aus dem Sie nicht mehr herauskamen? Um aus einer solchen Situation herauszukommen, drücken Sie üblicherweise die Reset-Taste oder starten den Computer neu, Sie fahren ihn also zuerst herunter und dann wieder hoch. Danach ist das Problem verschwunden und alles funktioniert wieder so, wie es sein soll.

Unser Körper kann dem Computer manchmal ähnlich sein, er fährt sich dann fest und reagiert nicht mehr ordnungsgemäß. Diese Störungen manifestieren sich als Symptome – etwa hoher Blutdruck, hoher Blutzucker, Insulinresistenz, Leptinresistenz, hoher Triglyceridspiegel, niedriger HDL-Cholesterinspiegel, Magenverstimmungen, mangelhafte Immunfunktion, Schmerzen, steife oder schmerzende Gelenke, Entzündungen, Schilddrüsenunterfunktion, Verstopfung, Energiemangel, Schlaflosigkeit, Fettleibigkeit oder andere Beschwerden. Die meisten Medikamente lindern nur die Symptome, beheben das Problem aber nicht. Sie „maskieren" die Symptome, statt die den Beschwerden zugrunde liegenden Ursachen zu korrigieren.

Symptome als solche sind keine Krankheiten, sondern Anzeichen dafür, dass etwas nicht in Ordnung ist. Sie sind wie die Öldruck-Warnleuchte in Ihrem Auto. Die Leuchte kann als störend empfunden werden, aber sie mit etwas Klebeband zu überkleben oder die Glühbirne aus dem Armaturenbrett zu entfernen ist nicht die Lösung und behebt das Problem nicht. Das Symptom – das grelle rote Licht – kann beseitigt werden, aber das zugrunde liegende Problem – zu wenig Öl – ist immer noch da. Ignorieren Sie die Warnleuchte, kann der Motor sich schließlich überhitzen, sehr schnell „festfressen" und damit irreparabel beschädigt sein. Das Gleiche geschieht mit unserem Körper, wenn wir die Warnzeichen ignorieren und sie mit Medikamenten maskieren.

Sobald man anfängt, ein Medikament zu nehmen, um ein Symptom zu lindern, wird dadurch oft ein anderes hervorgerufen. Der Arzt wird dann ein zweites Medikament verschreiben, um die Nebenwirkungen des ersten Medikamentes zu bekämpfen, wobei dieses zweite Medikament wiederum andere Nebenwirkungen hervorrufen kann, … und so weiter und so fort. Binnen kurzer Zeit nehmen Sie eine Handvoll Medikamente, um alle Symptome zu behandeln, und fühlen sich immer noch miserabel, weil das eigentliche Problem nicht behoben wird. Es ist wie bei einem Computer, bei dem so viele Programme laufen, dass er sich schließlich festfährt. Der Versuch, ein neues Programm zu installieren oder zu starten, behebt das Problem nicht und wird wahrscheinlich alles nur noch schlimmer machen.

Wäre es nicht schön, für unseren Körper eine Reset-Taste zu haben, die alle Symptome beseitigt und es uns ermöglicht, in unserer Körperchemie wieder ein Gleichgewicht herzustellen? – Wir *haben* im Grunde eine solche Reset-Taste, die genau dies bewirken kann. *Diese Reset-Taste können wir aktivieren – mit dem „Keto-Prinzip", der ketogenen Ernährung mit Kokosöl:*

- Die ketogene Ernährung wurde ursprünglich zur Behandlung von *Epilepsie* entwickelt und war dabei sehr erfolgreich. Sie startet das Gehirn sozusagen neu und ermöglicht es dem Körper, neurologische Schaltkreise neu zu verdrahten und das dahinterliegende Problem zu beheben.[28]

- Die ketogene Ernährung hat sich auch bei der Behandlung von Alzheimer, Parkinson, ALS, der Huntington-Krankheit, von Autismus, multipler Sklerose, Gehirnverletzungen, Schlaganfällen und anderen Gehirnstörungen als vielversprechend erwiesen.[29–36] In jedem Fall hat die ketogene Ernährung zu bemerkenswerten Verbesserungen geführt. Auch bei gesunden Menschen, die nicht von neurodegenerativen Krankheiten betroffen sind, verbessert sie die geistige Wachheit und Klarheit.

- Es ist auch festgestellt worden, dass die ketogene Ernährung für *Diabetiker* von immensem Vorteil ist. Sie senkt hohe Blutzucker- und Insulinspiegel und kehrt Diabetessymptome wie Neuropathie und Nephropathie um, die einst als irreversibel angesehen wurden.[37-41]

- Sie hilft, eine gesunde *Fortpflanzungsfähigkeit* wieder herzustellen. Sie verbessert die Spermienvitalität und -motilität, die wichtig für eine erfolgreiche Befruchtung sind.[42–43] Sie fördert die Immunfunktion und schützt vor Krebs.[44–45]

- Sie verbessert die *Herzfunktion*, indem sie die Leistungsfähigkeit und Belastungsfähigkeit des Herzens steigert und dabei gleichzeitig weniger Sauerstoff in Anspruch nimmt. Das Herz zieht aus Ketonen einen großen Gewinn und es bevorzugt Ketone gegenüber Glukose als Brennstoffquelle. Wenn Ketone verfügbar sind, erhöhen sie die hydraulische Leistung des Herzens im Vergleich zu Glukose um 25 Prozent.[6, 46]

- Ketone beruhigen Entzündungen. Entzündungen werden mit fast jeder Art von Krankheit in Verbindung gebracht, einschließlich Herzkrankheiten, Diabetes und Arteriosklerose. Eine außer Kontrolle geratene Entzündung zu beruhigen könnte hilfreich sein, um bei einer Vielzahl von Gesundheitsproblemen die schädlichen Folgen oder nachteiligen Auswirkungen zu lindern.[6, 9, 47]

- Die ketogene Ernährung reduziert die Bildung der zerstörerischen freien Radikale im Körper. [48–49] Wie Entzündungen werden auch freie Radikale mit den meisten Krankheiten in Verbindung gebracht, sie verstärken die Schäden und Schmerzen, die diese hervorrufen.

Die ketogene Ernährung hilft, die Körperchemie ins Gleichgewicht zu bringen. Sie resensibilisiert die Hormonrezeptoren, kehrt Leptin- und Insulinresistenz um und führt zu besserer Appetitkontrolle. Sie verbessert die Schilddrüsenfunktion, die Funktion des Immunsystems und den Blutlipidspiegel, sorgt für ein Gleichgewicht des Blutzuckers, normalisiert den Blutdruck und führt zu größerer Gewichtsabnahme als andere Ernährungsprogramme.

Im Folgenden führe ich nur einige ausgewählte Veränderungen auf, die Sie erwarten können, wenn Sie mit der ketogenen Ernährung mit Kokosöl beginnen:

- Abbau von Körperfett/ Gewichtsreduktion
- bessere Appetitkontrolle
- bessere Verdauung
- besserer nächtlicher Schlaf
- gebesserte Symptome, die mit Schilddrüsenunterfunktion in Verbindung gebracht werden (siehe Liste S. 226)
- geschärfte geistige Funktionen
- höherer HDL-Spiegel
- kein Energieeinbruch mehr am Nachmittag
- mehr Energie
- nierigerer Triglyceridspiegel

- reduzierte Taillenweite
- reduzierter Bluthochdruck
- reduzierter Hunger
- verbesserte Wachheit
- verbesserter Blutzuckerspiegel
- verbessertes Verhältnis von LDL-Cholesterin zu HDL-Cholesterin
- verminderte Esssucht
- verminderte Schmerzen
- verminderte systemische Entzündungen (niedrigerer Wert des C-reaktiven Proteins)
- Wohlbefinden insgesamt verbessert

Es gibt keine schädlichen Nebenwirkungen, die mit dem ketogenen Ernährungsprogramm mit Kokosöl in Verbindung gebracht werden. Die meisten Menschen sind in Bezug auf Fett ausgehungert und mit Kohlenhydraten überlastet. Die Kohlenhydratkalorien durch Fettkalorien zu ersetzen kann einen deutlich positiven Effekt auf das Gewicht und die Gesundheit insgesamt haben. Nachfolgend finden Sie einige Aussagen von Menschen, die ihren täglichen Fettverzehr erhöht haben, indem sie ihrem kohlenhydratarmen Ernährungsprogramm Kokosöl hinzugefügt haben.

Gesundheitliche Wirkungen von Kokosöl

„Ich habe eine Schilddrüsenunterfunktion; selbst mit *Synthroid* war sie grenzwertig, bevor ich mit dem kaltgepressten Kokosöl anfing. Das war vor etwa sechs Monaten. Jetzt liegt der Wert im mittleren Normalbereich, mehr als doppelt so hoch, wie er vor sechs Monaten war. Letzte Woche hatte ich meine Blutuntersuchung, mein Cholesterin war in Ordnung und das gute Cholesterin war geradezu wunderbar, sodass das Verhältnis von schlechtem zu gutem Cholesterin bei 2,7 lag. Die Triglyceridwerte waren um 50 Punkte zurückgegangen. Ich fühle mich besser, nachdem ich dies alles weiß, und ich werde weitermachen … Keine Anzeichen von Fettleber." (Pat)

„An dieser Sache mit dem kaltgepressten Kokosöl ist etwas dran, das kann ich Ihnen sagen. Mein Blutdruck ist von 210/142 auf 134/77 zurückgegangen, und das, nachdem ich sogar meine Blutdruckmedikamente reduziert habe!" (Alice)

„Nachdem ich angefangen hatte, Ihr Buch zu lesen, begann ich, Kokosöl zu verwenden. Nach zwei Wochen ließ ich mein Blut untersuchen. Mein TSH-Spiegel (schilddrüsenstimulierendes Hormon) hat sich sehr verbessert, genau wie mein Verhältnis zwischen HDL- und LDL-Cholesterin. Dieses Verhältnis hat sich so drastisch verbessert, dass man mir in der Arztpraxis sagte, so etwas hätten sie noch nie erlebt. Außerdem fühle ich mich viel besser als seit Jahren. Ich kann diese Verbesserungen nur dem Kokosöl zuschreiben. Ich bin dankbar, dass ich auf Ihr Buch gestoßen bin." (Margaret)

„Ich habe Diabetes und jetzt, seitdem ich täglich kaltgepresstes Kokosöl zu den Mahlzeiten nehme, brauche ich keine Diabetesmedikamente mehr. Außer natürlich dann, wenn ich so ‚dumm' bin und mir etwas Leckeres gönne wie Eis, dann muss ich eine Pille nehmen. Ansonsten habe ich meinen Blutzucker mit dem kaltgepressten Kokosöl völlig unter Kontrolle." (Bonnie)

„Ich nehme drei Esslöffel täglich zu verschiedenen Zeiten vor den Mahlzeiten und meine Schilddrüsenunterfunktion hat sich sehr verbessert; meine Blutwerte, die ich gerade habe untersuchen lassen, sind besser denn je. Das heißt, mein Cholesterin-, mein HDL- und mein Triglyceridspiegel, sie haben sich alle durchgängig verbessert, seit ich mit dem kaltgepressten Kokosöl angefangen habe. Ich hatte meine Blutwerte untersuchen lassen, bevor ich anfing, das ist jetzt etwa sechs Monate her, und jetzt habe ich noch mehr Blutwerte untersuchen lassen. Die Werte sind großartig! Mein Arzt riet mir, einfach damit weiterzumachen, was auch immer ich da machen würde. Das Einzige, was ich anders mache als früher, ist ja, dass ich jetzt das Kokosöl nehme. Ich fühle mich besser, habe Energie, die ich vorher nicht hatte, und kann nicht oft genug sagen, wie es mir bei meinem Wohlbefinden geholfen hat … Ich hatte früher viele Beschwerden und Schmerzen und fühlte mich die ganze Zeit müde." (Patricia)

„Mein Cholesterinspiegel ist stabil und gesund. Mein Glukosespiegel ist stabil; das bedeutet, dass ich nicht mehr diese üblen Insulin-Spitzenwerte aushalten muss. Diabetes ist in meiner Familie sehr verbreitet, und indem ich meinen Blutglukosespiegel unter Kontrolle halte, kann ich dem Diabetes wahrscheinlich vorbeugen oder ihn zumindest hinauszögern. Mein Hautjucken ist ebenso verschwunden wie meine Migräne. Ich bin im November gerade wieder 5 000 Meter gelaufen, um meinem 49. Geburtstag zum Abschied zu winken. Ich werde sie im kommenden November wieder laufen, um meine Fünfzigerjahre zu begrüßen. Dank des kohlenhydratarmen Ernährungsprogramms habe ich die gesunden, nutzbringenden Wirkungen von Kokosöl erfahren. Ich frage mich, wann das bei den anderen Ernährungsprogrammen auch ankommen wird. Frauen in meinem Alter gehen im Allgemeinen davon aus, Osteoporose zu bekommen. Ich musste vor einigen Jahren eine Knochen-Röntgenuntersuchung durchführen lassen, die ergab, dass ich eine gesunde Knochenmasse habe. Mein Arzt war völlig überrascht. Ich war nicht überrascht, da ich mich an eine gesunde, kohlenhydratarme Ernährung halte. Ich bin noch nie so sorgenfrei im Hinblick auf meine Gesundheit gewesen." (Mary)

„Ich habe 30 Pfund abgenommen und fühle mich, als wäre ich wieder Dreißig, obwohl ich auf die 65 zugehe. Ich nehme keine Schmerzmittel mehr und habe mehr Energie, als ich mir jemals hätte träumen lassen. Der Blutdruck ist gesunken und meine Arbeitskollegen sind erstaunt, wie gut ich aussehe und wie wohl ich mich fühle – keine Klagen mehr, weil mir etwas wehtut. Ich fühle mich großartig – und das, ohne Pillen zu nehmen!" (Wendy)

„Ich habe bisher 50 Pfund abgenommen und möchte noch weitere 18 bis 45 Pfund abnehmen. Ich weiß, ich werde das schaffen. Ich habe einem kohlenhydratarmen Ernährungsprogramm Kokosöl hinzugefügt; das praktiziere ich jetzt seit elf Monaten. Ich habe inzwischen alle Medikamente absetzen können, die mir für hohen Blutdruck, Asthma und Allergien verordnet wurden. Mein Cholesterinspiegel hat sich sehr verbessert – mein Triglyceridspiegel lag bei 940 und ist in drei Monaten auf 247 gesunken. Ich habe wieder Energie und kann Sport treiben. Vor einem Jahr konnte ich nicht durch ein Einkaufszentrum gehen, ohne mich zwischendurch auszuruhen. Jetzt mache ich mit meinem Mann Tageswanderungen. Das Kokosöl passt perfekt zu dieser Art der Ernährung. Ich habe mein Leben wieder zurückgewonnen!" (Babs)

„Mein Cholesterinspiegel ist von 270 auf 200 zurückgegangen, während mein HDL-Wert in drei Monaten von 30 auf 56 in die Höhe geschnellt ist. Meine Schilddrüsenunterfunktion ist verschwunden. Die Ärzte kratzen sich ratlos am Kopf. Sie können nicht verstehen, wie ich ohne Medikamente normale Schilddrüsenwerte haben kann." (Eddie)

*

Ihrem Speiseplan einfach Kokosöl hinzuzufügen, kann also zu positiven Veränderungen bei Ihrer Gesundheit führen. Wenn Sie Kokosöl mit einem kohlenhydratarmen, ketogenen Ernährungsprogramm kombinieren, können die Veränderungen eine sehr bemerkenswerte Wirkung haben. Dies ist die Grundlage des ketogenen Ernährungsprogramms mit Kokosöl.

KAPITEL 10

Macht Ihre Schilddrüse Sie dick?

Wir stehen vor einem ernsthaften Problem. Eine Epidemie gigantischen Ausmaßes grassiert in der ganzen zivilisierten Welt, die Millionen von Opfern fordert. *Sie* könnten eines dieser Opfer sein. Im Unterschied zu den sich schnell ausbreitenden Seuchen der Vergangenheit ist diese neue Seuche trügerischer. Sie beschleicht ihre Opfer sehr langsam und bleibt oft jahrelang unentdeckt. Bis zu dem Zeitpunkt, an dem Sie es erstmals für möglich halten, dass etwas nicht in Ordnung ist, sind die Symptome bereits weit fortgeschritten. Was ist diese heimtückische neue Seuche? Es ist keine Infektionskrankheit. Es ist ein Spektrum von Stoffwechselstörungen, die Einfluss auf die Schilddrüsenfunktion haben. Dazu gehören Schilddrüsenunterfunktion, Schilddrüsenüberfunktion, Kropf, Morbus Basedow, Hashimoto-Thyreoiditis und andere. Am weitesten verbreitet ist die Schilddrüsenunterfunktion.

In den USA wird die Zahl derjenigen, die an einer Schilddrüsenerkrankung leiden, auf 20 Millionen geschätzt. Bis zu 60 Prozent der Betroffenen wissen nichts von ihrer Erkrankung. Bei Frauen treten Schilddrüsenprobleme acht- bis zehnmal häufiger als bei Männern auf. Mindestens bei einer von acht Frauen wird eine Schilddrüsenerkrankung diagnostiziert – doch die Dunkelziffer ist hoch. Levothyroxin, ein synthetisch hergestelltes Schilddrüsenhormon (in Deutschland erhältlich beispielsweise unter den Namen *L-Thyroxin* oder *Euthyrox*), ist das am vierthäufigsten verkaufte Medikament in den USA. 13 der 50 am häufigsten in den USA verkauften Medikamente beziehen sich entweder direkt oder indirekt auf eine Schilddrüsenunterfunktion. Die Zahl derjenigen, die von einer Schilddrüsenerkrankung betroffen sind, steigt jedes Jahr weiter.

Die Schilddrüse

… ist eine schmetterlingsförmige Drüse, die sich im vorderen Bereich des Halses befindet, unmittelbar unter dem Adamsapfel. Die Schilddrüse produziert zwei wichtige Hormone, Trijodthyronin (T3) und Thyroxin (T4). Jedes Organ und jede Zelle in unserem Körper braucht eine ausreichende Menge der Schilddrüsenhormone, um ordnungsgemäß funktionieren zu können. Diese Hormone regulieren die Körpertemperatur, die Stoffwechselrate, die Fortpflanzung, das Wachstum, die Bildung von Blutzellen, die Nerven- und Muskelfunktion, den Calcium-Haushalt im Körper und einiges mehr. Sie haben Einfluss auf die Fähigkeit unserer Zellen, Blutzucker und Insulin zu nutzen, und sie bestimmen die Geschwindigkeit, mit der Kalorien verstoffwechselt werden, sodass sie eine dramatische Auswirkung auf das Körpergewicht haben.

Die Hirnanhangdrüse (Hypophyse) und der Hypothalamus kontrollieren die Bildung und Freisetzung der Schilddrüsenhormone. Der Prozess beginnt, wenn der Hypothalamus der Hirnanhangdrüse signalisiert, ein Hormon herzustellen, das sogenannte schilddrüsenstimulierende Hormon (TSH). (Der Hypothalamus ist eine endokrine Drüse, die sich im Zwischenhirn befindet, das zwischen Klein- und Großhirn liegt; sie übernimmt die Funktion eines „Thermostats" für das ganze System.) Die Hirnanhangdrüse, die sich ebenfalls an der Unterseite des Gehirns befindet, setzt dann eine bestimmte Menge TSH frei, abhängig davon, wie viel T3 und T4 im Blut sind.

Die Schilddrüse reguliert ihre Produktion von Hormonen auf der Grundlage dessen, wie viel TSH von der Hirnanhangdrüse gebildet wird. Produziert die Schilddrüse zu wenig Schilddrüsenhormone, kommt es zu einem Hormonmangel, das heißt, eine Schilddrüsenunterfunktion liegt vor. Kälteempfindlichkeit, Energiemangel und Gewichtszunahme sind verbreitete Symptome. Produziert die Schilddrüse zu viele Hormone, entsteht ein hyperaktiver Zustand und es liegt eine sogenannte Schilddrüsenüberfunktion vor. Zu den Symptomen gehören eine schnelle oder unregelmäßige Herzfrequenz, Reizbarkeit, Nervosität, Muskelschwäche, unerklärliche Gewichtsabnahme, Schlafstörungen und Sehprobleme.

Die Schilddrüsenfunktion kann durch viele Faktoren beeinflusst werden – Erbanlagen, Ernährung, Umweltgifte, Strahlung, Infektionen und andere. Unter bestimmten Bedingungen kann die Schilddrüse vom körpereigenen Immunsystem angegriffen werden, was zu einer Entzündung und Vergrößerung der Schilddrüse (Kropf) führen kann, der sogenannten Autoimmunthyreoiditis. Auch wenn sie relativ selten vorkommen, sind Morbus Basedow und Hashimoto-Thyreoiditis zwei häufig auftretende Autoimmunerkrankungen der Schilddrüse. Bei Morbus Basedow greifen die vom Immunsystem produzierten Antikörper die Schilddrüse an und bewirken, dass sie übermäßig viele Schilddrüsenhormone produziert (Schilddrüsenüberfunktion). Diese Überstimulation führt dazu, dass die Schilddrüse sich vergrößert. Bei der Hashimoto-Thyreoiditis wird das Schilddrüsengewebe durch den Angriff der Antikörper geschädigt, was zu einer Schilddrüsenunterfunktion führt.

Die Schulmedizin weiß derzeit noch nicht, warum das Immunsystem unseren eigenen Körper angreift, sodass Autoimmunkrankheiten entstehen. Es gibt viele Theorien dazu. Dem Arzt Dr. David M. Derry zufolge, einem anerkannten Schilddrüsenforscher und Autor des Buches *Breast Cancer and Iodine*, ist es so zu erklären: „Bei einer kleineren Krankheit entsorgen geschädigte Schilddrüsenzellen ihren Inhalt in die Blutbahnen. Mehrere Proteine, die von den abgestorbenen Zellen stammen, sind dem Immunsystem des Körpers fremd. Das Immunsystem, das Antikörper gegen diese Proteine gebildet hat, greift nun das gesunde Schilddrüsengewebe an, was zu einer Entzündung und zum weiteren Absterben von Schilddrüsenzellen führt. Dieser Mechanismus ist für die Auslösung der Hashimoto-Thyreoiditis und von Morbus Basedow verantwortlich.“[1]

Schilddrüsenunterfunktion

Wenn Menschen sagen, sie hätten einen schlechten Stoffwechsel oder eine schlechte Schilddrüsenfunktion, meinen sie damit im Allgemeinen eine Schilddrüsenunterfunktion. Doch wie weiß man, ob man eine unteraktive Schilddrüse hat? Zu den Symptomen einer Schilddrüsenunterfunktion gehören Übergewicht, Kälteempfindlichkeit, Energiemangel, Muskelschwäche, langsame Herzfrequenz, trockene und schuppige Haut, Haarausfall, Verstopfung, Reizbarkeit, Antriebslosigkeit, depressive Verstimmungen, langsames Sprechen und verwaschene Sprache, geschwollene Augenlider,

Wassereinlagerungen im Gesicht, wiederkehrende Infektionen, Allergien, Kopfschmerzen, Calciumstoffwechsel-Probleme und Menstruationsbeschwerden bei Frauen.

Haarausfall hängt häufig mit Schilddrüsenproblemen zusammen. Ein eigentümliches, aber verräterisches Anzeichen für ein Schilddrüsenproblem ist die Ausdünnung der Augenbrauen, insbesondere des äußeren Drittels, wo sie sogar ganz verschwinden können. Der Haarausfall im Bereich der seitlichen Augenbrauen ist eines der sehr eindeutigen Zeichen, die konkret auf eine unteraktive Schilddrüse hinweisen. Ist der Hormonmangel behoben, wachsen die Augenbrauen wieder nach. Tritt eine Schilddrüsenunterfunktion bereits in der Kindheit auf und bleibt sie unbehandelt, kann sie das Wachstum und die Geschlechtsreife verzögern und die normale Entwicklung des Gehirns hemmen.

Wenn Sie eine Schilddrüsenunterfunktion haben, bedeutet dies nicht, dass sie alle oder auch nur die meisten der genannten Symptome haben müssen. Der Schweregrad der Symptome hängt vom Grad des Schilddrüsenhormonmangels ab. Ein leichter Mangel ruft möglicherweise keine deutlich feststellbaren Symptome hervor; ein gravierender Mangel kann viele dieser Beschwerden hervorrufen.

Schilddrüsenhormone regulieren den Stoffwechsel. Der Stoffwechsel wiederum kontrolliert die Rate, in der der Körper Energie als Brennstoff für die Prozesse in den lebenden Zellen verbraucht. Wenn Zellen Energie verbrauchen, wird Wärme erzeugt. Die durch die Stoffwechselprozesse erzeugte Wärme ist relativ konstant und schwankt normalerweise weniger als ein Grad im Tagesverlauf. Sie ist am niedrigsten, wenn wir ruhen (wenn der Energiebedarf niedrig ist), und erhöht sich bei körperlichen Aktivitäten (wenn der Energiebedarf größer ist). Bei anstrengenden körperlichen Aktivitäten kann die Körpertemperatur sogar um zwei oder drei Grad steigen.

Die normale Körpertemperatur liegt bei etwa 37 °C. Tagsüber kann die Körpertemperatur ein halbes Grad Celsius (0,5 °C) nach oben oder unten schwanken. Eine Temperatur von 36,4 °C könnte, abhängig von den Bedingungen, unter denen sie gemessen wird, als normal angesehen werden. Bei einem langsamen Stoffwechsel aufgrund einer ungenügenden Ausschüttung von Schilddrüsenhormonen ist die Körpertemperatur chronisch niedriger als normal. Kälteempfindlichkeit ist ein offensichtliches Symptom dafür. Leicht zu frieren und häufig kalte Hände und Füße zu haben, ist also typisch für eine Schilddrüsenunterfunktion.

Eine weitere Konsequenz eines langsamen Stoffwechsels ist Übergewicht. Bei einem verlangsamten Stoffwechsel wird weniger Energie verbraucht. Verbraucht der Körper nicht die ganze Energie, die über das Essen geliefert wird, wandelt er sie in Fett um. Das heißt, je langsamer der Stoffwechsel ist, desto eher speichern Sie Fett und nehmen zu. Aus diesem Grund ist die Kalorienaufnahme nicht die alleinige Ursache von Übergewicht. Jemand mit einer Schilddrüsenunterfunktion könnte also normal viel essen und würde dennoch zunehmen.

Es gibt viele Faktoren, die zur Entwicklung einer Schilddrüsenunterfunktion beitragen können, zum Beispiel Erbanlagen, Lebensstil, Ernährung und Umwelt. In vielen Fällen kann die Schilddrüsenunterfunktion entweder mit Schilddrüsenhormonen (Medikamenten) oder durch eine Umstellung der Ernährung und des Lebensstils korrigiert werden. In den nachfolgenden Abschnitten werden einige der Faktoren erläutert, die am häufigsten zu dieser Erkrankung beitragen, sowie Möglichkeiten, sie zu überwinden.

Mangelernährung

Übergewichtig, aber mangelernährt

Glauben Sie es oder glauben Sie es nicht, aber der Grund, warum Sie vielleicht übergewichtig sind, ist möglicherweise eine Mangelernährung. Ja, Sie haben richtig gelesen: Sie können wegen einer Mangelernährung übergewichtig sein. Wenn ich dies sage, meine ich nicht, dass Sie jetzt losrennen und mehr essen sollten. Sie sollten vielmehr lernen, Ihre Nahrungsmittel bewusster auszuwählen.

Falsche Ernährung ist eine der Hauptursachen von Fettleibigkeit. Wie kann jemand, der übermäßig viel isst, mangelernährt sein? Die Menge an Nahrungsmitteln, die man isst, sagt nichts über die Menge der zugeführten Nährstoffe aus. Sie könnten sich jeden Tag kiloweise mit Donuts vollstopfen und dennoch mangelernährt sein. Donuts sind keine gute Nährstoffquelle. Sie liefern jede Menge Kalorien, aber wenig Vitamine und Mineralstoffe.

Die meisten Dinge, die wir heute essen, sind nährstoffarm. Bei der Verarbeitung und Raffinierung werden viele Nährstoffe entfernt und vernichtet. Zucker enthält zum Beispiel weder Vitamine noch Mineralstoffe. Er enthält aber Kalorien, die dick machen. Genauso ist beim Weißmehl die vitamin- und mineralstoffreiche Kleie (Keim und Schale) entfernt worden, übrig ist nur noch die reine Stärke. Stärke ist nichts anderes als Zucker. Bei weißem Reis verhält es sich ebenso. Die vitaminreiche Kleie wird entfernt, sodass nur der weiße stärkehaltige Teil zurückbleibt. Kartoffeln bestehen fast ganz aus Stärke. Die meisten Nährstoffe sind jedoch in der Schale zu finden, aber wie viele Menschen essen ihre Kartoffeln immer mit Schale?

Die Nahrung, die wir in der Regel zu uns nehmen, beinhaltet Zucker, Weißmehl, weißen Reis und Kartoffeln. Aus diesen Nahrungsmitteln beziehen die meisten Menschen 60 Prozent ihrer täglichen Kalorien. Weitere 20 bis 30 Prozent stammen aus Fetten und Ölen. Das wäre als solches nicht schlimm, wenn die beliebtesten Fette und Öle nicht Margarine, Backfett und verarbeitete Pflanzenöle wie Soja- und Maisöl wären. Fette sind in unseren Lebensmitteln oft versteckt. Alle abgepackten Lebensmittel, Fertiggerichte und auch das Essen im Restaurant enthalten Unmengen minderwertiger Fette, einschließlich hydrierter Fette. Igitt!

Unsere typische Ernährung besteht also größtenteils aus Lebensmitteln, bei denen es sich überwiegend um leere Kalorien handelt – Stärke, Zucker, verarbeitete Pflanzenöle. Wenige von uns essen Obst und Gemüse. Und wenn, dann höchstens als Zutaten – Mixed Pickles und ein Blatt Salat auf einem Sandwich oder Tomatensoße und Zwiebeln auf einer Pizza. Unser Essen ist mit Kalorien überladen, weist aber einen Mangel an Nährstoffen auf. Mit der Konsequenz, dass man übergewichtig und dennoch mangelernährt ist.

Nach Angaben des US-Landwirtschaftsministeriums nehmen die meisten Menschen (100 Prozent der empfohlenen Tagesdosis, sogenannte RDA) von mindestens zehn essenziellen Nährstoffen keine ausreichende Menge zu sich. Nur 12 Prozent der Bevölkerung nehmen 100 Prozent von sieben essenziellen Nährstoffen auf. Nicht einmal 10 Prozent der US-Amerikaner verzehren die empfohlenen täglichen Mengen an Obst und Gemüse. 40 Prozent essen gar kein Obst und 20 Prozent auch kein Gemüse. Und das, was wir für Gemüse halten, sind größtenteils frittierte Kartoffeln (in hydriertem Pflanzöl).

Das *Journal of the American Dietetic Association* berichtete über eine Studie mit Zweit- und Fünftklässlern im Bundesstaat New York, bei der an dem Tag, an dem sie befragt wurden, festgestellt wurde, dass 40 Prozent der Kinder kein Gemüse zu sich nahmen, außer Kartoffeln oder Tomatensoße, dass 20 Prozent kein Obst aßen, aber 36 Prozent der Kinder mindestens vier verschiedene Arten von kalorienreichem, aber nährstoffarmem Fastfood verzehrten. Kein Wunder, dass die Kinder heutzutage dick werden.[2]

Schlimm genug, dass die meisten Lebensmittel nährstoffarm sind, das Problem wird jedoch noch weiter dadurch verdichtet, dass eben diese

Lebensmittel auch noch die Nährstoffe vernichten, die wir aus anderen Nahrungsmitteln beziehen. Zucker enthält keine Nährstoffe, verbraucht aber welche, wenn er verstoffwechselt wird. Der Verzehr von zucker- und stärkehaltigen Lebensmitteln kann dem Körper Chrom entziehen, ein Spurenelement, das wichtig für die Bildung von Insulin ist. Ohne Insulin entwickeln wir Blutzuckerprobleme wie ein Diabetiker.

Je stärker unsere Lebensmittel verarbeitet sind, desto mehr Nährstoffe benötigen wir, um sie zu verstoffwechseln. Öle, die mehrfach ungesättigte Fettsäuren enthalten, also eine weitere Quelle leerer Kalorien, zehren die Vitamine E und A sowie Zink auf; bestimmte Nahrungsmittelzusatzstoffe verbrennen Vitamin C. Eine Ernährung, die mit Weißmehlprodukten, Zucker und Pflanzenölen überfrachtet ist, zehrt die Nährstoffreserven schnell auf und lässt uns weiter auf eine Mangelernährung zusteuern. Eine gesunde Schilddrüsenfunktion setzt also immer eine gute Ernährung voraus.

Der Verzehr übermäßig großer Mengen von Kohlenhydraten fördert ebenfalls eine Insulinresistenz. Die Schilddrüsenfunktion ist untrennbar mit dem Insulin-Haushalt verbunden. Wenn Sie eine Schilddrüsenunterfunktion haben, liegt bei Ihnen wahrscheinlich auch eine gewisse Insulinresistenz vor.[3] Selbst wenn die Schilddrüsenhormonproduktion noch im unteren Normbereich liegt, ist das Risiko für eine Insulinresistenz erheblich erhöht.[4]

Vitamin-C-Mangel

Wenn Sie mehr als 200 mg Kohlenhydrate täglich zu sich nehmen (300 mg sind die Regel), größtenteils aus raffinierten Körnern und Zucker, und nicht viel frisches Obst und Gemüse essen, kann ich fast garantieren, dass bei Ihnen ein Vitamin-C-Mangel vorliegt. Dies ist wichtig, weil Vitamin C essenziell für die Produktion der Schilddrüsenhormone ist.

Durch den Verzehr großer Mengen von Kohlenhydraten können Sie einen Vitamin-C-Mangel herbeiführen, selbst wenn Sie die empfohlene Tagesdosis (RDA) Vitamin C zu sich nehmen (für die USA sind dies 60 mg pro Tag, EU-weit wird eine Tagesdosis von 80 mg pro Tag empfohlen). Wenn Sie Diabetes oder Prädiabetes haben, sind die Risiken sogar noch größer.

Glukose- und Vitamin-C-Moleküle haben eine sehr ähnliche Struktur. Die meisten Tiere können Vitamin C selbst aus Glukose bilden, die sie wiederum aus den Kohlenhydraten in ihrer Nahrung beziehen. Wenngleich es ein sehr einfacher Prozess ist, kann der Mensch dies jedoch nicht. Wir verfügen nicht über die Enzyme, die für diese Umwandlung erforderlich sind; wir müssen Vitamin C also über die Nahrung aufnehmen. Die Ähnlichkeit zwischen Glukose und Vitamin C geht jedoch über die Molekularstruktur hinaus und besteht auch darin, wie sie von Zellen angezogen werden und in Zellen gelangen. Beide Moleküle benötigen die Hilfe von Insulin, bevor sie durch die Zellmembranen dringen können.

Glukose und Vitamin C konkurrieren miteinander um die Aufnahme in die Zellen. Bei diesem Wettbewerb sind sie jedoch nicht ebenbürtig. Unser Körper bevorzugt Glukose beim Transport in die Zellen, und zwar auf Kosten von Vitamin C. Bei einem erhöhten Blutglukosespiegel ist die Vitamin-C-Aufnahme in die Zellen stark eingeschränkt. Wann immer Sie eine Mahlzeit zu sich nehmen, die Kohlenhydrate enthält, werden diese in Glukose umgewandelt, die dann die Aufnahme von Vitamin C beeinträchtigt. Je mehr Kohlenhydrate Sie zu sich nehmen, desto höher steigt Ihr Blutglukosespiegel und desto weniger Vitamin C wird von Ihrem Körper in Anspruch genommen. Es ist schon eine Ironie, dass es gesüßten Orangensaft oder zuckerhaltiges Müsli gibt, die beide mit zusätzlichem Vitamin C angereichert sind, dass aber der Zucker in diesen Produkten die Aufnahme des Vitamins fast vollständig blockiert. Eine kohlenhydratreiche Ernährung kann zu einem Vitamin-C-Mangel führen. Wenn jemand Diabetes oder eine (wenn auch nur geringfügige) Insulinresistenz hat, ist der Blutglukosespiegel für längere Zeit erhöht, sodass die Aufnahme von Vitamin C weiter blockiert wird.

Aus diesem Grund ruft eine Ernährung, die reich an Kohlenhydraten ist, einen Vitamin-C-Mangel und als Ergebnis dessen unter Umständen auch eine Schilddrüsenunterfunktion hervor. Die Wirkung der Kohlenhydrate, wonach sie die Aufnahme von Vitamin C blockieren, ist von großer Bedeutung, und wird von der Ärzteschaft im Allgemeinen dennoch verkannt. Man kann einen schwerwiegenden Vitamin-C-Mangel entwickeln, selbst wenn in der Nahrung ausreichend Vitamin C enthalten ist.

Ein schwerwiegender Vitamin-C-Mangel führt zu Skorbut, der mit jedem der nachfolgenden Symptome verbunden sein kann: Blutarmut (Anämie), Depression, häufige Infektionen, Zahnfleischbluten, Parodontose, Muskeldegeneration und Muskelschmerzen, Gelenkschmerzen, verzögerte Wundheilung sowie die Entwicklung von Arteriosklerose (Verhärtung der Arterien), was zu Herzinfarkten und Schlaganfällen führen kann. Die Erkrankung führt schließlich zum Tod. Es ist weitaus wahrscheinlicher, dass Sie einen Herzinfarkt oder Schlaganfall durch eine kohlenhydratreiche

Ernährung, die dem Körper das Vitamin C raubt, erleiden als durch eine zu fettreiche Ernährung.

Skorbut war vor dem 20. Jahrhundert eine weitverbreitete Krankheit, bevor seine Ursache entdeckt wurde. Seeleute waren am anfälligsten für diese Krankheit: Bei den langen Überfahrten wurden die frischen Produkte zuerst verzehrt, sodass für die restliche Zeit kaum mehr als gepökeltes Fleisch und Schiffszwieback übrig blieben. Schiffszwieback ist trockener Biskuit aus Mehl, Salz und Wasser. Das war die Hauptnahrung der meisten Seeleute. Da Mehl und Fleisch schlechte Quellen für Vitamin C sind, war Skorbut oft das Ergebnis. Bei einer Ernährung, der es an Vitamin C fehlt, kann Skorbut im Zeitraum zwischen einem Monate und drei Monaten zutage treten, abhängig von den individuellen Vitaminreserven der Betroffenen.

Als entdeckt wurde, dass frische Produkte die Krankheit verhindern können, wurden Zitronen und Limetten in den Speiseplan der Seeleute aufgenommen. Die britische Marine versorgte ihre Schiffsbesatzungen als erste mit Zitrusfrüchten; aus diesem Grund wurden britische Seeleute oft als *Limeys* bezeichnet (in Anspielung auf Limetten).

Ende des 19. Jahrhunderts und Anfang des 20. Jahrhunderts reisten Forscher auf der Suche nach der Nordwestpassage durch die kanadische Arktis oder um erstmals den Nordpol zu erreichen. Um Skorbut vorzubeugen, ergänzten sie ihre Standardversorgung von Mehl, Zucker, Kaffee und gepökeltem Fleisch mit Obst und Gemüse. Dennoch endeten die Expeditionen wieder durch Skorbut in einer Tragödie, ihre Versorgung mit Lebensmitteln schützte sie nicht.

Anfang des 20. Jahrhunderts reiste der Anthropologe Vilhjalmur Stefansson in die kanadische Arktis, um das Leben der Inuit zu studieren. Er interessierte sich besonders für die Lebensweise der Ureinwohner und lebte mehrere Jahre unter ihnen. Bei seinen Forschungsreisen nahm er nur Vorräte für ein bis zwei Monate mit. Sobald diese aufgebraucht waren, ernährten er und seine Gefährten sich vollständig von dem, was das Land ihnen gab, genau wie die Ureinwohner. Die Eskimos (Inuit), so berichtete er, nahmen überhaupt keine pflanzlichen Nahrungsmittel zu sich, sondern ernährten sich ausschließlich von Wild. Stefansson ernährte sich mehrere Jahre genauso. Er wurde nie von Skorbut heimgesucht, ebenso wenig die Ureinwohner, bei denen er lebte. Später, als er über seine Erfahrungen schrieb, wurde er deswegen stark kritisiert. Man glaubte, dass eine ausschließlich auf Fleisch basierende Ernährung mit einem Vitaminmangel verbunden war und mit Sicherheit Skorbut hervorrufen würde. Um seine Kritiker zum Schweigen zu bringen, ernährten Stefansson und ein Kollege sich ein ganzes Jahr lang nur von Fleisch und Fett – und zwar, ohne an Skorbut zu erkranken.

Der Grund, warum weder die Forscher noch die Ureinwohner an Skorbut erkrankten, ist auf die Tatsache zurückzuführen, dass sie keine Kohlenhydrate zu sich nahmen. Auch wenn die verzehrte fleischhaltige Nahrung nur sehr wenig Vitamin C enthielt, konnte der Körper es vollständig aufnehmen, weil es eben nicht mit Glukose konkurrieren musste. Wenn jedoch Brot oder Mehl hinzugefügt werden, tritt schnell Skorbut auf. Stefansson berichtete, dass andere in seinem Forschungsteam, die auch Mehl und Zucker aßen, schon bald Skorbut entwickelten und nur geheilt wurden, wenn sie wieder zu ihrer kohlenhydratfreien, fettreichen und nur aus Fleisch bestehenden Ernährung zurückkehrten.

Die meisten Menschen, die sich kohlenhydratreich ernähren, entwickeln nicht die Symptome eines Vollbild-Skorbuts, sie können aber dennoch einen Vitamin-C-Mangel aufweisen und an leichtem oder subklinischem Skorbut leiden. Das kann heimtückischer als die voll ausgeprägte Erkrankung sein, weil die Anzeichen und Symptome nicht leicht erkannt und diagnostiziert werden. Die Gesundheit lässt langsam nach, sodass es wenig Warnzeichen gibt, dass etwas nicht in Ordnung ist – bis es mit einem Mal zu spät ist. Mit der Zeit schwindet die Gesundheit der Zähne, es kommt zu Beschwerden und Schmerzen, Arteriosklerose entwickelt sich und die Schilddrüsenfunktion lässt nach. Dies ist ein weiterer guter Grund, Ihre Kohlenhydratzufuhr zu reduzieren.

Subklinische Mangelernährung

In fortgeschrittenen Stadien kann sich eine Mangelernährung in Form von einer Reihe typischer Erkrankungen zeigen, wie Skorbut (Vitamin-C-Mangel), Beriberi (Thiamin-Mangel) und Pellagra (Niacin-Mangel). Durch solche Mangelerscheinungen ist der Körper anfällig für Infektionen, die Immunabwehr wird unterdrückt, Heilungsprozesse werden verlangsamt, gesundes Wachstum und Entwicklung sind gestört und die Degeneration von Gewebe und Organen wird gefördert. Bleiben diese Symptome unbehandelt, enden sie alle tödlich.

Der Weltgesundheitsorganisation (WHO) zufolge sterben 70–80 Prozent der Menschen in entwickelten Ländern an lebensstil- oder ernährungsbedingten Krankheiten. Die Mehrzahl der Krebsarten wird durch all das verursacht, was wir unserem Körper zuführen. Herzkrankheiten, Schlaganfälle und Arteriosklerose, die größten Killer in den industrialisierten Nationen, sind ernährungsbedingte Krankheiten. Auch Diabetes ist eine ernährungsbedingte Krankheit. Zahlreiche Studien haben gezeigt, dass Vitamine, Mineralstoffe und andere Nährstoffe in den Nahrungsmitteln uns vor diesen Krankheiten der modernen Zivilisation schützen.

Wenn wir an Mangelernährung denken, denken wir für gewöhnlich an die ausgemergelten Opfer einer Dürre in Afrika oder hungernde Menschen in

Indien. In Ländern, in denen mehr Wohlstand und Überfluss herrscht, ist das Problem subtiler. Die Symptome einer Mangelernährung sind nicht so offensichtlich. Übergewichtige sehen nicht mangelernährt aus, und um Mangelerkrankungen mit herkömmlichen Methoden diagnostizieren zu können, muss eine Mangelernährung bereits in einem fortgeschrittenen Stadium sein, um erkannt zu werden.

Wenn eine Vielfalt an Nahrungsmitteln vorhanden ist, entwickeln nur wenige Menschen offensichtliche Symptome einer Mangelerkrankung, selbst wenn ihre Nahrung nährstoffarm ist. Sie leiden vielmehr an einer subklinischen Mangelernährung. Eine subklinische Mangelernährung liegt vor, wenn jemand gerade noch genügend essenzielle Nährstoffe zu sich nimmt, um die Vollbildsymptome einer schwerwiegenden Mangelernährung zu verhindern; der Körper leidet aber dennoch an einem Mangel und ist anfällig für eine langsame, vorzeitige Degeneration. Dieser Zustand kann sehr lange unerkannt bleiben.

In westlichen Ländern hat das Problem einer subklinischen Mangelernährung epidemische Ausmaße angenommen. Unsere stark verarbeiteten Nahrungsmittel sind ihrer natürlichen Nährstoffe beraubt worden. Wir essen, essen sogar übermäßig viel, doch unser Essen enthält nicht alle die essenziellen Nährstoffe, die der Körper benötigt, um optimal zu funktionieren. Infolgedessen wird das Immunsystem chronisch unterdrückt, sodass der Körper Infektionen nicht gut abwehren kann, und die Gewebe und Zellen, die nach Nährstoffen hungern, degenerieren langsam. Der Körper, der den Nährstoffmangel natürlich spürt, schaltet möglicherweise einen Gang zurück und verlangsamt den Stoffwechsel, um die wenigen Nährstoffe zu konservieren, die er erhält.

Hungert der Körper nach Nährstoffen, ist die Bühne für die Entwicklung einer Schilddrüsenunterfunktion und Gewichtszunahme bereitet. Damit die Schilddrüse und ihre Hormone ordnungsgemäß funktionieren können, benötigen Sie ausreichende Mengen an Vitamin A, B_{12}, C, D und E, an Mineralstoffen wie Jod, Selen, Zink und Kupfer sowie Aminosäuren (die

Grundbausteine für Eiweiß). Ein Mangel an einem dieser Vitamine oder Mineralstoffe kann mitverantwortlich sein für eine Schilddrüsenunterfunktion. Um zum Beispiel das Schilddrüsenhormon Thyroxin zu bilden, benötigt die Schilddrüse Jod und die Aminosäure Tyrosin. Bei einer Ernährung, der es an tyrosinhaltigem Eiweiß oder Jod mangelt, wird die Schilddrüsenfunktion unterdrückt.

In Kapitel 11 beschäftigen wir uns näher mit der Bedeutung, die Jod für die Schilddrüsenfunktion hat. Fleisch und andere tierische Produkte sind wichtig, weil sie nicht nur Eiweiß liefern, sondern auch die Vitamine A und B$_{12}$. Vitamin A kann aus Beta-Carotin produziert werden, das in pflanzlichen Nahrungsmitteln zu finden ist, manche Menschen haben aber Schwierigkeiten, Beta-Carotin in Vitamin A umzuwandeln. Vitamin B$_{12}$ kommt nur in tierischen Produkten vor und kann nicht aus anderen Nährstoffen hergestellt werden. Möglicherweise müssen also zusätzlich Vitamin- und Mineralstoffergänzungen eingenommen werden, um eine vollständige Versorgung mit Nährstoffen zu gewährleisten.

Lebensmittelzusatzstoffe

Über die Auswirkungen von Zucker, künstlichen Süßstoffen und fruktosehaltigem Maissirup und darüber, wie sie Ihr Gewicht beeinflussen, haben wir bereits gesprochen. Darüber hinaus tragen viele andere Lebensmittelzusatzstoffe ebenfalls zu Übergewicht bei.

Wenn Sie dick werden möchten, dann gelingt Ihnen das mit Sicherheit, indem Sie Lebensmittel essen, die Mononatriumglutamat (MNG) enthalten. MNG ist ein Geschmacksverstärker und Bauchfettverstärker. Wenn Forscher Studien über Fettleibigkeit bei Mäusen durchführen möchten, müssen sie zuerst dafür sorgen, dass die Mäuse fettleibig werden. Es gibt keine Ratten oder Mäuse, die von Natur aus übergewichtig sind, sodass die Wissenschaftler ihnen nach der Geburt Mononatriumglutamat injizieren. Mononatriumglutamat verdreifacht die Menge an Insulin, das von der Bauchspeicheldrüse gebildet wird, und bewirkt somit, dass die Ratten übermäßig zunehmen.[5] Wenn wir Nahrungsmittel zu uns nehmen, die MNG enthalten, geschieht das Gleiche mit uns.

Mononatriumglutamat ist möglicherweise einer der Hauptübeltäter, der die Fettleibigkeitsepidemie verstärkt. Mononatriumglutamat ist in allem zu finden, von Dosensuppe und Frühstücksfleisch bis hin zu Kartoffelchips und Salatdressings. Es ist in Tausenden von abgepackten Lebensmitteln, Dosenprodukten und Tiefkühlkost zu finden. Wenn MNG auf der Liste der Inhaltsstoffe auf dem Etikett nicht aufgeführt ist, bedeutet dies nicht, dass es nicht darin enthalten ist. Die Hersteller verwenden eine Vielzahl von Inhaltsstoffen, die Mononatriumglutamat enthalten, ohne dies konkret als Inhaltsstoff deklarieren zu müssen. Andere Inhaltsstoffe, die Mononatriumglutamat enthalten, sind unter anderem hydrolysierte Pflanzenproteine, Bouillon, Glutaminsäure, Glutamat, Calciumglutamat, autolysierte Hefe, Hefeextrakt, texturierte Proteine, Sojaprotein, Molkeprotein-Isolat und natürliche Aromastoffe. Die Liste könnte endlos fortgesetzt werden, aber es wäre auch einfach unmöglich, sich diese vielen verschiedenen Namen zu merken. Alle diese Lebensmittelzusatzstoffe werden in abgepackten Lebensmitteln und Fertiggerichten verwendet.

Der sicherste Weg, Mononatriumglutamat und andere schädliche Zusatzstoffe zu meiden, ist der Verzicht auf diese Arten von Lebensmitteln. Essen Sie stattdessen frische Produkte, Fleisch, Eier und Molkereiprodukte – also richtige Nahrungsmittel. Es sind die Nahrungsmittel mit den wenigsten Zusatzstoffen, die für die beste Ernährung sorgen.

Fette und Öle sind verbreitete Lebensmittelzusatzstoffe. Wenn Pflanzenöle hydriert werden, werden bei diesem chemischen Prozess natürliche Fettsäuren in fremde Substanzen, sogenannte Transfettsäuren, umgewandelt. Beim Verzehr werden diese toxischen, künstlichen Fettsäuren wie natürliche Fettsäuren in unsere Zellen und Organe aufgenommen. Sie verhalten sich jedoch nicht wie normale Fettsäuren und können die gesunden Zellprozesse stören. Diese Fettsäuren können verheerenden Schaden in der Schilddrüse, Hypophyse (Hirnanhangdrüse) und anderen Drüsen anrichten, die an der Regulierung von Stoffwechsel und Körpergewicht beteiligt sind. Teilhydrierte Pflanzenöle sind gängige Lebensmittelzusatzstoffe. Wenn Sie ihnen auf einem Etikett begegnen, essen Sie diese Produkte besser nicht – Ihre Schilddrüse wird sich freuen.

Ungehärtete Pflanzenfette können auch problematisch sein, insbesondere wenn sie in abgepackten Lebensmitteln, Fertiggerichten oder frittierten Produkten (zum Beispiel Pommes frites, Kartoffel- und Maischips, Zwiebelringen, frittiertem Fisch, Chicken-Nuggets, Donuts usw.) verwendet werden. Auch wenn wir einige mehrfach ungesättigte Fettsäuren in unserer Nahrung brauchen, kann der übermäßige Verzehr dieser Fette eine potenzielle Gewichtszunahme fördern. Sie können beispielsweise die Aktivität der Schilddrüse unterdrücken und damit die Stoffwechselrate verlangsamen. Jedes Pflanzenöl, das mehrfach ungesättigte Fettsäuren enthält und verarbeiteten Lebensmitteln hinzugefügt wird, ist schädlich. Der Grund, warum Pflanzenöle problematisch sein können, ist auf die Tatsache zurückzuführen, dass sie schnell oxidieren und ranzig werden. Oxidierte Öle blockieren die Schilddrüsenhormonproduktion und stören die Aufnahme und Verwertung der Hormone in den Zellen.[6]

Wie wir aus Kapitel 3 wissen, sind Pflanzenöle, die mehrfach ungesättigte Fettsäuren enthalten, sehr oxidationsanfällig. Wenn sie Wärme oder Hitze ausgesetzt werden, selbst bei niedrigen Kochtemperaturen, hat dies zur Folge, dass die Oxidation und die Bildung freier Radikaler beschleunigt werden. Da freie Radikale toxisch sind, hat unser Körper einen eingebauten Abwehrmechanismus – antioxidative Enzyme. Antioxidanzien neutralisieren freie Radikale. Wir erhalten die Bausteine für antioxidative Enzyme aus unserer Nahrung. Nährstoffe wie die Vitamine A, C und E sowie die Spurenelemente Selen, Kupfer und Zink sind essenziell, um diese antioxidativen Enzyme als Abwehrmechanismus herzustellen. Zink und Kupfer werden zum Beispiel benötigt, um das Enzym Superoxid-Dismutase zu bilden, eines unserer potentesten antioxidativen Enzyme. Zusätzlich zu Vitaminen und Mineralstoffen enthalten Pflanzen eine Vielzahl von Phytochemikalien mit potenten antioxidativen Eigenschaften, wie Beta-Carotin, Lutein, Lycopin, Anthocyane und andere.

Der übermäßige Verzehr von mehrfach ungesättigten Fettsäuren, insbesondere jenen, die durch übermäßige Wärme oder Hitze geschädigt worden sind, kann zur Entstehung einer Vielzahl von freien Radikalen führen, die die Reserven unseres Körpers an Antioxidanzien schnell erschöpfen. Dies führt dann zu einem Mangel an essenziellen antioxidativen Nährstoffen. Diese Nährstoffe werden nicht nur für die Bildung antioxidativer Enzyme verwendet, sondern auch für die Produktion Tausender anderer Enzyme, die für die ordnungsgemäße Regulierung und Funktion unseres Körpers notwendig sind.

Die Vitamine C und E sowie Selen und andere antioxidative Nährstoffe sind wesentlich für die Produktion und Verwertung von Schilddrüsenhormonen. Wenn durch eine nährstoffarme, falsche Ernährung oder durch den Verzehr von übermäßig vielen mehrfach ungesättigten Fettsäuren ein Mangel bei diesen Nährstoffen vorliegt, wird die Schilddrüsenfunktion in Mitleidenschaft gezogen. Studien haben gezeigt, dass der übermäßige Verzehr von mehrfach ungesättigten Fettsäuren zu Störungen der Schilddrüsenfunktion und so zu einer Schilddrüsenunterfunktion (Hypothyreose) führen kann.[7–8]

Selen ist sowohl für die Produktion von T_4 in der Schilddrüse von entscheidender Bedeutung als auch essenziell für die Umwandlung von T_4 in T_3.[9] Eine Ernährung, die reich an mehrfach ungesättigten Fettsäuren ist, beeinträchtigt auch die Umwandlung (Konversion) von T_4 in T_3, wahrscheinlich weil sie die Reserven an Selen erschöpft.[10] Ein Mangel an antioxidativen Nährstoffen kann zu einer Schilddrüsenfehlfunktion führen. Darüber hinaus können freie Radikale ebenfalls direkt die Umwandlung von T_4 in T_3 beeinträchtigen.[11–13]

Oxidierte Pflanzenöle, die mehrfach ungesättigte Fettsäuren enthalten, sind nicht die einzige Quelle von freien Radikalen, die unseren Körper angreifen. Freie Radikale können auch durch chemische Lebensmittelzusatzstoffe, Alkohol, Tabakrauch, toxische Metalle (zum Beispiel Quecksilber, Blei, Aluminium), Luftverschmutzung und andere Umweltgifte entstehen. Auch wenn Sie alle Quellen von mehrfach ungesättigten Fettsäuren meiden würden, wären Sie immer noch freien Radikalen ausgesetzt.

Um eine gute Schilddrüsenfunktion aufrechtzuerhalten, ist es wichtig, Nahrungsmittel zu verzehren, die gute Quellen für Antioxidanzien sind. Einige Antioxidanzien ergänzen oder revitalisieren andere, sodass Sie den besten Schutz erhalten, wenn Sie eine Vielzahl von Antioxidanzien über die Nahrung aufnehmen. Die Einnahme von antioxidativen Nahrungsergänzungsmitteln kann zwar hilfreich sein, Studien haben jedoch gezeigt, dass Antioxidanzien am wirksamsten sind, wenn sie aus Vollwertprodukten bezogen werden, die reich an Antioxidanzien sind, statt aus einer Tablette, die nur einige wenige enthält.

Wenn Pflanzenöle oxidieren und ranzig werden, setzen sie chemische Reaktionen in Gang, die Einfluss auf den Geschmack haben und die Haltbarkeit verkürzen. Um Lebensmittel so lange wie möglich haltbar zu machen, fügen Lebensmittelhersteller Konservierungsmittel hinzu. Vitamin E wird oft als natürliches antioxidatives Konservierungsmittel verwendet, am häufigsten verwendet werden jedoch die synthetischen Antioxidanzien Butylhydroxytoluol (BHT), Butylhydroxyanisol (BHA) und Tertiär-Butylhydrochinon (TBHQ). Fast alle Frühstücksflocken oder Müslis enthalten eine oder mehrere dieser synthetischen Antioxidanzien. Sie finden sie auch in Feingebäck, Kuchen, Broten, Plätzchen, Salatdressings und Kaugummi sowie in Lippenstiften, Feuchtigkeitscremes und anderen Kosmetika. Fast alle abgepackten Lebensmittel, die Fett enthalten, sind wahrscheinlich mit einer dieser Substanzen konserviert worden. Sie werden diesen Produkten speziell hinzugefügt, um die Oxidation von mehrfach ungesättigten Fettsäuren zu verzögern; manchmal werden sie auch verarbeiteten Pflanzenölen und Margarinen hinzugefügt.

Diese synthetischen Antioxidanzien mögen zwar die Oxidation von Fetten verlangsamen und die Haltbarkeit abgepackter Lebensmittel verlängern, sie bringen jedoch einige Probleme mit sich: Studien haben gezeigt, dass die langfristige Verwendung (90 Tage oder mehr) toxisch für Leber, Lunge, Nieren, Blase und Schilddrüse sein und Krebs fördern kann – einer der Bereiche, der aus Sicht der Forscher besonders beunruhigend ist.[14] Aber damit nicht genug, denn diese Chemikalien reichern sich auch im Körper an. Während die Menge dieser Stoffe in einer Portion Frühstücksflocken oder Müsli nicht viel Schaden anrichten mag, können sie sich bei regelmäßigem Verzehr jedoch akkumulieren und potenziell verheerende Auswirkungen haben.

Es gibt vielerlei Lebensmittelzusatzstoffe – Farbstoffe, Emulgatoren, künstliche Geschmacksverstärker, Konservierungsmittel und Ähnliches. Einige wie Vitamin E, Zitronensäure, Meersalz oder nichtaluminiumhaltige Backpulver sind relativ harmlos. Bei vielen anderen, insbesondere jenen mit langen, schwer auszusprechenden, chemisch klingenden Namen, haben die Bedenken wegen ihrer potenziellen schädlichen Auswirkungen jedoch zugenommen. Abgepackte Lebensmittel, die Inhaltsstoffe enthalten, die Ihnen nicht vertraut sind, sollten Sie also besser meiden.

KAPITEL 11

Jod und seine Bedeutung für Ihre Gesundheit

Jod ist ein essenzielles Spurenelement, das in jeder Körperzelle enthalten ist und von jeder Zelle genutzt wird. In der Schilddrüse ist eine höhere Konzentration als in jedem anderen Organ oder Gewebe zu finden. Die Schilddrüse nimmt täglich bis zu 6 mg Jodid aus dem Blutkreislauf auf, um es für die Produktion der Schilddrüsenhormone zu nutzen. Drei Jodidmoleküle werden für die Bildung von Trijodthyronin (T3) und vier für Thyroxin (T4) benötigt – die beiden Hormone, die von der Schilddrüse produziert werden. Diese Hormone werden durch Synthese aufgebaut und dann gespeichert und aus der Schilddrüse freigesetzt, wenn sie benötigt werden. Im Idealfall sollte immer eine ausreichende Menge an Schilddrüsenhormonen vorhanden sein, um den täglichen Bedarf des Körpers zu decken, auch wenn die tägliche Jodaufnahme schwankt. Kann die Zufuhr die Speicherkapazität der Schilddrüse oder den täglichen Bedarf des Körpers nicht decken, kommt es zu Jodmangel, der zu einer Schilddrüsenunterfunktion führt.

Jod – ein essenzielles Spurenelement

In Zusammenhang mit Jod herrscht vielfach der Irrglaube vor, seine einzige Funktion im Körper sei die Produktion von Schilddrüsenhormonen. Die Schilddrüse ist jedoch nicht das einzige Organ, das Jod nutzt und wo Jodkonzentrationen zu finden sind. Der überwiegende Teil des Jods im Körper wird nicht für die Synthese der Schilddrüsenhormone verwendet, sondern ist in Geweben außerhalb der Schilddrüse zu finden. Große Mengen von Jod sind in den Speicheldrüsen, im Liquor (Gehirn-Rückenmark-Flüssigkeit), im Gehirn selbst, in den Brüsten, Eierstücken, Nieren, Gelenken, Arterien, Knochen und im Ziliarkörper des Auges zu finden.

Jod ist für jede Zelle des menschlichen Körpers von wesentlicher Bedeutung. Es wird benötigt, um die Funktion und Struktur der Brustdrüsen aufrechtzuerhalten, es fungiert als schützendes Antioxidans, hat antitumorale Eigenschaften, wirkt als Entgiftungsmittel, unterstützt die Immunfunktion und schützt vor pathogenen Bakterien.

Jodmangel verursacht ein ganzes Spektrum an Störungen, darunter Kropfbildung, Schilddrüsenunterfunktion, Verzögerung der geistigen Entwicklung, Kretinismus sowie andere Wachstums- und Entwicklungsabnormalitäten unterschiedlicher Ausprägung bei Kindern. Jodmangel ist die häufigste Ursache für vermeidbare Hirnschädigungen. Nach Schätzungen der WHO sind 740 Millionen Menschen weltweit von jodmangelbedingten Krankheiten betroffen; bei fast 35 Prozent der Bevölkerung weltweit liegt ein Jodmangel vor, das heißt bei etwa 2 Milliarden Menschen.[1] Durch Jodmangel wird das Risiko für Schilddrüsen-, Brust-, Gebärmutterschleimhaut-, Eierstock- und Prostatakrebs sowie möglicherweise für plötzlichen Kindstod, multiple Sklerose und andere Krankheiten erhöht.[2-4]

An zweiter Stelle, nach der Schilddrüse steht die Brust; auch hier wird Jod hauptsächlich im Körper gespeichert und verwendet. Jod ist essenziell für die Entwicklung und Aufrechterhaltung der normalen Bruststruktur und Funktion der Brust, insbesondere bei Frauen. Muttermilch enthält viermal mehr Jod als von der Schilddrüse aufgenommen wird.[5] Die einzige Jodquelle für Säuglinge, die gestillt werden, ist also die Muttermilch. Ein Jodmangel im Brustgewebe kann zu Brustkrebs und fibrozystischen Brusterkrankungen führen. Bei einem Jodmangel konkurrieren Schilddrüse und Brust um das wenige Jod, das vorhanden ist. Die Konsequenz ist, dass es beiden Geweben an Jod mangeln wird.

Jod fungiert als schützendes Antioxidans und verhindert die Bildung von zerstörerischen freien Radikalen aus mehrfach ungesättigten und einfach ungesättigten Fettsäuren. Das Jod bindet an die Doppel- und Dreifachbindungen der empfindlichen ungesättigten Fettsäuren an und schützt sie vor Oxidation auf ihrem Weg zum Gehirn, zu den Augen und anderen Organen des Körpers.[6]

Die Zellmembranen im ganzen Körper bestehen aus Lipiden (Fetten). Jod verbindet sich mit den Lipiden, aus denen die Zellmembran besteht. Diese Substanzen sind auch als Jodlipide bekannt. Jod hilft, die Membrane zu stabilisieren, und ist an der Regulierung des normalen Lebenszyklus der Zelle beteiligt.

Normale Zellen haben einen bestimmten Lebenszyklus – nach einer gewissen Zeit sterben sie ab und werden durch neue Zellen ersetzt. Die Zellen der Schleimhaut, die den Verdauungstrakt auskleidet, leben zum Beispiel drei bis vier Tage, die roten Blutkörperchen leben vier Monate und Hautzellen leben zwei bis drei Wochen. Dieser Vorgang des programmierten Zelltodes wird als Apoptose bezeichnet. Krebszellen haben im Unterschied zu normalen Zellen jedoch keinen normalen Lebenszyklus. Das Programm für die Apoptose ist bei ihnen ausgeschaltet worden, sodass sie sich immer weiter teilen können und nie sterben. Infolgedessen wachsen sie ungehindert, greifen auf umliegendes Gewebe über und bemächtigen sich dessen.

Eine der Funktionen von Jod in Zellmembranen besteht darin, den Lebenszyklus der Zelle zu überwachen und zum richtigen Zeitpunkt den Zelltod – die Apoptose – herbeizuführen. Bei Gewebe, das ausreichend mit Jod gesättigt ist, ist das Risiko, kanzerös zu werden, erheblich reduziert. Bei Brustkrebs hat sich gezeigt, dass durch eine Erhöhung der Jodzufuhr das normale Brustgewebe wiederhergestellt werden kann.[7] Bei Populationen mit hoher Jodzufuhr, wie bei Japanern, sind niedrige Brustkrebsraten und auch weniger Schilddrüsenprobleme zu verzeichnen.

Bei Frauen ist die Wahrscheinlichkeit, Schilddrüsenprobleme zu entwickeln, achtmal höher als bei Männern.[8] Warum sind Frauen anfälliger für eine Schilddrüsenunterfunktion als Männer? Ein Grund ist, dass Frauen mehr Jod benötigen als Männer. Schätzungen zufolge nimmt die Schilddrüse, wenn ausreichend Jod vorhanden ist, 6 mg am Tag auf. Bei einer Frau, die 50 Kilo wiegt, nimmt bereits die Brust 5 mg pro Tag auf. Bei einer größeren Frau oder einer Frau mit großer Brust wäre die Menge noch höher. Andere Gewebe und Organe nehmen weitere 3 mg auf. Alle diese Gewebe konkurrieren um das vorhandene Jod miteinander. Da Männer eine wesentlich kleinere Brust als Frauen haben, ist ihr Jodbedarf niedriger. Folglich wird eine Ernährung, der es an Jod mangelt, bei einer Frau Folgen zeitigen, bevor sie bei einem Mann sichtbar werden.

Jodmangel

Wie wichtig Jod für unsere Gesundheit auch sein mag, fest steht, dass es in den meisten Lebensmitteln nicht ausreichend vorhanden ist. Pflanzen nehmen Jod aus dem Boden auf. Wir beziehen Jod aus dem Verzehr dieser Pflanzen und der Tiere, die mit diesen Pflanzen gefüttert wurden. Die Menge an Jod in der Nahrung schwankt und hängt im Allgemeinen von der Menge ab, die im Boden zu finden ist. Jod ist in der Erdkruste zwar verbreitet, aber nicht in Hülle und Fülle. Jod rangiert im unteren Drittel der Elemente, gemessen an der Häufigkeit seines Vorkommens.

Der Ozean enthält den höchsten Anteil an Jod. Landmassen, die einst von Meerwasser bedeckt waren, sind überlagert von Sedimentgesteinen und Böden, die reich an Jod sind. Böden vulkanischen Ursprungs sind hingegen sehr schlechte Quellen. Durch Jahrzehnte intensiver Landwirtschaft sind die meisten Böden im Binnenland in Bezug auf Jod ausgelaugt. Im Küstenbereich werden sie durch die Gischt des Meeres wieder angereichert. Aber selbst dann hat die Vegetation auf diesen Böden einen niedrigen Jodgehalt.

Das Vieh, das mit dem Futter gefüttert wird, das auf jodhaltigen Böden wächst, konzentriert dieses Jod in seinem Gewebe. Wie beim Menschen wird es in den Brustdrüsen des Tieres gespeichert und reichert dessen Milch mit diesem Spurenelement an. Vollmilch, Sahne, Butter und andere Vollfettprodukte sind gute Jodquellen, vorausgesetzt, dass Jod im Futter der Tiere enthalten war. Fettarme Milch und fettarme Milchprodukte sind absolut jodfrei, genau wie Margarine und Pflanzenöle. Eine gute Quelle ist auch das Eigelb von Hühnereiern. Das Fett von Tieren enthält etwas Jod, sofern diese das Glück hatten, dass ihr Futter von jodhaltigen Böden stammt oder sie Jodzusätze erhalten haben. Die reichlichste Jodquelle sind Fische und Meeresfrüchte – also Meeresfische, Schalentiere und Meeresalgen. Meeresalgen sind eine besonders reichhaltige Jodquelle. Sie nehmen das Jod aus dem umliegenden Wasser auf und konzentrieren es bis zum etwa Zwanzigtausendfachen gegenüber dem Jodgehalt des Meeres.

Jodmangel tritt am häufigsten in *den* Gegenden der Welt auf, wo es dem Boden und dem Wasser an diesem Spurenelement mangelt. In schwerwiegenden Fällen eines Jodmangels beginnen die Zellen der Schilddrüse, sich stark zu vergrößern, um so viele Jodatome wie möglich aufzufangen. Ist diese Vergrößerung sichtbar, spricht man von einem Kropf.

In extremen Fällen kann die Schilddrüse so groß wie eine Grapefruit werden. Etwa 200 Millionen Menschen auf der ganzen Welt sind von Kropfbildung betroffen, die meisten davon in Afrika. In 96 Prozent dieser Fälle ist Jodmangel die Ursache.

In manchen Gegenden besteht ein Jodmangel, weil sie von vulkanischem Gestein und vulkanischen Böden bedeckt sind, wie etwa die Täler im

Landesinneren von Oregon und Idaho, oder weil sie ihrer jodhaltigen Böden durch Gletscher in der Eiszeit beraubt wurden, wie in der Great-Lakes-Region in den USA und in Zentralkanada.

Bauern, die in jodarmen Gegenden lebten, gaben ihren Tieren viele Jahre lang routinemäßig Steinsalz-Lecksteine. Das Salz wurde in Gegenden abgebaut, die vor Urzeiten vom Meer bedeckt waren, um die Nutztiere mit Jod zu versorgen. Das Jod aus den Lecksteinen und jenes, das in Spuren im Futter enthalten war, konzentrierte sich im Milchfett der Tiere. Butter, die aus der Milch dieser Kühe hergestellt wurde, sorgte für eine ausreichende Jodmenge, um einem Kropf vorzubeugen. Solange die Menschen ausreichend Butter verzehrten, kam es nicht zur Kropfbildung.

In den Zeiten der „Großen Depression" war Geld knapp, sodass man auf billige Margarine zurückgriff, statt weiterhin Butter zu essen. Für viele Menschen war Butter bis dahin ihre Hauptjodquelle. Auch wenn der Kropf in einigen Gegenden bereits ein Problem war, wurde er plötzlich zu seiner Epidemie, als der Verzehr von Margarine massiv zunahm. Im Bemühen, einem Kropf vorzubeugen, wurde Jod dann dem Speisesalz hinzugefügt.

Jod ist ein sehr wirksames Desinfektionsmittel (Antiseptikum) und kann in Verbindung mit bestimmten organischen Elementen sehr toxisch werden. Jod wird seit dem 19. Jahrhundert als essenzielles Spurenelement anerkannt, aber aus Furcht, bei einer übermäßigen Zufuhr einen Schaden anzurichten, wurde die Jodsupplementierung so konservativ wie möglich festgelegt. So ist die niedrigste tägliche Dosis an Jod, die benötigt wird, um einem Kropf vorzubeugen, zum Standard geworden. In den USA wird eine tägliche Dosis von 150 µg (0,15 mg) Jod pro Tag für Erwachsene empfohlen. Da der Jodbedarf bei Schwangeren und Stillenden größer ist, wird in diesen Fällen eine tägliche Dosis von 220 µg bzw. 290 µg pro Tag empfohlen. [Die *Deutsche Gesellschaft für Ernährung* (DGE) empfiehlt eine Tagesdosis von 180 bis 200 µg pro Tag für Erwachsene.] In den meisten Ländern gibt es ähnliche Richtlinien. Diese Mengen genügen zwar, um einem Kropf vorzubeugen, die optimale Jodzufuhr ist jedoch nie festgelegt worden.

Jodiertes Salz (Jodsalz) war jedoch nicht die einzige zusätzliche Quelle für Jod in der Nahrung. Einige Zeit nach der Einführung von Jodsalz begannen Bäckereien, bei ihren Produkten Kaliumiodid (Kaliumjodid) als Teigverbesserer zu verwenden. Kaliumiodid erhöht die Elastizität des Teiges, sodass mehr Luftbläschen entstehen können, die dem Brot zu einer lockereren Textur verhelfen. Eine einzige Scheibe Brot lieferte 150 µg Jod, was der von der US-Regierung empfohlenen täglichen Dosis entsprach.

Seit der Jodierung von Speisesalz und der Anreicherung von Backwaren mit Jod ist das Auftreten eines einfachen Kropfes in den USA und in Kanada fast verschwunden. 1965 berichteten die *National Institutes of Health* [eine Behörde des US-Gesundheitsministeriums], dass die durchschnittliche Jodzufuhr durch Bäckereiprodukte bei 726 µg pro Tag lag. In den 1970er-Jahren kletterte der Wert auf mehr als 800 µg pro Tag. Aus Furcht, dass Menschen, die viel Salz und Brot essen, zu viel Jod aufnehmen, schob die US-Regierung der Anreicherung von Backwaren mit Jod einen Riegel vor. Anfang der 1980er-Jahre stellten Bäckereien die Verwendung von Jod in Backwaren ein und ersetzten Kaliumiodid durch Kaliumbromid.

Etwa ab dieser Zeit geriet Salz als Faktor in die Kritik, der zum zunehmenden Auftreten von Bluthochdruck beitrug. Ärzte begannen, ihren Herzpatienten den Verzicht auf Salz nahezulegen und salzreduzierte Ernährungsweisen zu verordnen. Aus Furcht vor hohem Blutdruck und Herzkrankheiten schränkten auch andere den Salzkonsum ein. Die Lebensmittelhersteller begannen, salzreduzierte oder salzfreie Produkte herzustellen. In den letzten 30 Jahren ist der Salzkonsum um 65 Prozent zurückgegangen. Als Ergebnis dessen, dass Jod aus den Backwaren entfernt und der Salzkonsum reduziert wurde, ist auch die Jodzufuhr in den letzten 30 Jahren drastisch zurückgegangen. Verschlimmert wird all das noch dadurch, dass die Aufnahme von Jod durch eine Reihe von kropferzeugenden Substanzen beeinträchtigt wird, denen wir ausgesetzt sind, sodass das Risiko für einen Jodmangel verstärkt wird.

Bei der großflächigen Verwendung von jodiertem Salz glaubte man, Jodmangel gehöre der Vergangenheit an. Dr. David Brownstein, Autor des Buches *Iodine: Why You Need It, Why You Can't Live Without It*, sagt: „Der Jodmangel greift ungezügelt um sich." Nach der Untersuchung von 4 000 Patienten mit verschiedenen Gesundheitsproblemen sagt Brownstein, dass über 95 Prozent der Probanden bei Labortests einen Mangel an anorganischem Jod zeigten. Bei einer Studie, die von Forschern am *Center for Disease Control* (CDC) durchgeführt wurde, hat man festgestellt, dass der Jodspiegel in der US-Bevölkerung zwischen 1971 und 1994 um 50 Prozent zurückgegangen war.[9] Heute ist die Jodzufuhr wahrscheinlich noch geringer. In den letzten drei Jahrzehnten ist die Verbreitung einer Schilddrüsenunterfunktion stetig weiter gestiegen.

Ein niedriger Jodspiegel unterdrückt die Schilddrüsenfunktion. Schwerer Jodmangel führt zu einem Kropf und zu einer Hypothyreose. Bei einem moderaten Jodmangel sind möglicherweise keine Anzeichen eines Kropfs zu sehen, dennoch kann eine deutliche Schilddrüsenunterfunktion zutage treten. Ein leichter Jodmangel kann zu einer subklinischen Schilddrüsenunterfunktion führen – bei der einige Symptome einer Hypothyreose bemerkbar sind, während der Schilddrüsenhormonspiegel in einem allgemein als normal angesehenen und anerkannten Rahmen bleibt. Ein schleppender Stoffwechsel und eine leichte Gewichtszunahme sind Merkmale einer Schilddrüsenunterfunktion, auch der subklinischen Schilddrüsenunterfunktion.

Die Halogene

Macht Ihr Leitungswasser Sie dick? So seltsam es auch klingen mag, aber Leitungswasser zu trinken, kann zu Ihrer Gewichtszunahme beitragen. Wie das denn, fragen Sie? Wasser enthält keine Nährstoffe, kein Fett und keine Kalorien, wie kann es also zur Gewichtszunahme beitragen? Es ist in Wirklichkeit nicht das Wasser, das schuld daran ist, sondern all das, was sich im Wasser befindet – die Halogene. Bei Halogenen handelt es sich um eine Gruppe ähnlicher Elemente, wozu Fluor, Chlor, Brom und Jod gehören.

Wenn über diese Elemente gesprochen wird, werden oft zwei unterschiedliche Bezeichnungen verwendet, zum Beispiel Fluor und Fluorid. Bei Fluor handelt es sich um das Element, bei Fluoriden handelt es sich um Fluor-Verbindungen, also eine Verbindung mit anderen Elementen. Verbinden sich beispielsweise Natrium und Fluor miteinander, entsteht Natriumfluorid. Auch wenn es Unterschiede gibt, werden die Bezeichnungen für die Elemente und die Verbindungen oft synonym verwendet (Fluor/Fluorid, Chlor/Chlorid, Brom/Bromid, Jod/Jodid). In ihrer reinen Form sind alle Halogene toxisch, in der Verbindung mit anderen Elementen können sie jedoch weniger toxisch oder sogar harmlos sein, und im Falle von Chlorid und Jodid essenzielle Nährstoffe werden. Fluorid und Bromid können hingegen selbst in der Verbindung mit anderen Elementen sehr toxisch sein. Aus diesem Grund werden diese Halogene oft als Desinfektionsmittel und als aktive Inhaltsstoffe in Insektiziden, Fungiziden und Rattengift verwendet.

Halogene haben alle eine ähnliche Struktur und ähnliche chemische Eigenschaften. Im Körper konkurrieren Fluor und Brom um die gleichen Rezeptoren miteinander, die auch Jod aufnehmen. Bei der Synthese der Schilddrüsenhormone können diese toxischen Halogene zum Beispiel anstelle von Jod verwendet werden. Ist dies der Fall, werden die Hormone dysfunktional, also nutzlos. Die Jodaufnahme geht zurück, und die Ausscheidung von Jod durch die Nieren steigt. Als Ergebnis dessen kann die Aufnahme von Fluor und Brom zu einem Jodmangel, einer Schilddrüsenunterfunktion und sogar zu einem Kropf führen.[10]

Wir sind sowohl Fluor als auch Brom durch Trinkwasser ausgesetzt. [In Deutschland, Österreich und der Schweiz wird Trinkwasser weder fluoridiert noch mit Brom angereichert.] Brom wird manchmal als Desinfektionsmittel zugesetzt, und Fluor wird vermeintlich zugesetzt, um das Risiko für Karies oder Zahnverfall zu reduzieren. Beide können das Wasser in

Gegenden kontaminieren, wo sie natürlich in Boden vorkommen, oder infolge von Industrieabfällen. Das tägliche Trinken von oder Baden in Wasser, das diese Halogene enthält, kann zu einer Schilddrüsenunterfunktion beitragen und folglich eine Gewichtszunahme fördern. Somit kann das Trinken von Leitungswasser tatsächlich ein Faktor sein, der zu Ihrem Gewichtsproblem beiträgt.

Von den genannten Substanzen sind *Fluorverbindungen* vielleicht die problematischsten, weil sie am stärksten zu den Anbindungsstellen von Jod im Körper hingezogen werden und Jod leicht ersetzen können, wenn es vorhanden ist. Fluoride werden tatsächlich auch als Medikament für die Behandlung einer Schilddrüsenüberfunktion eingesetzt, weil sie die Hormonproduktion der Schilddrüse sehr wirksam blockieren können.

Fluoride werden als Mittel zur Vorbeugung von Karies oder Zahnverfall vermarktet, weil sie in die Zähne (wie auch in die Knochen und andere Gewebe) aufgenommen werden können und den Zahnschmelz härten. Fluoride mögen die Zähne zwar härten, es konnte jedoch nicht belegt werden, dass sie tatsächlich Karies vorbeugen; es gibt sogar einige Studien, die zeigen, dass sie das Auftreten von Karies in Wirklichkeit erhöhen. Bei den Mengen, in denen sie in der Regel dem Trinkwasser beigesetzt werden, konnte man nachweisen, dass sie eine Vielzahl von Gesundheitsproblemen verursachen, einschließlich Arthrose (Osteoarthritis), Fluorose (Verfärbung der Zähne), Gedächtnisstörungen, geistige Entwicklungsverzögerungen bei Kindern und psychiatrische Störungen, unter anderem, zusätzlich zu einer Schilddrüsenunterfunktion.[11-12]

Selbst wenn Sie nicht in einer Kommune leben, in der Fluoride dem Trinkwasser zugesetzt werden, können Sie [in den USA] dennoch fluoridiertem Wasser ausgesetzt sein. Kommerziell hergestellte Limonade, Fruchtsäfte, Sportgetränke, Bier und andere Getränke werden in der Regel mit fluoridiertem Wasser hergestellt. Jedes in Dosen oder Flaschen erhältliche Produkt, das mit Wasser verarbeitet ist, kann Fluoride enthalten, dies gilt auch für Dosenobst und -gemüse. Da bei kommerziellen Produkten die Art des Wassers nicht angegeben wird, wissen Sie nicht, welche Fluoride enthalten sind und welche nicht.

Tee ist eine wesentliche Quelle für Fluoride, selbst wenn das Wasser fluoridfrei ist, denn die meisten schwarzen und grünen Tees enthalten Fluoride. Die Teepflanze nimmt Fluoride bereitwillig aus dem Boden auf und konzentriert sie in den Blättern. Infolgedessen haben Teeblätter einen hohen Fluoridgehalt. Kräutertees sind eine sicherere Option.

Fluorid wird Zahnpasta, Mundwässern, Kaugummis und vielen anderen Produkten hinzugefügt. Sie sollten die Etiketten mit den Angaben der Inhaltsstoffe lesen und Produkte ohne Fluoride wählen.

Teflon ist eine Antihaft-Beschichtung für Kochgeschirr, die mit Chloroform und Wasserstofffluorid hergestellt wird. Wenn Essen gekocht wird, wird ein Teil der

Fluoride in das Essen und die Luft freigesetzt. Sie denken vielleicht, dies sei eine kleine Menge, sie kann aber dafür sorgen, dass nicht fluoridiertes Wasser doppelt so viel Fluorid wie fluoridiertes Wasser enthält und die Fluoridkonzentration in fluoridiertem Wasser verdreifachen. Beim Kochen wird ein Teil der Fluoride in das Essen und die Luft freigesetzt. Das Fluorid, das aus Teflon-beschichteten Pfannen in die Luft freigesetzt wird, insbesondere wenn diese überhitzt werden, kann von der Konzentration her hoch genug sein, um Hausvögel zu töten, die sich im Haus befinden – weil sie empfindlicher gegenüber Toxinen sind als Menschen. Das Unternehmen *DuPont* als Hersteller von Teflon behauptet, dass seine Beschichtung bei Temperaturen bis zu 260°C verlässlich intakt bleibt, während Haustierbesitzer jedoch von Todesfällen bei Kochtemperaturen von nur 160°C berichtet haben.

Wegen ihrer Giftigkeit werden sowohl Fluor als auch Brom allgemein in Pestiziden zur Bekämpfung von Insekten und Nagetieren eingesetzt. Obst und Gemüse enthalten fast immer Rückstände von Pestiziden und sollten gründlich abgewaschen werden. Da einige Produkte die Pestizide auch aufnehmen, sollte man möglichst biologisch angebaute Produkte verzehren.

Brom ist an etlichen Orten zu finden. Zusammen mit Chlor wird Brom in Whirlpools und Schwimmbädern eingesetzt. Es wird auch mancher Zahnpasta und bei einigen Mundwässern zugesetzt, und zwar als Antiseptikum und Adstringens. Bromiertes Pflanzenöl wird [in Ländern außerhalb der EU] bei der Herstellung einiger Erfrischungsgetränke und Sportgetränke mit Zitrusgeschmack, wie Zitronen-, Limetten- und Orangengeschmack, zugesetzt. Bromiertes Pflanzenöl wird Zitrusgetränken beigefügt, um den Geschmack in der Flüssigkeit möglichst zu neutralisieren. [Bromierte Pflanzenöle sind in der EU nicht zugelassen.]

Seit den 1980er-Jahren haben Bäckereien Kaliumjodid durch Kaliumbromat ersetzt. In den 1970er-Jahren enthielt eine einzige Scheibe Brot 150 µg Jodid, womit die für diesen Mineralstoff empfohlene Tagesdosis gedeckt war. Heute enthält Brot in etwa die gleiche Menge Brom, das bedeutet, dass Sie riesige Mengen Brom zu sich nehmen, wenn Sie täglich mehrere Scheiben Brot essen. Wenn Sie also kommerziell hergestellte Brote, Hamburger-Brötchen, Donuts und andere Backwaren oder Brot in Restaurants essen, schreit Ihre Schilddrüse möglicherweise: „Kein Brom mehr!"

Chlorgas (Cl_2) ist genau wie Jodgas (I_2) hochtoxisch. In reiner Form werden sowohl **Chlor** als auch Jod als Desinfektionsmittel eingesetzt. In Verbindung mit Kalium, Natrium oder anderen metallischen Elementen bilden sie jedoch Salze, die harmlos und sogar nutzbringend sind. Speisesalz besteht aus Natriumchlorid ($NaCl$). Genau wie Jodid (I^-) ist Chlorid (Cl^-) ein essenzieller Nährstoff. Chlorid ist für alle bekannten Spezies lebensnotwendig. Neben Natrium ist Chlorid der im menschlichen Körper am fünfthäufigsten vorkommende Mineralstoff. Im Unterschied zu Fluorid und Bromid beeinträchtigt Chlorid im Allgemeinen nicht die Jodaufnahme oder die Jodnutzung im Körper.

In Verbindung mit Wasserstoff und/oder Sauerstoff kann Chlor jedoch ein starkes Oxidationsmittel werden und einige sehr toxischen Stoffe entstehen lassen.

Einer dieser Stoffe ist Perchlorat – ein verbreiteter Umweltschadstoff, der im Oberflächenwasser und im Grundwasser sowie leider auch im Trinkwasser zu finden ist. Perchlorat besteht aus einem Chloratom, das von vier Sauerstoffatomen umgeben ist. In Form von Perchlorat kann Chlor in unserem Körper Jod verdrängen. Die Kontamination unserer Wasserversorgung durch Perchlorat ist weitverbreitet und nimmt zu.

Das Ausmaß, in dem wir toxischen Halogenen ausgesetzt sind, kommt zum Großteil durch Backwaren und durch belastetes Leitungswasser zustande. Kohlenhydratreiche Lebensmittel und Getränke wie Limonaden oder Säfte, Brote und andere Backwaren können Quellen von Halogenen sein, die unsere Schilddrüse „strangulieren". Mit einer kohlenhydratarmen oder ketogenen Ernährung werden diese Übeltäter eliminiert. Trinken wir gefiltertes Wasser, so werden Fluor, Brom und Perchlorat entfernt. Unser Obst und Gemüse abzuwaschen oder biologisch angebaute Produkte zu essen, würde helfen, halogenhaltige Pestizidrückstände zu eliminieren.

Strumigene Nahrungsmittel

Einige der Nahrungsmittel, die wir täglich zu uns nehmen, unterdrücken die Schilddrüsenaktivität und fördern eine Schilddrüsenunterfunktion. Diese Nahrungsmittel enthalten Anti-Schilddrüsen-Substanzen, sogenannte Strumigene oder Goitrogene, das heißt kropferzeugende Stoffe. Strumigene beeinträchtigen die Aufnahme von Jod sowie die Produktion und Funktion der Schilddrüsenhormone und können sogar die Bildung eines Kropfes auslösen. Ein Kropf, der durch Gifte in Nahrungsmitteln verursacht wird, wird als toxischer Kropf bezeichnet.

Viele vermeintlich gesunde Nahrungsmittel enthalten ironischerweise oft die meisten Strumigene. Alle Gemüsesorten, die zu den Kreuzblütlern gehören (Familie der Kohlsorten), enthalten diese; dazu gehören Weißkohl, Blumenkohl, Rosenkohl, Indischer Senf (Sarepta-Senf), Brokkoli, Pak Choi (Senfkohl), Rüben, Kohlrabi, Grünkohl, Kohlblätter, Radieschen und Meerrettich. Acht Millionen Menschen weltweit, hauptsächlich in Afrika, leiden unter einer krankhaft vergrößerten Schilddrüse durch den übermäßigen

Verzehr von Gemüse, das zu den Kreuzblütlern gehört. Hülsenfrüchte enthalten auch Strumigene; dazu gehören Sojabohnen, Erbsen, Linsen, Kidneybohnen usw. Auch zwei weitere Produkte, die allgemein in Reformhäusern verkauft werden, enthalten Strumigene – nämlich Raps und Leinsamen. Rapsöl ist als Inhaltsstoff in vielen Produkten zu finden, insbesondere in Backwaren. Leinsamen wird nicht nur als Nahrungsergänzung, sondern auch bei zahlreichen Produkten verwendet.

Bedeutet dies nun, dass man all diese Nahrungsmittel meiden sollte? Zum Glück sind die meisten Strumigene hitzeempfindlich und werden beim Kochen neutralisiert. Auch bei der Fermentierung (Gärungsprozess) wird die kropferzeugende Aktivität reduziert. Wenn diese Nahrungsmittel also gekocht oder fermentiert werden, können die kropferzeugenden Substanzen erheblich reduziert oder eliminiert werden, sodass die Nahrungsmittel unbedenklicher verzehrt werden können.

Von allen strumigenen Nahrungsmitteln stellen Sojabohnen die größte Gefahr dar. Die in Soja enthaltenen „Anti-Schilddrüsen-Substanzen" werden beim Kochen nicht zerstört. Sojaprodukte wie Tofu und texturierte Pflanzenproteine haben sehr an Popularität gewonnen, insbesondere als Streckmittel für Fleisch oder Fleischersatz. Sie sagen, Sie essen kein Soja? Denken Sie noch einmal nach. Wenn Sie sich wie die meisten Menschen ernähren, konsumieren Sie Soja in der einen oder anderen Form an jedem einzelnen Tag, auch wenn Ihnen das vielleicht gar nicht bewusst ist. Soja-Nebenerzeugnisse haben ihren Weg in eine unglaubliche Anzahl von alltäglichen Nahrungsmitteln gefunden, zum Beispiel als Ersatz für Fleisch und Milchprodukte. Soja ist in allem versteckt, von Käse, Milch, Burgern und Würstchen bis hin zu Eiscreme, Joghurt und Protein-Drinks. Es ist sogar in Babynahrung zu finden. Mindestens 60 Prozent aller Nahrungsmittel in den Supermarktregalen in den USA enthalten Sojaderivate – Sojamehl, texturierte Pflanzenproteine, Pflanzenöl, teilhydriertes Öl, Sojaproteinisolat usw. Fast jedes abgepackte Nahrungsmittel oder Fertigprodukt, das Sie kaufen, enthält heute in der einen oder anderen Form Soja. Ich frage mich, ob die wachsende Problematik von Schilddrüsenunterfunktionen und Übergewicht nicht zum Teil auf den zunehmenden Anteil von Soja in unserer Nahrung zurückzuführen ist.

Viele sojahaltigen Lebensmittel werden als fettarmer, milchfreier oder proteinreicher Fleischersatz vermarktet, die von Menschen gegessen werden, die Wert auf eine gewichtsbewusste Ernährung legen. Leider wissen sie oft nicht, dass der Verzehr dieser „fettarmen" Produkte ihren Stoffwechsel ruiniert und die Bühne für Fettleibigkeit bereitet.

Wir sind so lange mit den vermeintlichen Vorzügen von Soja bombardiert worden, dass es vielen schwerfällt zu glauben, dass Soja eine Gewichtszunahme fördert, da es die Schilddrüsenfunktion beeinträchtigt. Es gibt jedoch eine bedeutende Anzahl von Forschungsergebnissen, die die kropferzeugende und sogar krebserzeugenden Wirkungen von Sojaprodukten aufzeigen.[13] Auch zahlreiche Berichte über die strumigene Wirkung von sojabasierter Säuglingsnahrung bei Kindern sind darunter zu finden.[14-15] Selbst gesunde Erwachsene können Schilddrüsenprobleme entwickeln, wenn sie anfangen, Soja zu verzehren.[16] Forscher konnten klar nachweisen, dass Sojaprotein (Isoflavone) die Fähigkeit zur Schilddrüsenhormonproduktion hemmt.[17] Sojaprotein ist sogar mit einer Autoimmunerkrankung der Schilddrüse in Verbindung gebracht worden – ein weiterer Mechanismus, der eine Schilddrüsenunterfunktion verursacht.[18]

Sojaprotein ist jedoch nicht der einzige Übeltäter – auch Sojaöl greift die Schilddrüse an. Das Öl verursacht zwar nicht unbedingt einen Kropf, ist aber genauso schädlich, weil es die Produktion und Nutzung der Schilddrüsenhormone beeinträchtigt. Etwa 80 Prozent der Öle in unserer Nahrung stammen von Soja: Sojaöl, teilhydriertes Sojaöl, Margarine und Backfett. Suchen Sie bei den Angaben der Inhaltsstoffe nach Sojaöl in der einen oder anderen Form. Wenn Sie sehen, dass etwas Soja enthält, lassen Sie es besser stehen. Die einzige Ausnahme sind Sojaprodukte, die ausreichend lang fermentiert wurden. Die meisten Gifte werden bei diesem mikrobiellen Prozess neutralisiert. Fermentierte Sojaprodukte sind zum Beispiel Miso, Soja-Soße und Tempeh. Gelegentlich kleinere Mengen dieser Produkte zu sich zu nehmen, ist also unproblematisch. Alle anderen Sojaprodukte sollten Sie jedoch meiden, einschließlich Tofu.

Lassen Sie sich nicht von dem Argument in die Irre führen, Sojaprodukte seien unbedenklich, weil sie in Asien seit Jahrhunderten zur verzehrt werden. Im Gegenteil: Soja ist in Asien nie ein Grundnahrungsmittel gewesen. Eine Studie zur Geschichte der Verwendung von Soja in Asien zeigt, dass es in ärmeren Gesellschaftsschichten in Zeiten extremer Nahrungsmittelknappheit zwar verwendet wurde, die Sojabohnen jedoch bei der Zubereitung sorgfältig fermentiert wurden, um die Gifte zu vernichten. Selbst heute essen die meisten Asiaten sehr wenig Soja, das nicht einmal 2 Prozent der Gesamtkalorien ausmacht. Sie verwenden es hauptsächlich als

Würzmittel, ganz anders als hier im Westen, wo es in relativ großen Mengen als Ersatz für Fleisch und Milchprodukte und als Proteinquelle verzehrt wird.[19]

Medikamente

Es gibt buchstäblich Hunderte von Medikamenten, die die Schilddrüse oder die Hormonfunktion beeinträchtigen. Wenn möglich, sollten diese Medikamente selten eingesetzt oder ganz gemieden werden.

Viele Medikamente enthalten Fluor oder Brom; beide blockieren die Aufnahme von Jod und die T4-Synthese. Einige enthalten sogar potenziell letale Dosen an Fluor and Brom. Zu den berüchtigtsten Präparaten gehören *Redux* und *Fen-Phen*, die als Appetitzügler verwendet werden, und der in den USA unter dem Markennamen *Baycol* [in Deutschland unter dem Markennamen *Lipobay*] vertriebene Cholesterinsenker. Jedes dieser Medikamente wurde vom Markt genommen, nachdem es zu einer Reihe von Todesfällen und Fällen von Invalidität gekommen war.

Betablocker, Corticosteroide, Cortison und andere Steroide haben Auswirkungen auf die Verwertung der Schilddrüsenhormone und blockieren die Umwandlung von T4 in T3. Hohe Dosen von Corticosteroiden sind so wirksam bei der Senkung des T3-Spiegels, dass sie oft verwendet werden, um bei der Behandlung einer schwerwiegenden Schilddrüsenüberfunktion (Hyperthyreose) gezielt die Schilddrüsenfunktion zu unterdrücken.

Phenobarbital (ein krampflösendes und beruhigendes Mittel), Phenytoin (Antiepileptikum), Carbamazepin (Antiepileptikum) und Rifampin (Antibiotikum) induzieren den metabolischen Abbau von T3 und T4.

Eine manifeste Schilddrüsenunterfunktion ist bei 5 bis 20 Prozent, eine subklinische Unterfunktion bei sage und schreibe 50 Prozent der Personen beobachtet worden, die Lithiumcarbonat einnehmen, ein Medikament, das zur Behandlung psychotischer Störungen verwendet wird. Ein Kropf ist bei bis zu 60 Prozent derjenigen beobachtet worden, die fünf Monate bis zwei Jahre lang Lithium einnahmen; eine Schilddrüsenunterfunktion lag dabei nicht unbedingt vor.

Hier folgt eine (unvollständige) Auflistung anderer Medikamente, die Einfluss auf die Schilddrüsenfunktion haben können: Sulfa-Medikamente (enthalten Sulfonamide), Antihistamine (*Livostin*), Antidepressiva (*Prozac, Luvox, Paxil*), Antazida (*Prevacid*), Antibiotika (*Cirpo*), Cholesterinsenker

(*Lipitor*), Antiarrhythmika (Cardarone), Inhalationslösungen zur Behandlung einer chronisch obstruktiven Bronchitis (COB) und von Asthma (*Atrovent*), Zytostatika (bei der Chemotherapie eingesetzte Medikamente), Medikamente zur Behandlung von Magengeschwüren (Pro-Banthine) sowie nicht-steroidale Entzündungshemmer (*Celebrex, Arava, Clinoril, Aspirin*).

Nicht alle Medikamente dieser Kategorien haben negative Auswirkungen auf die Schilddrüsenfunktion. *Ibuprofen* (*Motrin, Advil*) ist zum Beispiel ein nicht-steroidaler Entzündungshemmer, der die Schilddrüsenfunktion *nicht* unterdrückt. *Aspirin*, ein weiterer nicht-steroidaler Entzündungshemmer, ist eines der am häufigsten verwendeten Medikament weltweit und wird oft zur Blutverdünnung und zur Schmerzlinderung verschrieben. Obwohl *Aspirin* als ein relativ harmloses Medikament angesehen wird, ist nachgewiesen worden, dass es den T4- und T3-Spiegel im Blut senkt. Eine messbare Senkung des Schilddrüsenhormonspiegels kann bereits nach einer einzigen Gabe *Aspirin* festgestellt werden.[20] Die chronische Einnahme von *Aspirin* kann zu einer verminderten Schilddrüsenfunktion führen.

Von verschiedenen Medikamenten, einschließlich eisen- und aluminiumhaltiger Produkte (wie etwa Sucralfat, Antazida und Didanosin), Natriumpolystyrolsulfonat, kationenbindende Harze (Kaliumbinder) und Calciumcarbonat, ist berichtet worden, dass sie die Aufnahme von Schilddrüsenhormonen beeinträchtigen und deren Wirksamkeit mindern. Schilddrüsenhormone sollten generell nach dem Aufstehen auf nüchternen Magen etwa 20 bis 30 Minuten vor dem Frühstück eingenommen werden. Wenn Sie Schilddrüsenmedikamente einnehmen, kann bei Ihnen auch ein Jodmangel vorliegen. Schilddrüsenhormone erhöhen den Stoffwechsel, wodurch der Jodbedarf der Zellen steigt. Wenn Sie also Hormone einnehmen, ohne ausreichend mit Jod versorgt zu sein, kann dies einen Mangel möglicherweise verschlimmern.

Der tägliche Jodbedarf

Die Gesundheitsbehörden in den USA behaupten, die meisten Menschen seien „ausreichend" mit Jod versorgt, hauptsächlich über die Verwendung von jodiertem Salz. Diese Annahme beruht auf der in den USA empfohlenen täglichen Dosis von 150 µg Jod pro Tag. [Im Unterschied dazu empfiehlt die *Deutsche Gesellschaft für Ernährung* (DGE) eine Tagesdosis von

180 bis 200 µg pro Tag für Erwachsene.] Dies ist jedoch umstritten. Nach Aussage einer Reihe von Ärzten, die Tausende von Patienten mit Schilddrüsenproblemen erfolgreich behandelt haben, ist die empfohlene tägliche Dosis viel zu gering. Diese Menge genügt zwar, um einem Kropf vorzubeugen, aber nicht um einer subklinischen oder manifesten Schilddrüsenunterfunktion vorzubeugen, die beide epidemische Ausmaße annehmen. [Anm. d. Verlags: Die genannten Dosierungsempfehlungen für die Jod-Zufuhr sind für Menschen mit einer Autoimmunthyreoiditis (Hashimoto oder Basedow) nicht ohne vorherige Rücksprache mit dem behandelnden Arzt zu empfehlen! Beim Vorliegen von Schilddrüsen-Antikörpern kann die Einnahme von zusätzlichem Jod den Autoimmunprozess neu anfachen und den Krankheitsverlauf verschlimmern.]

Die empfohlene tägliche Dosis wurde auf dem niedrigst möglichen Niveau festgelegt, das erforderlich ist, um der Kropfbildung vorzubeugen. Der für eine *optimale* Schilddrüsenfunktion erforderliche Jodbedarf und der Bedarf anderer Gewebe und Organe im Körper wurden dabei jedoch nicht berücksichtigt. Es wurde einfach davon ausgegangen, dass die empfohlene Tagesdosis dazu ausreiche, den ganzen Körper zu versorgen; eine optimale Menge wurde nie definiert.

Liegt bei Ihnen ein Jodmangel vor?

Wenn Sie eine Schilddrüsenunterfunktion oder einen trägen Stoffwechsel und eine leichte Gewichtszunahme bei sich beobachtet haben, kann dies auf einen niedrigen Jodspiegel zurückzuführen sein. Wenn Sie sich salzarm ernähren, wenig Fisch und Meeresfrüchte verzehren und weiter als 160 km von der nächstgelegenen Küste entfernt leben, könnte ein Jodmangel vorliegen. Auch wenn Sie sehr viel Brot und Backwaren essen, viel Limonade oder Sportgetränke zu sich nehmen oder fluoridiertes Leitungswasser trinken, könnte ein Jodmangel vorliegen, selbst wenn Sie ausreichend Fisch und Meeresfrüchte essen und in Küstennähe leben.

Dr. D. Brownstein, der in den letzten zwei Jahrzehnten Forschungen zu Jod durchgeführt hat, erklärt, dass bei mehr als 95 Prozent der Patienten in seiner Klinik ein Jodmangel vorliegt. Viele andere Schilddrüsenspezialisten stimmen Dr. Brownstein zu. Der Jodbedarf ist heute höher als in der Vergangenheit, weil wir zum einen weniger über unsere Nahrung beziehen und zum anderen einer größeren Menge und einer größeren Vielfalt von Substanzen ausgesetzt sind, die die Jodaufnahme hemmen. Die Auswirkungen einer schlechten Ernährung, von Lebensmittelzusatzstoffen, Halogenen, Strumigenen, Medikamenten und anderen Bedingungen, die die Schilddrüsenfunktion unterdrücken, verstärken einen bereits vorliegenden Jodmangel.

Unabhängig davon, ob Sie eine Schilddrüsenunterfunktion haben oder nicht, ist es gut denkbar, dass ein Jodmangel vorliegt. Jodiertes Speisesalz ist zwar die häufigste Jodquelle, ich empfehle Ihnen jedoch nicht, Ihren Jodbedarf auf diese Weise zu decken. Speisesalz ist raffiniert und gereinigt, alle nützlichen ursprünglichen Spurenelemente wurden also entfernt. Natriumaluminiumsilikat, eine Aluminiumquelle, wird dem Speisesalz als Trennmittel hinzugefügt, um ein Verkleben, Anbacken und Festwerden zu verhindern. Aluminium ist ein gut dokumentiertes Nervengift und mit einem erhöhten Demenzrisiko in Verbindung gebracht worden. Sie möchten Ihre Schilddrüse sicher nicht auf Kosten Ihres Gehirns retten. Ich empfehle daher die Verwendung von Meersalz. Unraffiniertes Meersalz enthält Jod sowie viele andere wichtige Spurenelemente, die ganz natürlich in Meerwasser zu finden sind. Leider liefert es nicht ausreichend Jod, um Ihren täglichen Bedarf zu decken, sodass Sie weitere Jodquellen benötigen.

Sie können Ihre Jodzufuhr erhöhen, indem Sie Meeresgemüse (wie Kelp und Nori, Tang und Algen) sowie Meeresfische essen. Süßwasserfische sind keine gute Quelle. Es gibt auch Nahrungsmittelergänzungen. Die meisten Jod-Ergänzungen bestehen aus getrocknetem, pulverisiertem Kelp. Auch wenn der genaue Jodgehalt in Kelp-Ergänzungen schwankt, können Erwachsene, da es ein natürliches Produkt ist, ohne Weiteres eine bis drei Kapseln zu je 600 mg täglich einnehmen. Bedenken Sie bitte, dass die Kapselgröße keinen Hinweis auf den Jodgehalt gibt. Eine 600-mg-Kapsel enthält nicht 600 mg Jod. Sie müssen bei jedem Präparat auf dem Etikett nachsehen, wie hoch der tatsächliche Jodgehalt pro Kapsel ist. Kelp ist ein traditionelles Nahrungsmittel, das seit Tausenden von Jahren verzehrt wird. Kelp-Ergänzungen sind unbedenklich [– sofern Sie keine autoimmune Schilddrüsenfunktionsstörung vom Typ Hashimoto oder Basedow haben; Anm. d. Verlags], bitte richten Sie sich nach den Dosierungsangaben auf der Packung.

Kelp ist auch eine reiche Quelle wichtiger Spurenelemente wie Kupfer, Zink, Mangan, Chrom und Dutzende andere. Spurenelemente sind wichtig, weil sie in die verschiedenen Enzyme integriert werden, die unser Körper nutzt. Die meisten Menschen können von diesen Spurenelementen profitieren, weil es den Nahrungsmitteln, aus denen unsere Ernährung typischerweise besteht, im Allgemeinen an diesen Spurenelementen mangelt. Im Handel erhältlich sind auch Kelp-Granulate, die wie ein Gewürz auf Gerichte gestreut werden können.

Die Lugolsche Lösung

Die meisten Jod-Ergänzungen enthalten Jod nur in einer Form: als Jodid. Tatsächlich benötigt unser Körper Jod jedoch in zwei Formen. Jod (I^2) ist die eine Form, Jodid (I^-) die andere. Unterschiedliche Gewebe des Körpers benötigen und absorbieren unterschiedliche Formen von Jod. Die Schilddrüse nutzt hauptsächlich Jodid. Aus diesem Grund wurde Kaliumiodid dem Speisesalz hinzugefügt. Das Brustgewebe bevorzugt hingegen Jod. Ein Jodmangel kann die Struktur und Funktion des Brustgewebes verändern, was zu Brustkrebs führen kann. Studien mit Versuchstieren haben gezeigt, das Jodid (diese Form ist dem Speisesalz zugesetzt) wirkungslos bei der Umkehrung präkanzeröser Läsionen im Brustgewebe der Tiere ist, während Jod wesentlich wirksamer ist. Jod blockiert, im Unterschied zu Jodid, auch die Oxidation mehrfach ungesättigter Fettsäuren im Brustgewebe.[21] Dies ist wichtig, da durch die Oxidation von Fetten freie Radikale entstehen, die die Zellen, einschließlich der empfindlichen DNS, schädigen können, was zu Krebs führt.

Die Prostatadrüse konzentriert sich auf Jod. Demgegenüber bevorzugt die Haut Jodid. Einige Gewebe wie Nieren, Milz, Leber, Blut, Speicheldrüsen und Darm nutzen beide Formen. Da verschiedene Gewebe sich auf unterschiedliche Jodformen konzentrieren, sollte vorzugsweise eine Ergänzung eingenommen werden, die sowohl Jodid als auch Jod enthält. Diese Form ist auch als die *Lugolsche Lösung* bekannt. Dies ist kein Markenname, sondern ein Begriff für eine Mischung von Jod und Jodid, der seit fast 200 Jahren verwendet wird.

1829 untersuchte der französische Arzt Jean Lugol (1786–1851) verschiedene Substanzen, mit denen Tuberkulose und andere Krankheiten behandelt werden könnten; dabei wurde sein Interesse an Jod geweckt. Er experimentierte mit verschiedenen Formen von Jod. Jod selbst ist in Wasser nicht besonders gut löslich. Lugol stellte jedoch fest, dass sich die Löslichkeit in Wasser erhöhte, wenn man Kaliumjodid mit Jod kombinierte. Er begann eine Lösung zu verwenden, die als die Lugolsche Lösung bezeichnet wurde, bei der es sich um eine Mischung aus 5 Prozent Jod, 10 Prozent Kaliumjodid und 85 Prozent destilliertem Wasser handelte. Zwei Tropfen der Lugolschen Lösung (0,1 ml) enthielten 5 mg Jod und 7,5 mg Jodid. Lugol empfahl zwei Tropfen pro Tag von seiner Lösung zur Behandlung von Infektionskrankheiten. Damit wurde der Körper mit einer Mischung von 12,5 mg aus Jod und Jodid versorgt.

Die Lugolsche Lösung war weithin in Apotheken erhältlich und wurde routinemäßig bei vielen verschiedenen Krankheiten verordnet. Sie wurde auch als Antiseptikum und als Desinfektionsmittel in Trinkwasser verwendet. Anfang des 20. Jahrhunderts wurde sie in jedem Krankenhaus als Desinfektionsmittel genutzt. Sie wurde viele Jahre ausgiebig und sicher in der medizinischen Praxis zur Behandlung von Schilddrüsenunterfunktionen und -überfunktionen verwendet. Die empfohlene tägliche Dosis für die Lugolsche Lösung waren 2 bis 6 Tropfen, was 12,5 bis 37,5 mg Jod/Jodid insgesamt entsprach.

Die Lugolsche Lösung ist auch heute noch erhältlich, aber mit einer niedrigeren Jodkonzentration (2 Prozent Jod und 4 Prozent Kaliumjodid), sodass man 5 Tropfen nehmen muss, um die gleiche Menge von 12,5 mg Jod/Jodid zu erreichen, die in den 2 Tropfen der ursprünglichen Lösung enthalten waren. Der Grund für die Verdünnung der Lösung bzw. Änderung der Formel war, dass man damit deren Verwendung bei der illegalen Herstellung von Methamphetamin unterbinden wollte. Die Lugolsche Lösung ist eine Nahrungsmittelergänzung, die in Apotheken und im Internet erhältlich ist. Sie ist nicht mit einer Jodtinktur zu verwechseln, die aus natürlichem Jod und in Alkohol gelösten Jodidsalzen besteht. Eine Jodtinktur, die allgemein als Antiseptikum verkauft wird, ist nur zur äußerlichen Anwendung gedacht.

Nach Aussage des Jod-Spezialisten Dr. D. Brownstein, der seine Schilddrüsenpatienten anfänglich mit einer Ergänzung behandelte, die nur Jodid enthielt, erzielte er nur bescheidene Erfolge. Bei einigen Patienten kam es zu Besserungen, bei vielen war jedoch kein nennenswerter Nutzen festzustellen. Als er begann, die Lugolsche Lösung zu verwenden, die eine Kombination aus Jod und Jodid enthielt, waren seine Ergebnisse erheblich besser. Seiner Auffassung nach ist diese Form von Jod sehr sicher, und er verordnet Dosierungen von 6 mg bis zu 50 mg am Tag.

Die Lugolsche Lösung nimmt man ein, indem einige Tropfen in ein Glas Wasser gegeben werden. Je nachdem, wie viel Wasser Sie nehmen, kann die Lösung dem Wasser einen etwas unangenehmen metallischen Geschmack geben. Da die Tropfengröße leicht variieren kann, ist es möglich, dass die Dosierung mithilfe einer Pipette nicht immer ganz genau ist. Aus diesen Gründen ist die Lugolsche Lösung auch in Tablettenform erhältlich, das Präparat heißt *Iodoral*. Es wird bevorzugt verschrieben, weil die Tabletten einfach zu nehmen sind und den Körper mit einer konstanten Menge Jod versorgen. *Iodoral* wird in zwei verschiedenen Dosierungen angeboten, zu 12,5 mg und 50 mg.

Beachten Sie bitte, dass die aktuell in den USA empfohlene tägliche Dosis nur 150 µg Jod pro Tag beträgt, was 0,15 mg entspricht [in Deutschland werden 180-200 µg pro Tag empfohlen]. Ein Tropfen der Lugolschen Lösung liefert 2,5 mg Jod/Jodid bzw. 2 500 µg, fast 17-mal so viel wie die empfohlene tägliche Dosis. Fünf Tropfen liefern 12,5 mg Jod/Jodid bzw. 12 500 µg oder 83-mal so viel wie die empfohlene Tagesdosis. Bei der Kropf-Epidemie in den 1930er-Jahren in den USA behandelten Ärzte ihre Patienten erfolgreich mit bis zu 36 mg der Lugolschen Lösung täglich. Die Ärzte verwenden diese und sogar noch höhere Dosierungen seit fast 200 Jahren, ohne Schaden anzurichten, was zeigt, wie verträglich Jod in dieser Form ist und wie unzulänglich die empfohlene tägliche Dosis ist.

Anfangs verordnete Dr. Brownstein Dosierungen, die sich an der empfohlenen Tagesdosis orientierten. Er zögerte, Dosierungen von mehr als 1 mg zu verwenden, da verschiedene Forschungsberichte darüber spekulierten, eine darüber hinausgehende Jod-Ergänzung könnte negative Auswirkungen haben und sogar Symptome einer Schilddrüsenüberfunktion hervorrufen. Bei einer weiteren, eingehenderen Überprüfung der medizinischen Literatur konnte der Nachweis jedoch nicht erbracht werden, dass Jod bei Milligramm-Dosierungen sich jemals als schädlich erwiesen oder Symptome einer Schilddrüsenüberfunktion hervorgerufen hätte.

Der Jodbedarf unseres Körpers liegt heutzutage höher als noch vor einigen Jahrzehnten, und zwar aufgrund der erheblichen Zunahme an Halogenen und Strumigenen in der Umwelt und dem Rückgang von natürlichem Jod in unseren Nahrungsmitteln. Brownstein und eine Reihe anderer Schilddrüsenexperten empfehlen eine tägliche Zufuhr von etwa 12,5 mg oder das 83-fache der empfohlenen Tagesdosis. Er empfiehlt diese Menge nicht nur aufgrund seiner persönlichen Erfahrungen bei der Behandlung von Schilddrüsenerkrankungen, sondern auch vor dem Hintergrund von Populationen weltweit, die große Mengen Jod über ihre Nahrung konsumieren und sehr wenig Schilddrüsenprobleme haben.

Die Japaner im Landesinnern konsumieren 13,8 mg pro Tag, das ist die 92-fache Menge der empfohlenen täglichen Dosis; in den Küstengegenden lebende Japaner konsumieren sogar noch mehr. Das meiste Jod stammt aus dem Tang und den Algen in ihrer Nahrung. Diese hohe Jodmenge scheint keine schädlichen Auswirkungen zu haben, im Gegenteil. Im Vergleich zu den Menschen, die in den USA leben, liegen in Japan die Erkrankungsraten für Schilddrüsenunterfunktion, Kropf (Struma) und fibrozystische Brusterkrankungen wesentlich niedriger und auch die Erkrankungsraten für Brust-, Gebärmutterschleimhaut-, Eierstock- und Prostatakrebs sind geringer. Die Japaner gehören zu den gesündesten Menschen der Welt, und sie haben die höchste Lebenserwartung.

Der Jodstatus spielt bekanntlich bei der Prävention von Brustkrebs und anderen Krebsarten eine wichtige Rolle. Bei Japanerinnen, die zu denjenigen mit der höchsten Jodzufuhr weltweit gehören, ist die niedrigste Brustkrebsrate zu verzeichnen. Bei Frauen in den USA, die im Vergleich nur einen Bruchteil des Jods zu sich nehmen, sind hingegen die höchsten Brustkrebsraten zu verzeichnen. Dies ist nicht erblich bedingt. Wenn Japanerinnen in die USA ziehen und die jodärmere Ernährung übernehmen, treten Krebserkrankungen bei ihnen ebenfalls häufiger auf.[2]

In den USA lag das Risiko, an Brustkrebs zu erkranken, in den 1960er-Jahren bei 1:20. Seither ist die Jodzufuhr um mehr als 50 Prozent gesunken, und die Brustkrebsraten sind auf ein Verhältnis von 1:7 gestiegen.

Die Schilddrüse selbst benötigt 6 mg Jod pro Tag. [22–23] Das liegt deutlich über der in den USA empfohlenen täglichen Dosis von 150 µg (in Deutschland 180 bis 200 µg). Allein deshalb ist die empfohlene Tagesdosis unzureichend.

Zu viel Jod

Viele Ärzte und Autoren medizinischer Artikel und von Gesundheitsratgebern warnen vor einem übermäßigen Jodkonsum. Ihrer Auffassung nach ist eine Menge von mehr als 1,1 mg (1 100 µg) schädlich. Sie berufen sich auf Studien, die zeigen, dass eine Reduzierung der Jodzufuhr die Symptome von Schilddrüsenpatienten lindern, oder berichten von Betroffenen, deren Symptome sich durch die Gabe von Jod-Ergänzungen verstärkten. In einigen Fällen hatte die zusätzliche Gabe von Jod Symptome einer Schilddrüsenüberfunktion bei Patienten hervorgerufen, die an einer Schilddrüsenunterfunktion litten. Selbst Menschen, die keine Schilddrüsenprobleme haben, werden vor der übermäßigen Einnahme von Jod gewarnt (400 µg pro Tag oder mehr), da dies möglicherweise zu einer Schilddrüsenstörung führen könne.[24]

Die Japaner im Landesinnern konsumieren – wie erwähnt – im Durchschnitt 13,8 mg pro Tag, ohne dass eine Schilddrüsenfunktionsstörung oder eine andere schädliche Wirkung auftritt. In den Küstengegenden konsumieren die Japaner sogar bis zu 80 mg pro Tag, ohne in irgendeiner offensichtlichen Form daran Schaden zu nehmen.[25] Die Forschung hat gezeigt, dass die Schilddrüse bis zu 6 mg Jod am Tag aufnimmt, wenn ausreichende Mengen zugeführt werden. Nach der Beobachtung von Tausenden von Patienten, die Jod-Ergänzungen eingenommen haben, empfehlen Dr. Brownstein und andere 6 mg bis 12,5 mg täglich, mit therapeutischen Dosierungen von bis zu 50 mg pro Tag. Die Grenze von 1,1 mg scheint weitestgehend auf theoretischen Mutmaßungen zu basieren, während die Dosis von 12,5 mg auf den Erfahrungen mit realen Personen, im realen Leben, unter realen Bedingungen basiert.

Bei den Berichten von Betroffenen, die nach der Einnahme von Jod eine Schilddrüsenüberfunktion entwickelten, war es möglicherweise so, dass sie gleichzeitig Schilddrüsenhormone zur Behandlung einer Schilddrüsenunterfunktion einnahmen. Die Unterfunktion war also unter Umständen jodmangelbedingt [sofern die Unterfunktion keine autoimmune Ursache hatte; Anm. d. Verlags]. Die Einnahme von Jod-Ergänzungen lieferte das fehlende Spurenelement, sodass die Schilddrüse wieder normal funktionieren und mehr Hormone produzieren konnte. Wurden nun gleichzeitig auch Schilddrüsenhormone eingenommen, dann bewirkte diese Medikation Symptome einer Schilddrüsenüberfunktion. Die Überfunktion wurde in diesen Fällen also nicht durch das Jod verursacht, sondern durch die Hormone. Patienten, die Schilddrüsenhormone einnehmen, müssen überwacht werden, wenn zusätzliches Jod aufgenommen wird, damit die Hormondosis angepasst werden kann.

Um es noch einmal zu sagen, das Problem wird nicht durch Jod verursacht, Jod ist vielmehr Teil der Lösung. Bei Personen mit einer nicht-autoimmunen Schilddrüsenunterfunktion liegen oft auch ein Jodmangel und eine übermäßige Belastung durch kropferzeugende Substanzen wie Halogene und Medikamente vor. Durch eine Anreicherung der Nahrung mit ausreichenden Mengen von zusätzlichem Jod kann eine Entgiftung oder eine reinigende Reaktion in Gang gesetzt werden. Das Jod konkurriert mit anderen Halogenen um die Anbindung im Körper. Wenn eine ausreichende Menge Jod vorhanden ist, kann dies eine starke entgiftende Wirkung auf die anderen Halogene haben. Durch die tägliche Einnahme von 12,5 mg bis 50 mg Jod werden die anderen Halogene verdrängt, sodass Fluor, Brom und Perchlorat wesentlich stärker ausgeschieden werden.[26–27]

Zusätzlich zur Vertreibung toxischer Halogene kann eine Jod-Ergänzung den Körper auch von Schwermetallen reinigen. Bei einer Studie, die durchgeführt wurde, um eine optimale Dosierung zu ermitteln, ergänzten Frauen ihre Nahrung täglich mit 12,5 mg natürlichem Jod und zeigten bereits nach nur einem Tag einen erhöhten Quecksilber-, Blei- und Cadmiumgehalt im Urin.[28] Wie bewirkt Jod die erhöhte Ausscheidung von toxischen Metallen?

Jod verbessert die Schilddrüsenfunktion und kurbelt den Stoffwechsel an, was die Immunfunktion verbessert. Infolgedessen kann Jod eine starke entgiftende Wirkung auf den ganzen Körper haben. Werden diese Gifte aus dem Körper ausgeschieden und beseitigt, kann dies eine Reihe von Symptomen mit sich bringen, die einer Krankheit ähneln – Durchfall, Nasensekret, Übelkeit –, und die Symptome verstärken, die mit einer Schilddrüsenunterfunktion verbunden sind. Diese Symptome sind jedoch eine vorübergehende Erscheinung und halten nur wenige Tage oder Wochen an. Sobald die Symptome jedoch abklingen, werden Sie sich besser fühlen und nur noch wenig schädliche Substanzen in Ihrem Körper haben, die ihn vergiften.

Die Ergebnisse einiger Studien, die zeigen, dass sich der Zustand von Schilddrüsenpatienten nach der Einnahme einer Jod-Ergänzung verschlimmerte, sind möglicherweise auf die Auswirkungen der Entgiftung zurückzuführen. Ein weiterer Grund ist vielleicht auch bei der fettarmen Ernährung zu suchen – jene Art der Ernährung, die seit mehr als 30 Jahren zum Standard in unserer Gesellschaft geworden ist. Jod ist lipophil, also fettliebend und gut in Fett löslich. Deshalb können Butter, Eigelb und andere tierische Fette gute Quellen für Jod sein. Genau wie bei sehr mageren Proteinen kann der Verzehr von Jod ohne ausreichend in der Nahrung enthaltenes Fett kontraproduktiv sein (siehe S. 153–154). Die Aufnahme von Jod verbessert sich, wenn Nahrungsfette vorhanden sind, und verschlechtert sich umgekehrt, wenn Fett fehlt. Der Körper braucht Fett, um Jod ordnungsgemäß nutzen zu können. Eine fettarme Nahrung mit zusätzlichem Jod anzureichern, ohne Fett hinzuzufügen, könnte die Symptome einer Schilddrüsenunterfunktion verschlimmern.

Schilddrüsenfunktionsstörungen haben in den letzten drei Jahrzehnten rapide zugenommen. Gleichzeitig ist die Zufuhr von Jod und Fett zurückgegangen. Wenn eine Jodzufuhr von mehr als 400 µg Schilddrüsenerkrankungen wirklich fördern würde, müssten wir doch einen Rückgang und nicht eine Zunahme dieser Krankheiten erleben.

Jod-Aufnahme- und -Ausscheidungstest

Liegt bei Ihnen kein Jodmangel vor, müssen Sie Ihre Nahrung sicher nicht mit zusätzlichem Jod ergänzen. Der einzige sichere Weg, um zu erfahren, ob ein Mangel vorliegt oder nicht, ist die Bestimmung Ihres Jodspiegels. Die am häufigsten angewandte Methode ist die Messung aus dem Spontanurin.

Dies ist jedoch keine zuverlässige Methode, da nur die Jodmenge gemessen wird, die ausgeschieden wird; man erfährt dadurch nicht, wie viel Jod im Körper zurückgehalten wird. Die Exposition gegenüber kropferzeugenden Substanzen wie Brom und Fluor hat Einfluss darauf, wie viel Jod aus der Nahrung tatsächlich aufgenommen wird, sodass diese Form der Untersuchung unzuverlässig ist.

Eine präzisere Methode, um den Jodstatus messen zu lassen, ist der sogenannte Jod-Aufnahme- und -Ausscheidungstest. Hier geht man von der Annahme aus, dass, je größer der Jodmangel ist, desto mehr Jod zurückgehalten und desto weniger mit dem Urin ausgeschieden wird. Jod bindet an Rezeptoren im ganzen Körper an. Wenn die für Jod empfänglichen Rezeptoren ausreichend mit Jod versorgt sind, wird ein hoher Prozentsatz des zugeführten Jods über den Urin ausgeschieden.

Beim Jod-Aufnahme- und -Ausscheidungstest werden 50 mg Jod/Jodid (Iodoral) eingenommen. Nach der Einnahme wird der Urin anschließend 24 Stunden gesammelt. Befindet sich der Körper in einem Zustand, in dem er ausreichend mit Jod versorgt ist, werden etwa 90 Prozent der eingenommenen Ergänzung ausgeschieden (45 mg) und 10 Prozent Jod zurückgehalten (5 mg). Werden weniger als 90 Prozent ausgeschieden, weist dies auf einen Jodmangel hin.

Dr. Jorge Flechas, einer der führenden Ärzte, der diese Methode anwendet, hat nach der Untersuchung von mehr als 4 000 Patienten festgestellt, dass in den USA im Durchschnitt weniger als 40 Prozent Jod über den Urin ausgeschieden wird. Nach diesen Daten liegt bei den meisten US-Amerikanern nicht nur ein Jodmangel, sondern ein gravierender Jodmangel vor. Möglicherweise liegt auch bei Ihnen ein Jodmangel vor. Wenn dem so ist, funktioniert Ihre Schilddrüse nicht ordnungsgemäß, Ihr Stoffwechsel ist beeinträchtigt, und es dürfte ein schwieriges Unterfangen sein, abzunehmen und das Gewicht auch zu halten, egal, welches Ernährungsprogramm Sie wählen. Aus diesem Grund empfehle ich Ihnen sehr, die genannte Untersuchung durchführen zu lassen. [Um einen 24-Stunden-Urintest mit der zusätzlichen Gabe einer Jodergänzung durchführen zu lassen, ist es ratsam,

Ihren Arzt gezielt darauf anzusprechen, um unter diesen Vorgaben eine entsprechende Untersuchung in einem medizinischen Labor durchführen zu lassen.]

Sollte bei Ihnen ein Jodmangel vorliegen, wird Ihnen wahrscheinlich geraten, eine Jod-Ergänzung von 50 mg täglich einzunehmen, bis der Status erreicht ist, wenn mehr als 90 Prozent des Jods über den Urin wieder ausgeschieden werden. Dann wird die Dosierung auf das Maß reduziert, mit dem Sie Ihren Jodspiegel auf normalem Niveau halten können. Es dauert in der Regel drei bis sechs Monate, in denen eine Jod-Ergänzung von 50 mg pro Tag eingenommen werden sollte, bevor eine Jodsättigung erreicht ist. Die meisten nicht fettleibigen Patienten, die nicht übermäßig Strumigenen ausgesetzt sind, erreichen innerhalb von drei Monaten eine ausreichende Jodversorgung des ganzen Körpers. Je nachdem, wie ausgeprägt der Mangel ist, werden Sie gebeten, den Jod-Aufnahme- und Ausscheidungstest nach einigen Monaten zu wiederholen, um die Fortschritte zu bewerten und den Jodstatus neu zu ermitteln.

Wenn Sie aktuell Schilddrüsenhormone einnehmen, muss Ihr Arzt die Dosierung Ihrer Medikation überwachen, wenn Sie mit der Einnahme von Iodoral beginnen. Das zusätzliche Jod bewirkt wahrscheinlich, dass Ihre Schilddrüse besser funktioniert. Wenn bei Ihnen schneller oder unregelmäßiger Herzschlag, Nervosität, Ängste, Reizbarkeit, Zittern (Tremor), Schwitzen, erhöhte Wärmeempfindlichkeit, Schlafstörungen, Müdigkeit, Muskelschwäche, Veränderungen im Menstruationszyklus oder andere Symptome auftreten, die auf eine Schilddrüsenüberfunktion hinweisen, wissen Sie, dass Sie Ihre Medikation reduzieren müssen.

Das zusätzliche Jod wird zu einer erhöhten Ausscheidung von Fluor, Brom, Perchlorat, Quecksilber, Blei und anderen Giftstoffen führen. Bei diesem Entgiftungsprozess können sich unangenehme Symptome einstellen. Was Sie erleben, ist keine Krankheit, sondern in der Regel ein Reinigungsprozess, die Symptome sind eine natürliche Begleiterscheinung. [Bitte beachten Sie, dass beim Vorliegen einer autoimmunen Erkrankung der Schilddrüse die zusätzliche Einnahme von Jod nicht ohne Risiken ist; bitte sprechen Sie mit Ihrem behandelnden Arzt, bevor Sie Nahrungsergänzungsmittel einnehmen; Anm. d. Verlags.]

Ich empfehle ausdrücklich, vor der zusätzlichen Einnahme von Jod einen Jod-Aufnahme- und Ausscheidungstest durchführen zu lassen, um den Jodstatus zu ermitteln. [Auch das Vorliegen einer Autoimmunerkrankung der Schilddrüse sollte im Vorfeld ausgeschlossen werden. Eine Blutuntersuchung gibt Aufschluss darüber, ob Antikörper gegen Schilddrüsengewebe vorliegen; auch ein Ultraschall der Schilddrüse kann hilfreich sein; Anm. d. Verlags.] Dies ist die einzige Möglichkeit, zu erfahren, ob ein individueller Jodmangel vorliegt oder nicht. Wenn dem so ist, sollten Sie jetzt Schritte unternehmen, um den Mangel zu beheben, sonst wird es umso schwieriger, Gewicht zu verlieren. Ich empfehle Ihnen, dies zu tun, bevor Sie mit dem ketogenen Ernährungsprogramm mit Kokosöl beginnen.

KAPITEL 12

Schilddrüsenfehlfunktionen

Das Denis-Wilson-Syndrom

Vorbemerkung des Verlags:

Die in den USA als „Denis-Wilson-Syndrom" bekannte Störung wird im deutschsprachigen Raum auch als „Low-T3-Syndrom" oder „Euthyroid-Sickness-Syndrom" bezeichnet. Hierbei handelt es sich um eine Konversionsstörung, bei der aus freiem T4 (fT4) vorwiegend reverses T3 (rT3) und nicht freies T3 (fT3) gebildet wird. Reverses T3 hat – anders als das stoffwechselaktivierende fT3 – eine blockierende Wirkung und führt zu den bekannten Unterfunktionssymptomen. Eines dieser Symptome ist eine niedrige Körpertemperatur. Das rT3 ist nicht Bestandteil der gängigen Schilddrüsendiagnostik und wird daher in der Regel nicht erfasst; die Werte für fT3 und fT4 sind beim Vorliegen erhöhter rT3-Werte jedoch unauffällig. Dennoch kann fT3 nicht vom Körper genutzt werden, da rT3 bereits alle Rezeptorstellen besetzt und so seine hemmende Wirkung auf den Stoffwechsel entfaltet.

Ein behandelbares Schilddrüsenproblem

Übergewicht – und keine Diät half

Linda begann zuzunehmen, nachdem sie mit dem Rauchen aufgehört hatte. Sie nahm so stark zu, dass sie an einen Punkt kam, an dem sie wusste, dass sie etwas tun musste. Sie versuchte aus eigener Kraft, Gewicht zu reduzieren, jedoch ohne Erfolg. Es war frustrierend. Sie ging in eine Schlankheitsklinik und begann eine spezielle Diät.

Es half nicht. Man warf ihr sogar vor, beim Essen zu mogeln, weil sie einfach nicht abnahm. Sie versuchte es in einer anderen Klinik, mit einer strikteren Diät. Nach sechs Monaten, in denen sie lediglich 800 Kalorien am Tag zu sich genommen hatte, hatte sie nur 3,5 Kilo abgenommen.

Entmutigt und niedergeschlagen wandte Linda sich hilfesuchend an einen Endokrinologen. Er stellte bei ihr eine Schilddrüsenunterfunktion fest und verordnete ihr ein synthetisches Schilddrüsenhormonpräparat. Doch es war nicht sonderlich hilfreich. Ein Jahr später war sie noch deprimierter, ständig müde, hatte jeden Tag Kopfschmerzen und litt immer noch an Übergewicht. Ihr Arzt erklärte ihr schließlich, sie müsse sich mit dem Übergewicht und der Müdigkeit abfinden. Als sie sich weigerte, das so zu akzeptieren, riet er ihr, einen Psychiater aufzusuchen. Das entmutigte sie nur noch mehr.

Schließlich erfuhr Linda von einer Störung, die [in den USA] als Denis-Wilson-Syndrom bekannt war und die Ursache für ihren trägen Stoffwechsel sein konnte. Sie begann eine Behandlung und fühlte sich bereits nach wenigen Wochen energiegeladener und weniger depressiv. Innerhalb einiger Monate nahm sie 36 Kilo ab und ihre Müdigkeit war völlig verschwunden.

Gewichtszunahme trotz reduzierten Essens

Fünf Jahre zuvor stand *Debbie* unter extremem Stress; die Folge waren Kopfschmerzen, trockene und schuppige Haut, Energieverlust, Depression und Gewichtszunahme. Sie nahm zu, obwohl sie weniger aß. Es kam zu Flüssigkeitseinlagerungen, sie hatte so stark geschwollene Füße und Knöchel, dass es schmerzhaft und mitunter beschwerlich war, zu stehen oder zu gehen. Sie wusste, dass irgendetwas nicht stimmte.

An diesem Punkt erkannte sie, dass sie medizinische Hilfe benötigte. Sie ging zu zwei verschiedenen Ärzten und erhielt die gleichen Antworten: Sie könnten nichts finden – ihre Blutwerte seien normal und mit ihrer Schilddrüse und ihrem Stoffwechsel sei alles in Ordnung.

Dann erfuhr Debbie von einem auf das Denis-Wilson-Syndrom spezialisierten Zentrum und vereinbarte einen Termin. Als sie den Anamnesebogen ausfüllte und die Symptome ankreuzte, war sie konsterniert, wie viele davon auf sie zutrafen. Ihre Temperatur wurde gemessen und der Wert festgehalten – er war auffällig niedrig. Sie erklärte der Krankenschwester: „Das ist okay, das ist immer so." Ihre niedrige Körpertemperatur war jedoch ein Schlüssel zu ihrer mangelhaften Gesundheit und ihrem zunehmenden Gewichtsproblem.

Obwohl ihre Schilddrüse, nach ihren Blutwerten zu urteilen, „normal" funktionierte, lag ein Schilddrüsenproblem vor. Bei Menschen mit dem Denis-Wilson-Temperatur-Syndrom werden oft unauffällige Blutwerte angezeigt und dennoch ist die Schilddrüsenfunktion gestört.

Debbie begann mit der Behandlung und innerhalb einer Woche ließen ihre Symptome nach. Ihre Familie und ihre Freunde konnten die unmittelbaren Veränderungen, die sich bei ihr zeigten, kaum glauben.

Was lag hier vor? – In Lindas Fall hatte man eine Schilddrüsenunterfunktion diagnostiziert, aber die Schilddrüsenmedikamente linderten ihre Symptome kaum. Bei Debbie waren keine auffälligen Schilddrüsenwerte festzustellen, und dennoch hatte sie ein Problem mit ihrer Schilddrüsenfunktion. Beide waren betroffen vom sogenannten Denis-Wilson-Syndrom. Dabei handelt es sich um eine Anhäufung reversibler Symptome, die durch eine Fehlfunktion des Schilddrüsenhormonstoffwechsels hervorgerufen werden. Das Syndrom wird häufig nicht ohne Weiteres erkannt, weil die gängigen Schilddrüsenwerte (fT3 und fT4 sowie TSH) darüber keinen Aufschluss geben.

Viele übergewichtige Menschen sind davon betroffen, ohne es jedoch zu wissen. Die Schmerzen, Beschwerden und die Gewichtszunahme, die mit dem Syndrom verbunden sind, werden oft dem Alterungsprozess oder einer anderen Ursache zugeschrieben. Die Betroffenen leiden jahrelang unter diesen Symptomen, ohne entsprechend behandelt zu werden.

Die Behandlung ist einfach und in den meisten Fällen dauerhaft. Bei einer Schilddrüsenunterfunktion müssen Patienten ein Leben lang Schilddrüsenhormone einnehmen. Das Denis-Wilson-Syndrom ist jedoch ein reversibler

Zustand, der im Allgemeinen innerhalb weniger Monate korrigiert werden kann. Nach Abschluss der Behandlung ist normalerweise keine weitere Medikation notwendig. Menschen, die jahrzehntelang unter Übergewicht und anderen Symptomen gelitten haben, können diese Probleme überwinden und auf den Weg der Genesung und dauerhaften Gewichtsabnahme gebracht werden.

Störungen des Schilddrüsenhormon-Stoffwechsels

Viele übergewichtige Menschen vermuten, dass sie ein Schilddrüsenproblem haben, das ihre Gewichtsprobleme verursacht oder zumindest dazu beiträgt. Wenn jemand sagt, er habe ein Schilddrüsenproblem, ist dabei im Allgemeinen die Funktion der Schilddrüse – das heißt des Organs – gemeint. Die Schilddrüse ist jedoch nur ein Teil endokrinen Systems, also unseres Hormonstoffwechsels. Man kann eine normal funktionierende Schilddrüse haben, und dennoch von einem Problem im Hormonstoffwechselsystem betroffen sein.

Die Funktion der Schilddrüse wird von einer anderen Drüse kontrolliert, der Hirnanhangdrüse (Hypophyse), einem erbsengroßen Organ an der Unterseite des Gehirns. Diese Drüse wird oft als „Meisterdrüse" bezeichnet, weil sie Hormone produziert, die die Aktivitäten der meisten anderen Drüsen regulieren. Eines der Hormone, die von der Hirnanhangdrüse produziert werden, ist das sogenannte Schilddrüsenstimulierende Hormon (TSH). Dieses Hormon stimuliert die Schilddrüse, Hormone (T4 und T3) zu produzieren und freizusetzen.

Die Menge an Schilddrüsenhormonen, die in unserem Blut zirkulieren, wird sorgfältig durch einen Selbstregulierungsprozess kontrolliert, das sogenannte negative Feedback. Steigt der TSH-Spiegel, wird die Produktion von T4 und T3 angeregt. Steigen die Werte von T4 und T3, verlangsamt sich die TSH-Produktion, sodass der Schilddrüsenhormonspiegel sinkt, wodurch dann wiederum eine Erhöhung des TSH-Spiegels ausgelöst wird und der Kreislauf von Neuem beginnt. Auf diese Weise werden die Hormone in einem Gleichgewicht gehalten. In gewissem Sinne fungiert die Hirnanhangdrüse wie ein Thermostat für den Körper, das bei Bedarf TSH freisetzt, um den Schilddrüsenhormonspiegel zu erhöhen oder zu senken und damit den Stoffwechsel und die Körpertemperatur zu kontrollieren.

Bei einer Blutuntersuchung des Schilddrüsenhormonspiegels wird davon ausgegangen, dass diese Hormone von den Zellen ordnungsgemäß aufgenommen und genutzt werden. Wenn sich der TSH- und der Schilddrüsenhormonspiegel innerhalb der normalen Parameter bewegen, wird dies so interpretiert, dass die Schilddrüse (und die Hirnanhangdrüse) ordnungsgemäß funktioniert und es in Zusammenhang mit der Schilddrüse keine Probleme gibt.

Zu den klassischen Anzeichen einer Schilddrüsenunterfunktion gehören unter anderem Müdigkeit, Depression, Gewichtszunahme, kalte Hände und Füße, trockene Haut und trockenes Haar sowie Verstopfung. Patienten, die an diesen Symptomen leiden, vermuten vielleicht, von einer Schilddrüsenunterfunktion betroffen zu sein, und gehen zum Arzt. Die Standardmethode zum Diagnostizieren einer Schilddrüsenunterfunktion ist eine Blutuntersuchung, bei der TSH und die freien Schilddrüsenhormone (fT3 und fT4) gemessen werden. Ein hoher TSH-Spiegel und ein niedriger Schilddrüsenhormonspiegel weisen auf eine Schilddrüsenunterfunktion hin. Liegen diese Hormonspiegel aber noch innerhalb des Normbereichs, geht man davon aus, dass die Schilddrüse normal funktioniert.

Da jedoch mit dem Patienten ganz offensichtlich etwas nicht in Ordnung ist, rät der Arzt ihm möglicherweise, nach Hause zu gehen, mehr zu schlafen und sich besser zu ernähren. Beharrt der Patient indes darauf, dass etwas nicht stimmt, gelangt der Arzt möglicherweise zu der Schlussfolgerung, dass die Symptome sich „im Kopf des Patienten" abspielen, und schickt ihn mit einem Rezept für Antidepressiva, Anxiolytika (angstlösende Medikamente), Diuretika (harntreibende Medikamente), Antazida (Arzneimittel zur Neutralisierung der Magensäure), Laxativa (Abführmittel) und andere Medikamente nach Hause, um die einzelnen Symptome zu behandeln. Keines dieser Medikamente zielt dabei auf das eigentliche Problem ab – auf den gestörten Hormonstoffwechsel.

Ein langsamer Stoffwechsel kann das Ergebnis entweder einer Unteraktivität der Schilddrüse oder einer Fehlfunktion des endokrinen Regelkreises sein. Bei Blutuntersuchungen kann nur die Schilddrüsenfunktion festgestellt werden. Dr. Denis Wilson zufolge, nach dem das Denis-Wilson-Syndrom benannt ist und der es erfolgreich behandelte, sind die meisten Stoffwechsel- und Schilddrüsenprobleme nicht auf eine Fehlfunktion der Schilddrüse zurückzuführen, sondern auf einen gestörten Schilddrüsenhormonstoffwechsel. Dies erklärt, warum so viele Menschen mit Stoffwechselproblemen unauffällige Schilddrüsenwerte haben. Beim Denis-Wilson-Syndrom handelt es sich um ein Problem des Hormonstoffwechsels.

Die Situation bei einer Schilddrüsenunterfunktion ist mit derjenigen bei Diabetes vergleichbar. Man kennt Diabetes vom Typ 1 und vom Typ 2. Bei Typ-1-Diabetes produziert die Bauchspeicheldrüse keine ausreichende Menge des Hormons Insulin, was zu Diabetes führt. Bei Typ-2-Diabetes produziert die Bauchspeicheldrüse zwar ausreichend Insulin, aber die Zellen sind unempfänglich dafür geworden, dies wird als Insulinresistenz bezeichnet. In beiden Fällen sind die Symptome ähnlich.

Bei einer Unterfunktion der Schilddrüse gibt es im Wesentlichen auch zwei Arten, die man als Typ 1 und Typ 2 bezeichnen könnte. Wie bei Diabetes ist die eine drüsenbedingt und die andere zellbedingt. Bei der einen geht es um eine Unteraktivität der Schilddrüse, die zu wenig Schilddrüsenhormone produziert (Typ 1). Bei der anderen produziert die Schilddrüse zwar möglicherweise ausreichend Schilddrüsenhormone, aber die Zellen sind nicht in der Lage, diese ordnungsgemäß zu nutzen (Typ 2). Die Symptome sind in beiden Fällen gleich.

Die Schilddrüse schüttet T4 (Thyroxin) und T3 (Trijodthyronin) aus. Bei 80 bis 90 Prozent der von der Schilddrüse freigesetzten Hormone handelt es sich um T4. Levothyroxin und die meisten anderen synthetischen Schilddrüsenhormone enthalten lediglich T4.

Vielen Menschen, bei denen eine Unteraktivität der Schilddrüse vorliegt, wird durch die Einnahme von Präparaten geholfen, die den Körper mit dem Schilddrüsenhormon T4 versorgen. Durch Erhöhung der Konzentration von T4 im Blut kann der Körper den Stoffwechsel im Normalbereich aufrechterhalten. T4 einzunehmen, bedeutet jedoch keine Heilung; es ist eine Krücke, um eine Schilddrüse zu unterstützen, die nicht optimal funktioniert. Schilddrüsenmedikamente müssen ein Leben lang eingenommen werden.

Wird T4 von der Schilddrüse freigesetzt, zirkuliert es im Blut und wird in die Zellen aufgenommen. Hier wird es in T3 umgewandelt. Das T3 in Ihrem Körper ist überwiegend das Ergebnis der Umwandlung von T4 in den Zellen. Die biologische Aktivität von T4 ist gering. T3 weist demgegenüber eine viermal stärkere Aktivität als T4 auf und hat somit weitaus größere Auswirkungen auf den Stoffwechsel. Es kommt zu einer Störung im Hormonstoffwechsel, wenn T4 nicht ausreichend in T3 umgewandelt wird [Konversionsstörung]. Die Schilddrüse mag ausreichend Mengen von T4 produzieren, vielleicht sogar übermäßig viel produzieren, wenn es jedoch nicht in freies T3 (fT3) umgewandelt wird, sondern in reverses T3 (rT3), das die Rezeptorstellen blockiert, dann wird der Stoffwechsel blockiert. Genau dies geschieht beim Denis-Wilson-Syndrom. Der fT4-Wert ist normal, der fT3-Wert jedoch nicht. Eine Behandlung mit T4-Monopräparaten hilft wenig, da T4 ja nicht in das aktive T3 umgewandelt wird, sondern in das blockierende rT3. Dies erklärt, warum bei manchen Betroffenen die Einnahme von Schilddrüsenhormonen, die nur T4 enthalten, keine Besserung bringt.

Multiple Enzymdysfunktion

Das typischste Merkmal des Denis-Wilson-Syndroms ist die niedrige oder schwankende Körpertemperatur. Dr. Wilson nimmt an, dass diese niedrige Körpertemperatur die Hauptursache für die Symptome ist, die mit einer Schilddrüsenunterfunktion verbunden sind. Die Schilddrüsenhormone kontrollieren die Stoffwechselrate unserer Zellen und unseres Körpers. Der Stoffwechsel kann als Gesamtsumme aller biochemischen Reaktionen im Körper beschrieben werden. Alle diese Reaktionen geben im wahrsten Sinne des Wortes als Nebenprodukt Wärme ab. Diese Wärme wiederum messen wir als Körpertemperatur.

Die Körpertemperatur gehört zu den Dingen, die sehr genau kontrolliert werden. Steigt die Körpertemperatur zu hoch (41,7 °C), kann dies zu Schädigungen des Gehirns führen. Ebenso schädlich ist es, wenn die Temperatur zu sehr sinkt (32,2 °C). Die ideale Temperatur, oral gemessen, liegt bei 37,0 °C. Dies gilt für alle Menschen, unabhängig von ihrem genetischen Hintergrund oder ihrer Individualität. Die optimale Körpertemperatur ist eine chemische Konstante, genau wie der Gefrierpunkt des Wassers bei 0 °C. Ob man in Alaska oder auf Hawaii ist, Wasser gefriert immer bei 0 °C. Unser Körper ist so strukturiert, dass er innerhalb eines sehr engen Temperaturspektrums funktioniert. Jede höhere oder niedrigere Temperatur hat Auswirkungen auf die Körperfunktion.

Buchstäblich bei allen chemischen Reaktionen, die in unserem Körper ablaufen, sind Enzyme erforderlich, damit diese Reaktionen stattfinden können. Diese Enzyme dienen als Katalysatoren, die bewirken, dass die Reaktionen schneller ablaufen, als es sonst möglich wäre, aber ohne dass sie Teil der Endprodukte werden, die durch diese Reaktionen entstehen. Enzyme sind Proteine, deren Aktivität von ihrer Form oder Konfiguration abhängt. Sind sie zu warm, werden sie zu locker; sind sie zu kalt, werden sie zu fest; bei beiden Extremen können die Enzyme also nicht optimal funktionieren. Ist die Körpertemperatur zu niedrig, funktionieren fast alle Enzyme weniger effektiv.

Die Enzyme in unserem Körper funktionieren optimal bei 37,0 °C. Je weiter sich die Temperatur von diesem Punkt entfernt, desto weniger wirksam und desto weniger aktiv sind sie. Selbst eine Abweichung von 0,5 °C kann erhebliche Auswirkungen haben. Verlangsamt sich die Enzymaktivität, können sich mit der Zeit gesundheitliche Probleme entwickeln. Wilson bezeichnet dies als multiple Enzymdysfunktion. Ein langsamer Stoffwechsel kann zu einer multiplen Enzymdysfunktion führen. Dr. Wilson hat sage und schreibe 60 gesundheitliche Probleme identifiziert, die damit assoziiert werden. Zu den häufigsten gehören folgende:

Übergewicht	Lebensmittelintoleranzen/
Kalte Hände und Füße	-empfindlichkeiten
Müdigkeit	Gestörte Wundheilung
Migräne	Brüchige Nägel
PMS	Neigung zu Hämatomen
Reizbarkeit	(Blutergüssen)
Wassereinlagerungen/	Wärme- und/oder Kälteintoleranz
Schwellungen	Unterzuckerung (Hypoglykämie)
Angst- und Panikattacken	Häufige oder anhaltende
Haarausfall	Erkältungen
Depressionen	Häufige Harnwegsinfektionen
Gemindertes Erinnerungs- und	Häufige Pilzinfektionen
Konzentrationsvermögen	Geschwächtes Immunsystem
Geringer Sexualtrieb	Akne
Trockene Haut und trockenes Haar	Arthritis und Gelenkschmerzen
Verstopfung	Karpaltunnelsyndrom
Reizdarmsyndrom (RDS)	Geschwüre
Schlaflosigkeit	Schlechtes Koordinationsvermögen
Nesselausschlag	Tinnitus (Ohrgeräusche)
Juckreiz	Säurebedingte Magenbeschwerden
Asthma	Unfruchtbarkeit
Allergien	Zyklusstörungen

Wie können Sie herausfinden, ob Sie vom Denis-Wilson-Syndrom betroffen sind? Eine Möglichkeit ist, Ihre Symptome mit der vorstehenden Liste abzugleichen. Viele dieser Symptome können auch durch eine Fehlfunktion der Schilddrüse hervorgerufen werden. Personen, die nur leicht betroffen sind, haben möglicherweise keine merklichen Symptome. Der einfachste Weg, um dies jedoch herauszufinden, ist das Messen Ihrer Temperatur. Ist sie konstant niedriger als normalerweise üblich, arbeiten die Enzyme nicht effektiv, und es liegt wahrscheinlich eine Störung des Hormonstoffwechsels vor. Wenn T4-Monopräparate wenig oder gar nicht helfen, ist das Denis-Wilson-Syndrom höchst wahrscheinlich Schuld daran.

Eine niedrige Körpertemperatur ist das typischste Merkmal. Manche Patienten glauben vielleicht, ihre Körpertemperatur sei „von Natur aus" niedrig oder es sei „normal", dass sie eine niedrige Körpertemperatur haben. Die niedrige Körpertemperatur ist aber nicht normal. Damit Ihre Enzyme optimal funktionieren können, muss Ihre Temperatur bei etwa 37,0 °C liegen. Diese Temperatur variiert nicht von Person zu Person. Weicht sie ab, weist dies auf ein Stoffwechselproblem hin.

Nur weil jemand vielleicht schnell schwitzt, ist dies kein guter Indikator für die Körpertemperatur. Vielen ist oft heiß, insbesondere wenn sie übergewichtig sind, und dennoch kann ihre Temperatur vergleichsweise niedrig sein. Der Grund, warum ihnen heiß ist, ist die Überempfindlichkeit oder Intoleranz gegenüber Temperaturschwankungen. Wem es im Sommer immer unerträglich heiß ist, dem ist es im Winter oft auch eisig kalt. Wenn Sie mit jemandem verheiratet sind, auf den dies zutrifft, wissen Sie, welche Konflikte daraus entstehen können. Im Winter dreht der eine die Heizung ständig weiter auf und hält das Bett mit Stapeln von Decken warm, während der andere die Heizung zurückdreht und unter einer dünnen Decke schläft. Im Sommer sind die Rollen möglicherweise vertauscht.

Die Ursache der chronisch niedrigen Körpertemperatur

Gewichtszunahme nach einer Schwangerschaft

Lisa hatte in ihrer Jugend nie ein nennenswertes Gewichtsproblem, aber nach der Geburt ihres dritten Kindes nahm sie immer weiter zu. Es schien, als hätte jemand einen Schalter für erhöhte Fettproduktion umgelegt. Innerhalb weniger Jahre nahm sie 27 Pfund zu. Sie ernährte sich nicht anders als vorher, aber das Gewicht kletterte immer weiter. Parallel dazu litt sie auch zunehmend unter Kopfschmerzen, Reizbarkeit, Hypoglykämie (Unterzuckerung) und anderen Gesundheitsproblemen. Sie erklärte das übermäßige Körperfett einfach als eine Folge der Gewichtszunahme in der Schwangerschaft und als Teil des natürlichen Prozesses des Älterwerdens. Ihr wirkliches Problem war jedoch, dass sie während ihrer letzten Schwangerschaft das Denis-Wilson-Syndrom entwickelt hatte.

Der Stoffwechsel unseres Körpers kennt im Grunde drei Einstellungen – schnell, mittel und langsam. Im Tagesverlauf wechselt er zwischen diesen drei Einstellungen, abhängig von den äußeren Umständen. Mitunter funktioniert unser Körper am besten im Schnellgang, ein andermal bevorzugt er es, langsamer zu arbeiten. Die meiste Zeit arbeitet er bei mittlerer Geschwindigkeit, nicht zu schnell und nicht zu langsam.

Der Stoffwechsel schaltet als Reaktion auf bestimmte Umstände in einen hohen Gang. Zum Beispiel, wenn wir einer körperlich anstrengenden Aktivität nachgehen, atmen wir tiefer und schneller und nehmen dabei unsere Lungen stärker in Anspruch, unsere Herzfrequenz steigt und unsere Muskeln werden mit mehr Sauerstoff versorgt, was für die Energieproduktion notwendig ist. Wenn wir einen Infekt haben oder krank werden, erhöht sich der Stoffwechsel, um die Produktion von Antikörpern zu beschleunigen und die Heilung und Reparatur voranzutreiben.

Wenn wir schlafen oder ruhen oder weniger essen, schaltet der Stoffwechsel in einen niedrigen Gang. Wenn wir fasten oder eine Diät machen, interpretiert der Körper dies als Hungerszeit. Als Reaktion darauf verlangsamt sich der Stoffwechsel, um Energie zu sparen und ein Überleben zu gewährleisten, wenn nur wenig Nahrung vorhanden ist.

Ein gesunder Körper wechselt ständig zwischen diesen drei Stoffwechselstufen. Wenn die Situationen, die den Körper veranlassen, einen Gang hoch- oder zurückzuschalten, vorüber sind, kehrt der Stoffwechsel wieder zum normalen Tempo zurück. Zumindest sollte das so sein. Beim Vorliegen des Denis-Wilson-Syndroms findet der Körper jedoch nicht zum normalen Niveau zurück, wenn die Situation vorüber ist, die ihn veranlasst hat, langsamer zu funktionieren. Da der Stoffwechsel sich verlangsamt, sinkt die Körpertemperatur. Aus diesem Grund ist die Temperatur bei manchen Betroffenen nur leicht erniedrigt, während sie bei anderen 1°C oder 1,5°C darunter liegt.

Die Frage ist: Warum kommt der Stoffwechsel nicht wieder von alleine in Schwung? Die Ursache ist eine Kombination aus Stress und falscher Ernährung. Sind wir gestresst, reagiert der Körper darauf, indem er den Stoffwechsel antreibt. Wenn Sie eine Prüfung bestehen müssen, ein Rennen fahren oder bei der Arbeit einen wichtigen Termin einhalten müssen, reagiert der Körper darauf, indem er den Stoffwechsel auf Hochtouren bringt. Mit der Erhöhung des Stoffwechsels schalten auch alle zellulären Prozesse in einen höheren Gang. Der Bedarf an Energie, die für die Aktivitäten benötigt wird, steigt. Der Bedarf an Vitaminen und Mineralstoffen steigt ebenfalls, da die Enzyme, die für alle chemischen Aktivitäten im Körper zuständig sind, von diesen Nährstoffen abhängig sind, sodass Vitamine und Mineralstoffe schneller aufgebraucht werden. Sind genügend Nährstoffe vorhanden und lässt der Stress nach kurzer Zeit wieder nach, ist der Körper auch in der Lage, mit dieser Veränderung des Stoffwechsels umzugehen.

Problematisch wird es jedoch, wenn der Stress chronisch oder sehr stark und der Körper fehlernährt ist. Bei häufigem oder sehr starkem Stress ist der Bedarf an Vitaminen und Mineralstoffen groß, die den Enzymen zur Nutzung zur Verfügung stehen sollten. Sind die benötigten Nährstoffe nicht vorhanden, spürt der Körper, dass die Situation mit einer Hungersnot vergleichbar ist und schaltet in einen langsamen Gang zurück. Er tut dies im Sinne des Selbsterhalts, um Energie und Nährstoffe zu sparen, die von entscheidender Bedeutung sind, um am Leben zu bleiben. Vitamine und Mineralstoffe sind unverzichtbar für die Funktion von Gehirn, Herz, Lunge und anderer lebenswichtiger Organe. Fehlen die benötigten Nährstoffe anhaltend, kann eine dauerhafte Schädigung oder der Tod die Folge sein. Die Verlangsamung des Stoffwechsels ist also ein Mittel des reinen Selbsterhalts.

Werden nicht genügend Nährstoffe geliefert, um die Vorräte des Körpers wieder aufzufüllen, bleibt der Stoffwechsel verlangsamt. Wiederholte Phasen von Stress bewirken, dass der Stoffwechsel noch langsamer wird, sodass es umso schwieriger wird, wieder zum Normalniveau zurückzukehren. Welche Arten von Stress können diese Situation herbeiführen? Jeder chronische oder starke akute, körperliche, mentale oder psychische Stress wie Schwangerschaft und Geburt, Scheidung, Tod eines geliebten Menschen, berufliche Anforderungen, familiäre Schwierigkeiten, Operationen, Unfälle, Krankheiten oder Schlafmangel kann ursächlich sein. 80 Prozent der Betroffenen sind Frauen. Dies ist verständlich, da die Ursache Nummer eins Schwangerschaft und Geburt sind. [Anm. d. Verlags: Es handelt sich um Zeiten massiver hormoneller Umstellungen.]

Bei Stress wird das Hormon Cortisol freigesetzt, um die Herzfrequenz zu erhöhen, den Stoffwechsel zu beschleunigen, den Blutzuckerspiegel zu erhöhen und den Körper auf „Kampf oder Flucht" vorzubereiten. Steigt der Cortisolspiegel, sinkt der Schilddrüsenhormonspiegel. Selbst leichter Stress, der nur zu minimalen Veränderungen beim Blutcortisolspiegel führt, die sich noch im Normalbereich bewegen, kann erhebliche Veränderungen beim Schilddrüsenhormonspiegel hervorrufen.[1]

Die bleibenden Auswirkungen von Stress und Fehlernährung auf die Schilddrüsenfunktion wurden bei einer Gruppe junger, gesunder Soldaten aufgezeigt. Die Soldaten wurden bei einem fünftägigen Trainingskurs einer Kombination aus Schlafentzug, Kalorienmangel und intensiver körperlicher Aktivität ausgesetzt. Der Schilddrüsenhormonspiegel der Probanden ging während der Übung stark zurück. Nach Abschluss der Übung pendelte sich der fT4-Werte jedoch innerhalb von vier bis fünf Tagen wieder auf Normalniveau ein, der fT3-Spiegel blieb jedoch erniedrigt.[2] [Anm. d. Verlags: Durch erhöhte Cortisolwerte scheint die Umwandlung von fT4 in fT3 gestört zu werden und es wird mehr blockierendes rT3 gebildet.] Die Zeit bis zur Wiederherstellung hängt vom Gesundheits- und Ernährungsstatus jedes Einzelnen ab. Bei älteren, weniger gesunden Personen dauert es länger, bis die normale Schilddrüsenfunktion wieder hergestellt ist, insbesondere wenn zeitgleich Nährstoffmängel bestehen.

Eine (subklinische) Mangelernährung ist in unserer Gesellschaft sehr verbreitet. Durch den Verzehr von Süßigkeiten, industriell verarbeitetem Getreide und anderen Lebensmitteln, die in weiten Teilen ihrer natürlichen Vitamine und Mineralstoffe beraubt worden sind, ist eine Gesellschaft entstanden, die, im Hinblick auf ihre Ernährung, mit dem Rücken zur Wand steht. Schwangere Frauen haben einen erhöhten Bedarf an guten Nährstoffen. Das ungeborene Kind braucht sie, um gesund wachsen und sich entwickeln zu können, und „bedient" sich bei der Mutter, wenn sie nicht ausreichend über die Nahrung zugeführt werden. Ernährt die Mutter sich nur unzureichend, können ihre eigenen Nährstoffreserven gefährlich zur Neige gehen. Hinzu kommt, dass die Schwangerschaft selbst eine sehr intensive Zeit sein kann. Neun Monate Stress gipfeln schließlich in mehrstündigen schweren Wehen und der Geburt.

Diäten können das Denis-Wilson-Syndrom überdies verschlimmern. Fettarme Diäten, insbesondere jene, bei denen minderwertige Lebensmittel erlaubt sind, können vom Körper als Hungersnot interpretiert werden. Dies führt dazu, dass ein Körper, der bereits unter Nährstoffmangel leidet, seinen Stoffwechsel noch mehr verlangsamt. Dadurch wird es umso schwieriger, Gewicht zu verlieren. Sobald man sich wieder „normal" ernährt, kommen auch die Pfunde zurück, und zusätzlich einige mehr, weil der Stoffwechsel jetzt noch langsamer als vorher arbeitet.

Wie Sie feststellen können, ob Sie betroffen sind

Das Denis-Wilson-Syndrom wird durch die gängigen Blutuntersuchungen nicht erfasst. Die Blutwerte spiegeln lediglich wider, wie gut die Drüsen funktionieren. Dabei wird jedoch nicht gemessen, was in den Geweben und Zellen des Körpers geschieht. Bei diesem Syndrom ist die Produktion der Schilddrüsenhormone oft unauffällig, doch ihre Verarbeitung im Gewebe kann sich verlangsamen und zu einem Ungleichgewicht führen, das wiederum bewirken kann, dass Patienten eine niedrige Körpertemperatur und die klassischen Symptome einer Schilddrüsenunterfunktion haben. Dr. Wilson zufolge sind Menschen mit Schilddrüsenhormonmangel oft auch vom Denis-Wilson-Syndrom betroffen; das Syndrom scheint sehr verbreitet zu sein.

Um zu erfahren, ob Sie davon betroffen sind, sollten Sie die Symptome abgleichen. Schauen Sie sich die Liste auf S. 226 an. Bedenken Sie, dass allein schon *eines* dieser Symptome ein Zeichen dafür sein kann, dass etwas nicht in Ordnung ist. Eine Krankheit ist nicht normal und eine Fehlfunktion ist auch nicht normal. Der Körper versucht so lange wie möglich, optimale Gesundheit aufrechtzuerhalten. Ist diese nicht gegeben, dann ist etwas aus den Fugen geraten.

Übergewicht ist eines der häufigsten Symptome, die mit dem Denis-Wilson-Syndrom in Verbindung gebracht werden. Der Stoffwechsel ist offenkundig langsam und somit nimmt man leicht zu. Wenn Sie übergewichtig sind, dann möglicherweise nicht unbedingt, weil Sie zu viel essen. Viele Übergewichtige haben auch Schilddrüsenprobleme, die ihre Gewichtsprobleme verschlimmern.

Aber nicht jeder Übergewichtige hat auch Schilddrüsenprobleme. Wenn Sie wenig essen und trotzdem zugenommen haben oder generell leicht zunehmen, in der Vergangenheit fettarme Diäten gemacht haben, Junkfood essen, keinen Sport treiben und viel Stress haben, sind Sie möglicherweise betroffen. Wenn Sie eine Frau sind und auch schon schwanger waren, oder wenn Sie in Ihrer Jugend eine normale Figur hatten und plötzlich zusätzliche Pfunde angesammelt haben (innerhalb weniger Jahre), können Sie ebenfalls davon ausgehen, betroffen zu sein.

Der stärkste Indikator ist die Körpertemperatur. Liegt Ihre durchschnittliche Temperatur dauerhaft vergleichsweise niedrig, besteht ein begründeter Verdacht. Der verstorbene Dr. Broda Barns, Autor des Klassikers

Hypothyroidism: The Unsuspecting Illness, erklärte: „Ein Arzt kann oft nur mithilfe eines gewöhnlichen Thermometers mehr Informationen erhalten als mit allen anderen Schilddrüsenfunktionstests zusammen."

Die Temperatur messen

Einmal am Tag die Temperatur zu messen ist keine sehr präzise Methode, um die Körpertemperatur zu bewerten. Es gibt mehrere Faktoren, die die jeweiligen Temperaturwerte beeinflussen – körperliche Aktivitäten, Wetter, Baden und Essen. Darüber hinaus schwankt unsere Temperatur auch im Tagesverlauf. Morgens, unmittelbar nach dem Aufwachen, ist sie normalerweise am niedrigsten. Mit dem Fortschreiten des Tages steigt die Temperatur, verharrt dann auf einem bestimmten Niveau und sinkt am Ende des Tages wieder ab. Bei diesem täglichen Zyklus kann es bei einem relativ gesunden Erwachsenen zu Schwankungen von bis zu 0,5 °C kommen. Wenn Sie morgens die Temperatur messen, ist der Wert immer vergleichsweise niedrig, unabhängig von Ihrer „wirklichen" Temperatur.

Um die Tiefs morgens und abends zu vermeiden, sollten Sie die Temperatur tagsüber messen, wenn Ihr Stoffwechsel auf dem Höhepunkt ist. Um Ihre Temperatur optimal bewerten zu können, sollten Sie dreimal täglich messen und den Durchschnitt ermitteln. Ist Ihre durchschnittliche Temperatur normal, sollte sie bei 37,0 °C liegen.

Dr. Wilson rät, das erste Mal drei Stunden nach dem Aufstehen zu messen, das zweite Mal drei Stunden später und das dritte Mal wiederum drei Stunden später. Wenn Sie zum Beispiel um 6:00 Uhr morgens aufstehen, messen sie das erste Mal um 9:00 Uhr Ihre Temperatur, das zweite Mal um 12:00 Uhr und das dritte Mal um 15:00 Uhr. Jeden Tag addieren Sie die Werte und dividieren die Summe durch drei, um den Durchschnitt zu ermitteln. Messen Sie mindestens fünf Tag lang. Bei Frauen verändert sich die Körpertemperatur in den ersten Tagen des Menstruationszyklus und in der Zyklusmitte, sodass Sie vermeiden sollten, den Test in dieser Zeit durchzuführen.

Die Temperatur sollte im Mund gemessen werden, mindestens 3 Minuten lang. Nahrungsmittel können die Temperatur im Mund beeinflussen, sodass Sie vor oder frühestens 15 Minuten nach dem Essen oder Trinken messen sollten. Beachten Sie bitte auch, dass viele digitale Thermometer, die allgemein verwendet werden, eine Genauigkeit von plus/minus 0,1 °C haben.

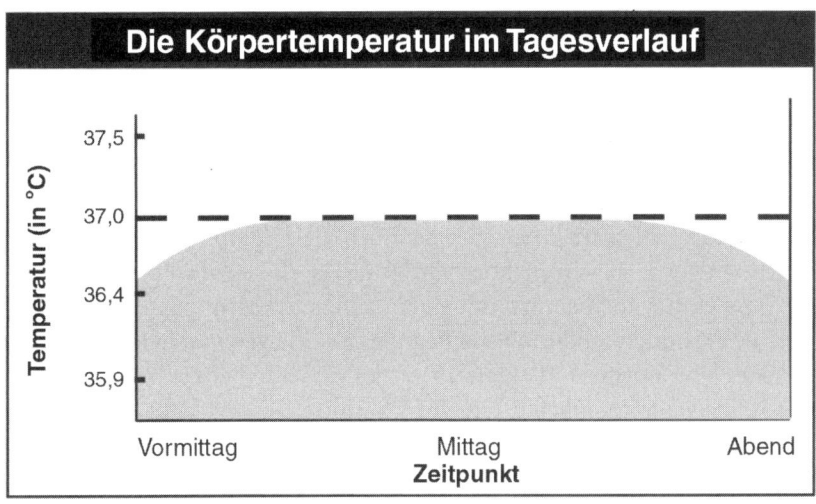

Die Körpertemperatur ist morgens und abends in der Regel niedriger. Tagsüber sollte sie bei 37,0 °C liegen. Bei Betroffenen liegt der Wert im Tagesverlauf in der Regel 0,5 °C niedriger.

Wenn Sie Ihre Temperatur tagsüber messen, sollte sie normale 37,0 °C betragen, plus/minus etwa 0,2 °C. Wenn Ihre durchschnittliche Temperatur bei weniger als 36,8 °C liegt, kann es sein, dass Sie vom Denis-Wilson-Syndrom betroffen sind. Bitte bedenken Sie jedoch, dass nicht jede niedrige Körpertemperatur dadurch hervorgerufen wird. Je näher Ihre durchschnittliche Temperatur am Normalwert liegt, desto weniger schwerwiegend sind Ihre Symptome wahrscheinlich. Bei einer durchschnittlichen Temperatur von 36,8 °C liegen möglicherweise keine merklichen Symptome vor, während es bei einer Temperatur von 36,3 °C durchaus zu Beschwerden kommen kann. Es ist nicht ungewöhnlich, dass manche Betroffenen mittags eine Körpertemperatur von 35,5 °C oder noch darunter haben. Dr. Wilson berichtete von Patienten, bei denen es sogar Anzeichen bei einer durchschnittlichen Temperatur von 36,8 °C gab, erklärte jedoch, dass bei den meisten Betroffenen mit auffallenden Symptomen Temperaturen von 36,5 °C oder darunter zu verzeichnen waren.

Wenn Ihre Messwerte erheblich schwanken, kann dies auch auf ein Problem mit dem Stoffwechsel hinweisen. Stark schwankende Werte deuten darauf hin, dass der Körper Schwierigkeiten hat, normale Temperaturen aufrechtzuerhalten. Es ist unbedenklich, wenn die Temperatur unter normalen Bedingungen (ohne sportliche Betätigung oder unter extremen Umgebungstemperaturen) zwei bis drei zehntel Grad schwankt. Wenn sie um 0,5 °C oder mehr abweicht, liegt eindeutig ein Problem vor. Im Idealfall sollte Ihre Temperatur unter normalen Bedingungen während des Tages nur um 0,2 °C schwanken.

Ist Ihr Messwert normal, Sie aber dennoch viele Symptome haben, ist Ihr Thermometer vielleicht nicht in Ordnung. In diesem Fall ist es sinnvoll, die Temperatur noch einmal mit einem anderen Thermometer zu messen. Nach Auffassung von Dr. Wilson liegt beim Vorliegen von Symptomen die Chance, eine normale Temperatur zu haben, nur bei etwa 1:200. Es ist wesentlich wahrscheinlicher, dass Ihr Thermometer defekt ist, als dass Ihre Temperatur normal ist.

Behandlung

Die Behandlung des Denis-Wilson-Syndroms ist einfach. Die Umwandlung von T4 in T3 wird ja unterdrückt, weil die Enzyme, die dafür notwendig sind, aufgrund der niedrigen Körpertemperatur reaktionsträge sind. Wenn die Körpertemperatur eine Zeit lang auf ein annähernd normales Niveau angehoben werden kann, funktionieren die Enzyme wieder ordnungsgemäß. Durch die einfache Erhöhung der Körpertemperatur wird die Umwandlung von T4 in T3 verbessert. Bildet der Körper mehr T3, wird als Reaktion darauf der Stoffwechsel angekurbelt und die Körpertemperatur steigt an. An einem bestimmten Punkt bleibt die Körpertemperatur anhaltend erhöht, um die Umwandlung von T4 in T3 bei normaler Geschwindigkeit aufrechtzuerhalten. Dann kann der Körper selbstständig weitermachen. Der ganze Prozess kann in nur wenigen Wochen oder Monaten abgeschlossen sein. In manchen Fällen, in denen die Fehlfunktion schwerwiegender ist, kann es länger dauern.

Sobald diese Korrektur erfolgt ist, normalisieren sich Körpertemperatur, Stoffwechsel und die Enzymfunktion. Das Ergebnis ist die Genesung von Beschwerden, die durch die multiple Enzymdysfunktion hervorgerufen wurden, wozu auch der Verlust von übermäßigem Körpergewicht gehört. Wenn der Stoffwechsel so funktioniert, wie er sollte, können überschüssige Pfunde leichter mit der richtigen Ernährung purzeln.

Und wie erhöhen Sie nun Ihre Temperatur? Durch die orale Einnahme von T3 steigt der Blutspiegel dieses Hormons, wodurch wiederum der Stoffwechsel angeregt wird und die Körpertemperatur steigt. Ein T3-Präparat [in Deutschland zum Beispiel unter dem Namen Thybon erhältlich] muss von Ihrem Arzt verschrieben werden. Bevor Ihnen eine Medikation verschrieben wird, ist eine Blutuntersuchung erforderlich [bei der TSH, fT4, fT3 und reverses T3 (rT3) erfasst werden, Anm. d. Verl.]. Ist Ihr Arzt nicht mit dem Denis-Wilson-Syndrom vertraut, werden bei den Untersuchungen möglicherweise nicht alle relevanten Werte erhoben. [Im deutschsprachigen Raum ist diese Problematik unter dem Begriff „Low-T3-Syndrom" bekannt, man spricht auch von Konversionsstörung; Anm. d. Verl.]

Die meisten synthetischen Schilddrüsenhormone (zum Beispiel L-Thyroxin, Euthyrox) enthalten nur T4 und sind in diesem Fall logischerweise wenig hilfreich. Synthetische Hormonpräparate, die mit Abstand am häufigsten verschrieben werden, werden nicht von allen Patienten gleich gut vertragen; es kann beispielsweise [im Falle einer Überdosierung] zu einem Calciumverlust in den Knochen können [Dann steigt die allgemeine Stoffwechselrate an, auch der Knochenstoffwechsel ist hiervon nicht ausgenommen, das heißt, Knochengewebe wird schneller abgebaut als es wieder aufgebaut werden kann; Anm. d. Verlags.] Wenn Sie ein synthetisches Schilddrüsenhormonpräparat nehmen, sollten Sie auch auf die Calcium- und Magnesium-Zufuhr achten. Natürliche Schilddrüsenpräparate (zum Beispiel Armour, Nature-Throid usw.), die einen Extrakt aus getrockneten Schweineschilddrüsen enthalten, sind besser geeignet, weil sie sowohl T4 als auch das überaus wichtige T3 enthalten. Betroffenen Patienten also ein T3-Präparat zu verabreichen, um den Stoffwechsel anzuregen und die Temperatur zu erhöhen, bringt Linderung.

Schilddrüsenhormone müssen täglich nach einem strengen Zeitplan eingenommen werden. Fällt die Einnahme einmal aus oder wird das Präparat nur wenige Stunden später eingenommen, muss die Behandlung in den meisten Fällen wieder ganz von vorne beginnen. Wird das Hormon nicht pünktlich eingenommen, schaltet der Körper zurück in einen niedrigen Gang, und das Ankurbeln des Stoffwechsels muss von Neuem beginnen. Die Gabe von T3 hilft, weil es die Körpertemperatur auf Normalniveau erhöht hält, um es dem Körper zu ermöglichen, sich anzupassen und den Prozess von sich aus fortzusetzen. Dies bedeutet, dass die Temperatur mehrere Wochen lang konstant im Normalbereich gehalten werden muss, damit der Prozess funktionieren kann.

Ein weiterer Nachteil der T3-Therapie ist, dass die Betroffenen, wenn sie ihre Ernährung nicht umstellen, um den natürlichen Bedarf an Nährstoffen zu decken, oft einen Rückschlag erleiden, wenn sie Stress ausgesetzt sind. In diesem Fall kann die T3-Therapie wiederholt werden. Ist eine stressige Situation vorhersehbar, kann unter Umständen auch eine niedrige Dosis T3 helfen, einem Rückschlag vorzubeugen. Stress ist leider ein normaler Bestandteil unseres modernen Lebens. Unser Körper sollte also gesund genug sein, um mit dem Stress umzugehen, wann immer wir damit konfrontiert sind.

Die T3-Therapie ist nur eine Möglichkeit, das Denis-Wilson-Syndrom zu behandeln. In schweren Fällen mag eine T3-Therapie notwendig sein; mit entsprechenden Änderungen und Umstellungen der Ernährung und des Lebensstils kann jedoch das Gleiche erreicht werden, ohne dass verschreibungspflichtige Medikamente eingenommen werden müssen. Da das Syndrom auf eine Erhöhung der Körpertemperatur anspricht, hat jeder Prozess das Potenzial, zu funktionieren, der dieses Ziel erreichen kann, wenn er mit einem Ernährungsprogramm kombiniert wird, das dem Nährstoffbedarf des Körpers Rechnung trägt. Im nächsten Kapitel erfahren Sie mehr darüber, wie Sie Ihren Stoffwechsel auf natürliche Weise, ohne Medikamente, ankurbeln können, um eine Fehlfunktion des Schilddrüsensystems zu überwinden, Ihren Energiepegel zu erhöhen und überschüssige Kalorien zu verbrennen.

Kapitel 13

Wie Sie Ihren Stoffwechsel in Schwung bringen

Beneiden Sie nicht auch diese Leute, die dünn wie Bohnenstangen sind und essen wie Scheunendrescher? Die voller Elan und Vitalität sind, sich mit allen möglichen Dickmachern vollstopfen und nie auch nur *ein* Gramm zunehmen? Wenn Sie selbst hingegen nur ein Stück Sellerie essen, wiegen Sie sofort fünf Pfund mehr … Warum ist das so? Ganz einfach: Es liegt am Stoffwechsel. Ihr Grundumsatz, auch als basale Stoffwechselrate bezeichnet, ist einfach langsamer. Die anderen verbrennen bei den gleichen körperlichen Aktivitäten mehr Kalorien als Sie. Und deswegen können sie auch mehr essen als Sie, ohne dabei zuzunehmen.

Wäre es nicht schön, wenn Sie Ihren Stoffwechsel ankurbeln und in einen höheren Gang schalten könnten? In diesem Kapitel erfahren Sie, wie Sie Ihren Stoffwechsel beleben und dazu bringen können, auf einem normalen, gesunden Niveau zu arbeiten.

Gute Ernährung

Gesund durch Umstellen der Ernährung

Sandra hatte Übergewicht, sie litt häufig an Kopfschmerzen, Reizbarkeit und Depressionen. Ihr war immer kalt, es fehlte ihr an Energie und sie schien sich jede Erkältung und jeden Grippevirus einzufangen, der ihr begegnete. Ihr Arzt diagnostizierte eine Schilddrüsenunterfunktion und verschrieb ihr ein T4-Präparat, das sie zusätzlich zu den anderen Medikamenten einnehmen sollte, die ihre Symptome linderten. Die Medikation half zwar ein wenig, aber es ging ihr immer noch nicht richtig gut.

Aus Sorge, dass ihre Ernährung zu ihren gesundheitlichen Problemen beitragen könnte, hörte sie auf, Junkfood, Süßigkeiten und Soja zu essen, ersetzte die abgepackten Fertiggerichte durch frisches Obst und Gemüse und begann, Bio-Fleisch, Bio-Eier und Bio-Milchprodukte zu sich zu nehmen. Zusätzlich zur Ernährungsumstellung nahm sie Nahrungsmittelergänzungen ein, die für eine gute Schilddrüsenfunktion sorgten.

Als all diese Änderungen Früchte trugen und sie sich besser zu fühlen begann, setzte sie das Schilddrüsenmedikament nach und nach ab. Sie nimmt inzwischen gar keine Medikamente mehr ein, hat eine normale Schilddrüsenfunktion und fühlt sich großartig. Sandra ist ein Beispiel von vielen, die es geschafft haben, ihre diagnostizierte Schilddrüsenunterfunktion durch eine einfache Umstellung ihrer Ernährung umzukehren.

In den letzten Jahrzehnten sind Stoffwechselprobleme oder Probleme mit dem Hormonstoffwechsel alltäglich geworden. Diese Zunahme an Erkrankungen lässt darauf schließen, dass diese Probleme durch die Wahl der Ernährung und des Lebensstils verursacht oder beeinflusst werden. Je gesünder Ihre Ernährung ist, desto gesünder sind Sie und desto weniger wahrscheinlich ist es, dass Sie hormonelle Probleme haben. Um eine hormonelle Fehlfunktion zu beheben, ist gute Ernährung unerlässlich.

Einer der Faktoren, die zu einem langsamen Stoffwechsel beitragen, ist eine Mangelernährung oder häufiger eine subklinische Mangelernährung. Wie im vorherigen Kapitel bereits angemerkt, kann schlechte Ernährung in Verbindung mit wiederholtem Stress negative Auswirkungen auf die Funktion des Hormonstoffwechsels haben.

Mangelhafte Ernährung kann auch Auswirkungen auf die Gesundheit der Schilddrüse selbst haben. Ein Mangel an Vitaminen und Spurenelementen, insbesondere an Jod, kann die Schilddrüsenfunktion beeinträchtigen. Vor allem Strumigene, die in rohem Gemüse enthalten sind, das zur Familie der Kreuzblütler gehört, sowie Sojaprodukte unterdrücken die Aktivität der Schilddrüse.

Der erste Schritt, wenn man einen langsamen Stoffwechsel auf Vordermann bringen will, ist der Verzehr möglichst hochwertiger Nahrungsmittel. Die hochwertigsten Nahrungsmittel sind nicht unbedingt die teuersten, sondern vielmehr jene, die den höchsten Nährwert haben und die wenigsten schädlichen Zusatzstoffe oder Nebenprodukte enthalten. Die minderwertigsten Nahrungsmittel enthalten den meisten Zucker und den höchsten Anteil an chemischen Zusatzstoffen und haben den geringsten Nährwert. Je weniger stark verarbeitet ein Nahrungsmittel ist, umso nährstoffreicher ist es. Je mehr ein Nahrungsmittel verarbeitet ist, desto minderwertiger ist es.

Ebenso wird die Qualität von Nahrungsmitteln dadurch beeinflusst, wie sie angebaut werden. Obst und Gemüse, das in Böden wächst, die mit Kunstdünger gedüngt werden, oder in Böden, denen alle Nährstoffe entzogen worden sind, haben einen geringeren Nährwert als Obst und Gemüse, das in reichhaltigen Böden organisch-biologisch angebaut wird. Weil sie nicht durch Pestizide belastet sind, haben sie eine höhere Qualität als nicht biologisch angebaute Nahrungsmittel.

Fleisch aus biologischer, artgerechter Tierhaltung ist höherwertiger als Fleisch aus Massentierhaltung, wo die Tiere mit Mais und Soja gefüttert und mit Antibiotika und künstlichen Hormonen vollgepumpt werden. Aber das Fleisch aus jeder dieser Quellen ist immer noch besser als all das, was in verarbeitetem Fleisch wie Hotdogs und Frühstücksfleisch zu finden ist, das voller Konservierungsstoffe, künstlicher Geschmacksverstärker und anderer Zusatzstoffe steckt.

Die minderwertigsten Lebensmittel, also jene mit dem geringsten Nährwert und den meisten chemischen Zusatzstoffen, sind im Allgemeinen auch noch reich an Kohlenhydraten, etwa Backwaren, Frühstücksflocken und Müslis, Desserts, Süßigkeiten und so weiter.

Die besten Nahrungsmittel sind frisches Gemüse, Obst, Fleisch, Eier und Vollfett-Milchprodukte, die nur minimal verarbeitet worden sind. Greifen Sie immer zu frischen Produkten statt zu abgepackten Lebensmitteln. Generell gilt: Je stärker ein Nahrungsmittel verarbeitet wurde, desto geringer ist sein Nährwert.

Das Stoffwechsel-Wunder

Erhöht Ihr Energieniveau: Kokosöl

Wenn ich gefragt werde, was man gegen Müdigkeit und Energiemangel tun kann, ohne auf Medikamente oder Kaffee zurückzugreifen, sage ich immer: „Kokosöl!"

Dann sind die meisten zuerst verblüfft: „Werde ich davon nicht dick?" Und ich sage ihnen: „Nein, Kokosöl gibt Ihnen mehr Energie und hilft Ihnen, überschüssiges Gewicht zu verlieren."

Einer der Hauptunterschiede zwischen Kokosöl und anderen Fetten ist die Art und Weise, wie es verdaut und verstoffwechselt wird. Kokosöl unterscheidet sich von anderen Ölen und Fetten, weil es hauptsächlich aus mittelkettigen Triglyceriden (MCT) besteht. Im Unterschied dazu handelt es sich bei den meisten Fetten in unserer Nahrung, egal ob sie gesättigte oder ungesättigte Fettsäuren enthalten, um die größeren langkettigen Triglyceride (LCT). Sowohl Pflanzenöle als auch tierische Fette bestehen fast vollständig aus LCT. Die Größe macht also den großen Unterschied.

Wenn wir Nahrungsmittel zu uns nehmen, die LCT enthalten, werden die Fette von den Verdauungsenzymen langsam in Fettsäuren (langkettige Fettsäuren, das heißt LCFA) gespalten, die klein genug sind, um über die Darmwand aufgenommen zu werden. Haben sie die innere Schicht der Darmwand passiert, werden sie gesammelt und in kleinen Paketen aus Fett (Lipid) und Eiweiß gebündelt, die sogenannten Lipoproteine. Diese Lipoproteine werden dann in die Blutbahn abgegeben, wo sie durch den ganzen Körper transportiert werden. Zirkulieren sie im Blut, werden die Fette an alle Gewebe des Körpers verteilt. Mithilfe von Insulin gelangen einige dieser langkettigen Fettsäuren in Ihre Fettzellen. Überschüssige Blutglukose wird auch in langkettige Fettsäuren umgewandelt und in den Fettzellen gespeichert. So wird das Fett in unseren Fettgeweben aufgebaut.

Die MCT in Kokosöl werden jedoch anders verarbeitet. Da sie kleiner sind, werden keine Bauchspeicheldrüsenenzyme für die Verdauung benötigt. Bis zu dem Zeitpunkt, in dem sie in den Darmtrakt gelangen, sind sie bereits in einzelne Fettsäuren (mittelkettige Fettsäuren, MCFA) gespalten und werden, statt wie die langkettigen Fettsäuren (LCFA) die Darmwand zu passieren, in Pfortaderblut aufgenommen und gelangen so direkt zur Leber. Hier werden sie in Energie für den Stoffwechsel umgewandelt. Mittelkettige

Fettsäuren (MCFA) werden nicht in dem Maße wie andere Fettsäuren in Lipoproteinen gebündelt, sodass sie auch nicht viel zu Ihren Fettzellen beitragen können. Kokosöl gelangt zur Leber, um Energie zu erzeugen, nicht Körperfett. Dieser Unterschied in der Art und Weise, wie der Körper die mittelkettigen Fettsäuren (MCFA) in Kokosöl verarbeitet, ist in Bezug auf den Stoffwechsel und das Körpergewicht sehr wichtig.

Nahrungsmittel zu verzehren, die mittelkettige Triglyceride (MCT) enthalten, gleicht dem Betanken des Autos mit oktanreichem Kraftstoff. Das Auto läuft reibungsloser und der Kraftstoffverbrauch ist optimal. Auch Ihr Körper „funktioniert" mit MCT besser. Da diese direkt in Energie umgewandelt werden, erhöht sich Ihr Energieniveau. Dieser Energieschub ist nicht mit einem „Koffein-Kick" vergleichbar, er ist subtiler, aber von längerer Dauer. Er tritt am deutlichsten als Erhöhung der Ausdauer zutage.

Die Tatsache, dass MCT sofort verdaut werden, um Energie zu erzeugen, macht sie auch für Sportler zur Leistungssteigerung interessant. Einige Studien untermauern diese Annahme. Bei einer Studie untersuchten die Forscher zum Beispiel die physische Ausdauer von Mäusen, deren tägliche Nahrung mittelkettige Triglyceride (MCT) erhielt, im Vergleich zu Mäusen, deren Futter langkettige Triglyceride (LCT) enthielt. Die Studie wurde über einen Zeitraum von sechs Wochen durchgeführt; dabei mussten die Mäuse täglich einen Ausdauertest absolvieren. Sie wurden in ein Wasserbecken mit konstanter Strömung gegeben und es wurde festgehalten, wie lange sie dagegen anschwimmen konnten. Während es noch am Anfang kaum einen Unterschied zwischen den beiden Mäusegruppen gab, steigerten diejenigen, die mit MCT gefüttert wurden, schnell ihre Leistung und verbesserten sich auch während der ganzen Studiendauer immer weiter.[1] Tests wie diese demonstrieren, dass MCT zumindest bei Mäusen die Fähigkeit hatten, die Ausdauer und das Leistungsvermögen zu erhöhen.

Eine andere Studie mit Versuchspersonen stützt diese Ergebnisse. Bei dieser Studie traten durchtrainierte Radfahrer bei 70 Prozent der maximalen Herzfrequenz zwei Stunden lang in die Pedale und absolvierten unmittelbar im Anschluss daran ein Zeitfahren über eine Strecke von 40 Kilometern (das etwa eine Stunde zusätzlich dauerte), wobei sie eines von drei Getränken zu sich nahmen: eine MCT-haltige Lösung, ein Sportgetränk oder eine Kombination aus Sportgetränk und MCT-haltiger Lösung. Die beste Leistung zeigten die Radfahrer, die die Mischung aus Sportgetränk und MCT-haltiger Lösung zu sich nahmen.[2]

Wegen dieser und ähnlichen Studien enthalten viele Sportgetränke und Energieriegel, die allenthalben verkauft werden, MCT oder Kokosöl, um damit eine schnelle Energiequelle zu liefern. Sportler und andere aktive Personen, die nach ernährungsorientierten, medikamentenfreien Methoden suchen, um ihre Leistung zu steigern, greifen gerne darauf zurück.

Eine „Nebenwirkung" von Übergewicht ist Energiemangel. Dies mag zum Teil auf eine Schilddrüsenunterfunktion oder einfach darauf zurückzuführen sein, dass man zu viel Gewicht mit sich herumschleppt, was ermüdend ist. Dies verleitet zu Inaktivität, was wiederum eine Gewichtszunahme weiter fördert. Kokosöl kann Ihnen einen Energieschub liefern, der wiederum hilft, den ganzen Tag aktiv zu gestalten und so zusätzliche Kalorien zu verbrennen.

Viele verwenden Kokosöl als Muntermacher oder Stärkungsmittel tagsüber zwischendurch. Am Nachmittag, wenn die Energie allmählich nachlässt, bekommen Sie, wenn Sie einen Löffel Kokosöl zu sich nehmen, einen Energieschub, der Sie den Rest des Tages durchhalten lässt. Manche beginnen den Tag bereits mit Kokosöl, das sie ihrem Frühstück beigeben oder in ein heißes Getränk geben, um in Schwung zu kommen. Manche geben es in ihren Kaffee oder Tee, während andere es direkt vom Esslöffel zu sich nehmen.

Ich persönlich darf beispielsweise nach 17:00 Uhr nicht viel mehr als etwa einen Teelöffel voll zu mir nehmen: Es gibt mir so viel Energie, dass ich die halbe Nacht wach liege, wenn ich am Abend zu viel davon verzehre. Die Wirkung scheint etwa gut sechs Stunden anzuhalten. Diese Wirkung hat Kokosöl jedoch nicht bei allen. Menschen mit Schlafstörungen berichten beispielsweise, dass der abendliche Verzehr des Öls ihnen helfen würde, besser zu schlafen. Kokosöl fördert eine insgesamt bessere Gesundheit und verbessert die Energiebilanz, sodass Menschen mit Schlafproblemen tatsächlich besser schlafen können. Andere berichten, dass sie nachts generell besser schlafen, wenn sie täglich Kokosöl zu sich nehmen, egal zu welcher Tageszeit.

Immer wieder berichten mir Menschen davon, wie Kokosöl ihre Gesundheit verbesserte und ihre Energie steigerte, nachdem es zu einem festen Bestandteil in ihrem Leben geworden war:

„Ich habe vor drei Wochen angefangen, kaltgepresstes Bio-Kokosöl zu verwenden, und mein Energieniveau (das durch meine Schilddrüsenunterfunktion relativ niedrig war), ist sofort um etwa 600 Prozent gestiegen. Wow! Ich fühle mich zehn Jahre jünger. Und in der Zeit habe ich auch 14 Pfund abgenommen." (Dr. Noah Kersey)

„Seit ich Kokosöl anstelle anderer Öle verwende, stelle ich fest, dass ich jede Menge mehr Energie im Vergleich zu vorher habe … Früher ging mir etwa vier Stunden nach dem Aufwachen die Energie aus, ich fühlte mich schrecklich. Jetzt habe ich Energie, die den ganzen Tag anhält." (Sue)

„Vor sechs Wochen habe ich begonnen, immer kaltgepresstes Kokosöl zu nehmen. Ich bin jetzt bei 60 ml am Tag, und was ich erlebe, sind fabelhafte Ergebnisse … Seit mehr als einem Monat habe ich kein Verlangen nach Süßigkeiten. Ich habe zehn Pfund abgenommen (und hatte etwa 27 Pfund Übergewicht), und mein Appetit hat sich wieder normalisiert. Ich fühle mich großartig und habe viel mehr Energie." (Bruce W.)

„Mein Energieniveau ist dramatisch bis zu dem Punkt gestiegen, an dem ich sogar bereit bin, jeden Tag Fitnessübungen nach Videos zu machen – etwas ganz Neues für mich und dringend notwendig." (Barbara)

„In der ersten Woche war ich sehr träge. Ich glaube, dass mein Körper in der Zeit entgiftet wurde. Ich nehme jetzt seit drei Wochen Kokosöl zu mir und mein Energieniveau ist unglaublich." (Donna)

„Ich habe einen Zuwachs an Energie festgestellt. Ich hatte einen langsamen Stoffwechsel seit meiner Teenagerzeit. Jetzt bin ich 76 Jahre alt. Ich gehe dreimal die Woche eine Stunde spazieren, und vorgestern fühlte ich mich so gut, dass ich sogar zwei Stunden spazieren gegangen bin. Danke, dass Sie dieses wunderbare Fenster für mich geöffnet haben." (Sally)

„Mir war nicht einmal klar, in welchem Maße eine Schilddrüsenunterfunktion Auswirkungen auf mein Leben hat, bis ich mit der Einnahme von kaltgepresstem Kokosöl begann und plötzlich eine sagenhafte Energie hatte! Ich habe mir auch die weißen Gifte abgewöhnt (Weißmehl, raffinierter Zucker, Kartoffeln und Lebensmittel mit hohem glykämischen Index), und das hat zusammen mit dem Kokosöl einen gewaltigen Unterschied gemacht, was mein hormonelles Gleichgewicht, meine Ausdauer, meine gesamte Energie und die Stabilität meiner Stimmung angeht. Und ich nehme langsam, aber stetig ab, ohne mich anzustrengen. Sie werden es lieben!" (Julia)

Kurbelt Ihren Stoffwechsel an: Kokosöl

Wäre es nicht schön, einfach eine Pille einnehmen zu können, die unsere Stoffwechselrate in einen höheren Gang schaltet? In gewissem Sinne geschieht genau das jedes Mal, wenn wir essen. Das Essen hat Einfluss auf unseren Grundumsatz, auch basale Stoffwechselrate genannt. Wenn wir essen, erhöhen viele Zellen unseres Körpers ihre Aktivitäten, um die Verdauung und Aufnahme zu erleichtern. Diese Stimulation der Zellaktivität, auch als nahrungsinduzierte Thermogenese bekannt, entspricht etwa 10 Prozent der insgesamt durch die Nahrung zugeführten Energie. Vielleicht ist Ihnen schon aufgefallen, vor allem an kalten Tagen, dass Ihnen nach einer Mahlzeit wärmer ist. Die Motoren Ihres Körpers wurden angekurbelt, sodass nun mehr Wärme erzeugt wird. Verschiedene Arten von Nahrungsmitteln haben unterschiedliche thermogene bzw. wärmeerzeugende Wirkungen: Proteinreiche Nahrungsmittel wie Fleisch erhöhen die Thermogenese und haben eine stimulierende oder energetisierende Wirkung auf den Körper.

Proteine haben eine viel größere thermogene Wirkung als Kohlenhydrate. Dies erklärt, warum Menschen, die plötzlich ihren Fleischverzehr einschränken oder Vegetarier werden, oft über einen Energieverlust klagen. Dies ist auch einer der Gründe, warum proteinreiche Ernährungsprogramme die Gewichtsabnahme fördern; durch die Erhöhung des Stoffwechsels werden mehr Kalorien verbrannt.

Ein Nahrungsmittel, das Ihren Stoffwechsel noch stärker ankurbeln kann, als Proteine dies vermögen, ist Kokosöl.[3] Durch die mittelkettigen Triglyceride (MCT) schaltet der Stoffwechsel des Körpers sozusagen in einen höheren Gang, sodass Sie mehr Kalorien verbrennen. Dies geschieht jedes Mal, wenn Sie MCT zu sich nehmen. Wegen dieser Wirkung ist Kokosöl ein Nahrungsfett, das tatsächlich eine Gewichtsabnahme fördern kann!

Dass es ein Nahrungsfett gibt, von dem man nicht zunimmt, sondern das die Pfunde schmelzen lässt, klingt zuerst schwer verständlich, doch genau das geschieht, solange keine Kalorien verzehrt werden, die über den tatsächlichen Bedarf des Körpers hinausgehen. Der Grund dafür ist, dass MCT leicht aufgenommen, schnell verbrannt und als Energie genutzt werden. Dies erhöht die Aktivität des Stoffwechsels und fördert sogar die Verbrennung der LCT.[4] Das heißt, nicht nur mittelkettige Fettsäuren werden zur Energieerzeugung verwertet, sie fördern vielmehr auch die Verbrennung der in der Nahrung enthaltenen langkettigen Fettsäuren.[5]

Dr. Julian Whitaker, Bestseller-Autor und namhafte Autorität auf dem Gebiet Ernährung und Gesundheit, verwendet eine interessante Analogie, um diesen Prozess zu beschreiben. Er erklärt, LCT seien wie schwere, nasse Holzscheite, die man auf ein kleines Lagerfeuer lege. Werden immer mehr Holzscheite aufgehäuft, hat man bald mehr Scheite als Feuer. MCT seien demgegenüber wie zerknülltes, in Benzin getränktes Zeitungspapier. Sie brennen nicht nur lichterloh, sie verbrennen auch die nassen Scheite.[6]

Die These von Dr. Whitaker wird durch die wissenschaftliche Forschung unterstützt. Bei einer Studie wurde eine kalorienreiche Ernährung, die 40 Prozent Fett in Form von MCT enthielt, mit einer Ernährung verglichen, die 40 Prozent Fett als LCT enthielt. Die thermogene oder fettverbrennende Wirkung der MCT war fast doppelt so hoch wie die der LCT – 120 Kalorien im Vergleich zu 66 Kalorien. Die Forscher gelangten zu dem Schluss, dass die durch das Fett in Form von MCT gelieferte überschüssige Energie nicht als Fett gespeichert, sondern vielmehr verbrannt würde. Eine Nachfolgestudie zeigte, dass MCT, die über einen Zeitraum von sechs Tagen eingenommen werden, die nahrungsinduzierte Thermogenese um erstaunliche 50 Prozent erhöhen können.[7]

Im Rahmen einer anderen Studie verglichen die Forscher einzelne Mahlzeiten von jeweils 400 Kalorien, die entweder MCT oder LCT enthielten.[8] Die thermogene Wirkung mittelkettiger Triglyceride über einen Zeitraum von sechs Stunden war dreimal höher als die langkettiger Fettsäuren. Die Forscher schlussfolgerten, wenn LCT durch MCT ersetzt würden, dass dies zu einer Gewichtsabnahme führen würde, solange die Kalorienmenge unverändert blieb.

Italienische Forscher wiesen nach, dass nach dem Verzehr einer einzigen Mahlzeit, die 30 Gramm (2 Esslöffel) MCT enthielt, der Stoffwechsel bei normalgewichtigen Personen sich um beeindruckende 48 Prozent erhöhte.[9] Bei den übergewichtigen Versuchspersonen war die Wirkung noch beeindruckender. Nach einer einzigen Mahlzeit erhöhte ihr Stoffwechsel sich um erstaunliche 65 Prozent! Das heißt, je schwerer die Person ist, desto stärker ist die Wirkung, die MCT auf die Anregung des Stoffwechsels haben. Dies ist eine gute Nachricht für Übergewichtige, da dies bedeutet, dass MCT ein hilfreiches Instrument sein können, um den Stoffwechsel anzukurbeln und überschüssige Kalorien zu verbrennen.

Diese stoffwechselanregende Wirkung ist nicht nur auf ein oder zwei Stunden nach einer Mahlzeit beschränkt. Eine andere Studie von Schweizer Forschern zeigte, dass die Wirkung bis zu 24 Stunden anhält.[10] Dies bedeutet, dass nach dem Verzehr einer Mahlzeit, die MCT enthält, ganze 24 Stunden lang der Stoffwechsel erhöht ist und Kalorien beschleunigt verbrannt werden. Das sind gute Nachrichten für all jene, die versuchen, überschüssiges Gewicht zu verlieren!

Es wurde spekuliert, dass die Wirkung von MCT auf den Stoffwechsel bei täglicher Verwendung nachlassen könnte, dies scheint jedoch nicht der Fall zu sein. Die Wirkung von MCT scheint sich bei fortgesetzter Verwendung tatsächlich noch weiter zu verbessern. Bei einer anderen Studie nahmen Versuchspersonen eine Woche lang jeden Tag Mahlzeiten zu sich, die MCT enthielten. Statt in der Wirkung nachzulassen, war am Ende der Woche eine Erhöhung des Stoffwechsels um 70 Prozent zu verzeichnen.[7] MCT haben offenbar eine kumulative Wirkung. Klinische Langzeitstudien, die vier bis 16 Wochen andauerten, zeigen, dass die den Stoffwechsel anregende Wirkung über einen längeren Zeitraum anhält sowie weiter überschüssige Kalorien verbrannt werden und eine Gewichtsabnahme gefördert wird.[11-14]

Reduziert die Fettablagerung: MCT-Öl

Sowohl bei Studien mit Versuchstieren als auch mit Versuchspersonen konnte nachgewiesen werden, dass beim Verzehr von Nahrungsmitteln, die MCT enthalten, weniger Körperfett produziert wird als bei Nahrungsmitteln, die LCT enthalten. Bei Tieren, die MCT anstelle von LCT zu sich nahmen, führte dies zu reduziertem Gewicht und weniger Fettablagerungen; sogar die Fettzellen selbst waren kleiner.[15-18] Diese Ergebnisse haben Forscher veranlasst, die Verwendung von MCT als Mittel zur Vorbeugung und zur Behandlung von Fettleibigkeit bei Menschen vorzuschlagen.[10, 19-21]

Bei vielen Studien wird der Body-Mass-Index (BMI) ermittelt, um Ernährungsprogramme zum Abnehmen und die allgemeine Gesundheit der Probanden zu bewerten. Der BMI ist eine Zahl, die aus dem Verhältnis zwischen Körpergröße und Gewicht einer Person ermittelt wird. Dies ist ein viel präziserer Weg, um die Körpermasse einer Person zu ermitteln, weil dabei die Körpergröße berücksichtigt wird. Ein großer Mensch hat augenscheinlich mehr Masse als ein kleiner Mensch und wiegt mehr, obwohl beide als normalgewichtig angesehen werden mögen. Der BMI ist hilfreich, um festzustellen, ob eine Person übergewichtig, normalgewichtig oder untergewichtig ist und in welchem Maße. In Nordamerika und Europa wird ein BMI zwischen 18,5 und 24,9 als normalgewichtig angesehen, während Werte von 25 und darüber ein Übergewicht bedeuten. (Zum Ermitteln Ihres BMI: siehe S. 353). Diese Definitionen können nicht für Asiaten gelten, da sie im Allgemeinen eine kleinere Statur haben. Die japanische Gesellschaft zur Untersuchung von Fettleibigkeit berichtet, dass bei Asiaten ein BMI von 23 oder mehr Übergewicht anzeigt.

2001 veröffentlichte das *Journal of Nutrition* eine in Japan durchgeführte Studie, bei der die Verwendung von MCT in Relation zum BMI, Taillenumfang und dem Körperfettanteil in Prozent bewertet wurde. Dies war eine Langzeitstudie mit 78 gesunden Männern und Frauen mit einem durchschnittlichen BMI von 24,7.[12]

Es handelte sich um eine kontrollierte Doppelblindstudie – der goldene Standard für eine klinische Untersuchung. Bei einer „kontrollierten" Ernährungsstudie wird den Teilnehmern nach dem Zufallsprinzip entweder die Versuchsnahrung oder die Kontrollnahrung zugewiesen. Doppelblind bedeutet, dass weder die Versuchspersonen noch die Forscher selbst wussten, was die Probanden verzehrten. Auf diese Weise würde keine unabsichtliche Voreingenommenheit mit in die Forschungsergebnisse einfließen. Dies erklärt, warum ein kontrollierter Doppelblindversuch als die zuverlässigste Art einer Studie angesehen wird.

Die Versuchspersonen wurden in zwei Gruppen eingeteilt. Eine Gruppe bekam MCT-haltiges Essen, die andere LCT-haltiges Essen. Die langkettigen Fettsäuren stammten von einer Mischung aus Raps- und Sojaöl, die als Kontrollnahrung serviert wurde. Das Ernährungsprogramm enthielt 2200 Kalorien, wobei 60 Gramm (540 Kalorien) als Fett enthalten waren; hierzu zählten die Öle und die in den Nahrungsmitteln natürlich vorkommenden Fette. Die Gesamt-Kalorienzufuhr und Fettzufuhr wurde unter der Leitung von Ernährungsspezialisten streng kontrolliert.

Vor Beginn der Studie wurden das Körpergewicht, der Taillenumfang und der Körperfettanteil der Versuchspersonen gemessen und dann noch einmal nach jeweils vier, acht und zwölf Wochen. Bei jeder dieser drei Folgebewertungen hatten die Teilnehmer der MCT-Gruppe, die anfänglich einen BMI von mindestens 23 hatten, erheblich mehr Gewicht, Körperfett und Taillenumfang verloren als die Vergleichs-personen der LCT-Gruppe. Nach zwölf Wochen hatten die Probanden der LCT-Gruppe im Durchschnitt 4,75 Kilo und die MCT-Gruppe im Durchschnitt 6,1 Kilo abgenom-men. Der Taillenumfang war bei der LCT-Gruppe um 3,8 cm und bei der MCT-Gruppe um 5,7 cm zurückgegangen. Der mithilfe einer Computertomografie gemessene Körperfettanteil war bei der MCT-Gruppe ebenfalls stärker zurückgegangen. Zu be-achten ist dabei, dass die Teilnehmer nicht auf eine kalorienreduzierte Diät zum Ab-nehmen gesetzt worden waren, sondern 2200 Kalorien zu sich nahmen. Diese Studie demonstrierte, dass MCT als wirksames Mittel zur Reduzierung von Körpergewicht und Körperfett verwendet werden können, auch wenn die Gesamt-Kalorienzufuhr nicht drastisch eingeschränkt wird, wie dies üblicherweise bei Schlankheitskuren der Fall ist.

Eine interessante Beobachtung bei dieser Studie ist die Tatsache, dass die Pro-banden der MCT-Gruppe mehr Körperfett an der Taille verloren. Den Taillenumfang zu messen, ist hilfreich, um mögliche Gesundheitsrisiken zu erfassen, die mit Über-gewicht und Fettleibigkeit einhergehen. Wenn Sie das meiste Fett an der Taille statt an den Hüften haben, sind Sie einem erhöhten Risiko für Herzkrankheiten und Typ-2-Diabetes ausgesetzt. Dieses Risiko steigt bei einem Taillenumfang von mehr als 88 cm bei Frauen und mehr als 102 cm bei Männern. Gemessen am Taillenum-fang weist diese Studie darauf hin, dass MCT besser als LCT vor Herzkrankheiten und Diabetes schützen.

Darüber hinaus wurde der Gesamtcholesterin- und Triglyceridspiegel bei allen Teilnehmern gesenkt, aber ohne nennenswerten Unterschied zwischen den Grup-pen. Auch wenn es sich bei MCT um gesättigte Fettsäuren handelt, verbesserte sich der Blutfettspiegel der MCT-Gruppe. Nimmt man dies mit den besseren Ergebnissen beim Taillenumfang, der Reduzierung des Körperfettanteils und der Gewichtsab-nahme zusammen, verdeutlicht dies, dass MCT besser als LCT sind, wenn es um die Reduzierung von überschüssigem Körperfett und des Risikos für Herzkrankheiten und Diabetes geht.

Ein weiteres interessantes Ergebnis dieser Studie war, dass bei den Teilnehmern, die nicht übergewichtig waren, kein nennenswerter Unterschied bei den Messungen zwischen beiden Gruppen festzustellen war. Dies legt den Schluss nahe, dass eine Person, wenn sie bereits Idealgewicht und einen idealen Körperfettanteil hat, nicht zu dünn wird, wenn sie ihrer Nahrung MCT hinzufügt. Je übergewichtiger jemand ist, desto mehr Wirkung scheinen MCT auf die Reduzierung des Fettanteils zu haben. Mit anderen Worten, Sie brauchen sich keine Sorgen zu machen, dass Sie durch den Verzehr von Kokosöl untergewichtig werden könnten.

Klinische Studien, die in Japan, China, auf den Philippinen, in Australien, Kanada, Deutschland und Brasilien durchgeführt wurden und bei denen MCT oder Kokosöl mit Olivenöl, Sojaöl, Maisöl, Rapsöl, Schmalz und anderen Ölen, die aus LCT beste-hen, verglichen wurden, kamen zu ähnlichen Ergebnissen.[22-29]

Übereinstimmend konnte nachgewiesen werden, dass MCT im Vergleich zu LCT den Körperfettanteil, den Taillenumfang und das Gesamt-Körpergewicht reduzieren und zu einem besseren Gesamtblutfettbild führen – niedrigerer Triglyceridspiegel, niedrigerer LDL-Spiegel, höherer HDL-Spiegel, niedrigeres Verhältnis von LDL-Cholesterin zu HDL-Cholesterin; all das zeigt ein reduziertes Risiko für Herzkrankheiten an.

Die mittelkettigen Fettsäuren, die bei den meisten dieser Studien verwendet wurden, stammten aus fraktioniertem Koksöl, auch als MCT-Öl bekannt. MCT-Öl wird hergestellt, indem alle langkettigen Fettsäuren und ungesättigten Fettsäuren aus dem Kokosöl entfernt werden, sodass nur die mittelkettigen Fettsäuren zurückbleiben, daher der Name. Studien, bei denen reines Kokosöl verwendet wurde, gelangten jedoch zu den gleichen Ergebnissen wie die, bei denen MCT-Öl verwendet wurde.[30]

In einigen Fällen erzielten die Forscher nicht die deutlichen Ergebnisse, die bei den meisten anderen Studien zu verzeichnen waren. Mögliche Gründe dafür könnten sein, dass die Probanden, die dafür herangezogen wurden, normalgewichtig waren, sodass die Ergebnisse keine großen Veränderungen aufzeigen würden. Eine andere Möglichkeit ist, dass die Menge von MCT, die die Versuchspersonen zu sich nahmen, nicht ausreichte, um die erwartete Reaktion hervorzurufen. Eine Dosierung von mindestens zwei bis drei Esslöffel am Tag scheint erforderlich zu sein, um die gewünschten Veränderungen bei der Körperzusammensetzung im Versuchszeitraum hervorzubringen (für gewöhnlich zwischen einigen Wochen und einigen Monaten). Darüber hinaus kann auch die Ernährung eine Rolle spielen. Eine kohlenhydratarme Ernährung ist in Kombination mit MCT oder Kokosöl weitaus wirksamer als eine kohlenhydratreiche Ernährung.

Neben der Anregung des Stoffwechsels haben MCT auch noch eine weitere nutzbringende Wirkung, die zum Abbau von Fettablagerungen beitragen kann. Studien zeigen, dass MCT und Kokosöl die Insulinsensitivität (Insulinempfindlichkeit) verbessern.[31–32] Dies bedeutet, dass Kokosöl den Blutzucker- und Insulinspiegel zügeln und dazu beitragen kann, dass er im Normalbereich bleibt – eine großartige Nachricht für Diabetiker und Menschen mit Insulinresistenz. Da Insulin die Fettsynthese und die Speicherung von Fett fördert, kann eine Zügelung des Insulinspiegels mithilfe von Kokosöl dazu beitragen, Fettablagerungen zu reduzieren.

Forscher der *School of Dietetics and Human Nutrition* [zu Deutsch etwa: Fakultät für Ernährungswissenschaften] an der *McGill University* in Kanada haben die Daten aus verschiedenen Studien ausgewertet, bei denen die Wirkung von MCT, im Hinblick auf die Ankurbelung des Stoffwechsels (zum Beispiel Verbrennen von Kalorien) und die Appetitzügelung, in Bezug auf die effektive Gesamtkalorienzufuhr gemessen wurde. Sie berechneten dann, welche Wirkung es auf die Gesamtkalorienzufuhr haben würde, wenn alle LCT-basierten Öle im Speiseplan einer Person durch MCT-basiertes Öl ersetzt würden. Ihr optimistischstes Szenario führte zu einer Reduzierung von 346 Kalorien am Tag. Das am wenigsten optimistische Szenario führte zu einer Reduzierung von 115 Kalorien am Tag.

Theoretisch würde eine Reduzierung von 500 Kalorien täglich zu einem Gewichtsverlust von knapp einem Pfund wöchentlich führen. Diese Zahlen, auf ein ganzes Jahr hochgerechnet, ergaben nach Schätzung der Forscher, dass eine Umstellung von LCT auf MCT zu einer Gewichtsabnahme zwischen 5,4 Kilo und 16,2 Kilo in einem Jahr führen würde.[33] Das wäre ein Gewichtsverlust von bis zu 16,2 Kilo innerhalb eines Jahres, ohne aber Diät zu halten oder die Ernährung bei anderen Lebensmitteln umzustellen. Um dies zu erreichen, muss nur ein „Ölwechsel" vorgenommen werden.

Die Gewichtsabnahme könnte noch höher ausfallen, wenn die MCT mit einem ausgewogenen Ernährungsprogramm zum Abnehmen kombiniert würden, und sie könnte noch weiter durch ein kohlenhydratarmes, ketogenes Ernährungsprogramm gefördert werden.

Kokosöl und Schilddrüsenunterfunktion

Als ich vor Jahren begann, über die nutzbringenden Wirkungen von Kokosöl zu schreiben, erhielt ich viele Berichte darüber, wie Kokosöl bei verschiedenen Gesundheitsproblemen geholfen hatte. Die Menschen schilderten, wie ihr Stoffwechsel und ihre Körpertemperatur sich erhöht hatten, ihre Verdauung sich verbessert hatte, Pilzinfektionen nachgelassen hatten, sich der Heilungsprozess bei Verletzungen oder Infektionen verbessert hatte, sie Übergewicht verloren hatten und Ähnliches. Ich wusste, dass Kokosöl diese Wirkungen hat, weil sie in der medizinischen Literatur dokumentiert sind.

Was mich jedoch überraschte, waren die zahlreichen Verbesserungen bei so vielen anderen Beschwerden, die nicht in medizinischen Fachzeitschriften beschrieben waren. Ich wusste, das Öl war gut und hatte viele gesundheitlich nutzbringende Wirkungen, aber ich hörte von Dingen, die in der medizinischen Forschung nicht dokumentiert waren. Ich bin von Natur aus skeptisch, wenn Geschichten erzählt werden, und ich war es auch bei diesen. Man weiß nie genau, wie zutreffend sie sind, oder welche anderen Ereignisse im Leben eines Menschen auch zu den erzielten Ergebnissen beigetragen haben können. Ich nahm sie also zur Kenntnis, schenkte ihnen aber wenig Beachtung.

Ich führte die meisten dieser Geschichten auf den Placebo-Effekt zurück: Es war nur Wunschdenken, so dachte ich. Was mir jedoch interessant erschien, war der Umstand, dass viele Personen von Linderung bei den gleichen Beschwerden berichteten – Reizbarkeit, Schlaflosigkeit, Arthritis, PMS, geringer Sexualtrieb, Esssucht und sogar Hypoglykämie (Unterzuckerung), um nur einige zu nennen. Trotzdem tat ich es als ein zufälliges Zusammentreffen von Ereignissen ab.

Dann erfuhr ich von dem Erfolg, den einige Ärzte bei der Behandlung des Denis-Wilson-Syndroms erzielten. Plötzlich ergaben all diese Erfahrungsberichte einen Sinn. Bei der Standardbehandlung des Syndroms erhalten die Patienten Trijodthyronin (T3), um den Stoffwechsel anzukurbeln und die Körpertemperatur zu erhöhen. Durch die Erhöhung der Temperatur funktionieren die Enzyme wieder optimal, sodass die Symptome gelindert werden (siehe Liste auf S. 226). Kokosöl, das regelmäßig verwendet wird, kann ebenfalls den Stoffwechsel und die Körpertemperatur erhöhen und die Enzymfunktion verbessern und somit ein ähnliches Ergebnis erzielen. Inzwischen verstehe ich, warum so viele Menschen so zahlreiche gesundheitlich nutzbringende Effekte durch die Verwendung von Kokosöl erlebt haben. All diese Symptome hängen auch mit einer Unteraktivität der Schilddrüse zusammen. Viele Menschen wissen nicht einmal, dass sie Schilddrüsenprobleme haben, und führen die Symptome auf andere Ursachen zurück. In dem Maße, wie sich die Schilddrüsenfunktion mit der Verwendung von Kokosöl verbessert, gehen die Symptome zurück oder verschwinden ganz.

Der Vorteil von Kokosöl ist, dass es ein Nahrungsmittel und kein Arzneimittel ist. Es ist rezeptfrei und kann unbedenklich und ohne Angst vor Nebenwirkungen eingenommen werden kann. Kokosöl kann in Verbindung mit einer gesunden Ernährung ein wirksames Mittel sein, um Schilddrüsenprobleme und die damit verbundenen Symptome zu überwinden. Bei

Personen mit ausgeprägter Schilddrüsenunterfunktion kann eine Therapie mit Schilddrüsenhormonen dennoch notwendig sein, und sie sollten natürlich immer Rücksprache mit ihrem Arzt halten, bevor sie ihre Medikamente reduzieren oder absetzen.

Wie in Kapitel 12 erörtert, kann das Denis-Wilson-Syndrom durch übermäßigen Stress und mangelhafte Ernährung hervorgerufen werden. Da Kokosöl ein Nahrungsmittel ist, darf es jeden Tag verzehrt werden, und das kann helfen, einem Rückfall in stressbehafteten Zeiten vorzubeugen. Darüber hinaus wird der Körper durch gute Nahrungsmittel auch mit reichlich Nährstoffen versorgt und vor einem nährstoffbedingten Bankrott geschützt, sodass der Körper besser mit Stress umgehen kann.

Eine Gesundheitsexpertin erklärte mir, als sie das erste Mal von Kokosöl hörte, habe sie alle diese Behauptungen zunächst nicht glauben können – bis ihre eigenen gesundheitlichen Probleme begannen.

„Meine Schilddrüsenwerte schwankten, wichen aber nicht stark genug von der Norm ab, um die Schulmediziner zu einer Behandlung zu veranlassen. Ich fühlte mich schrecklich, die Haare fielen mir aus, meine Haut war so trocken, dass sie juckte und rissig war, mein Cholesterinspiegel ging in die Höhe und ebenso mein Gewicht, langsam, aber sicher, mit jedem weiteren Monat. Darüber hinaus wunderten sich meine Kollegen, wie ich funktionieren konnte, wenn ich ständig krank war und Antibiotika einnahm. Es stimmte hinten und vorne nicht, und das, obwohl ich noch relativ jung war. Ich stellte einige eigene Recherchen an ... und stieß immer wieder auf Kokosöl. Dann fand ich Ihre Website (*www.coconutresearchcenter.org*) und war schon überzeugter, als ich mir die [medizinischen] Beiträge ansah, die dort zu finden waren. Was hatte ich schon zu verlieren? Und das geschah, nachdem ich mehrere Monate Kokosöl zu mir genommen hatte:

Mein Cholesterinspiegel sank, die HDL-Werte erhöhten sich (von etwa 30 auf fast 60). Meine Haut ist wunderbar! Ich hatte Rosazea ... jetzt ist sie glatt und makellos. Meine Beine fühlen sich wie bei einem Teenager an, sie sind so glatt. Ich trage Kokosöl sogar um die Augen als Feuchtigkeitscreme auf. [...] Ich fühle mich so viel energiegeladener, als wäre ich zehn Jahre jünger. Meine Haare sind wunderbar und seidig und fallen nicht mehr aus … Mein TSH-Wert ist gesunken und jetzt im Normbereich (es liegt einmal mehr eine subklinische Schilddrüsenunterfunktion vor). Wow! Zum ersten Mal in sechs Jahren!"

All diese Veränderungen konnten sie überzeugen. Die folgenden Erfahrungsberichte beschreiben, wie es Menschen erging, nachdem sie ihren Speiseplan um Kokosöl ergänzt hatten:

„Nachdem ich etwa zwei Wochen lang Kokosöl eingenommen hatte, fiel mir auf, wie wohlig warm mir war – zweifellos die wärmeerzeugende Eigenschaft von Kokosöl. Obwohl ich seit Jahren Schilddrüsenmedikamente nehme, konnten sie mein Wärmeproblem nicht lösen, somit begrüße ich die zusätzliche Wärme an meinen Händen und Füßen!" (Sarah)

„Ich litt an vielen klassischen Schilddrüsensymptomen, bevor ich Kokosöl einnahm, etwa an Gewichtszunahme, ständigem Frieren, extremer Müdigkeit, benebeltem Denken, juckender Haut, Hautausschlag und Akne, brüchigen Nägeln, Ausfall von Kopfhaar und auch im Bereich der seitlichen Augenbrauen (sie sind wieder nachgewachsen), Gelenkschmerzen in der linken Hand, Zyklusstörungen (zwei Wochen anhaltende Periodenblutungen), Depression, Allergien und Asthma, Schwindelanfälle, geschwollenem Gesicht (sah sehr rund aus) und Wassereinlagerungen. Nachdem ich mit der Einnahme von Kokosöl begonnen hatte, spürte ich merkliche Verbesserungen an allen Fronten. Ich halte Kokosöl wirklich für ein Wundermittel. Mit der alleinigen Einnahme von Schilddrüsenmedikamenten habe ich diese Verbesserungen nicht erlebt." (C. R. H.)

„Ich war verblüfft, als ich meine Temperatur gestern Morgen gemessen habe. Sie lag bei 36,1 °C! In den letzten zwei Jahren lag sie morgens immer bei 35,2 °C. Abends bei 36,5 °C! Das Kokosöl bewirkt offensichtlich etwas in meinem Körper!" (Mary)

„Ich habe mir wegen der gesundheitlich nutzbringenden Wirkungen etwas Kokosöl gekauft und noch am selben Tag mit der Einnahme begonnen. Meine Temperatur (es war als Experiment gedacht, um zu sehen, ob das Öl sie erhöhen konnte), bewegte sich in den letzten Tagen zwischen 36,2 °C und 36,4 °C, und nachdem ich das Öl genommen hatte, stieg sie auf 37,1 °C und lag am nächsten Tag immer noch bei 36,8 °C. Ich muss zugeben, das hat mich wirklich überrascht, obwohl ich davon gelesen habe." (Carole H.)

„Nach einer Woche, in der ich kaltgepresstes Kokosöl genommen hatte, spürte ich eine erhebliche Verbesserung in meinem Energieniveau. Meine Temperatur, die ich jeden Morgen messe, stieg von knapp 35 °C auf eine normale Temperatur!" (Jerry)

„Mehrere Wochen lang, bevor ich mit der Einnahme von Kokosöl begann, habe ich meine Körpertemperatur gemessen. Sie lag selten über 35,5 °C. Jetzt liegt sie nie mehr unter 36,1 °C und häufiger bei über 36,6 °C. Ich merke, je länger ich es einnehme, desto mehr bleibt die Temperatur auf dem höheren Niveau. Mein Haar war ausgedünnt, jetzt sehe ich neue Haare nachwachsen. Weiße Haare werden dunkler, und auch die neuen Haare sind dunkel. Meine Haut ist weich und bei Weitem nicht mehr so faltig. Die Leberflecken (Altersflecken) auf meinem Handrücken verblassen. Meine Augenbrauen wachsen nach. Meine Nägel sind lang und hart." (Deborah)

„Meine Ärztin rief mich kürzlich an, um mir die Ergebnisse meiner letzten Schilddrüsenuntersuchung mitzuteilen – sie waren wieder niedrig. Nur im Juli des vergangenen Jahres wären die Werte unauffällig gewesen, und sie fragte mich, was anders als sonst gewesen war. Ich konnte mich nicht erinnern. Später fiel mir ein, dass meine Schwiegereltern in der Zeit zu Besuch waren, und dass meine Schwiegermutter mir zum Probieren etwas Kokosöl mitgebracht hatte, da sie von den nutzbringenden Wirkungen bei Schilddrüsenproblemen gelesen hatte. Ich habe es dann verwendet, aber wieder damit aufgehört, als es aufgebraucht war. Ich hatte gar nicht daran gedacht, mehr davon zu besorgen … Nun begann ich, es äußerst gewissenhaft einzunehmen, und ließ mehrere Wochen meine Schilddrüsenwerte erneut kontrollieren. Und tatsächlich waren sie in Ordnung! Sie können sich vorstellen, wie sehr ich mich gefreut habe, als ich das hörte. Ich nehme es weiterhin täglich." (Melanie K.)

„Es sind erst etwa drei Monate vergangen, seit ich mit der Einnahme von Kokosöl begonnen habe. Meine Haut ist wie die eines neugeborenen Babys. Mein Gesicht ist wunderbar und rosig. Meine Fußsohlen fühlen sich an wie die eines Teenagers (ich reibe es nicht ein, ich trinke es nur). Zum ersten Mal in 53 Jahren ist mir warm, seit ich Kokosöl verwende. Ich habe 10 Pfund abgenommen. Mein Haar ist wunderschön! Für mich ist kaltgepresstes Kokosöl ein Wundernahrungsmittel." (Linda)

„Seit ich Kokosöl einnehme, ist meine Temperatur gestiegen und weitgehend bei etwa 37,0 °C geblieben! Und das ist jetzt erst zwei Wochen her … Ich habe mehr Energie und fühle mich wieder wie ich!" (Rachel)

255

„Ich esse viel kaltgepresstes Kokosöl. Es hat mir bei meiner trockenen Haut geholfen und meinen Stoffwechsel in Gang gebracht. Es ist großartig, etwas Kokosöl zu essen und dann nach draußen zu gehen, um einen Spaziergang zu machen, wenn bei kühlem Wind alle frösteln. Und mir ist warm!" (Roxanne)

„Ich bin mit 54 eine Frau mittleren Alters, habe eine Schilddrüsenunterfunktion, friere immer und habe eiskalte Hände und Füße. Ich nehme einen natürlichen Schilddrüsen-Trockenextrakt ein, synthetisches Levothyroxin funktionierte bei mir nicht. Ich pflege einen gesunden Lebensstil, treibe oft Sport und nehme die richtige Hormondosis ein, sodass man meinen sollte, mir müsste warm sein. Mir ist jedoch immer kalt, nicht einmal die Hormone konnten mir helfen. Erst das Kokosöl machte den Unterschied. Nach drei Tagen bemerkte ich etwas, war aber immer noch skeptisch. Ist es wirklich das Kokosöl, fragte ich mich? Aber nach drei Wochen gibt es keinen Zweifel mehr." (Sarah L.)

„Ich habe eine ziemliche Erhöhung meiner Körpertemperatur festgestellt (die ich morgens als Erstes messe). Sie ist von etwa 36,1°C oder etwas darüber auf 36,8 °C oder 37 °C gestiegen! Mir ist nicht mehr annähernd so kalt wie früher, meine Energie ist wieder auf altem Niveau und viel stabiler. Ich fühle mich nicht mehr so benebelt wie früher, mein Haar ist so weich, und meine Nägel wachsen richtig schnell! Ich gefalle mir einfach rundum!" (Jenny)

„Meine Basaltemperatur und meine Körpertemperatur tagsüber haben sich in den letzten drei bis vier Monaten stetig verbessert, und mir fallen verschiedene Veränderungen auf, meine Nägel sind zum Beispiel viel kräftiger geworden, mir ist wärmer und mit Temperaturveränderungen kann ich besser umgehen, die Schmerzen in meinen Beinen sind so gut wie verschwunden, und das fehlende Stück meiner Augenbraue ist nachgewachsen. Rundum eine super Sache!" (Kathy)

„Ich habe begonnen, kaltgepresstes Kokosöl zu verwenden, nachdem ich im Internet davon gelesen hatte. Obwohl ich eine Schilddrüsenunterfunktion habe, begannen meine Pfunde zu purzeln. Dies war ein solcher Segen. Meine Tochter und mein Schwiegersohn haben auch dadurch abgenommen, dass sie Kokosöl einfach nur in ihren Speiseplan mit aufgenommen haben. Meine Schwester, die ebenfalls eine Schilddrüsenunterfunktion hat, nimmt auch stetig weiter ab. Ich hatte immer solche Schwierigkeiten mit meinem Gewicht. Im Alter von 48 Jahren und trotz Schilddrüsenunterfunktion hat Kokosöl mir geholfen, mühelos 31 Pfund abzunehmen! Kokosöl hat die Fettverbrennung durch den Stoffwechsel voll aktiviert!

Ich habe den Arzthelferinnen bei meinem Arzt davon erzählt, und sie sehen den Beleg jedes Mal, wenn ich zu meinen monatlichen Besuchen komme. Mein Arzt ist verwundert; er weiß nicht, was er davon halten soll. Nach 37 Jahren Hungern und Gewichtszunahme und all dem Leiden, das mit einem solchen aussichtslosen Kampf verbunden ist, gibt es für mich, meine Tochter, meinen Schwiegersohn und meine Schwester nach all dieser Zeit nur eine Antwort, nämlich Kokosöl." (Dana O.)

Ermöglicht die Reduzierung der Schilddrüsenhormondosis: Kokosöl

Menschen, die Schilddrüsenhormone einnehmen, können davon ausgehen, dass sie diese reduzieren und in manchen Fällen ganz absetzen können. „Ich nehme keine Schilddrüsenhormone mehr", sagt Jan H. „Ich habe 63 Pfund abgenommen. Ich habe heute mit 51 mehr Energie, als ich mit 20 hatte."

257

Lisa sagt: „Erst seit ein paar Monaten nehme ich jetzt ausschließlich Kokosöl und Bio-Butter beim Kochen, Backen und allem, was warm zubereitet wird. Innerhalb von wenigen Wochen, seit ich das Öl verwende, sind meine Schilddrüsenwerte gesunken, und zum ersten Mal in zwölf Jahren musste meine Levothyroxin-Dosis von 150 µg auf 112 µg gesenkt werden. In zwölf Jahren gab es nichts, was meinen Wert jemals gesenkt hätte, und jetzt hoffe ich, zu erleben, dass er bei der nächsten Untersuchung noch niedriger ist, verbunden mit der Hoffnung, dass ich die Hormone absetzen kann.

Wenn Sie wegen einer Schilddrüsenunterfunktion Hormone nehmen, sollten Sie darauf vorbereitet sein, Ihre Dosierung zu senken. Das Kokosöl und die ketogene Ernährung werden bei der Gesundheit Ihrer Schilddrüse nachhelfen und die Schilddrüsenfunktion normalisieren. Sobald Ihre Schilddrüse wieder besser zu funktioniert, kann es sein, dass Ihre Hormondosis zu hoch ist und zu einer Überfunktion führt. In der Folge können sich Symptome einer Schilddrüsenüberfunktion entwickeln. Wenn Sie anfangen, nervös und unruhig zu sein, wenn Sie Schlafschwierigkeiten haben oder wenn Ihr Herz zu rasen anfängt, wissen Sie, dass Sie Ihre Hormondosis reduzieren müssen.

„Ich bin 46 Jahre alt und bei mir ist eine Hashimoto-Thyreoiditis diagnostiziert worden“, sagt Carol. „Ich habe vor ein paar Monaten angefangen, Kokosöl zu verwenden, und begann sofort, mich besser zu fühlen. Es war wie ein Wunder! Noch vor etwa einem Monat war mir oft schwindlig. Nach anfänglichen Widerständen meines Arztes (es dauerte vier Wochen) willigte er schließlich ein, meinen TSH-Wert erneu zu messen, er liegt jetzt bei 0,01 – womit ich bereits im Bereich einer Schilddrüsenüberfunktion liege! Mein Arzt hat daraufhin meine Dosierung von 50 µg auf 25 µg reduziert und meinte, wir würden Schritt für Schritt vorgehen; er stimmte mir aber zu, dass ich das Levothyroxin vielleicht irgendwann ganz absetzen könnte, um mich nur noch auf Kokosöl zu verlassen, um meine Schilddrüsenunterfunktion zu behandeln.“

„Meine ganze Familie leidet an Schilddrüsenerkrankungen", sagt Rischa. „Bei den meisten von uns liegen die Werte zwar im Normbereich, wir haben aber ständig Symptome." Rischa litt seit Jahren an einer Schilddrüsenunterfunktion, obwohl sie Levothyroxin (T4) sowie Trijodthyronin (T3) einnahm. Als sie von Kokosöl erfuhr, begann sie, täglich zwei Esslöffel einzunehmen, erhöhte die Menge jedoch allmählich auf vier. Innerhalb von einigen Wochen stellten sich ungewöhnliche Symptome ein. „Es traf mich wie ein Vorschlaghammer", sagt sie. „Mein Puls raste und ich hatte einige weitere Symptome einer Schilddrüsenüberfunktion."

Ihr war klar, dass ihr Stoffwechsel jetzt zu schnell arbeitete. „Also reduzierte ich meine Schilddrüsenmedikamente! Ich reduzierte das T4 von 225 µg auf etwa 100 µg und T3 um die Hälfte! Mir ging es den ganzen Tag gut, deshalb beschloss ich, bei der reduzierten Dosierung zu bleiben. Ich hatte von anderen gelesen, die durch Kokosöl wieder gesund geworden waren und deren Schilddrüse selbst nach jahrelanger Hormoneinnahme wie bei mir wieder zur Normalfunktion zurückgekehrt war Die Ergebnisse waren unglaublich! Ich hatte keine Ahnung, dass dies so schnell geschehen würde."Unter den wachsamen Augen ihres Arztes konnte sie ihre Medikamente schließlich ganz absetzen. „Es ist ein Wunder, wie ich mich jetzt fühle, ganz anders als früher", sagt sie. „Ich bin erstaunt!"

Als Marcy B. spürte, wie ihr Herz raste, machte sie sich auf den Weg ins Krankenhaus. „Ich war nervös, es wurde immer schlimmer und meine Schulter schmerzte. Ich dachte, ich hätte einen Herzinfarkt." Bei der kardiologischen Untersuchung wurde nichts festgestellt. Was sie indes entdeckten, war etwas völlig Unerwartetes – sie litt an den Symptomen einer Schilddrüsenüberfunktion. „Meine Schilddrüse hatte eine 180-Grad-Drehung gemacht! Ich hatte seit 25 Jahren eine Schilddrüsenunterfunktion. Jetzt hatte ich eine Überfunktion!" Nur wenige Wochen vorher hatte sie angefangen, Kokosöl zu verwenden. Sie wusste, dass es bei einer

Unteraktivität der Schilddrüse hilfreich sein sollte, war aber von den drastischen Ergebnissen schockiert. Sie fragte ihren Arzt danach, doch er konnte ihr keine Auskunft dazu geben. Die Dosierung ihrer Schilddrüsenmedikamente wurde von 225 µg auf 100 µg reduziert. „Ich freue mich sehr, dass ich nun keine solch hohe Hormondosis mehr brauche", sagt sie.

„Vor 18 Jahren wurde bei mir eine Schilddrüsenunterfunktion diagnostiziert", sagt Binky. „Seither habe ich Schilddrüsenhormone eingenommen, und zwar ziemlich konstant in einer Dosierung von 150 µg. Was kürzlich passiert ist, ist einfach nur erstaunlich. Meiner Schilddrüse geht es besser! Heute nehme ich nur noch ein Viertel der Dosis ein und ich vermute, das ist immer noch etwas viel. Es ist erstaunlich, dass dies geschehen ist."

Kokosöl kann bei manchen Betroffenen eine solche Wirkung zeigen, dass sie sich fragen: Kann es auch dazu führen, dass die Schilddrüse zu aktiv wird und eine Schilddrüsenüberfunktion entsteht? Die Antwort lautet: Nein. Kokosöl normalisiert die Schilddrüsenfunktion, Hormone beschleunigen sie. Wenn Ihre Schilddrüsenfunktion sich verbessert, sind die Hormone, die Sie vielleicht einnehmen, möglicherweise nicht mehr notwendig oder die Dosis muss vielleicht reduziert werden. Unter ärztlicher Beaufsichtigung können Sie Ihre Medikation gegebenenfalls allmählich reduzieren.

Manche Personen können ihre Schilddrüsenhormone ganz absetzen, andere können sie zwar absetzen, müssen aber immer noch regelmäßig Kokosöl einnehmen, und wiederum andere können ihre Hormondosis stark reduzieren, müssen aber dennoch Kokosöl einnehmen. Aber selbst diejenigen, bei denen die Schilddrüse entfernt wurde, können davon profitieren.

„Ich hatte große Schlafprobleme, habe aber nie einen Zusammenhang hergestellt", sagt Nina. „Gestern wurden meine Schilddrüsenwerte gemessen. Meine Dosierung ist derzeit zu hoch. Wegen des kaltgepressten Kokosöls kann ich meine Hormondosis jetzt reduzieren. Ich habe keine Schilddrüse mehr, deshalb werde ich immer Hormone einnehmen müssen."

Wenn Ihre Schilddrüse entfernt worden ist, können Sie keine Schilddrüsenhormone mehr produzieren und müssen ein Leben lang Hormone nehmen. Sie können die Menge jedoch reduzieren, indem Sie Kokosöl in Ihren Speiseplan aufnehmen.

Weitere Stoffwechselverstärker

Zusätzlich zu Kokosöl gibt es noch andere Möglichkeiten, wie Sie Ihren Stoffwechsel ankurbeln und Ihre Schilddrüsenaktivität fördern können. Dieser Abschnitt geht auf einige Dinge ein, die Sie neben der Einnahme von Kokosöl zusätzlich tun können, um Ihren Stoffwechsel wiederzubeleben.

Sonnenlicht

Sie fragen sich vielleicht, warum in einem Buch zum Thema Abnehmen ein Abschnitt über Sonnenlicht enthalten sein sollte. So erstaunlich es auch klingen mag, aber Sonnenlicht kann Ihnen helfen, Gewicht zu verlieren! Ja, am Strand in der Sonne zu liegen, ist ein Weg, wie Ihr Körper überschüssiges Körperfett abbauen kann. Was für ein wundervoller Weg, um abzunehmen! Ist das vielleicht der Grund, warum Sonnenanbeter so schlank sind? Es ist sicher nicht der einzige Grund, aber Sonnenbaden kann helfen.

Sonnenlicht hat mehr Einfluss auf die Gesundheit, als den meisten Menschen bewusst ist. Ein ausreichend langer Aufenthalt in der Sonne ist entscheidend für die Aktivierung der Enzyme und die Produktion bestimmter Hormone, die für viele chemische Prozesse notwendig sind, die im Körper stattfinden. Wer zu wenig Zeit im Freien an der Sonne verbringt, riskiert eine multiple Enzymdysfunktion und eine mangelnde Hormonausschüt-tung, was Einfluss auf den Stoffwechsel und die Körpertemperatur haben kann. Zu wenig Sonne kann tatsächlich zu einer Insulinresistenz beitragen.[34]

Sonnenlicht beeinflusst unsere Gesundheit durch die chemischen und elektrischen Aktivitäten, die durch die Sonneneinstrahlung in unserer Haut und unserem Gehirn ausgelöst werden. Wenn Licht zum Beispiel ins Auge gelangt, wird es von Millionen lichtempfindlicher Zellen, den sogenannten Fotorezeptoren, in elektrische Impulse umgewandelt, die über den Sehnerv ins Gehirn gelangen. Dort aktivieren sie den Hypothalamus, der mithilfe chemischer Botschaften die autonomen (vegetativen) Funktionen des Körpers reguliert. Der Hypothalamus setzt Hormone frei, die die Aktivität anderer Drüsen kontrollieren, auch die der Schilddrüse. Wird der Hypothalamus wegen eines Mangels an Sonnenlicht nicht ausreichend aktiviert, ist auch die Schilddrüse unteraktiv.

Die ultraviolette (UV-) Strahlung der Sonne aktiviert Enzyme, die Cholesterin in Vitamin D umwandeln. Nahrungsmittel sind generell eine schlechte Quelle für Vitamin D. Das Vitamin D in unserem Körper ist überwiegend vom Sonnenlicht abhängig. Ein niedriger Vitamin-D-Spiegel ist bei Menschen mit einer Schilddrüsenunterfunktion verbreitet. Vitamin D ist für die Produktion der Schilddrüsenhormone notwendig. Es muss auch in ausreichenden Mengen in unseren Zellen vorhanden sein, damit die Schilddrüsenhormone dort wirksam werden können. Dies ist von entscheidender Bedeutung, da ein Vitamin-D-Mangel zu einem Schilddrüsenhormonmangel und dadurch verlangsamtem Stoffwechsel führen kann.

Es ist unschwer zu erkennen, welche Bedeutung das Sonnenlicht für unsere Gesundheit hat. Wir sehen und fühlen den Einfluss der Sonne jeden Tag. Sicherlich haben Sie bereits bemerkt, dass Sie mehr Energie haben oder besser gelaunt sind, wenn Sie an einem strahlenden Sonnentag nach draußen gehen. Im Gegensatz dazu merken Sie vielleicht auch, wenn es trübe und dunkel ist, dass Sie weniger Elan haben, müde oder depressiv sind.

Diese Wirkungen sind bei Pflanzen klar zu sehen. Wenn Sonnenlicht auf eine schlafende Pflanze fällt, erwacht sie zum Leben. Sonnenlicht aktiviert Enzyme in den Pflanzen, stimuliert den Stoffwechsel, das Wachstum und die Aktivität. Mangelndes Sonnenlicht bewirkt, dass Pflanzen „schlafen gehen" und dass Menschen und Tiere schlafen oder Winterschlaf halten. Ohne Sonnenlicht verkümmern Pflanzen und sterben, und wir ebenso.

Im Winter, wenn die Sonnenstrahlen weniger intensiv und oft durch Wolken verdeckt sind, entwickeln manche Menschen eine sogenannte Saisonal-affektive Störung (SAD), auch als Winterdepression bekannt. Zu den Symptomen von SAD gehören Depressionen, Reizbarkeit, Müdigkeit und übermäßiges Essen, Gewichtszunahme und Libidoverlust. Diese Symptome verschwinden, wenn der Körper ausreichend Sonnenlicht „tanken" kann.

Ihr Körper braucht das volle Lichtspektrum. Künstliches Licht genügt nicht, und Forschungen zeigen, dass es sogar schädlich sein kann. Natürliches Sonnenlicht enthält das ganze Spektrum der Wellenlängen des Lichts, von Ultrarot bis Ultraviolett (UV). Jede Wellenlänge ist mit einem unterschiedlichen Maß an Energie verbunden und hat eine unterschiedliche Wirkung auf die Körpergewebe. Künstlichem Licht, sowohl Glühlicht als auch Neonlicht, mangelt es an dem ausgewogenen Spektrum des Sonnenlichts.

Licht kann durchaus mit dem Nährstoffgehalt von Nahrungsmitteln verglichen werden. Natürliche Nahrungsmittel enthalten eine große Vielfalt an Vitaminen und Mineralstoffen. Bei der Verarbeitung von Nahrungsmitteln werden viele dieser Nährstoffe entfernt. Natürliches Sonnenlicht enthält das ganze Spektrum der Wellenlängen des Lichts, während dies bei künstlichem Licht nicht der Fall ist. Fehlt eine Wellenlänge, wird das Licht unausgewogen und kann Einfluss auf die Gesundheit haben, vergleichbar mit dem Fehlen eines wichtigen Nährstoffs wie Vitamin C in einem Nahrungsmittel. Deshalb ist künstliches Licht kein adäquater Ersatz für natürliches Sonnenlicht.

Ein weiterer Grund, warum künstliches Licht minderwertig ist, ist seine schwächere Strahlung. Die meisten Gebäude, selbst wenn sie Fenster haben, werden mit 500 Lux beleuchtet (Lux ist die internationale Einheit der Beleuchtungsstärke). Sonnenlicht im Freien hat etwa 50 000 Lux und ist somit etwa 100 Mal stärker. Nachts oder in Büros, wo künstliches Licht die einzige Lichtquelle ist, sinkt die Beleuchtungsstärke auf 50 Lux.

Damit unser Körper Vitamine und Mineralstoffe optimal aufnehmen kann, benötigt er das ganze Lichtspektrum. Fenster, Windschutzscheiben, Brillen, Smog, Wolken und Sonnenschutzcreme filtern Teile des Lichtspektrums heraus. Die Forschung hat nachgewiesen, dass der Körper bestimmte Nährstoffe nicht ganz aufnehmen kann, wenn einige Wellenlängen im Licht nicht vorhanden sind.[35]

Die meisten Menschen verbringen 90 Prozent oder mehr Zeit in Gebäuden oder Autos, abgeschirmt von direktem Sonnenlicht. Ohne ausreichendes

Sonnenlicht verlangsamt sich die Aktivität der Enzyme, die Hormonproduktion lässt nach und die Nährstoffe können nicht ordnungsgemäß genutzt werden. Das Ergebnis ist eine lange Liste gesundheitlicher Probleme, wobei viele dieser Symptome denen einer Schilddrüsenunterfunktion gleichen, einschließlich der Gewichtszunahme.

Ist Ihr Stoffwechsel verlangsamt, weil Sie nicht genügend direktes Sonnenlicht aufnehmen, ist die Einnahme von Medikamenten keine Hilfe. Sie müssen jeden Tag nach draußen in die Sonne gehen. Je mehr Haut der Sonne ausgesetzt wird, desto besser. Ich empfehle Ihnen, sich mindestens 15 bis 30 Minuten täglich in der direkten Sonne aufzuhalten.

Manche Menschen zögern, nach draußen in die Sonne zu gehen, aus Furcht vor Hautkrebs. Genau wie gesättigte Fettsäuren ist das Sonnenlicht in der Vergangenheit zu Unrecht als Gesundheitsgefahr in die Kritik geraten. Wir werden angehalten, einen übermäßigen Aufenthalt in der Sonne zu vermeiden, weil dies Krebs verursachen kann. Fanatische Anhänger dieser Theorie empfehlen sogar, die Sonne völlig zu meiden. Die Forschung zeigt inzwischen, dass moderates Sonnenbaden nicht nur unschädlich, sondern notwendig für eine gute Gesundheit ist und in Wirklichkeit vor Krebs schützen kann. Sie brauchen also keine Angst vor dem Sonnenlicht zu haben.

Bei einer von der US-amerikanischen Marine durchgeführten Studie wurde das Melanom-Risiko, die tödlichste Form von Hautkrebs, bei verschiedenen Tätigkeiten verglichen. Dabei wurde festgestellt, dass bei denjenigen, die im Innendienst tätig waren, Melanome am häufigsten auftraten, während bei jenen, die zumindest teilweise im Freien tätig waren, die niedrigste Rate zu verzeichnen war. Darüber hinaus war die Auftretenshäufigkeit von Melanomen am Rumpf, der durch Kleidung bedeckt war, höher als bei Melanomen, die an Kopf und Armen auftraten, die eher dem Sonnenlicht ausgesetzt waren. Der Studie zufolge legen also die Körperstellen, an denen die Melanome auftraten, den Schluss nahe, dass einem regelmäßigen Aufenthalt im Freien eine schützende Rolle zukommt.[36]

Studien zeigen außerdem, dass Vitamin D das Wachstum bösartiger Melanomzellen unterdrückt. Ein Vitamin-D-Mangel, der durch zu wenig Sonnenlicht hervorgerufen wird, kann die Entstehung von Melanomen fördern.[37] Dies stimmt mit den Ergebnissen anderer Studien überein, die gezeigt haben, dass dem Sonnenlicht eine schützende Wirkung bei vielen Krebsarten zugesprochen wird. Forscher der *Johns Hopkins University*

Medical School in Baltimore, Maryland, konnten zum Beispiel nachweisen, dass ein positiver Zusammenhang zwischen der Aufnahme des ganzen Lichtspektrums, einschließlich UV-Licht, und der Prävention von Brust-, Darm- und Mastdarmkrebs besteht.[36]

Sport und körperliche Bewegung

Mit das Beste, was Sie tun können, um Ihren Stoffwechsel anzukurbeln, Ihre Insulinsensitivität zu verbessern, abzunehmen und besser auszusehen, sind körperliche Bewegung und Sport. Dies hilft Ihnen nicht nur, Fett zu verbrennen, sondern auch dabei, Ihr Gewicht zu halten. Sport oder körperliche Bewegung sind der stärkste Indikator für den langfristigen Erfolg eines jeden Gewichtsmanagements. Die Zeitschrift *The Physician and Sportsmedicine* berichtete, dass 90 Prozent der Frauen, die abgenommen und ihr Gewicht auch halten konnten, regelmäßig Sport treiben oder etwas für ihre körperliche Bewegung tun. Bei einer anderen Studie, die in der gleichen Zeitschrift erschien, wurden die Muster der erneuten Gewichtszunahme bei 40 Frauen untersucht, die während eines 16-wöchigen Behandlungsprogramms abgenommen hatten. Im ersten Jahr nach der Behandlung stellten die Forscher fest, dass das aktivste Drittel der Teilnehmerinnen zusätzlich weiter abnahm. Das mittlere Drittel der Frauen, die etwa halb so viel Sport trieben, schaffte es, das Gewicht auf dem Stand zu halten, das sie am Ende des Programms zur Gewichtsreduktion erreicht hatten. Und das am wenigsten aktive Drittel der Teilnehmerinnen nahm während des ganzen ersten Jahres stetig wieder zu.

Wenn wir einer körperlichen Aktivität nachgehen, steigt der Energiebedarf unseres Körpers. Folglich wird der Stoffwechsel angeregt und die Rate, mit der Kalorien verbrannt werden, steigt. Die Atem- und die Herzfrequenz steigen, der Körper wird wärmer, alles läuft in einem beschleunigten Tempo ab. Ein Mann mit einem Gewicht von etwa 68 Kilo verbrennt im Sitzen, und wenn er entspannt ist, rund 82 Kalorien pro Stunde. Wenn er jedoch einer körperlichen Aktivität nachgeht, beispielsweise Spazierengehen (5 km/h), steigt die Rate auf 225 Kalorien pro Stunde. Das sind zusätzliche 143 Kalorien, die verbrannt werden. Beim Joggen (12 km/h) erhöht sich Rate auf 510 Kalorien in einer Stunde.

Noch besser: Auch nach dem Ende der körperlichen Betätigung bleibt der Stoffwechsel erhöht und das Fett wird weiterhin beschleunigt verbrannt. Wissenschaftliche Belege weisen darauf hin, dass der Stoffwechsel nach intensiver körperlicher Betätigung bis zu drei Stunden auf einem um etwa 25 Prozent erhöhten Niveau bleibt und selbst zwei Tage später noch 10 Prozent schneller arbeiten kann. Das heißt, Sie verbrennen immer noch zusätzliche Kalorien, selbst während Sie entspannt vor dem Fernseher sitzen.

Schlanke, muskulöse Personen habe in der Regel eine höhere Stoffwechselrate als Personen, die nicht in Form und übergewichtig sind. Dies ist nicht so, weil sie so geboren wurden, sondern weil das Muskelgewebe Kalorien schneller verbraucht als Fettgewebe dies tut. Je mehr Muskeln Sie haben, desto mehr Kalorien verbrennt Ihr Körper. Jedes zusätzliche Pfund Muskeln verbraucht etwa 50 zusätzliche Kalorien am Tag. Dies mag nicht viel erscheinen, es summiert sich aber zu einer stattlichen Zahl. In einem Jahr entspricht dies 18 000 Kalorien, die weniger verbraucht werden und sich in Form von Fett rund um Ihren Körper breitmachen. 18 000 Kalorien entsprechen wiederum etwas mehr als 2,3 Kilo. Das wären 2,3 Kilo überschüssiges Fett, das ohne zusätzliche Anstrengung Ihrerseits verbrannt würde. Einer der besten Wege, um Muskelmasse aufzubauen, ist durch Gewichtheben oder Widerstandtraining. Mit einem typischen Programm zum Gewichtheben können in etwa drei Monaten 1,4 Kilo zusätzliche Muskeln aufgebaut werden. Durch diese zusätzlichen 1,4 Kilo an magerem Muskelgewebe würden in einem Jahr zusätzlich 55 000 Kalorien oder das Äquivalent von 7,2 Kilo Fett verbrannt.

Sie müssen keinen Bodybuilding- oder Aerobic-Kurs besuchen oder anfangen, jeden Tag 15 Kilometer zu laufen, um abzunehmen. Sie *können* diese Dinge tun, wenn Sie dazu in der Lage und bereit sind, Sie *müssen* es aber nicht. Körperliche Bewegung muss keine aufreibende, mühsame oder strapaziöse Sache sein. Körperliche Bewegung kann Spaß machen, selbst denjenigen, die unsportlich sind. Ich empfehle, mit Spazierengehen, Rebounding auf dem Trampolin oder Schwimmen zu beginnen. Dies sind Aktivitäten, die die meisten Menschen machen können, unabhängig von ihrem Fitnessniveau.

Draußen spazieren zu gehen, insbesondere wenn der Weg von Bäumen und Blattwerk gesäumt ist, gibt der Aktivität eine zusätzliche Dimension, die den Spaß an der Sache erhöht und es Ihnen erlaubt, in den Sonnenschein einzutauchen und Ihren Vitamin-D-Spiegel zu erhöhen. An kalten oder regnerischen Tagen können Sie in einem Einkaufszentrum spazieren gehen. Angesichts der zahlreichen Einkaufszentren sind Spaziergänge dort zu einer beliebten Aktivität geworden, insbesondere bei älteren Menschen. Man ist dort relativ sicher und wettergeschützt. Die Geschäfte und Menschen machen den Spaziergang zusätzlich interessant.

Da die meisten Menschen, die sich Sorgen wegen ihres Gewichts machen und abnehmen möchten, inaktiv sind, empfehle ich, zunächst langsam zu beginnen. Gehen Sie am ersten Tag einfach nur 15 oder 20 Minuten gemächlichen Schrittes spazieren. Halten Sie in der ersten Woche an fünf bis sechs Tagen an diesen 15 bis 20 Minuten täglich fest. Nach einer Woche verlängern Sie Ihren Spaziergang um 5 Minuten. In der darauffolgenden Woche verlängern Sie ihn um weitere 5 Minuten. Verlängern Sie ihn jede Woche weiter um 5 Minuten, bis Ihre Spaziergänge 30 bis 60 Minuten dauern.

Die meisten Fitnessexperten empfehlen ein flottes Schritttempo. Das wären etwa 5 km/h oder mehr. Sobald Sie eine Dauer von 30 Minuten täglich bei gemächlichem Tempo erreicht haben, können Sie sich auf eine Steigerung der Geschwindigkeit konzentrieren. 5 km/h ist nicht schnell, es ist aber auch kein gemächliches Schritttempo mehr. Planen Sie Ihre Strecke, indem Sie den Weg mit dem Auto abfahren und die Entfernung messen. Sie können Ihr Tempo daran abschätzen, wie schnell Sie die vorgesehene Strecke zurücklegen. Bei einem Tempo von etwa 5 km/h würden Sie alle 5 Minuten 400 Meter gehen. In 20 Minuten würden Sie 1,6 Kilometer zurücklegen, in 30 Minuten 2,4 Kilometer, in 40 Minuten 3,2 Kilometer und in 60 Minuten 4,8 Kilometer. Wenn Sie so schnell nicht gehen können, machen Sie einfach das, was möglich ist.

Setzen Sie sich selbst Ziele und bemühen Sie sich um Verbesserungen. Ihr erstes kurzfristiges Ziel könnte sein, eine Woche lang 20 Minuten täglich zu gehen. Ein weiteres Ziel wäre, das Pensum auf 30 Minuten am Tag zu steigern. Eines Ihres Hauptziele sollte sein, das tägliche Pensum von 30 Minuten an fünf Tagen in der Woche bei einem Tempo von etwa 5 km/h zu erreichen (kurz: 30-5-5). 30-5-5 ist ein Ziel, das jeder erreichen und als *Minimum* an körperlicher Bewegung beibehalten sollte.

Sobald Sie das 30-5-5-Ziel erreicht haben und sich wohl dabei fühlen, können Sie überlegen, die Zeit zu verlängern, die Anzahl der Tage zu erhöhen oder Ihr Tempo zu steigern. Das *Institute for Aerobics Research* empfiehlt Folgendes:

Minimum für mittlere Fitness

Frauen: Mindestens an 3 Wochentagen 3,2 km gehen in 30 oder weniger Minuten; oder an 5 bis 6 Wochentagen 3,2 km gehen in 30 bis 40 Minuten.

Männer: Mindestens an 3 Wochentagen 3,2 km gehen in 27 oder weniger Minuten; oder an 6 bis 7 Wochentagen 3,2 km gehen in 30 bis 40 Minuten.

Minimum für hohe Fitness

Frauen: An 5 oder 6 Wochentagen 3,2 km gehen in 30 Minuten.

Männer: An 6 oder 7 Wochentagen 4 km gehen in 38 Minuten.

Um Ihr Bewegungsprogramm etwas vielfältiger zu gestalten, möchten Sie vielleicht unterschiedliche Arten körperlicher Bewegung miteinander kombinieren, die sie an verschiedenen Tagen praktizieren – Laufen, Schwimmen, Rebounding und Ähnliches. Da Muskelmasse mehr Kalorien verbrennt als Fett, ist es sinnvoll, noch ein Gewichtstraining oder Widerstandstraining mit in Ihren Plan aufzunehmen, da dies der beste Weg ist, um Muskeln aufzubauen.

Hitze oder Wärme

Eine Sauna oder ein heißes Bad können Ihre Körpertemperatur ebenso erhöhen wie körperliche Bewegung. Wenn Wasser oder Dampf heiß genug sind, um die Körpertemperatur leicht zu erhöhen, kann sie noch eine Zeit lang danach erhöht bleiben. Die Wirkung eines heißen Bades ist relativ kurzlebig, kann aber hilfreich sein, um die Körpertemperatur zu erhöhen, zumindest für ein paar Stunden. In dieser Zeit werden träge Enzyme aktiviert, um in einen höheren Gang zu schalten, und die körperlichen Prozesse laufen auf einem erhöhten Aktivitätsniveau ab.

Die Hitze- oder Wärmetherapie wird seit Tausenden von Jahren angewendet. Die stoffwechselanregende Wirkung hat sich als hilfreich erwiesen, um den Körper von Giftstoffen zu reinigen und die Genesung von Krankheiten zu beschleunigen. Bei unserem körpereigenen Prozess zur Bekämpfung von Infektionen wird Fieber erzeugt, um den Kreislauf zu erhöhen und die Aktivitäten der Zellen und Drüsen zu stimulieren.

Wenn Sie die Möglichkeit haben, eine Sauna oder ein Dampfbad zu besuchen, nutzen sie sie. Wenn nicht, wird es eine mit heißem Wasser gefüllte Badewanne auch tun. Einfach nur in einer Wanne mit ein wenig heißem Wasser zu sitzen oder eine heiße Dusche zu nehmen, funktioniert jedoch nicht! Sie müssen, außer mit dem Kopf, völlig untergetaucht sein und das Wasser muss heiß genug sein, um die Körpertemperatur auf etwa 37,8°C zu erhöhen.

Füllen Sie die Badewanne mit heißem Wasser, aber nicht so heiß, dass Sie sich verbrennen. Setzen Sie sich schon in die Wanne, während das Wasser noch einläuft, und lassen Sie es so heiß, wie Sie es aushalten können. Wenn Sie die Badewanne auf diese Weise füllen, helfen Sie dem Körper, sich der Temperatur anzupassen. Ist die Wanne voll, drehen Sie das Wasser ab und tauchen mit dem ganzen Körper unter, sodass nur noch der Kopf aus dem Wasser ragt. Legen Sie den Kopf auf ein Handtuch und entspannen Sie sich. Während Sie in der Wanne liegen und das Wasser abkühlt, können Sie etwas ablaufen und erneut heißes Wasser zulaufen lassen, um die Temperatur so heiß wie nötig zu halten. Nachdem sich Ihr Körper der Hitze angepasst hat, werden Sie in der Regel auch ein wenig heißeres Wasser aushalten. Obwohl Sie ganz im Wasser liegen, schwitzt Ihr Körper stark. Bleiben Sie 20 bis 30 Minuten in der Badewanne.

Ein großes Problem bei vielen Badewannen ist, dass sie zu klein sind. Diese Methode funktioniert nur effektiv, wenn der ganze Körper, außer dem Kopf, in Wasser getaucht ist. Viele Wannen sind jedoch nicht groß genug. Eine Lösung für dieses Problem ist eine Plastikplane, die es in verschiedenen Längen im Baumarkt gibt, und sie wie eine Decke über die Wanne, das Wasser und sich selbst zu spannen. Sie deckt die Wanne von oben ab, sodass die Hitze darin eingeschlossen bleibt. Wenn Ihre Knie oder Zehen aus dem Wasser ragen, werden sie auf diese Weise dennoch warm gehalten.

Ziehen Sie sich die Plastikplane nicht über das Gesicht. Der Kopf muss an der kühlen Luft bleiben. Auf diese Weise können Sie länger im Wasser bleiben und in den Genuss der vollen nutzbringenden Wirkungen kommen. Wenn Sie jedoch Kopfschmerzen bekommen, ist das Wasser zu heiß. Kühlen Sie es mit etwas kaltem Wasser ab, und legen Sie sich einen kalten nassen Waschlappen auf die Stirn, während Sie im Wasser liegen. Ihre Körpertemperatur soll auf etwa 37,8 °C steigen, das sind nur 0,8 °C über der Normaltemperatur. Ein gesunder Mensch kann problemlos mit Temperaturen bis zu 40 °C umgehen, sodass Sie keine Sorgen haben müssen, 37,8 °C könnten zu viel sein. Verwenden Sie ein Thermometer, um Ihre Temperatur zu kontrollieren. Wenn die Temperatur zu stark steigt, kühlen Sie das Wasser in der Wanne etwas ab. Wenn sie sich nicht ausreichend erhöht, lassen Sie ein wenig heißes Wasser zulaufen.

Obwohl Sie ganz im Wasser eingetaucht sind, werden Sie sehr viel schwitzen. Die Schweißdrüsen können in 15 Minuten fast einen halben Liter Wasser absondern, sodass Sie viel Wasser trinken müssen. Trinken Sie vor dem Baden ein ganzes Glas Wasser und ein weiteres Glas danach. Trinken Sie kein kaltes Wasser, da es Ihren Körper abkühlt. Beim Schwitzen werden dem Körper Salz und Mineralien entzogen, sodass Sie sicherstellen müssen, dass sie anschließend durch den Verzehr von ausreichend Meersalz und die Einnahme von Mineralstoffergänzungen wieder „aufgefüllt" werden.

Um die Vorzüge Ihrer erhöhten Temperatur, die Sie durch das Bad erreicht haben, voll zu nutzen, vermeiden Sie unmittelbar danach Aktivitäten, die Sie abkühlen würden, indem Sie etwa nach draußen an die frische Luft gehen oder etwas Kaltes essen oder trinken. Heiße Bäder sind entspannend. Sie sollten sie am besten abends nehmen, damit Sie sich entspannen und anschließend zu Bett gehen können.

Eine Hitze- oder Wärmetherapie kann eine massive Wirkung auf den Körper haben. Menschen, die an multiple Sklerose erkrankt sind oder einer Schilddrüsenüberfunktion, an Bluthochdruck oder schwerwiegenden Herzproblemen leiden, sollten in jedem Fall einen Mediziner konsultieren, bevor sie es ausprobieren.

Chilischoten

Ist Ihnen schon einmal der Schweiß ausgebrochen, nachdem Sie eine scharfe Chilischote oder ein Taco mit einer etwas zu scharfen Soße gegessen haben? Das Brennen, das man im Mund spürt, wenn man sich der pikanten mexikanischen, thailändischen und indischen Küche hingibt, kommt von den Chilischoten. Es gibt Hunderte verschiedene Paprikasorten, von der milden Paprika und der mittelscharfen Poblano bis hin zu den schärferen Jalapeno (auch Jalapena genannt) und der superscharfen Habanero. Was Chilis so scharf macht, ist der wärmeerzeugende Stoff, das sogenannte Capsaicin. Je mehr Capsaicin die Paprika enthält, desto schärfer ist sie. Normale Paprikaschoten enthalten kein Capsaicin, Habaneros sehr viel.

Wenn Wissenschaftler eine Pille entwickeln wollten, die den Stoffwechsel sofort ankurbeln und das Verbrennen überschüssiger Kalorien fördern könnte, mussten sie nur zur Chilischote greifen. Statt Chilischoten in Pillenform zu nehmen, ist es jedoch sinnvoller, sie als Gewürz mit anderen Nahrungsmitteln zu kombinieren. Sie können frisch, getrocknet und in gemahlener Form

Faktoren, die den Stoffwechsel beeinflussen

Stoffwechseldämpfer:

- Nährstoffmangel
- Medikamente (z. B. Sulfa-Medikamente, Antihistamine, Antidepressiva, Betablocker)
- Verzehr übermäßiger Mengen von rohem Gemüse, das zu den Kreuzblütlern gehört
- Verzehr von Sojaprodukten, mit Ausnahme von fermentiertem Soja
- Kalorienarme Ernährung
- Fettarme Ernährung
- Verzehr übermäßiger Mengen Zucker und anderer einfacher Kohlenhydrate
- Fluor (z. B. Zahnpasta, Mundwasser, Tee, Kochgeschirr mit Antihaftbeschichtung)
- Brom (z. B. Backwaren, Limonade, Insektizide)
- Jodmangel

Stoffwechselstimulatoren:

- Gesunde Ernährung mit einer großen Vielfalt an Nährstoffen, darunter Fett und Eiweiß
- Ausreichend Wasser trinken, um Dehydrierung zu vermeiden
- Kokosöl
- Regelmäßig Jodquellen nutzen (z. B. Meersalz, Fisch und Meeresfrüchte, Jod-Ergänzungen)
- Regelmäßige körperliche Bewegung
- Regelmäßiger Aufenthalt im Freien an der Sonne
- Gelegentlich Sauna und/oder ein heißes Bad
- Scharfe Paprika und Cayennepfeffer im Essen

verzehrt oder gehackt oder in Form von Soße verarbeitet werden. Ihrem Essen etwas gemahlenen Cayennepfeffer hinzuzugeben, ist ein einfacher Weg, ihre Gerichte etwas mehr zu würzen und in den Genuss der nutzbringenden Wirkungen der kleinen Chilis zu kommen, die diese zu bieten haben.

Chilischoten sind thermogene Nahrungsmittel, sie erzeugen also Wärme. Kalorien sind Maßeinheiten der Energie, insbesondere der Wärmemenge. Wenn Sie Chili essen, können Sie den Stoffwechsel-Ofen des Körpers auf Hochtouren bringen und mehr Kalorien verbrennen. Pikante Gerichte können Ihren Stoffwechsel bis zu fünf Stunden nach der Mahlzeit ankurbeln, was genügt, um Ihre inneren Motoren bis zur nächsten Mahlzeit in einem höheren Gang laufen zu lassen.

Würzige Gerichte bewirken jedoch nicht nur, dass mehr Kalorien verbrannt werden, sie mildern auch die Wirkungen ab, die Kohlenhydrate auf den Blutzuckerspiegel haben. Nach dem Verzehr einer pikanten Mahlzeit ist der Blutzuckerspiegel erheblich niedriger als nach dem Verzehr der gleichen Mahlzeit ohne Chilis.[38] Diese Wirkung hat einige Forscher veranlasst, die Verwendung von Chilis als Mittel zur Abmilderung einer Insulinresistenz und zur Behandlung von Typ-2-Diabetes vorzuschlagen.[39]

Aber das ist noch nicht alles: Würzige Gerichte können Ihnen auch helfen, weniger zu essen, da sie den Appetit zügeln. Wenn Chilischoten Mahlzeiten hinzugefügt werden, ist der Hunger schneller gestillt, und der Wunsch, etwas zu essen, wird anschließend länger hinausgezögert. Bei einer Studie wurde zum Beispiel festgestellt, dass die Versuchspersonen, die ein Frühstück mit roten Chilischoten zu sich nahmen, bei der Mahlzeit selbst und auch später beim Mittagessen weniger aßen als die Versuchspersonen, die das gleiche Frühstück, aber ohne Chilischoten, erhalten hatten. Selbst wenn das Frühstück reich an Kohlenhydraten war, die normalerweise schnell verdaut werden, sodass der Hunger bald zurückkommt, sorgten die Chilischoten für ein längeres Sättigungsgefühl.[40]

Studien haben aufgezeigt, dass Chilischoten viele gesundheitlich nutzbringende Wirkungen haben. Sie fördern nicht nur den Stoffwechsel, bremsen den Blutzucker- und Insulinspiegel und zügeln den Appetit, was für eine Gewichtsabnahme hilfreich sein kann, sie haben nachweislich auch starke antioxidative Eigenschaften, bekämpfen Entzündungen, verbessern die Verdauung und die Aufnahme von Nährstoffen, reduzieren das Risiko für Herzkrankheiten und schützen vor Magenkrebs.

Sie können nichts Würziges oder Scharfes essen? Keine Sorge. Sie müssen nicht so viel davon zu sich nehmen, dass Ihre Zunge in Flammen gerät und Sie in Tränen ausbrechen. Selbst kleinere Portionen, die besser zu bewältigen sind, können Wunder bewirken, und mit der Zeit werden Sie eine größere Toleranz entwickeln und die Wärme zu schätzen wissen. Wenn Sie nicht gewohnt sind, Pikantes zu essen, können Sie langsam beginnen. Streuen Sie etwas Cayennepfeffer auf Ihre Eier, Ihr Fleisch oder Gemüse, und geben Sie mehr hinzu, sobald Sie das gut vertragen. Pikante Nahrungsmittel zu essen, ist sicher keine Voraussetzung, um mit einer ketogenen Ernährung abzunehmen; aber für manche Menschen kann es hilfreich sein, insbesondere für diejenigen, die an einer Schilddrüsenunterfunktion leiden und ihren Stoffwechsel ankurbeln müssen.

Erfahrungsberichte

„Nach einem Leben voller Tränen und Verzweiflung wegen meines Gewichtes ist aus mir jetzt eine junge, gesunde, dynamische 34-Jährige geworden", sagte Danielle Johnson aus Sault Ste. Marie in Kanada. Bei einem Körpergewicht von mehr als 163 Kilo hatten die Ärzte ihr erklärt, dass sie eine Risikopatientin für Herzkrankheiten und eine Fülle anderer lebensbedrohlicher Krankheiten sei. Sie versuchte alle bekannten Schlankheitsdiäten, ohne Erfolg. „Ich war verzweifelt und wollte eine Antwort auf mein lebenslanges Gewichtsproblem finden", sagte sie. „Dann entdeckte ich das Buch *Die Heilkraft der Kokosnuss.*" Mit einer gesunden kohlenhydratarmen Ernährung, Kokosöl, würzigen Gerichten und Apfelessig wurde ihr Stoffwechsel so auf Hochtouren gebracht, dass er „durch die Decke ging", sagt sie. Bereits in der allerersten Woche nahm sie fast 12 Pfund ab. „Ich renne hier herum und mache wie eine Verrückte meine Hausarbeit und kann nicht still sitzen. Mein Stoffwechsel läuft dermaßen auf Hochtouren, meine Esssucht ist total verschwunden."

Aber ein Super-Stoffwechsel und leichtes Abnehmen waren nicht die einzigen nutzbringenden Wirkungen, auch viele chronische gesundheitliche Probleme begannen zu verschwinden. „Ich habe keine Schmerzen und Beschwerden mehr von der Fibromyalgie, die mit

273

meinem Gewicht verbunden ist. Ich bin Typ-2-Diabetikerin und mein Blutglukosespiegel ist erheblich gesunken. Mir ist auch aufgefallen, dass die mehlstaubartige Schuppung an meinen Füßen verschwunden ist, die Diabetiker oft haben. Die Heilkraft ist einfach unglaublich. Es ist kein Hokuspokus, wie manche vielleicht denken. Ich war zuerst auch skeptisch, wie die meisten, war dann aber aufgeschlossen dafür, da ich schon so viele andere Behandlungen im Kampf gegen meine Fettleibigkeit probiert hatte. Ich dachte, es sei einen Versuch wert. Ich war damals auf der Warteliste für eine Magenbypass-Operation, die ich jetzt nicht mehr brauche."

Danielle nimmt täglich vor jeder Mahlzeit zusammen mit ihrem Kokosöl drei Esslöffel Bio-Apfelessig zu sich. „Ich habe von Süßstoffen Abstand genommen und nehme jetzt Stevia, um meinen Tee etwas zu süßen. Nicht zuletzt habe ich scharfe Paprika und Cayennepfeffer in meinen Speiseplan aufgenommen. Dies erhöht die Basaltemperatur meines Körpers und kurbelt meinen Stoffwechsel an. Ich habe festgestellt, dass ich kein Sodbrennen und auch keine Verstopfung mehr habe. Das aufgeblähte, aufgedunsene Gefühl ist weg – es ist einfach wunderbar."

Im Folgenden finden Sie weitere Zuschriften von Menschen, die Kokosöl in ihr tägliches Leben integriert haben.

„Ich habe mich an Ihren Plan für eine gesunde Schilddrüse gehalten. Seit etwa drei Tagen (nachdem ich mich seit drei Wochen an den Plan halte und seit sechs Wochen Kokosöl nehme), fühle ich mich viel besser. Ich habe jetzt so viel Energie, viel, viel mehr als je zuvor in meinem ganzen Leben – und ich bin jetzt 54 Jahre alt. Ich habe meine Krise endlich überwunden und danke Ihnen von ganzem Herzen. Ich werde mich weiter an Ihren Plan halten und ihn als Richtschnur mein Leben lang nutzen." (Stephanie G.)

„Meine Temperatur war sehr niedrig (35°C). Ich habe einfach immer gesagt, ich sei ein „cooler" Typ. Als ich erfuhr, dass eine träge Schilddrüse die Körpertemperatur senken kann, wollte ich etwas daran ändern. Ich begann mit der Einnahme von Kokosöl (3–4 EL zu den Mahlzeiten). Und innerhalb einer Woche (ich übertreibe nicht) begann meine ewig niedrige Temperatur zu steigen. Sie ist jetzt normal. Manchmal schwankt sie zwischen 36,7°C und 37°C. Ich muss sagen, ich konnte dem Thermometer kaum glauben. Ich bin wirklich begeistert von dieser Sache mit dem Kokosöl." (Jessie)

„Bei mir wurde Hashimoto-Thyreoiditis diagnostiziert und mir wurde Levothyroxin verschrieben. Trotz der Einnahme von Hormonen hatte ich immer noch das Gefühl, dass eine Unterfunktion der Schilddrüse vorlag, und ich war immer noch ziemlich müde. Vor etwa zwei Monaten begann ich, kaltgepresstes Kokosöl zu mir zu nehmen, und entwickelte dann tatsächlich eine Schilddrüsenüberfunktion. Also setzte ich die Hormone wieder ab und nach etwa zwei Tagen war die Überfunktion verschwunden, und jetzt nehme ich nichts weiter als kaltgepresstes Kokosöl ... Ich habe so viel Energie, es ist nicht zu glauben. Und vorher, selbst mit dem Levothyroxin, schlief ich viel zu viel und war die meiste Zeit müde ... Es scheint meine Schilddrüse richtig angekurbelt zu haben, sodass sie jetzt eigenständig funktioniert. Mein Arzt war ziemlich beeindruckt und empfiehlt es jetzt allen seinen Patienten." (Danne H.)

„Ich schleppte seit Jahren einiges an Übergewicht mit mir herum und war in einem Teufelskreis aus Diäten und Jojo-Effekt gefangen. Ich hatte meinen Lebensstil geändert, ernährte mich gesund und bewegte mich regelmäßig, aber es kam zu keiner bleibenden Gewichtsabnahme. Ich ließ die Schilddrüsenwerte untersuchen, und sie waren immer „normal". Vor einigen Jahren habe ich begonnen, Kokosöl in meinen Speiseplan aufzunehmen, und ein Wunder ist geschehen. Ich nehme fast zwei Pfund in der Woche ab, ohne mich wirklich darum zu bemühen. Daraus schließe ich, dass meine Schilddrüse nicht ganz so ‚normal' arbeitete, wie man mir sagte. Ich habe jetzt mehr Energie und fühle mich besser." (Irene)

„Kaltgepresstes Kokosöl funktioniert bei mir. Ich habe das Ergebnis meiner zweiten Schilddrüsenuntersuchung (mit sechsmonatiger Verspätung) erhalten. Die Werte haben sich verbessert und liegen nun im Normbereich. Kokosöl hat mich davor bewahrt, Schilddrüsenhormone einzunehmen, ganz abgesehen davon, dass es mir so viel besser geht. Mein Arzt war sehr skeptisch bezüglich der Verwendung von Kokosöl (das gehört für ihn in die Schublade der Dinge, die man niemals machen sollte), und war nicht nur über die Ergebnisse meiner Schilddrüsenuntersuchung, sondern auch über die Verbesserung meiner Cholesterinwerte und meines Blutzuckerspiegels überrascht. Bei aller Skepsis, die er in Bezug auf Kokosöl weiterhin hatte, konnte er nur sagen: ‚Was immer Sie auch tun – tun Sie es weiterhin.'" (Cleve)

„Meine Temperatur ist weiter gestiegen und lag heute Morgen bei 36,3°C – der Tiefstand vor nur zehn Tagen lag bei 35,6°, bevor ich mit der Einnahme von kaltgepresstem Kokosöl begann. Ich halte mich seit drei Jahren an eine kohlenhydratarme, fettreiche Ernährung, sodass mir das Sättigungsgefühl durch reichlich gute Fette in meinen Mahlzeiten durchaus vertraut ist, aber ich habe damit zu kämpfen, dreieinhalb Esslöffel kaltgepresstes Kokosöl einzunehmen, weil ich danach stundenlang übermäßig satt bin! Ich habe schon versucht, andere Produkte zu reduzieren, das hilft ein wenig, aber mir ist fünf Stunden nach dem Mittagessen immer noch nicht wirklich nach Abendessen!" (Katy)

„Ich fühle mich fantastisch. Das ist das erste Mal seit Jahren, dass ich mich gut und gesund fühle. Ich hatte fünf bis sechs Jahre Probleme mit einer Schilddrüsenunterfunktion und nichts hat funktioniert. Sie können sich vorstellen, wie begeistert ich bin! Ich befürchte immer noch, dass es mir wieder schlecht gehen und ich keine Energie mehr haben könnte, doch das ist bisher nicht geschehen. Ich habe letzte Woche vier Pfund abgenommen. Das ist bereits ein wunderbares Zeichen, dass dieser Plan funktioniert." (Pat)

Kapitel 14

Mehr trinken – weniger wiegen

Viel Wasser trinken! – Diesen Rat haben Sie wahrscheinlich schon hundert Mal gehört. Aber halten Sie sich auch daran? Wie viel Wasser trinken Sie jeden Tag? Ich meine richtiges Wasser – reines Wasser ohne Aromastoffe, Süßstoffe und andere hinzugefügten chemischen Stoffe. Drei Gläser? Ein Glas vielleicht? Vielleicht gar nichts? Das ist durchaus typisch. So unglaublich es auch klingen mag, aber einer der Gründe, warum Sie gegebenenfalls übergewichtig sind, ist der, dass Sie möglicherweise nicht genug Wasser trinken.

Von allen Nahrungsmitteln und Getränken, die wir konsumieren, ist Wasser mit Abstand das Wichtigste, auch wenn es keine Kalorien enthält und keine Energie liefert. Unser Körper benötigt eine konstante Wasserquelle, um seine physischen Funktionen aufrechtzuerhalten. Wir können mehrere Wochen und sogar Monate ohne andere Nahrungsmittel leben, bei völligem Entzug von Wasser würden wir jedoch binnen Tagen an Dehydratation sterben. [Dehydratation = Fachbegriff für Wassermangel, Austrocknung. Umgangssprachlich hat sich durchgesetzt: Dehydrierung; so auch in diesem Buch.]

Etwa 60 Prozent unseres Körpergewichtes ist Wasser. Jede Funktion im Körper wird durch Wasser reguliert und ist von Wasser abhängig. Wasser muss in ausreichenden Mengen vorhanden sein, um Nährstoffe, Sauerstoff, Hormone und andere Chemikalien angemessen zu allen Teilen des Körpers zu transportieren. Wasser schmiert unsere Gelenke, schützt unser Gehirn, erleichtert Verdauung und Ausscheidung und liefert das Medium, in dem alle chemischen Reaktionen im Körper stattfinden. Wasser ist so wichtig, dass selbst eine kleine Reduzierung gegenüber dem Normalmaß dramatische Auswirkungen auf die Gesundheit haben kann.

Wasser hat auch noch eine andere sehr wichtige Funktion. Es ist in der richtigen Menge notwendig, um das Gewicht zu regulieren. Viele Menschen haben Übergewicht, weil sie nicht genug Wasser trinken. Schlankheitskuren oder Ernährungsprogramme, die die Flüssigkeitszufuhr ignorieren oder bewirken, dass der Körper Wasser verliert, sind gefährlich und ungesund! Ein Ernährungsprogramm sollte die Gesundheit verbessern und sie nicht zerstören. Ein Ernährungsprogramm, das die Bedeutung von Wasser berücksichtigt, kann Ihnen helfen, abzunehmen und Ihre Gesundheit zu verbessern.

Das Lebenselixier

Eine Entdeckung, die im Gefängnis gemacht wurde

Wie wichtig Wasser für ein normales Körpergewicht und die Gesundheit im Allgemeinen ist, wurde überraschenderweise von Dr. Fereydoon Batmanghelidj entdeckt, als er im Evin-Gefängnis in Iran festgehalten wurde. Nach seinem Medizinstudium in London und einigen Berufsjahren in England kehrte Dr. Batmanghelidj in sein Geburtsland Iran zurück, um den Menschen vor Ort zu helfen. 1979 kam durch eine gewaltsame Revolution eine neue Regierung an die Macht. Eine Verhaftungswelle überrollte das Land, viele Menschen wurden als politische Gefangene inhaftiert.

Das Gefängnis, in das er kam, war nur für 600 Gefangene vorgesehen, schnell aber mit 9 000 Insassen überfüllt. Ausgebildetes medizinisches Personal war rar, sodass Dr. Batmanghelidj die Verantwortung übertragen wurde, sich um die Versorgung der Kranken zu kümmern. Die Gesundheit der Gefangenen hatte bei der neuen Regierung keine hohe Priorität und die Versorgung mit Medikamenten war folglich mehr als beklagenswert.

Dr. Batmanghelidj war noch nicht lange dort, als ein Gefangener mit starken Schmerzen zu ihm gebracht wurde. Der Mann litt an einem Magen- und Zwölffingerdarmgeschwür und bat flehentlich um etwas, das seine Schmerzen lindern würde. Doch Dr. Batmanghelidj hatte nichts, was er ihm hätte geben können. Die Schreie des Mannes, der Höllenqualen litt, waren so erschütternd, dass Batmanghelidj ihm in seiner Verzweiflung zwei Gläser Wasser zu trinken gab. Er wusste einfach nicht, was er sonst hätte tun können. Zu seiner Überraschung verschwanden die Schmerzen des Mannes innerhalb von Minuten. Er wies den Patienten an, alle paar Stunden zwei Gläser Wasser zu trinken. Der Mann tat es und blieb während seiner restlichen Haft von Schmerzen und Krankheiten verschont.

In diesem Moment erkannte Dr. Batmanghelidj die wichtige Rolle, die Wasser für die Gesundheit und Heilung spielen kann. Wären Medikamente verfügbar gewesen, hätte er sie verabreicht und wahrscheinlich nie die Bedeutung von Wasser und die Gefahren erkannt, die von einer chronischen Dehydrierung ausgehen.

Etwas später, als bereits einige Medikamente zur Verfügung standen, machte er bei einem anderen Gefangenen eine ähnliche Erfahrung. Als Batmanghelidj an einer Gefängniszelle vorbeiging, entdeckte er einen Mann, der gekrümmt auf dem Boden seiner Zelle lag, nur noch halb bei Bewusstsein war und vor Schmerzen schrie. Er hatte ein Geschwür, das ihn fast umbrachte. Batmanghelidj fragte den Gefangenen, was er zur Linderung seiner Schmerzen eingenommen hätte. Er sagte, er hätte drei Tabletten Tagamet [zur Dämpfung der Magensaftproduktion] genommen und eine ganze Flasche Antazidum [zur Neutralisierung von Magensäure] getrunken, aber die Schmerzen seien nur schlimmer geworden. Dr. Batmanghelidj erinnerte sich an den anderen Gefangenen mit den starken Schmerzen, und er gab dem Mann zwei Gläser Wasser zu trinken. Innerhalb von zehn Minuten klang der Schmerz ab. Er ließ ihn ein weiteres Glas trinken und innerhalb weniger Minuten waren die Schmerzen ganz verschwunden. Der Patient hatte eine Unmenge an Medikamenten zur Behandlung eines Geschwüres eingenommen, aber ohne Erfolg. Aber nachdem er nur drei Gläser Wasser getrunken hatte, war der Schmerz verschwunden und er konnte wieder zurück zu den anderen Häftlingen gehen.

Diese Vorfälle veranlassten Dr. Batmanghelidj, die Wirkung von Wasser auf die Gesundheit zu erforschen. Fast drei Jahre lang behandelte er zahllose Patienten bei einer Vielzahl von Krankheiten mit nicht als gewöhnlichem Leitungswasser. Beeindruckt von seiner Arbeit entließ die Regierung ihn aus dem Gefängnis. Er wanderte in die Vereinigten Staaten aus, wo er seine Forschungen fortsetzte, und schrieb ein Buch mit dem Titel *Wasser – die gesunde Lösung: Ein Umlernbuch*. Er ist überzeugt, dass viele der degenerativen Krankheiten, an denen die Menschen heute leiden, zu einem Großteil durch eine chronische Dehydrierung hervorgerufen werden. Er hat Tausende von Patienten mit Wasser behandelt und deren vollständige Genesung bei so unterschiedlichen Krankheiten wie Bluthochdruck, Migräne, Arthritis, Asthma, Rückenschmerzen, chronischer Verstopfung, Colitis ulcerosa, Sodbrennen, chronischem Erschöpfungssyndrom (CFS) und sogar bei Fettleibigkeit erlebt. Ja, auch Übergewicht kann mit Wasser behandelt werden.

Nach Auffassung von Dr. Batmanghelidj kann jede einzelne dieser Krankheiten durch Dehydrierung verursacht werden. Eine schwere Dehydrierung ist so zerstörerisch, dass sie schnell zum Tod führt. Eine leichte chronische Dehydrierung jedoch verursacht Krankheiten, die wiederum zu einem langsamen Tod führen können. Die Gesundheit verschlechtert sich so langsam, dass wir gar nicht merken, was geschieht, und führen es auf das Alter zurück. Dr. Batmanghelidj zufolge sind die meisten Menschen chronisch dehydriert, weil wir nicht genug Wasser trinken. Dehydrierung führt zur Schädigung von Zellen, was zu Entzündungen, Schwellungen und Schmerzen führt. Jeder Einzelne reagiert unterschiedlich auf eine Dehydrierung, abhängig von seiner chemischen und physischen Verfassung. Bei manchen Menschen manifestiert sie sich zuerst als Arthritis und bei anderen in Form von Migräne. Arthritis tritt auf, wenn die Gelenke dehydriert sind und das Gewebe geschädigt wird. Zu Rückenschmerzen kommt es, wenn die Bandscheiben zwischen den Rückenwirbeln dehydriert werden und in der Folge die Wirbel und Muskeln verrutschen, was zu Schmerzen führt.

Im Rahmen einer Studie, die von der Zeitschrift *Annals of the Rheumatic Diseases* der *British Medical Association* (Juli 2000) veröffentlicht wurde, stellten die Wissenschaftler fest, dass der Konsum von mehr als drei Tassen Kaffee täglich die Wahrscheinlichkeit verdoppelte, an Arthritis zu erkranken, im Vergleich zu Probanden, die weniger Kaffee tranken. Diese Studie bestätigt die Beobachtungen von Batmanghelidj. Rheumatoide Arthritis ist bei Kaffeetrinkern verbreiteter, weil Kaffee eine dehydrierende Wirkung hat. Arthritis wird nach konventionellen medizinischen Maßstäben als unheilbar angesehen, und dennoch konnte Dr. Batmanghelidj das Unmögliche möglich machen. Er half vielen Menschen dabei, ihre Arthritis zu überwinden, indem er lediglich dafür sorgte, dass sie mehr Wasser und weniger Kaffee, Tee und andere Getränke tranken.

Andere Forscher haben festgestellt, dass Menschen, die zu wenig Wasser trinken, ein erhöhtes Risiko für Nierensteine, Brustkrebs, Darmkrebs, Blasenkrebs, Fettleibigkeit, Mitralklappenprolaps (eine Herzerkrankung) sowie körperliche und mentale Gesundheitsprobleme haben.[1]

Chronische Dehydrierung

Das *US Institute of Medicine* empfiehlt, täglich mindestens acht Gläser Wasser zu trinken. Dies ist die Menge, die der Körper durch Schwitzen, Atmen und Ausscheiden jeden Tag verliert. Dies ist die Mindestmenge, die Sie also jeden Tag zu sich nehmen sollten.

Bei dieser Empfehlung stellt sich jedoch die Frage: Wie viel ist „ein Glas"? Sind es 100, 200 oder 300 Milliliter? Die Menge an Wasser, die Sie benötigen, hängt davon ab, wie groß Sie sind. Ein großer Mensch braucht mehr Wasser als ein kleiner. Als allgemeine Faustregel gilt, einen Liter Wasser pro 30 Kilo Körpergewicht zu trinken. Bei einem Gewicht von 55 Kilo sollte man also mindestens zwei Liter Wasser am Tag trinken. Wiegt man 95 Kilo, sollten es 3,3 Liter am Tag sein. Sind Sie körperlich aktiv oder leben Sie in einem trockenen oder heißen Klima, müssen Sie mehr trinken, genauso im Sommer oder wenn Sie harntreibende Nahrungsmittel oder Getränke zu sich nehmen. Die meisten Menschen trinken nicht ausreichend und leiden an einer leichten chronischen Dehydrierung.

Es ist durchaus möglich, dass Sie in genau diesem Moment chronisch dehydriert sind. Aber Sie sagen vielleicht: „Ich bin nicht dehydriert. Ich trinke viel, und zwar den ganzen Tag, und bin jetzt nicht besonders durstig." Doch genau das ist das Problem! Sie müssen gar nicht durstig sein, um dehydriert zu sein. Und die Folge ist, dass die meisten Menschen nicht genug trinken – und das, was wir trinken, ist selten Wasser, sondern oft Kaffee, Limonade oder ein anderes Getränk.

Das Durstgefühl lässt mit zunehmendem Alter nach, wie viele andere physiologische Prozesse auch.[2] Das bedeutet aber nicht, dass wir weniger Wasser brauchen, wenn wir älter werden. Es bedeutet vielmehr, dass wir nicht mehr den Drang haben, so viel zu trinken, wie wir sollten. Aus diesem Grund sind viele ältere Menschen dehydriert, ohne es zu wissen. Dehydrierung ist so verbreitet, dass sie als eine der häufigsten Ursachen für Krankenhauseinweisungen bei über 65-Jährigen identifiziert wurde. Bei einer Studie wurde festgestellt, dass die Hälfte derjenigen, die wegen Dehydrierung in ein Krankenhaus eingewiesen wurden, innerhalb von einem Jahr nach der Einweisung starb. Obwohl diese Patienten wussten, dass sie unter Wassermangel litten, tranken sie dennoch zu wenig. Fehlt das Durstgefühl, neigen wir dazu, nicht zu trinken.

Auch wenn ältere Menschen dem größten Risiko ausgesetzt sind, so sind sie nicht die Einzigen, die an chronischer Dehydrierung leiden. Wir sind bei der Arbeit und in unserem Alltagsleben oft so beschäftigt, dass wir uns nicht die Zeit nehmen, unseren Durst zu stillen. Wir verschieben das Trinken, bis es besser passt. Durch das Ignorieren des Durstreflexes stumpft das Gefühl ab. Wir gewöhnen uns so daran, die subtilen Durstsignale des Körpers zu ignorieren, dass wir gar nicht merken, dass wir dehydriert sind. Somit können selbst relativ junge Menschen unter Wassermangel leiden und sind tatsächlich oft chronisch dehydriert.

Ein weiteres Problem ist, dass wir unseren Durst oft nicht mit Wasser, sondern mit anderen Getränken stillen. Viele glauben irrtümlich, Kaffee, Tee, Limonade und Saft seien genauso gut wie Wasser geeignet. Das stimmt nicht. Die Zellen Ihres Körpers brauchen Wasser – keine Limonade! Wenn Sie koffeinhaltige Getränke zu sich nehmen, um den Durst zu stillen, stillen Sie nicht das Bedürfnis des Körpers nach Wasser. Koffein und Zucker bewirken, dass der Körper noch weiter dehydriert. Für jedes Getränk müssen Sie also mindestens halb so viel zusätzliches Wasser zu Ihrem täglichen Bedarf von acht Gläsern hinzurechnen, um diese Flüssigkeitsmenge auszugleichen. Tun Sie dies nicht, leiden Sie unter Wassermangel. Nur Wasser hydriert den Körper und kann eine Dehydrierung beheben.

Eine Studie des *National Research Council* zeigte, dass Frauen (im Alter von 15–49 Jahren) im Durchschnitt nur 2,6 Tassen (615 ml) Wasser am Tag zu sich nehmen.[3] Den Großteil der Flüssigkeitszufuhr lieferten andere Getränke. Dies lässt darauf schließen, dass ein Großteil der Frauen möglicherweise chronisch dehydriert ist. Bei einer anderen Studie, die von Forschern am *Johns Hopkins Hospital* in Baltimore durchgeführt wurde, hat man festgestellt, dass sage und schreibe 41 Prozent der Männer und Frauen im Alter zwischen 23 und 44 Jahren mehr oder weniger stark chronisch dehydriert sind.[4] Erhebungen zum Nahrungsmittelkonsum weisen darauf hin, dass tatsächlich 75 Prozent der Bevölkerung (alle Altersgruppen) chronisch leicht dehydriert sind.

Selbst ein Wassermangel, der so gering ist, dass er nur einer Reduzierung von 1 Prozent Körpergewicht entspricht, führt zu beeinträchtigten physiologischen Funktionen, einschließlich der kardiovaskulären Leistungsfähigkeit und der Temperaturregulierung.[5–7] Normalerweise manifestiert sich ein Durstgefühl, wenn der Grad der Dehydrierung etwa 0,8–2 Prozent Verlust des Körpergewichtes beträgt.[8–9] An diesem Punkt befindet sich der Körper in einem Zustand der leichten Dehydrierung. Hält dieser Zustand an, kann er chronisch werden. Selbst eine leichte chronische Dehydrierung ist gefährlich und hat viele negative Auswirkungen auf die Körperfunktionen und die Leistungsfähigkeit des Körpers. Studien haben gezeigt, dass ein

Wasserverlust von 2 Prozent zu einer erheblichen Reduzierung der Rechenfähigkeit und der Leistung des Kurzzeitgedächtnisses führt.[10] Verliert ein 68 Kilo schwerer Menschen 2 Prozent seines Körpergewichtes (1,3 Kilo), nimmt seine geistige und physische Leistungsfähigkeit um 20 Prozent ab.[11-12]

Ein leichter Wassermangel kann in der Regel behoben werden, indem man ein oder zwei Gläser Wasser trinkt. Sofern das Maß der Dehydrierung 3 Prozent des Körpergewichts überschreitet, ist für eine vollständige Rehydrierung jedoch mehr erforderlich, als nur ein Glas Wasser zu trinken. In diesem Fall wären viele Gläser Wasser über einen Zeitraum von 18–24 Stunden erforderlich.[13]

Die Rolle von Wasser zur Aufrechterhaltung einer guten Gesundheit wird seit Urzeiten anerkannt. Hippokrates, der Vater der Medizin, empfahl, den Konsum von Wasser zu erhöhen, um Nierensteine zu behandeln und ihnen vorzubeugen. Auch heute empfehlen Ärzte, und zwar aus dem gleichen Grund, mehr Wasser zu trinken. Etwa 12–15 Prozent der Bevölkerung entwickeln im Laufe ihres Lebens Nierensteine.[14-15] Das Risiko für Nierensteine ist im Falle eines chronischen Wassermangels jedoch erhöht. Mehrere Faktoren, wie Alter und Klima, können die Bildung von Nierensteinen zwar auch beeinflussen, die Anpassung des Wasserkonsums ist aber eine einfache präventive Maßnahme, die sich seit den Tagen von Hippokrates erfolgreich bewährt hat.

Sie sollten also täglich ausreichend Wasser trinken, wenn Sie Krebs oder zumindest einigen Formen von Krebs vorbeugen möchten. Wie simpel es auch klingen mag, aber der Konsum von fünf Gläsern Wasser täglich kann das Risiko für Darmkrebs um 45 Prozent senken, für Harnwegskrebs (Blase, Prostata, Nieren, Hoden) um 50 Prozent und für Brustkrebs um 79 Prozent.

Eines der häufigsten Probleme, die mit einer chronischen Dehydrierung verbunden sind, ist Verstopfung. Ein gesunder, gut mit Flüssigkeit versorgter Mensch sollte mindestens einmal, wenn nicht zweimal am Tag Stuhlgang haben. Wenn Sie drei Mahlzeiten am Tag zu sich nehmen, müssen Sie ein Minimum davon mindestens einmal am Tag ausscheiden. Das sollte schnell und problemlos vonstattengehen. Wenn der Stuhlgang eine Belastung ist oder viel Zeit in Anspruch nimmt, leiden Sie unter Verstopfung.

Im Dickdarm (dem letzten Teil des Darmtraktes) wird dem Stuhl normalerweise eine bestimmte Menge Wasser entzogen, um die Ausscheidung zu erleichtern. Ist der Körper dehydriert, wird dem Stuhl mehr Feuchtigkeit entzogen, um den Wasserverlust zu verlangsamen. Infolgedessen wird der Stuhl übermäßig trocken und hart, sodass die Ausscheidung sich verlangsamt. Das Ergebnis ist Verstopfung. Die Lösung ist einfach: Mehr Wasser trinken!

Ein weiteres verbreitetes Symptom einer chronischen Dehydrierung sind Schmerzen und Krämpfe. Muskelermüdung und Krämpfe treten häufig auf, wenn der Körper dehydriert ist.[16] Die meisten von uns haben schon die schmerzhafte Erfahrung eines Beinkrampfes bei schwerer körperlicher Anstrengung gemacht. Sport führt zu starkem Schwitzen, was leicht zu einer Dehydrierung führen kann, die dann wiederum Muskelkrämpfe fördert.

Viele Menschen leiden unter chronischen Nacken- und Rückenschmerzen. Sie gehen zum Arzt und nehmen Schmerzmittel ein oder gehen zum Chiropraktiker, um Subluxationen (Wirbelverlagerungen, die durch Muskelkrämpfe verursacht werden) richten zu lassen. Der Chiropraktiker entspannt die Muskeln und justiert die Knochen wieder neu; ist die Ursache jedoch auf eine chronische Dehydrierung zurückzuführen, verkrampfen die Muskeln schließlich wieder, sodass ein erneuter Besuch beim Chiropraktiker erforderlich ist.

Müdigkeit, Kopfschmerzen, Konzentrationsstörungen und Kraftlosigkeit oder Verlust des Koordinationsvermögens sind alles Folgen einer Dehydrierung. Auch Kopfschmerzen sind in Wirklichkeit oft auf Wassermangel zurückzuführen. Statt Wasser zu trinken, lindern die meisten ihre Kopfschmerzen, indem sie Schmerzmittel einnehmen. Doch diese Schmerzmittel lösen das Problem nicht; der Körper ist immer noch dehydriert. Was sie jedoch bewirken ist eine Dämpfung des Nervensystems, das das Schmerzgefühl weiterleitet; hierdurch wird das Symptom der Dehydrierung maskiert, mit dem Ihr Körper Sie darauf aufmerksam macht, dass er mehr Wasser braucht. Es ist erstaunlich, wie viele Menschen sich von ihren Kopfschmerzen in rund 15 Minuten einfach dadurch befreien können, dass sie ein großes Glas Wasser trinken, denn das Wasser löst das Problem, anstatt es zu verdecken und das Nervensystem zu dämpfen.

Dehydrierung und Insulinresistenz

Eine der Folgen einer Dehydrierung ist eine Insulinresistenz, die eine übermäßige Insulinausschüttung fördert. Insulin ist ein Fettspeicher-Hormon und bewirkt, dass mehr Nahrund in Fett umgewandelt wird. Eine Dehydrierung führt zu einer vorübergehenden Insulinresistenz. Wird die

Dehydrierung chronisch, kann sie zu einer chronischen Insulinresistenz führen und damit die Gewichtszunahme fördern.

Wenn die Blutgefäße Wasser verlieren, konzentriert sich der Zucker im Blut – und je höher die Blutzuckerkonzentration ist, desto insulinresistenter werden Sie. Je insulinresistenter Sie sind, desto höher steigt Ihr Blutzucker. Es ist ein Teufelskreis. Wenn Sie hohen Blutdruck haben, versucht Ihr Körper, die überschüssige Glukose aus dem Blut zu filtern und sie aus dem Körper zu spülen, was zu häufigem Wasserlassen führt. Wann immer Sie Zucker oder Kohlenhydrate zu sich nehmen, steigt Ihr Blutzucker und die ausgeschiedene Urinmenge erhöht sich. Der Wassermangel nimmt also stetig zu.

Zusätzlich zu dem Wasser, das Sie im Tagesverlauf trinken, sollten Sie auch bei den Mahlzeiten Wasser trinken, um eine durch Kohlenhydrate induzierte Dehydrierung zu vermeiden. Wasser gibt den Mahlzeiten im Übrigen zusätzliches Volumen und hilft, den Hunger zu stillen. Es liefert auch das Medium, in dem Nahrungsmittel ordnungsgemäß verdaut und aufgenommen werden. Manche Menschen behaupten, Wasser bei den Mahlzeiten zu trinken, würde die Verdauungsenzyme verwässern und damit ihre Wirksamkeit mindern. Dem ist nicht so. Wenn Sie beim Essen trinken, erhöht dies in Wirklichkeit die Wirksamkeit der Enzyme, solange Sie nicht übermäßig viel trinken. Wasser wird fast sofort durch die Magenwand aufgenommen, was die Ausschüttung der Verdauungsenzyme und Säuren fördert und somit die Verdauung verbessert. Sie können an einem heißen Tag sehen, wie schnell das Wasser von Ihrem Magen in die Blutbahn gelangt. Wenn Ihnen sehr warm ist und Sie dehydriert sind und ein Glas Wasser trinken, beginnen Sie innerhalb von etwa fünf Minuten intensiv zu schwitzen. In nur wenigen Minuten kann das Wasser von Ihrem Magen ins Blut gelangen und Schweiß erzeugen. Es bleibt also nicht lange im Magen.

Wasser ist wesentlich für eine ordnungsgemäße Verdauung und Enzymaktivität. Wenn Sie zum Beispiel eine Schüssel mit Wasser nehmen, einige Tropfen Lebensmittelfarbe hineingeben und umrühren, verteilt sich die Farbe sofort in der ganzen Schüssel. Innerhalb von Sekunden ist das ganze Wasser gefärbt. Wenn Sie jedoch eine Schüssel mit gekochtem Haferbrei nehmen, so viel Wasser ergänzen, dass er richtig breiig wird, ein paar Tropfen Lebensmittelfarbe hineingeben und dann umrühren, was geschieht? Die Farbe verteilt sich nicht in der ganzen Schüssel, sondern konzentriert sich in kleinen „Lachen". Das geschieht auch mit dem Essen im Magen. Die Farbe steht für die Verdauungsenzyme. Diese Enzyme müssen mit jedem Teilchen des gekauten Essens in Kontakt kommen, damit sie ihre Aufgabe erfüllen und alle Teilchen aufspalten können. Wird das gekaute Essen nicht mit ausreichend Wasser vermischt, können die Enzyme nicht alle Teilchen erreichen und ihre Aufgabe erfüllen. Mit der Zufuhr einer ausreichenden Menge Wasser wird das Essen so verwässert, dass die richtige Mischung aus Enzymen und Essen entsteht.

Wenn Sie trotzdem kein Wasser zu den Mahlzeiten trinken möchten, können Sie auch ein volles Glas Wasser fünf oder zehn Minuten vor dem Essen trinken. Damit erhält Ihr Körper die Flüssigkeit, die er braucht, um das Essen richtig zu verdauen, und es hilft, den Magen zu füllen, um den ersten Heißhunger etwas zu stillen. Dadurch wird auch der Prozess angestoßen, der schließlich ein Sättigungsgefühl signalisiert.

Mehr Wasser trinken – mehr Gewicht reduzieren

Wasser ist das ultimative Schlankheitsgetränk, weil es null Kalorien enthält, den Appetit zügelt, den Stoffwechsel ankurbelt und Fett abzubauen hilft. Ja, Wasser zu trinken, kann hilfreich sein, um Körperfett abzubauen! Studien haben gezeigt, dass ein reduzierter Wasserkonsum zu einer erhöhten Fettablagerung führt und ein erhöhter Wasserkonsum das Gegenteil bewirkt.

Aufgabe der Nieren ist es, Abfallstoffe aus dem Blut zu filtern und das Elektrolyt-Gleichgewicht und das Säure-Basen-Gleichgewicht (pH-Wert) aufrechtzuerhalten. Die Nieren brauchen sehr viel Wasser, um ordnungsgemäß zu funktionieren. Ist nicht genügend Wasser vorhanden, staut sich das Blut zu sehr, und die Nieren können ihre Aufgabe nicht richtig erfüllen. Da die Aufrechterhaltung eines chemischen Gleichgewichts für die Gesundheit von entscheidender Bedeutung ist, springt die Leber ein und übernimmt die Aufgabe, die eigentlich von den überlasteten Nieren zu erledigen wäre. Dadurch wird die Leber wiederum übermäßig belastet, die außerdem weiterhin alle ihre regulären Aufgaben erledigen muss. Zu den Aufgaben der Leber gehört, Fett in Energie für den Körper umzuwandeln. Wenn die Leber jedoch, weil sie die Nieren unterstützt, mit der übermäßigen Belastung zu kämpfen hat, kann sie auch nicht optimal funktionieren. Somit wird weniger Fett in Energie umgewandelt und mehr Fett bleibt als Fett gespeichert. Das heißt, wenn Sie mehr Wasser trinken, können die Nieren und die Leber effizienter arbeiten und mehr Fett wird verstoffwechselt und abgebaut.

Wenn Sie normalerweise kein Wasser trinken, müssen Sie Ihre Flüssigkeit aus irgendeiner anderen Quelle beziehen. Es gibt jedoch keine andere

Quelle, die Wasser angemessen ersetzen könnte, und die meisten anderen Getränke, die wir zu uns nehmen, tragen aktiv zu Gewichtsproblemen bei. Ein wichtiger Schlüssel, um abzunehmen, ist das Ersetzen aller Getränke durch reines Wasser. Die meisten Getränke enthalten jede Menge Kalorien. Das heißt, sie haben einen geringen Nährwert, aber sehr viele Kalorien. Je mehr solcher Getränke Sie zu sich nehmen, desto mehr Kalorien nehmen Sie auf. Ein Glas mit 400 ml Orangensaft enthält 220 Kalorien. Eine Dose mit 300 ml Limonade enthält etwa 150 Kalorien. Wasser hat jedoch gar keine Kalorien.

Wir neigen dazu, jeden Tag etwa die gleiche Menge an Nahrungsmitteln und die gleiche Menge an Kalorien zu uns zu nehmen. Die Kalorien, die wir trinken, sind zusätzliche Kalorien. Egal, wie viel oder wie wenig Sie zwischen den Mahlzeiten trinken, Sie werden etwa gleich viel essen. In Studien wurde nachgewiesen, dass der Konsum zuckerhaltiger Getränke wenig Einfluss darauf hat, wie viel wir bei einer Mahlzeit essen. Wenn wir Wasser trinken anstelle anderer Getränke, können wir die Anzahl der Kalorien jedoch erheblich reduzieren, die wir jeden Tag zu uns nehmen.

Nun denken Sie vielleicht: „Ich trinke kalorienarme Getränke, also ist es in Ordnung." Nein, das ist es leider nicht. Nahrungsmittel und Getränke mit künstlichen Süßstoffen sind alles anderes als gesund. Sie fördern unsere Lust auf Süßigkeiten und sorgen dafür, dass unsere Sucht weiter gedeiht. Wer oft künstlich gesüßte Produkte isst und trinkt, entwickelt eine schlechte Gewohnheit, die zu übermäßigem Essen, insbesondere von nährstoffarmen Produkten, führt.

Ein weiteres Problem bei süßen und appetitanregenden Getränken ist die Anregung der Speicheldrüsen; das verleitet den Körper zu der Annahme, er bekäme etwas zu essen. Der Körper rüstet sich dafür, eine herzhafte Mahlzeit zu bewältigen, erhält aber nur etwas Flüssigkeit, die fast sofort verdaut wird. Der Körper ist jetzt aber darauf vorbereitet, „richtiges" Essen zu bekommen, und reagiert mit einem „Hungergefühl". Das Ergebnis: Sie essen zwischendurch eine Kleinigkeit und nehmen unnütze Kalorien auf.

Getränke, ob sie nun kalorienarm sind oder nicht, können auch durstig machen und bewirken, dass Sie mehr trinken möchten. Koffeinhaltige Getränke wie Kaffee und koffeinierte Limonade haben zum Beispiel eine harntreibende Wirkung. Sie trinken vielleicht eine Limonade, um Ihren Durst zu stillen, aber das Koffein wird dem Körper Wasser entziehen und bewirken, dass Sie häufiger urinieren müssen und wieder durstig werden. Wenn Sie Ihren Durst dann mit einer weiteren Limonade stillen, wiederholt sich der Kreislauf. Sie werden nach und nach immer stärker dehydriert, während Sie immer mehr Limonade trinken und mehr Kalorien zu sich nehmen. Hätten Sie Ihren Durst von vorneherein mit Wasser statt mit Limonade gestillt, wären Sie nicht so schnell wieder durstig geworden und hätten keine Kalorien oder künstlichen Geschmacksverstärker, Koffein und andere Chemikalien zu sich genommen, die die Geschmacksknospen stimulieren und die Sucht fördern.

Eine interessante Studie zum Kaffeekonsum wurde mit zwölf gesunden Männern und Frauen durchgeführt. Sie waren alle Kaffeetrinker, verzichteten aber fünf Tage lang vor der Studie darauf, irgendetwas Koffeinhaltiges zu trinken oder zu essen. Dann durften sie sechs Tassen Kaffee täglich trinken. Die Forscher stellten fest, dass sie über ihren Urin mehr Wasser ausschieden, als sie mit ihren Nahrungsmitteln aufgenommen hatten, sodass unter dem Strich ein Wasserverlust zu verzeichnen war. Der Wasseranteil im Körper ging um 2,7 Prozent zurück. Trotz dieser Dehydrierung stellte sich nur bei zwei Versuchspersonen ein Durstgefühl ein.

Alle alkoholischen Getränke, sämtlicher Kaffee, schwarzer und grüner Tee, Limonaden, Fruchtsäfte (die oft hochgradig mit zusätzlichem Zucker angereichert sind) und aromatisierten Getränke sollten durch Wasser ersetzt werden. Am meisten sollten Sie die Getränke meiden, die Zucker, Koffein oder Alkohol enthalten, denn sie sind am kalorienreichsten und haben die stärkste harntreibende oder dehydrierende Wirkung.

Dies bedeutet natürlich nicht, dass Sie diese Getränke nie wieder trinken dürfen. Sie sollten jedoch darauf achten, anschließend auch Wasser zusätzlich zu trinken. Als allgemeine Faustregel gilt, für jede Tasse Kaffee oder Tee oder Limonade, die Sie trinken, müssen Sie mindestens halb so viel zusätzliches Wasser aufnehmen. Dieses Wasser zählt jedoch nicht zu den acht Gläsern, mit denen Sie Ihren regulären täglichen Wasserbedarf zu decken. Dieses Wasser müssen Sie unabhängig davon zusätzlich trinken. Alkohol stellt das größte Problem dar, weil für den Stoffwechsel achtmal so viel Wasser benötigt wird. Wenn Sie also 30 ml Alkohol trinken, müssen Sie anschließend zusätzlich etwa 200 ml Wasser trinken.

Sie können Ihren Stoffwechsel dadurch ankurbeln und zusätzliche Kalorien verbrennen, indem Sie einfach Wasser trinken. Forscher aus Deutschland und Kanada haben festgestellt, dass die Stoffwechselrate sich um etwa

30 Prozent erhöht, wenn man 500 ml Wasser trinkt. Diese Anregung des Stoffwechsels wurde innerhalb von 10 Minuten nach dem Wasserkonsum beobachtet, sie erreichte nach 30 bis 40 Minuten ihre maximale Wirkung und hielt über eine Stunde an. Auf der Grundlage dieser Messungen schätzten die Forscher, dass man, wenn man seinen aktuellen Wasserkonsum um 1,5 Liter pro Tag erhöht, zusätzlich 17.400 Kalorien im Jahr verbrennen oder entsprechend 2,4 Kilo abnehmen würde.[17] Auch wenn 2,4 Kilo nicht viel sind, sind es dennoch 2,4 Kilo weniger überschüssiges Fett, das an Ihrem Körper hängt.

Die Wirkung der Gewichtsabnahme durch Wassertrinken kann noch weiter verstärkt werden, wenn das Wasser gekühlt wird. Eine Kalorie wird als die Menge an Energie definiert, die man braucht, um die Temperatur von 1 Gramm Wasser um 1°C zu erhöhen. Angesichts dessen, dass die Definition einer Kalorie auf der Erhöhung der Temperatur von Wasser beruht, ist es doch nur logisch, davon auszugehen, dass der Körper Kalorien verbrennt, wenn er die Temperatur von kaltem Wasser auf Körpertemperatur erhöhen muss. Trinkt man also ein Glas kaltes Wasser und es passiert den Körper, bis es als Urin ausgeschieden wird, hat der Urin die gleiche Temperatur wie der Körper. Der Körper muss also die Temperatur des Wassers erhöhen, und dafür müssen Kalorien verbrannt werden.

Eiskaltes Wasser hat eine Temperatur von 0°C, die Körpertemperatur liegt bei 37°C. 473 ml (16 fl. OZ) Flüssigkeit entsprechen 473 Gramm, und eine Kalorie ist erforderlich, um die Temperatur von einem Gramm Wasser auf 1°C zu erhöhen. Um die Temperatur von 473 ml auf 37°C zu erhöhen, muss der Körper also 17,5 Kalorien an Energie verbrauchen. Wenn Sie 2.395 ml eiskaltes Wasser täglich trinken, verbrennen Sie zusätzlich 87,5 Kalorien am Tag oder 31.937 Kalorien im Jahr, was einer Gewichtsabnahme von mehr als 4 Kilo entspricht. Wenn Sie bereits 1 Liter Wasser am Tag trinken und nun zusätzlich 1,5 Liter aufnehmen und das Wasser gekühlt ist, können Sie insgesamt 6,4 Kilo im Laufe von 12 Monaten nur dadurch abnehmen, dass Sie Wasser trinken! Das nenne ich mal einfaches Abnehmen. Dies ist nur ein weiterer Grund, warum Sie andere Getränke, die Sie normalerweise trinken, durch kaltes Wasser ersetzen sollten.

Wenn Sie abnehmen und das Gewicht auch halten möchten, sollten Sie es sich zur Gewohnheit zu machen, nur Wasser zu trinken (außer vielleicht bei besonderen Anlässen). Wenn Sie das geschafft haben, werden Sie Wasser gegenüber anderen Getränken bevorzugen, weil es den Durst besser stillt.

Viele sagen, dass sie nicht gerne Wasser trinken. Was sie in Wirklichkeit meinen, ist die Tatsache, dass sie süchtig nach den Chemikalien in den Getränken sind und diese Sucht auch befriedigen müssen. Selbst ein Erfrischungsgetränk täglich kann erhebliche Auswirkungen auf das Gewicht haben.

Andere Getränke einfach durch Wasser zu ersetzen, kann eine bemerkenswerte Wirkung auf Ihre Gesundheit und Ihr Gewicht haben. Donna Gutkowski ersetzte zum Beispiel die sechs bis acht Dosen Limonade, die sie jeden Tag trank, durch Wasser. Als Ergebnis dessen nahm sie 31 Pfund überschüssiges Gewicht ab. „Ich kann jetzt Kleidung tragen, bei der ich gedacht hätte, dass ich nie mehr hineinpassen würde." Zu ihrer bevorstehenden Hochzeit sagte sie: „Ich kann zum Traualtar gehen und werde besser aussehen als in den letzten 15 Jahren."

Bob Butts erzählt: „Ich habe mühelos 13 Pfund abgenommen, ohne mich anzustrengen. Ich esse, was immer ich möchte … Ich kann ehrlich sagen, dass dank Ihrer Hilfe das Abnehmen mühelos geworden ist. Ich kenne zwei Brüder, die ebenfalls erfolgreich abgenommen haben – der eine 90 Pfund und der andere 27 Pfund."

Sie sind nicht hungrig, sondern durstig

Die meisten Menschen erkennen die Durstsignale des Körpers nicht immer. Sie werden oft als Hunger fehlinterpretiert, sodass wir etwas essen, obwohl unser Körper in Wirklichkeit nach Wasser schreit. Wenn Sie einen sehr trockenen Mund haben, wissen Sie natürlich, dass Sie durstig sind, aber bis der Körper sich mit diesem Symptom überhaupt erst bemerkbar macht, sind Sie bereits ernsthaft dehydriert. Ein trockener Mund ist ein Zeichen von starkem Durst. Diese Phase der Dehydrierung hätte normalerweise verhindert werden können, wenn Sie früher auf die Alarmsignale Ihres Körpers gehört hätten.

Das erste Anzeichen für Durst ist der subtile Wunsch zu trinken. Wenn wir dieses Gefühl ignorieren, wird unser Körper stärker dehydriert. Der Körper ist gezwungen, auf andere Mittel zurückzugreifen, um uns zum Trinken zu motivieren. Das nächste Zeichen ist ein leeres Gefühl im Magen. Wenn der Körper verzweifelt nach Wasser verlangt, können aufsteigende Hungergefühle uns dazu veranlassen, etwas zu essen, das dem Körper ausreichend Flüssigkeit zuführt, um einer Dehydrierung vorzubeugen. In Wirklichkeit ist der Körper jedoch nicht hungrig, sondern durstig. Wenn Sie das Signal des Körpers weiter ignorieren oder etwas essen, das ihn nicht mit dem benötigten Wasser versorgt, ist ein trockener Mund die Folge. Es ist das unmissverständliche Zeichen, dass der Körper Wasser braucht, und dies kann von Müdigkeit, Benommenheit oder Kopfschmerzen begleitet sein. Zu diesem Zeitpunkt sind Sie bereits stark dehydriert und die Symptome sind schwerwiegend.

Wenn Sie also zwischen den Mahlzeiten hungrig werden, dann ist dies höchstwahrscheinlich ein Zeichen dafür, dass Sie durstig sind, aber nicht hungrig. Sie haben frühere Durstsignale ignoriert und jetzt schreit der Körper nach Wasser. Der einzige Weg, den Durst zu stillen, ist Wasser zu trinken. Oft behelfen wir uns mit etwas anderem, etwa mit Kaffee, Limonade oder irgendeinem Snack; das mag unser Bedürfnis sofort stillen, langfristig macht es aber alles nur noch schlimmer.

Zu dem in diesem Buch beschriebenen Ernährungsprogramm gehört es, die Tatsache zu erkennen, dass ein Hungergefühl zwischen den Mahlzeiten fast immer ein Signal dafür ist, dass der Körper Wasser braucht – keine anderen Getränke und auch keine Nahrung. Beschränken Sie das Essen auf die regulären Mahlzeiten. Zwischen den Mahlzeiten trinken Sie ein Glas Wasser, wenn sie „hungrig" sind. Das Wasser wird Ihren „Hunger" erstaunlicherweise stillen. Durch die Flüssigkeit ist der Magen gefüllt und es entsteht ein Sättigungsgefühl. Dieses Gefühl mag nur ein bis zwei Stunden anhalten, doch das ist in Ordnung, da Ihr Körper dann sowieso eine weitere Wasserzufuhr braucht. Also geben Sie ihm wieder etwas Wasser zu trinken. Halten Sie sich den ganzen Tag daran, immer wieder Wasser zu trinken, wenn Sie hungrig sind.

Auf diese Weise nehmen Sie jeden Tag ausreichend Wasser zu sich, ohne sich anzustrengen oder zum Trinken zu zwingen. Wenn Sie beginnen, mehr Wasser zu trinken, wird Ihr Durstgefühl neu erwachen, sodass Ihnen wieder bewusster wird, dass Sie Wasser brauchen. Dies wird Ihnen helfen, Ihren Durst zu stillen, bevor der Körper Zuflucht in einem Hungergefühl oder trockenen Mund sucht.

Dr. Batmanghelidj sagt: „Ich kenne einen Mann, der wog 217 Kilo. Er nahm in einem Jahr 131 Kilo dadurch ab, dass er Wasser trank, wann immer er hungrig war. Er musste sich zwei Operationen unterziehen, um die überschüssige Haut entfernen zu lassen. Ein anderer Mann nahm in anderthalb Jahren 70 Kilo ab. Er konnte anschließend Hosen tragen, die 14 Nummern kleiner waren. Eine Gewichtsabnahme zwischen 6 und 20 Kilo nur durch

Wasser ist mit minimalen Anstrengungen möglich." Wow! Es ist erstaunlich, welche phänomenalen Ergebnisse sich nur durch Wassertrinken erzielen lassen.

Salz und Mineralien

Wenn Ihr Körper durch Schwitzen, mit dem Urin und durch andere Ausscheidungen Wasser verliert, verlieren Sie auch Elektrolyte (Mineralien), die wichtig für Ihre Gesundheit sind. Zwei der wichtigsten Mineralstoffe sind Natrium und Chlorid.

Natrium und Chlorid sind die am fünft- und sechsthäufigsten im menschlichen Körper vorkommenden Mineralstoffe. Ein Körper von 60 Kilo enthält jeweils 90 Gramm Natrium und Chlorid oder insgesamt etwa 36 Teelöffel. Nur Calcium, Phosphor, Kalium und Schwefel kommen in noch größeren Mengen vor.

Natrium ist wesentlich für die Aufrechterhaltung des normalen Flüssigkeitsgleichgewichts und des Säure-Basen-Gleichgewichts und unterstützt die Weiterleitung von Nervenimpulsen. Chlorid ist ebenfalls unerlässlich für die Aufrechterhaltung des Flüssigkeits- und des Säure-Basen-Gleichgewichts und für eine ordnungsgemäße Verdauungsfunktion. Ein chronischer Mangel an diesen Mineralstoffen kann zu Wachstumsstörungen bei Kindern, Muskelkrämpfen, Apathie, Appetitlosigkeit und Verdauungsstörungen führen. Ein durch übermäßiges Schwitzen, Erbrechen oder Durchfall hervorgerufener Mangel kann zu einer schweren Elektrolyt-Erschöpfung und in der Folge zu Koma und Tod führen. Sportler, die bei heißen Temperaturen Wettkämpfe bestreiten oder trainieren, werden oft durch starkes Schwitzen Opfer einer Elektrolyt-Erschöpfung. Viele mussten im Krankenhaus behandelt werden oder sind sogar daran gestorben. Aus diesem Grund sind isotonische Sportgetränke oder Rehydrierungslösungen so beliebt. Neben Wasser und Zucker enthalten diese Getränke vor allem Natriumchlorid (Salz).

Seit vielen Jahren wird uns vonseiten der Schulmedizin weisgemacht, wir müssten unsere Salzzufuhr (Natrium) begrenzen. Die Notwendigkeit von Salz in der Nahrung wird zwar anerkannt, man unterstellt uns aber, wir würden zu viel essen und müssten unsere Salzzufuhr reduzieren. Eine geringere Salzzufuhr, so die Theorie, würde den Blutdruck senken und damit auch das Risiko für Herzinfarkte. In den letzten 30 Jahren wurde der Salzkonsum um 65 Prozent reduziert, jedoch ohne dass dies eine nennenswerte Auswirkung auf das Auftreten von Bluthochdruck oder Herzinfarkten gehabt hätte.[18] Im Gegenteil – immer mehr Menschen leiden unter Bluthochdruck. Irgendetwas an dieser Theorie ist offenbar falsch.

Nach Dr. Jan Staessen und seinen Kollegen von der Abteilung für kardiovaskuläre Erkrankungen der medizinischen Fakultät der Universität Leuven in Belgien ist die Theorie falsch. Sein Forscherteam stellte fest, dass nur der systolische Blutdruck (der obere Wert) bei einer erhöhten Salzaufnahme mit der Zeit langsam steigt. Diese Erhöhung schlägt sich jedoch nicht in einem erhöhten Risiko für Bluthochdruck oder für Herzinfarkte nieder. Sie stellten genau das Gegenteil fest – eine geringere Salzzufuhr ist mit einer höheren Inzidenz von Herz- und Blutgefäßerkrankungen und erhöhten Todesfallraten verbunden. Bei ihren Studien stellten sie in der Tat fest, dass die Todesfälle umgekehrt proportional zur gesenkten Salzzufuhr stiegen.[19] Staessen sagt: „Unsere derzeitigen Erkenntnisse widerlegen die Schätzungen von Computermodellen [auf der Basis von Theorien] von Leben, die durch eine geringere Salzaufnahme gerettet wurden, und von Kosten der Gesundheitsversorgung, die dadurch gesenkt wurden. Sie unterstützen auch nicht die derzeitigen Empfehlungen für eine generelle und undifferenzierte Reduzierung der Salzaufnahme der Bevölkerung [für jeden]."

Die vorliegenden Belege zeigen, dass eine erhebliche Beschneidung des Salzkonsums bei manchen Personen zu einer kleinen Senkung des Blutdrucks führen kann, während das Risiko für eine Reihe anderer Gesundheitsprobleme bei der breiten Mehrzahl der Bevölkerung steigt. Zusätzlich zu Staessens Studien haben Forscher anderer Institutionen gezeigt, dass eine im Vergleich zum aktuellen Salzkonsum verringerte Zufuhr das Risiko für eine Insulinresistenz, für das metabolische Syndrom (Stoffwechselsyndrom), eine systolische oder kongestive Herzinsuffizienz, für Diabetes, Dehydrierung und das Mortalitätsrisiko erhöhen kann.[20-22]

Sie müssen keine Angst haben, wenn Sie Salz essen. Eine Zusammenfassung aller Studien zum Thema Bluthochdruck und Salz kam zu dem Schluss, dass es bei Menschen mit normalem Blutdruck keine schädlichen Wirkungen hat, das Essen mit Salz zu würzen. Bei Bluthochdruck-Patienten wurde nur bei etwa 3 Prozent festgestellt, dass Salz negative Auswirkungen hatte. Bei diesen 3 Prozent wurde angenommen, dass sie unter Bluthochdruck leiden, weil sie chronisch dehydriert waren. Die Arbeiten von Dr. Batmanghelidj haben jedoch gezeigt, dass hoher Blutdruck gesenkt werden kann, wenn ausreichend Wasser getrunken wird, und er war auf diesem Gebiet sehr erfolgreich. Darüber hinaus wird die ketogene Ernährung ebenfalls helfen, den Blutdruck zu senken, sodass es keine negativen Auswirkungen haben wird, wenn Sie Salz verwenden.

Der *US National Research Council* rät, die tägliche Salzzufuhr auf weniger als 6 Gramm (1 Teelöffel Salz = 5,69 Gramm) zu beschränken. Eine internationale Salz-Studie, an der mehr als 10 000 Versuchspersonen in 32 Ländern beteiligt waren, zeigte einen durchschnittlichen Konsum von 9,9 Gramm Salz am Tag. Einige Populationen konsumieren jedoch mehr. In einigen Teilen Japans, wo salzige Nahrungsmittel beliebt sind, kann der durchschnittliche Salzkonsum beispielsweise unglaubliche 26 Gramm oder mehr am Tag erreichen.[23] Der landesweite Durchschnitt in Japan liegt bei 11,4 Gramm am Tag. Trotz der sehr salzhaltigen Ernährung gehören die Japaner zu den Menschen mit der höchsten Lebenserwartung weltweit, und auch Bluthochdruck und Herzkrankheiten kommen vergleichsweise seltener vor.

Salz kann auch helfen, den Körper zu entgiften, da es das Ausscheiden von toxischen Halogeniden unterstützt. Das Chlorid im Salz gehört zur Familie der Halogenide. Chlorid kann Bromid konkurrierend hemmen und den Nieren helfen, Bromid und Fluorid auszuscheiden.[24–25] Vor Jahren behandelten Ärzte tatsächlich eine Bromvergiftung durch Verabreichen therapeutischer Salzdosen, um das Brom aus dem Körper zu spülen. Eine salzarme Ernährung verschlimmert die Giftigkeit von Bromid und Fluorid. Bei Laborratten, die salzarm ernährt wurden, verlängerte sich die Halbwertszeit von Brom um 833 Prozent im Vergleich zu Ratten, die normales salzhaltiges Futter erhielten.[24]

TÄGLICHER WASSERVERLUST (ml)			
Art des Verlustes	Bei normaler Temperatur	Bei heißem Wetter	Bei längerer anstrengender sportlicher Aktivität
Haut	350	350	350
Atmung	350	250	650
Urin	1400	1200	500
Schweiß	100	1400	5000
Stuhl	100	100	100
Gesamtmenge	2300	3300	6600

Quelle: Arthur C. Guyton, Textbook of Medical Physiology, W. B. Saunders Company, 8. Auflage 1991

Sofern Ihr Arzt Ihnen keinen vernünftigen Grund nennen kann, warum Sie auf Salz verzichten sollten, gibt es auch keinen Grund, ihren Salzkonsum einzuschränken. Zehn Gramm am Tag (etwas mehr als zwei Teelöffel) scheinen für die breite Mehrheit der Bevölkerung völlig unbedenklich zu sein, selbst für Personen, bei denen eine Salz- oder Natriumempfindlichkeit vorliegt, solange sie genug Wasser trinken, um ausreichend mit Flüssigkeit versorgt zu bleiben. Ich empfehle die Verwendung von Meersalz, weil es mehr Spurenelemente als raffiniertes Salz enthält. Genau wie Natrium und Chlorid werden Spurenelemente aus dem Körper ausgespült, sodass auch diese Vorräte wieder „aufgefüllt" werden müssen. Ergänzungen von Spurenelementen aus Meersalz oder anderen Quellen könnten ebenso wertvoll sein, um den Bedarf an zu decken. Diese Ergänzungen werden in der Regel in flüssiger Form verkauft und sind im Handel erhältlich.

Wegen der Belastung von Leitungswasser mit Fluorid [in den USA] und anderen Schadstoffen sind Wasserfiltersysteme für Zuhause beliebt geworden. Das mag zwar ein Problem lösen, schafft dadurch aber vielleicht ein anderes. Dem gefilterten Wasser werden die Mineralien entzogen und es nimmt die Mineralstoffe im Körper auf und spült sie aus. Durch diese Art von Wasser könnte sogar ein Mineralstoffmangel entstehen. Wenn Sie also destilliertes oder gefiltertes Wasser trinken, sollten Sie sich besonders bemühen, mehr Meersalz zu konsumieren und ergänzend Spurenelemente einnehmen.

Kommt es bei dem ketogenen Ernährungsprogramm mit Kokosöl zu Muskelkrämpfen, bedeutet dies möglicherweise, dass Sie mehr Wasser oder mehr Mineralstoffe zu sich nehmen müssen. Um Muskelkrämpfe zu vermeiden, müssen Sie sicherstellen, dass Sie ausreichende Mengen an Meersalz verwenden und eine Magnesium-Nährstoffergänzung einnehmen (400–1200 mg pro Tag). Eine der besten Quellen für Magnesium ist sogenanntes Magnesiumöl. In Wirklichkeit handelt es sich dabei nicht um ein Öl, sondern um eine wasserbasierte Magnesiumchlorid-Lösung. Die Lösung wird auf die Haut aufgetragen und eingerieben. Beim Einreiben fühlt sie sich sehr „ölig" an, daher kommt der Name. Magnesium wird leichter vom Körper aufgenommen, wenn es auf die Haut aufgetragen wird.

Oral eingenommenes Magnesium kann unter Umständen eine starke abführende Wirkung haben. In Einzelfällen kommt es bei der ketogenen Ernährung am Anfang zu Durchfall. Diese Wirkung ist oft auf die Einnahme von Magnesium-Ergänzungen zurückzuführen. Wenn Sie jedoch Magnesiumöl verwenden und es auf der Haut einreiben, beugen Sie diesem Problem im

Allgemeinen vor. Der Nachteil bei Magnesiumöl ist, dass Sie nicht genau wissen, wie viel Magnesium Sie aufnehmen. Dies ist jedoch nicht wirklich ein Problem, da bei den meisten Menschen ein Magnesiummangel vorliegt.

Ausreichend Wasser trinken – mit System!

Die meisten Erwachsenen müssen etwa 2,5 Liter Wasser am Tag trinken, aber nur wenige tun dies wirklich. Sie sollten sich nicht auf Mutmaßungen verlassen. Es ist nicht damit getan, zu wissen, dass man viel trinken muss. Wir merken uns im Allgemeinen nicht, wie viel wir getrunken haben, oder überschätzen die Menge, insbesondere wenn wir auch noch zu anderen Getränken greifen. Manche trinken den ganzen Tag über nicht einen Schluck Wasser und glauben dennoch, ihr Körper sei mit ausreichend Flüssigkeit.

Wenn Sie eine Liste darüber führen würden, wie viel Wasser Sie zu sich nehmen, würden Sie feststellen, dass Sie wahrscheinlich nicht genug trinken. Sie glauben womöglich, Sie würden viel Wasser trinken, und vielleicht trinken Sie auch mehr als andere, aber die meisten Menschen würden das Ziel der empfohlenen Menge von 1 Liter pro 30 Kilo Körpergewicht immer noch verfehlen.

Um Ihre empfohlene tägliche Mindestmenge aufzunehmen, sollten Sie ein System verwenden, bei dem Sie genau verfolgen können, wie viel Sie getrunken haben. Eine Möglichkeit ist, in einem kleinen Notizbuch jedes Glas zu notieren, das Sie während des Tages trinken, um sicherzustellen, dass Sie genug getrunken haben, bevor der Tag vorüber ist. Warten Sie nicht bis kurz vor dem Schlafengehen, um dann zwei Liter auf einmal zu trinken, sonst werden Sie die ganze Nacht wach sein. Achten Sie darauf, über den ganzen Tag verteilt regelmäßig zu trinken.

Die beste Methode ist meines Erachtens, morgens eine oder mehrere Flaschen mit der Menge Wasser zu füllen, das Sie tagsüber trinken werden. Trinken Sie das Wasser im Tagesverlauf mit dem Ziel, die Flasche(n) bis zum Schlafengehen geleert zu haben. Sie können die Menge auch auf zwei oder mehrere Flaschen verteilen, um eine mit zur Arbeit zu nehmen.

Ich empfehle den Verzicht auf andere Getränke, insbesondere sollten Sie Kaffee, Tee und Limonade meiden; wenn das nicht gelingt, sollten Sie in jedem Fall noch einmal halb so viel Wasser zusätzlich zu Ihrer täglichen Ration trinken. Wenn Sie sich streng an diese Regel halten, werden Sie nicht viele zusätzliche Getränke zu sich nehmen wollen, weil Ihr Durst bereits mit ausreichend Wasser gestillt ist.

Vergessen Sie nicht, dass die empfohlene tägliche Menge das Minimum ist. Es entspricht der Menge an Wasser, die wir über Urin und Stuhlgang, über die Atmung und das Schwitzen jeden Tag verlieren. Sie ersetzen also nur das, was verloren gegangen ist. Sie können jedoch mehr trinken, wenn es notwendig ist, und unter bestimmten Umständen werden Sie dies auch tun wollen. Wenn Sie Sport treiben oder das Klima bei Ihnen trocken oder heiß ist, brauchen Sie möglicherweise mehr Wasser. Wie viel sollten Sie zusätzlich trinken? Das hängt ganz davon ab, wie viel Wasser Sie verlieren. Um dies festzustellen, können Sie die Farbe des Urins beobachten. Ist er dunkelgelb oder bernsteingelb, sind Sie dehydriert und müssen mehr trinken. Ihr Urin sollte eine sehr blasse gelbe Farbe haben, fast klar. Andere Zeichen oder Symptome für eine Dehydrierung sind zum Beispiel ein trockener Mund, Schwäche, Benommenheit, Kopfschmerzen, Muskelkrämpfe, Verstopfung und die Unfähigkeit, bei warmem Wetter zu schwitzen.

Zusammenfassung der wichtigsten Punkte dieses Kapitels

- Trinken Sie Wasser statt anderer Getränke.
- Trinken Sie, wann immer Sie durstig sind.
- Trinken Sie, wenn Sie zwischen den Mahlzeiten „hungrig" sind – essen Sie nicht zwischendurch.
- Trinken Sie mindestens 1 Liter Wasser pro Tag und pro 30 Kilo Körpergewicht.
- Wenn Sie etwas anderes als Wasser trinken, sollten Sie noch einmal halb so viel Wasser zusätzlich zu Ihrem täglichen Wasserbedarf trinken.
- Halten Sie sich an ein persönliches, leicht kontrollierbares Mess-System, an eine einfache gewohnheitsmäßige Methode, um sicherzugehen, dass Sie Ihren empfohlenen täglichen Wasserbedarf voll decken.
- Wenn das Wetter heiß oder trocken ist oder wenn Sie intensiv Sport treiben, erhöhen Sie Ihren Wasserkonsum.
- Kontrollieren Sie die Farbe Ihres Urins, um festzustellen, ob Sie mehr Wasser benötigen.

Ich frage Menschen oft, ob sie genug Wasser trinken und sie sagen: „ Ja sicher, ich trinke drei Liter Wasser am Tag." Und dennoch sind Sie dehydriert. Warum? Weil es draußen über 36°C heiß ist und sie mehr Wasser als gewöhnlich verlieren. Der Einfluss der Umwelt wird oft vernachlässigt, und obwohl drei Liter am Tag getrunken werden, reicht dies möglicherweise nicht aus.

Im Sommer, insbesondere wenn Sie in einem heißen, trockenen Klima leben, müssen Sie Ihre tägliche Wasserzufuhr um etwa einen Liter erhöhen. Wenn Sie intensiv Sport treiben oder noch andere Getränke zu sich nehmen, müssen Sie zusätzliches Wasser trinken. Dies mag sich nach viel Wasser anhören, aber Ihr Körper braucht es. Und vergessen Sie nicht, insbesondere wenn Sie destilliertes oder gefiltertes Wasser trinken, Ihre Nahrung mit etwas mehr Salz anzureichern.

Bei einer Temperatur von 20°C verliert ein Erwachsener im Sitzen etwa 2,3 Liter Wasser am Tag. Bei heißem Wetter erhöht sich der Verlust auf etwa 3,3 Liter, und bei längeren intensiven sportlichen Aktivitäten kann der Verlust sich auf 6,6 Liter Wasser belaufen. Daran erkennen Sie, dass Sie bei warmem Wetter oder wenn Sie körperlich aktiv sind, Ihre Wasserzufuhr erheblich erhöhen müssen, um den Wasserverlust auszugleichen. Wenn Sie Sport treiben und stark schwitzen, benötigen Sie möglicherweise fast das Dreifache der empfohlenen Tagesmenge an Wasser.

Andere Faktoren, die den Wasserverlust erhöhen, sind eine proteinhaltige Ernährung, Alkohol, Koffein, Zucker und harntreibende Medikamente sowie Kräuter oder auch der Verzehr von übermäßig vielen trockenen, energiedichten Nahrungsmitteln wie Cracker, Salzstangen, Chips, Trockenobst, Dörrfleisch, Müsliriegel etc. Trockene, energiedichte Nahrungsmittel erfordern eine zusätzliche Wasserzufuhr. Darüber hinaus erhöht sich der Wasserverlust auch in Höhenlagen, da es in größeren Höhen trockener ist.

KAPITEL 15

Leitlinien für eine kohlenhydratarme und fettreiche Ernährung

„Ich habe mit Kokosöl 15 Pfund abgenommen. Ich habe weiter nichts gemacht, als es manchmal (aber nicht immer) abends bei der Zubereitung des Abendessens in die Pfanne zu geben, und vielleicht noch bei einigen anderen Rezepten, die ich ausprobiert habe. Tatsache ist auch, dass ich während dieser Phase der Gewichtsabnahme sogar ganz aufgehört hatte, Sport zu treiben ..." (Malikah)

„Nachdem in den letzten drei bis vier Monaten jeden Tag etwas kaltgepresstes Kokosöl genommen habe, freue ich mich jetzt, sagen zu können, dass ich mehr als 28 Pfund abgenommen habe. Ich kann es kaum glauben, aber ich kann jetzt wieder Größe 40 tragen, nachdem ich vorher bei Größe 46 war, und ich fühle mich so viel besser damit!" (Rose)

*

Viele Menschen berichten ähnlich wie Malikah und Rose, dass sie mühelos abgenommen haben, nachdem sie ihren Speiseplan einfach mit etwas Kokosöl angereichert hatten. Das liegt daran, dass Kokosöl den Stoffwechsel ankurbelt, das Energieniveau erhöht und stärkere körperliche Aktivität fördert, den Appetit zügelt, die Zuckersucht etwas dämpft und die Schilddrüsenfunktion verbessert. Genauso viele Menschen sagen jedoch, dass sie keine nennenswerte Gewichtsabnahme festgestellt hätten, nachdem sie Kokosöl ihrem normalen Speiseplan hinzugefügt hatten. Warum diese Diskrepanz? Es gibt eine Reihe von Gründen für diesen scheinbaren Widerspruch.

Zum einen können Sie nicht erwarten, Gewicht abzubauen, wenn Sie zwar Kokosöl in Ihren Speiseplan aufnehmen, aber weiterhin hydrierte und andere *schlechte* Öle konsumieren. Sie müssen diese Öle durch Kokosöl *ersetzen*, dann erleben Sie den Unterschied. Außerdem sollten Sie *genügend* Kokosöl in Ihren Speiseplan aufnehmen, um eine Wirkung im Stoffwechsel zu erzielen. Wenn Sie Ihrem Essen nur ein bis zwei Teelöffel hinzufügen, wird das keine große Wirkung haben. Um eine Wirkung zu sehen, müssen Sie drei oder mehr Esslöffel hinzufügen. Auch wenn Sie weiterhin an einer kohlenhydratreichen Ernährung mit Süßigkeiten und raffinierten Körnern festhalten, während Sie Kokosöl hinzufügen, werden Sie wahrscheinlich nicht viel oder gar nicht abnehmen.

Wollen Sie eine nennenswerte Gewichtsreduktion erzielen, müssen Sie die Kohlenhydrate zumindest stark reduzieren. Kokosöl wirkt am besten bei einer kohlenhydratarmen Ernährung und insbesondere dann, wenn es die hauptsächliche Fettquelle in Ihrem Speiseplan ist. Der effektivste Weg abzunehmen ist eine sehr kohlenhydratarme, auf Kokosöl basierende ketogene Ernährung, eben ein ketogenes Ernährungsprogramm mit Kokosöl.

Wie Sie den Konsum von Kohlenhydraten begrenzen sollten

Die *klassische* ketogene Ernährung beschränkt die Kohlenhydratzufuhr auf etwa 2 Prozent der konsumierten Gesamtkalorien. Dies entspricht etwa 10 Gramm Kohlenhydraten pro Tag. Fett stellt bis zu 90 Prozent der Kalorien dar und Eiweiß etwa 8 Prozent. Dies ist ein Ernährungsprogramm, das sehr schwer einzuhalten ist, und viele halten nicht lange durch.

Im Gegensatz dazu ist das ketogene Ernährungsprogramm mit Kokosöl wesentlich schmackhafter und leichter zu befolgen. Die meisten Menschen können bereits dann messbare Mengen an Ketonen in ihrem Urin nachweisen, wenn sie ihre Kohlenhydratzufuhr auf 40 bis 50 Gramm beschränken. Dadurch entsteht eine leicht ketogene Wirkung. Manche, die kohlenhydratempfindlicher sind, müssen die Menge mehr beschränken. Bei diesem ketogenen Ernährungsprogramm wird der Kohlenhydratkonsum auf 30 Gramm pro Tag beschränkt (6 bis 8 Prozent der Kalorien). Auf diesem Niveau können die meisten Menschen Ketone in ihrem Urin nachweisen – was anzeigt, dass sie sich in Ketose befinden. Fett macht etwa 70 bis 80 Prozent der täglichen Kalorien aus und Eiweiß etwa 15 bis 20 Prozent. Als allgemeine Faustregel sollte die Eiweißzufuhr auf etwa 1,2 Gramm pro Kilogramm Idealgewicht beschränkt werden. (Um Ihr erstrebtes, ideales Körpergewicht herauszufinden: siehe Größen- und Gewichtstabelle auf S. 355).

Sie brauchen sich nicht damit zu belasten, die jeweils verzehrten Gesamtkalorien zu zählen. Ihr Hauptziel ist, die Kohlenhydrate, die Sie konsumieren, im Auge zu behalten und sie auf nicht mehr als 30 Gramm zu beschränken. Dadurch ist das Ernährungsprogramm einfach und leicht zu befolgen. Da sage und schreibe 58 Prozent der Proteine, die Sie essen, in Glukose umgewandelt werden können, möchten Sie auch nicht zu viel proteinreichen Nahrungsmittel essen. Ihre Proteinzufuhr sollte angemessen, aber maßvoll sein. Was an Kalorien in Form von Kohlenhydraten fehlt, wird durch Fettkalorien ersetzt.

Man kann unbegrenzt lange nach diesem Ernährungsprogramm leben, es wird keinen Mangel an Nährstoffen geben. Es liefert alle Nährstoffe, die für eine gute Gesundheit notwendig sind. Bedenken Sie, dass die Eskimos traditionell von einer nur aus Fleisch und Fett bestehenden Ernährung lebten – und *gut* lebten. Ihre Nahrung bestand zu 80 Prozent aus Fett. Kohlenhydrate von pflanzlichen Nahrungsmitteln stellten weniger als 1 Prozent ihrer Gesamtkalorien dar. Sie waren gesund, ohne Diabetes, Alzheimer, Parkinson, Krebs, Herzkrankheiten oder andere degenerative Erkrankungen, die in den heutigen, von einer kohlenhydratreichen Ernährung geprägten Gesellschaften verbreitet sind. Unser neues Ernährungsprogramm sieht indes viel mehr pflanzliche Nahrungsmittel, eine größere Vielfalt an Nahrungsmitteln und mehr Nährstoffe als die traditionelle Ernährungsweise der Eskimos vor. Es ist wahrscheinlich die gesündeste Ernährung, die Sie jemals kennengelernt haben.

Sie sollten jedes Gramm Kohlenhydrate, das Sie essen, zählen. Dies ist sehr wichtig. Mit Schätzen oder Raten ist es nicht getan, da dies die Effektivität des Programms mindern würde. Mit zunehmender Erfahrung werden Sie aber schließlich Mahlzeiten auch zubereiten können, *ohne* wirklich jedes Gramm Kohlenhydrate zu berechnen. Anfangs ist ein *Ernährungstagebuch* hilfreich, in dem Sie die Kohlenhydrate von häufig verzehrten Nahrungsmitteln oder Gerichten festhalten; darauf können Sie dann später beim Kochen immer wieder zurückgreifen. In den ersten Monaten sollten Sie jedoch ganz besonders darauf achten, strikt innerhalb Ihres Kohlenhydratlimits zu bleiben.

Alle Fette sind *freie* Nahrungsmittel, das heißt, es gibt keine Begrenzung der Menge, die Sie essen dürfen. Sie werden dazu ermuntert, bei der Zubereitung der Mahlzeiten so viel Fett wie möglich zu verwenden. Vergessen Sie magere Fleischstücke, essen Sie fetthaltiges Fleisch und essen Sie das *ganze* Fett, auch die Haut bei Hähnchen und anderem Geflügel. Essen Sie den *ganzen* Bratenfond. Geben Sie möglichst noch mehr Fett hinzu. Durch das zusätzliche Fett schmecken die Gerichte besser. Es wird von Ihnen erwartet, dass Sie bei Ihren Gerichten mehr Fett hinzugeben, hauptsächlich Kokosöl. Sie werden überrascht sein, wie gut Gemüse schmeckt, wenn es in Bratenfond, Butter oder Kokosöl gedünstet wurde. Wenn Sie vorher kein Fan von Gemüse waren, werden Sie zum Gemüseliebhaber werden, da Sie es mit Fett „aufpeppen" können. Das meiste frische Fleisch und Geflügel sowie der meiste frische Fisch sind im Wesentlichen frei von Kohlenhydraten. Eier und Käse enthalten sehr kleine Mengen. *Verarbeitetes* Fleisch enthält jedoch oft Zucker, Füllstoffe wie Konservierungsmittel und andere Lebensmittelzusatzstoffe.

Nutzen Sie die Kalorien- und Nährwerttabelle im Anhang dieses Buches, um die Menge der Netto-Kohlenhydrate in Ihren Mahlzeiten zu berechnen. Der Begriff „Netto-Kohlenhydrate" bezieht sich auf Kohlenhydrate, die verdaulich sind, Kalorien liefern und den Blutzucker erhöhen. Ballaststoffe sind auch Kohlenhydrate, sie erhöhen jedoch nicht den Blutzucker und liefern keine Kalorien, sodass sie nicht darunterfallen. Die meisten pflanzlichen Nahrungsmittel enthalten sowohl verdauliche Kohlenhydrate als auch Ballaststoffe. Um den Gehalt der Netto-Kohlenhydrate zu berechnen, ziehen Sie die Ballaststoffe von den Gesamt-Kohlenhydraten ab.

In der im Anhang beigefügten Kalorien- und Nährwerttabelle sind die Netto-Kohlenhydrate verschiedener Vollwertprodukte aufgeführt. Den Gehalt der Netto-Kohlenhydrate von gemischt verpackten Nahrungsmitteln können Sie sich selbst ausrechnen. Auf dem Etikett ist die jeweils enthaltene Menge an Kalorien, Fett, Kohlenhydraten, Proteinen und anderen Nährstoffen pro

Portion angegeben. Auf diesem Etikett finden Sie unter der Angabe der „Gesamt-Kohlenhydrate" auch die „Ballaststoffe". Um den Anteil der Netto-Kohlenhydrate zu errechnen, ziehen Sie die Grammzahl der Ballaststoffe von der Grammzahl der Gesamt-Kohlenhydrate ab.

In der Kalorien- und Nährwerttabelle sind die gängigsten Gemüsearten, Obstsorten, Milchprodukte, Körner, Nüsse und Samen enthalten. Um Angaben zu Lebensmitteln zu finden, die in dieser Liste nicht enthalten sind (wie etwa viele beliebte abgepackte Lebensmittel oder Restaurantgerichte), suchen Sie sie im Internet, dort stehen zahlreiche Kalorien- und Nährwerttabellen zur Verfügung. Darin finden Sie die Auflistungen zu allem, was auf einem Etikett mit den Nährwertangaben zu finden ist. Um den Anteil der Netto-Kohlenhydrate zu ermitteln, verfahren Sie genauso wie bei einem Etikett mit den Nährwertangaben und ziehen die Ballaststoffe von den Gesamt-Kohlenhydraten ab. Es gibt mehrere Websites, die eine Kohlenhydrat-Tabelle zu verschiedenen Lebensmitteln anbieten.

Um *unter* Ihrem Kohlenhydratlimit für den Tag zu bleiben, sollten Sie alle kohlenhydratreichen Nahrungsmittel von Ihrem Speiseplan ausklammern oder drastisch reduzieren. Eine Scheibe Weißbrot enthält zum Beispiel 12 Gramm Kohlenhydrate. Mit nur zwei Scheiben erreichen Sie schon fast Ihr Limit von 30 Gramm. Da sämtliches Gemüse und Obst Kohlenhydrate enthält, wären Sie für den Rest des Tages darauf beschränkt, nur noch Fleisch und Fett zu essen, um unter Ihrem Limit zu bleiben – keine gute Idee. Eine einzige mittelgroße gebackene Kartoffel enthält 32 Gramm Kohlenhydrate – mehr als eine Tagesration! Ein Apfel hat 18 Gramm, eine Orange 12 Gramm und eine mittelgroße Banane 25 Gramm.

Bei Broten und Körnern ist der Gehalt an Kohlenhydraten am höchsten. Ein einziger Pfannkuchen von 10 Zentimeter Durchmesser hat 13 Gramm, ohne Sirup oder Süßungsmittel; eine Tortilla von 27 Zentimeter Durchmesser hat 34 Gramm und ein einfacher Bagel hat 57 Gramm. Süßigkeiten und Desserts sind genauso reich an Kohlenhydraten und haben fast keinen Nährwert, sodass sie komplett vom Speiseplan gestrichen werden sollten. Alle Brote und die meisten Obstsorten sind sehr begrenzt zu genießen, wenn nicht gar ganz zu streichen.

Gemüse enthält demgegenüber viel weniger Kohlenhydrate. 1 Tasse Spargel [Messbecher mit 236 ml] hat 2 Gramm, 1 Tasse roher Weißkohl ebenfalls und 1 Tasse Blumenkohl hat 2,5 Gramm. Alle Arten von Salat haben sehr wenig Kohlenhydrate; 1 Tasse zerkleinerter Salat hat nur etwa 0,5 Gramm.

Sie können Ihren Speiseplan mit grünem Salat und anderem kohlenhydratarmem Gemüse auffüllen, ohne sich allzu viele Gedanken darüber machen zu müssen, ob Sie Ihr Limit an Kohlenhydraten überschreiten.

Auch wenn Obst normalerweise relativ reich an Kohlenhydraten ist, kann es in begrenzten Mengen gegessen werden. Zu den Früchten mit dem niedrigsten Gehalt an Kohlenhydraten gehören die Beeren, etwa Brombeeren (½ Tasse enthält 3,5 Gramm Kohlenhydrate), Boysenbeeren (½ Tasse enthält 4,5 Gramm), Himbeeren (½ Tasse enthält 3 Gramm) und Erdbeeren (½ Tasse, geschnitten, enthält 4,5 Gramm). Jede Obst- und Gemüsesorte oder auch jedes Körnerprodukt kann gegessen werden, solange die Portion nicht so groß ist, dass Sie damit Ihr Limit an Kohlenhydraten überschreiten. Da die meisten Früchte, stärkehaltige Gemüsesorten und Brote jedoch reich an Kohlenhydraten sind, sollten sie am besten einfach ganz gemieden werden.

Schauen wir uns einen typischen kohlenhydratarmen Speiseplan an. Die Netto-Kohlenhydrate sind jeweils in Klammern angegeben.

Frühstück

Omelett mit 2 Eiern (1 g), 30 g Cheddar-Käse (0,5 g), ½ Tasse geschnittene Champignons (1 g), 60 g gewürfelter zuckerfreier Schinken (0 g) und 1 Teelöffel gehacktes Schnittlauch (0 g), gebraten in 1 Esslöffel Kokosöl (0 g). Netto-Kohlenhydrate: 2,5 g.

Mittagessen

Grüner Salat mit 2 Tassen zerkleinertem Kopfsalat (1 g), ½ Tasse geriebene Möhren (4 g), ¼ Tasse gewürfelte süße Paprikaschoten (1 g), ½ mittelgroße Tomate (2 g), ¼ Avocado (0 g), ½ Tasse klein geschnittener Weißkohl (1 g), 90 g gehacktes gebratenes Hähnchen (0 g), 1 Esslöffel geröstete Sonnenblumenkerne (1 g), abgerundet mit 2 Esslöffeln italienischem Dressing auf der Basis von Olivenöl, ohne Zucker (1 g). Netto-Kohlenhydrate: 12 g.

Abendessen

Ein Schweinekotelett (0 g) in 1 Esslöffel Kokosöl gebraten (0 g), 4 Stangen gekochter Spargel (2 g) mit 1 Teelöffel Butter (0 g), 2 Tassen gekochter Blumenkohl (3 g), abgerundet mit 30 g Colby-Käse (0,5 g) mit verschiedenen Kräutern und Gewürzen (0 g), um den Geschmack zu verbessern, ½ Tasse Erdbeeren mit ¼ Tasse geschlagener Sahne (6,3 g). Netto-Kohlenhydrate: 11 g.

Die bei diesen drei Mahlzeiten verzehrten Netto-Kohlenhydrate belaufen sich auf insgesamt 25,5 g – also 4,5 g unter dem täglichen Limit von 30 g. Wie Sie an diesem Beispiel sehen, bietet das ketogene Ernährungsprogramm eine Vielfalt an nahrhaften Nahrungsmitteln.

Im Vergleich dazu sehen wir uns einmal den Anteil an Kohlenhydraten bei einigen typischen Mahlzeiten (ohne Einschränkung der Kohlenhydrate) an. Ein typisches Frühstück besteht vielleicht aus 1 Tasse gezuckerter Cornflakes (35 g) plus ½ Tasse Milch mit 2 Prozent Fett (11,5 g). Das ergibt einen Anteil von 46,5 g Kohlenhydraten. Das heißt, mit einer einzigen Portion dieser kalt servierten Cornflakes wird das Limit von 30 g bereits um 16,5 g überschritten. Cornflakes sind offenkundig keine gute Option für diejenigen, die sich an einen kohlenhydratarmen, ketogenen Ernährungsplan halten möchten.

Die meisten Menschen wissen, dass Frühstücksflocken nicht die gesündesten Lebensmittel sind. Sie essen sie, weil es bequem ist, schnell geht und im Allgemeinen gut schmeckt. Sie sollten sicher nicht wegen ihres Nährwertgehaltes gegessen werden. *Warm* zubereitete Vollkorncerealien werden als bessere Wahl angesehen. Eine Schale mit warmem Haferbrei ist zwar nahrhafter als die gleiche Portion kalt servierter Frühstücksflocken, aber der Anteil der Kohlenhydrate ist in etwa gleich: 1 Tasse gekochter Haferbrei (21 g) mit 1 Esslöffel Zucker (12 g) und ½ Tasse zweiprozentiger Milch (11,5 g) haben insgesamt 44,5 g Kohlenhydrate.

Zu einem typischen „Mittagessen" (in den USA) könnten etwa ein *Big-Mac-Hamburger* (42 g), eine mittlere Portion Pommes frites (43 g) und 0,3 Liter (40 g) Limonade gehören; das summiert sich auf kolossale 125 g Kohlenhydrate, die in unserem ketogenen Ernährungsprogramm einer 4-Tage-Ration an Kohlenhydraten entsprechen!

Ein typisches Abendessen könnte aus drei mittelgroßen Stücken Pepperoni-Pizza (97 g) und 0,3 Liter (40 g) Limonade bestehen – das ergibt zusammen 137 g Kohlenhydrate, die wiederum für mehr als vier ganze Tage reichen würden …

Die typischen Mahlzeiten sind also reich an Kohlenhydraten. Folglich verzehren der „durchschnittliche" Amerikaner (oder Europäer oder Australier) mehr als 300 g Kohlenhydrate pro Tag. Der beste Weg, um übermäßig viele Kohlenhydrate zu *vermeiden*, ist der, Ihre Mahlzeiten zu Hause mit frischen, kohlenhydratarmen Produkten zuzubereiten.

Bedeutet dies, dass Sie keine Pizza mehr essen dürfen? – Sie werden einige schwierige Entscheidungen treffen müssen: Möchten Sie Pizza essen oder möchten Sie den „Ersatzreifen" um Ihre Taille herum loswerden? Es ist *Ihre* Wahl. Wenn Sie der Meinung sind, dass es nicht schade, eine Pizza oder auch Eiscreme zu essen oder Limonade zu trinken, dann sind Sie in einem gewissen Maße süchtig nach diesen Lebensmitteln. Es ist ein Zeichen von Sucht, wenn vernünftige Gründe zugunsten der Befriedigung von Gelüsten ignoriert werden. Sie brauchen dann dieses Ernährungsprogramm, um mit solchen Abhängigkeiten zu brechen.

Dieses ketogene Ernährungsprogramm „verbietet" keine Art von Nahrungsmitteln, es setzt nur Grenzen, wie viel Sie davon essen dürfen. Das heißt, Sie können *gelegentlich* Pizza essen, insbesondere in der dritten Phase des Programms, in der Erhaltungsphase, sollten die Größe der Portion jedoch beschränken und entsprechende Anpassungen bei den anderen Nahrungsmitteln vornehmen, die Sie essen, damit Ihr täglicher Verzehr an Kohlenhydraten innerhalb der Grenzen des Programms bleibt.

Es ist keine gute Idee, bei *einer* kohlenhydratreichen Mahlzeit so richtig „zuzuschlagen" und bei den anderen beiden Mahlzeiten des Tages dann ganz auf Kohlenhydrate zu verzichten, um dies auszugleichen. Angenommen, Sie „schlemmen", indem Sie ein Stück Torte mit 28 Gramm Kohlenhydraten essen. Damit bleiben Ihnen gerade noch 2 Gramm Kohlenhydrate für den Rest des Tages. Sie dürften dann bei den übrigen Mahlzeiten eigentlich fast nichts außer Fleisch essen. Selbst wenn Ihnen dies gelingen sollte, wäre es keine gute Idee. Die 28 Gramm Kohlenhydrate, die Sie *auf einmal* gegessen haben, werden Ihren Blutzucker- und Ketonspiegel beeinflussen. Denn der Verzehr von Kohlenhydraten sollte in erster Linie deshalb begrenzt werden, damit eine starke Erhöhung des Zuckergehaltes in Ihrem Blut vermieden wird, da Ihr Körper dadurch aus dem Gleichgewicht gebracht würde. Der Verzehr der Kohlenhydrate sollte am besten gleichmäßig über alle drei Mahlzeiten verteilt werden, sodass keine Mahlzeit mehr als die Hälfte der gesamten Tagesration enthält.

Es liegt auf der Hand, dass Sie Pizza oder Eiscreme nicht mehr in dem Maße „verschlingen" können, wie Sie das vielleicht als Teenager getan haben. Der Körper reagiert sehr empfindlich auf Kohlenhydrate. Ein einziger Schokoriegel kann eine sehr destruktive Wirkung haben. Der darin enthaltene Zucker genügt, um die Bildung von Ketonkörpern zu blockieren und den Ketonspiegel erheblich zu senken, ganz zu schweigen davon, was mit dem Blutzuckerspiegel geschieht.

Ihre Nahrungspräferenzen können sich verändern und das tun sie auch. Wenn Sie anfangen, mehr Gemüse zu essen, insbesondere in der Kombination mit Butter, Käse und reichhaltigen Soßen, wird das befriedigender und ein größerer Genuss sein als Junkfood, das Sie früher vielleicht gegessen haben.

Sie werden hier dazu ermuntert, mehrmals in der Woche frische, rohe Salate zu essen. Indem Sie wechselnde Gemüse- und Salatsorten und Dressings verwenden, können Sie eine große Vielfalt an Salaten anrichten. Selbstgemachte Salatdressings sind im Allgemeinen die besten. Wenn Sie Fertigdressings im Supermarkt kaufen, vermeiden Sie solche mit zusätzlichem Zucker. Achten Sie bei den Inhaltsangaben auf den Gehalt an Kohlenhydraten. (Für Dressingrezepte vgl. Kapitel 17)

Ein einfaches Abendessen könnte bestehen aus einer Portion Ihres Lieblingsfleisches (Roastbeef, Brathähnchen, Lammkotelett, gebackener Lachs oder Ähnliches) mit einer oder zwei Beilagen aus rohem oder gedünstetem Gemüse (etwa Brokkoli), abgerundet mit Butter und geschmolzenem Cheddarkäse.

Ich empfehle auch, Vollfettprodukte zu essen wie Butter, Sahne, Kokosöl, das Fett am Fleisch und die Haut von Hähnchen. Fett ist gut für Sie, es stillt den Hunger und beugt dem Verlangen vor, zwischendurch etwas zu essen. Das Verlangen nach Süßigkeiten wird stark nachlassen. Da Fett den Magen füllt, kann der Hunger mit weniger Essen gestillt werden, sodass die Gesamtkalorien, die Sie verzehren, zurückgehen dürften.

Was Sie bei der Auswahl der Grundnahrungsmittel beachten sollten

Fleisch

Sie können alle Sorten von frischem rotem Fleisch essen – Rindfleisch, Schweinefleisch, Lamm und Wildfleisch. Alle Fleischformen wie Steaks, Rippchen, Braten, Kotelett sowie Rinder-, Schweine- oder Lammhack können gegessen werden. Zu bevorzugen ist rotes Fleisch aus biologischer Tierhaltung, also von Tieren, die mit Gras und ohne Hormone und Antibiotika gefüttert wurden. Lassen Sie das Fett am Fleisch und essen Sie es mit!

Verarbeitetes Fleisch, das Nitrate, Nitrite, Natriumglutamat oder Zucker enthält, sollten Sie meiden. Dazu gehören die meisten Würste, Frühstücksspeck und Schinken. Verarbeitetes Fleisch, bei dem nur Kräuter und Gewürze hinzugefügt wurden, ist jedoch erlaubt. Wenn keine chemischen Zusatzstoffe oder Zucker enthalten sind, ist es wahrscheinlich in Ordnung, es zu verzehren. Falls etwas Zucker, aber keine anderen Chemikalien darin enthalten sind, können Sie es dennoch essen, wenn Sie den Zucker bei der Berechnung Ihrer täglichen Ration an Kohlenhydraten berücksichtigen. Wenn Sie *paniertes* Fleisch oder Hackbraten essen, sollten Sie den Gehalt an Kohlenhydraten berücksichtigen.

Alle Arten von Geflügel sind erlaubt. Hierbei sollten Sie die Haut nicht entfernen, sondern zusammen mit dem Fleisch essen. Sie ist oft der schmackhafteste Teil. Eier sind ebenfalls erlaubt. Auch alle Arten von Fisch und Schalentieren sind erlaubt – Lachs, Seezunge, Forelle, Seewolf, Sardinen, Hering, Krabben, Hummer, Austern, Muscheln … Wild gefangener Fisch ist gegenüber solchem aus Fischzuchtfarmen vorzuziehen. Fischrogen oder Kaviar sind ebenfalls erlaubt.

Die meisten Frischfleischsorten enthalten keine Kohlenhydrate, sodass Sie sie essen können, ohne Kohlenhydrate berechnen zu müssen. Ausnahmen sind einige Schalentiere und Eier, die eine kleine Menge an Kohlenhydraten enthalten. Ein großes Hühnerei enthält zum Beispiel etwa 0,5 Gramm Kohlenhydrate. Bei verarbeitetem Fleisch sind oft Kohlenhydrate hinzugefügt worden, sodass Sie den Kohlenhydratgehalt nach der Angabe der Inhaltsstoffe auf dem Etikett berechnen müssen.

Zu den Dingen, die viele vermissen, wenn sie mit einem ketogenen Ernährungsprogramm beginnen, gehören die „Knabbereien", die sie vorher zu essen pflegten – Salzstangen, Chips, Cracker und Ähnliches. Sie enthalten natürlich zu viele Kohlenhydrate und oft auch unerwünschte Zusatzstoffe. Eine Alternative mit null Kohlenhydraten sind knusprig gebackene oder frittierte Schweineschwarten- oder Speckkrusten-Chips. Sie werden aus der Fettschicht unter der Haut hergestellt. Da das Fett ausgelassen wird, bleibt nur die Proteingrundsubstanz zurück. Diese knusprigen Leckereien können als Snacks gegessen, anstelle von Croûtons in Salaten oder in zerstoßener Form zum Panieren von Fisch oder Hähnchen oder als Garnierung oder Auflage bei Aufläufen verwendet werden.

Milchprodukte

Einige Milchprodukte enthalten relativ viele Kohlenhydrate, während andere wenig enthalten. 1 Tasse (= 236 ml) Vollmilch enthält 11 g Kohlenhydrate; zweiprozentige Milch enthält 11,5 g und einprozentige Milch enthält 12 g. Wie Sie sehen, steigt der Kohlenhydratgehalt, wenn der Fettgehalt sinkt.

1 Tasse Vollfett-Naturjoghurt enthält 12 g Kohlenhydrate und 1 Tasse fettfreier Joghurt enthält 19 g. Gesüßter fettarmer Vanillejoghurt enthält 31 g und fettarmer Fruchtjoghurt 43 g.

Die meisten Hartkäsesorten enthalten sehr wenige Kohlenhydrate. Weichkäse hat einen etwas höheren Kohlenhydratgehalt, ist aber immer noch nicht schlecht. Eine gute Wahl bei Käse sind Cheddar, Colby, Monterey, Mozzarella, Gruyère, Edamer, Feta, Frischkäse oder Rahmkäse (natur), Hüttenkäse und Ziegenkäse. 30 g Cheddar enthalten nur 0,5 g Kohlenhydrate. 1 Tasse Cheddar enthält nur 1,5 g. 1 Tasse Hüttenkäse enthält 8 g; 1 Esslöffel Frischkäse oder Rahmkäse (natur) enthält 0,5 g. Molkenkäse und Käseimitatprodukte haben einen viel höheren Kohlenhydratgehalt und sollten gemieden werden.

Schlagsahne enthält etwas mehr als 6 g pro Tasse. 1 Esslöffel (16 g) Sauerrahm enthält 0,5 g. Sie können die meisten Käse- und Sahnesorten konsumieren, ohne sich übermäßig mit Kohlenhydraten zu belasten; bei Milch und Joghurt sollten Sie allerdings vorsichtig sein. Gesüßte Milchprodukte wie Eierflip, Eiscreme und Schokomilch sollten gemieden werden.

Fette und Öle

Fette und Öle enthalten keine Kohlenhydrate, sodass Sie davon so viel essen können, wie Sie mögen. Manche Fette sind jedoch gesünder als andere. Wählen Sie Ihre Fette aus der nachstehenden Kategorie der „empfehlenswerten Fette" aus. Alle *diese* Fette oder Öle sind für die Zubereitung von Gerichten unbedenklich. Nehmen Sie zunehmend Abstand von „nicht empfehlenswerten Fetten" und verwenden Sie diese Fette *nie* beim Braten. „Schlechte Fette" sollten ganz gemieden werden, ebenso wie alle Lebensmittel, in denen sie enthalten sind, sowie Gerichte wie Pommes frites und Backfisch, die darin frittiert worden sind.

Empfehlenswerte Fette:	Nicht empfehlenswerte Fette:
Kokosöl	Maisöl
Palmöl	Distelöl
Palmfett	Sonnenblumenöl
Rotes Palmöl	Sojaöl
Palmkernöl	Baumwollsamenöl
Leichtes Olivenöl extra	Rapsöl
Natives Olivenöl extra	Erdnussöl
Macadmianussöl	Walnussöl
Avocadoöl	Kürbiskernöl
Tierische Fette (Schmalz, Talg, Bratenfond)	Traubenkernöl
	Schlechte Fette:
Butter	Margarine
Ghee	Backfett
MCT-Öl	Hydrierte Pflanzenöle

Gemüse

Essen Sie viel Gemüse! Die meisten Gemüsesorten haben relativ wenig Kohlenhydrate. Jeweils eine halbe Tasse gekochter Weißkohl, Spargel, Brokkoli, Champignons und grüne Bohnen enthalten insgesamt weniger als 9 Gramm

Kohlenhydrate. Sie könnten diese Menge fast dreimal am Tag zusammen mit anderen entsprechend kohlenhydratarmen Nahrungsmitteln essen und würden dennoch innerhalb des Limits von 30 Gramm bleiben.

Grüne Salate liefern die größte „Masse" mit den wenigsten Kohlenhydraten. Salat enthält 0,5 Gramm Kohlenhydrate pro Tasse. Ein angerichteter Salat aus 2 Tassen grünem Salat, 1 Tasse kohlenhydratarmem gemischtem Gemüse und 1 Tasse Gemüse mit mittlerem Kohlenhydratgehalt sowie 1–2 Esslöffeln italienischem Dressing kann leicht unter 8 oder 9 Gramm Kohlenhydrate bleiben. Sie können Käse und Fleisch hinzufügen, ohne dass dies in der Bilanz der Kohlenhydrate sehr zu Buche schlägt.

Im Folgenden finden Sie Listen verschiedener Gemüsesorten, unterteilt nach ihrem jeweiligen relativen Kohlenhydratgehalt. Gemüse, das 6 Gramm Kohlenhydrate oder weniger pro Tasse (= pro 236 ml) enthält, ist in der Gruppe der *kohlenhydratarmen* Gemüsesorten zu finden. Einige dieser Gemüsesorten, insbesondere Blattgemüse, haben weniger als 6 Gramm. Der durchschnittliche Kohlenhydratgehalt bei den kohlenhydratarmen Gemüsesorten liegt bei etwa 3 Gramm pro Tasse. Das meiste Gemüse, das Sie essen, sollte aus dieser Gruppe kommen.

Die Gruppe der Gemüsesorten mit einem *mittleren* Kohlenhydratgehalt weist zwischen 7 und 14 Gramm Kohlenhydrate pro Tasse auf. Dieses Gemüse sollte in Maßen gegessen werden. Wenn Sie zu viel davon essen, kann das Limit von 30 Gramm schnell überschritten werden. Eine Tasse gehackter Zwiebeln enthält 14 Gramm Kohlenhydrate. Sie werden aber nicht oft so viel Zwiebeln essen wollen. Ein paar Esslöffel oder weniger sind wahrscheinlicher. 1 Esslöffel gehackte Zwiebeln enthält weniger als 1 Gramm Kohlenhydrate.

Stärkehaltiges Gemüse ist *reich* an Kohlenhydraten. Eine mittelgroße gebackene Kartoffel enthält 32 Gramm Kohlenhydrate. Es gibt zwar kein Gemüse, das absolut „verboten" ist; es ist aber sinnvoll, diese Arten von Gemüse lieber generell zu meiden. Mit *einer* Portion haben Sie ansonsten schnell Ihr Tageslimit erreicht.

Die meisten Winterkürbissorten sind reich an Kohlenhydraten. Zwei Ausnahmen sind der Riesenkürbis und der Spaghettikürbis, die nur halb so viele Kohlenhydrate wie andere Kürbisse haben. Der Spaghettikürbis verdankt seinen Namen der Tatsache, dass sein Fleisch beim Garen spaghettiförmige Fäden bildet, die an Spaghetti erinnern. Diese „Nudeln" können bei

Kohlenhydratarme Gemüsesorten
(weniger als 7 g pro Tasse/Messbecher mit 236 ml)

Artischocke

Aubergine

Avocado

Blumenkohl

Bohnensprossen (Mungbohnen)

Brokkoli

Champignons

Chinakohl

Daikon-Rettich

Endivie

Fenchel

Frühlingszwiebeln

Grüne Bohnen

Grünkohl

Indischer Senf (Sarepta-Senf)

Knollensellerie

Kohlblätter

Kräuter und Gewürze

Mangold

Okra

Pak Choi (Senfkohl)

Paprikaschoten (scharfe und süße)

Rettich, Radieschen

Rhabarber

Rosenkohl

Rote-Bete-Blätter

Rüben

Salat (alle Arten)

Salatgurke

Sauerampfer

Sauerkraut

Schnittlauch

Sellerie

Sommerkürbis

Spargel

Spinat

Sprossen (Alfalfa-, Klee-, Brokkoli-, Rettichsprossen)

Tang und Algen (Nori, Kombu und Wakame)

Taroblätter

Tomaten

Tomatillos

Wachsbohnen

Wasserkastanien

Wasserkresse

Weißkohl

Yambohne (Jicama)

Zucchini

Zuckerschoten

Gemüse mit mittlerem Kohlenhydratgehalt (zwischen 7 und 14 g pro Tasse/Messbecher mit 236 ml)	Kohlenhydratreiches, stärkehaltiges Gemüse (mehr als 15 g pro Tasse/Messbecher mit 236 ml)
Erbsen	Kartoffeln
Karotten	Kichererbsen (Garbanzo)
Kohlrabi	Kürbis
Kohlrüben	Limabohnen
Lauch, Porree	Linsen
Pastinaken	Mais (frisch)
Rote Bete	Süßkartoffeln
Sojabohnen (Edamame)	Tarowurzel
Spaghettikürbis	Topinambur
Zwiebeln	Trockenbohnen (alle Sorten)
	Winterkürbis (Eichel-, Butternusskürbis …)
	Yamswurzel

manchen Pastagerichten als Nudelersatz verwendet werden. Ein kohlenhydratarmes Spaghettigericht kann zum Beispiel zubereitet werden, indem die Spaghettikürbis-„Nudeln" mit Fleisch und Soße angerichtet werden.

Frischer Mais ist in der Kategorie der kohlenhydratreichen Gemüsesorten aufgeführt. Mais ist eigentlich kein Gemüse, sondern eine Getreideart, er wird in der Regel aber wie ein Gemüse gegessen. 1 Tasse Mais enthält etwa 38 Gramm Kohlenhydrate.

Sojabohnen und Sojabohnenprodukte wie Tofu und Sojamilch enthalten Substanzen, die den Stoffwechsel verlangsamen, sodass sie für diejenigen, die gerne abnehmen möchten, keine begehrenswerten Nahrungsmittel sind. Die in Soja enthaltenen Anti-Schilddrüsen-Substanzen werden bei der Fermentierung jedoch neutralisiert. Somit ist gegen fermentierte Sojaprodukte nichts einzuwenden. Dazu gehören Tempeh, Sojasoße und Miso. Alle anderen Sojaprodukte sollten gemieden werden.

Früchte, Obst

Einige wenige Früchte können Sie in den Speiseplan aufnehmen, wenn Sie sie sparsam verwenden. Beeren haben von allen Früchten den niedrigsten Kohlenhydratgehalt. Brombeeren und Himbeeren enthalten etwa 7 Gramm pro Tasse. Erdbeeren, Boysenbeeren und Stachelbeeren enthalten etwas mehr, etwa 9 Gramm pro Tasse. Heidelbeeren haben jedoch einen viel höheren Kohlenhydratgehalt: 17 Gramm pro Tasse. Zitronen und Limonen haben auch wenig Kohlenhydrate und enthalten weniger als 4 Gramm pro Frucht. Die meisten anderen Früchte enthalten etwa 15 bis 30 Gramm Kohlenhydrate pro Tasse.

Kohlenhydratarme Früchte:

Boysenbeeren

Brombeeren

Cranberry, Moosbeeren (ungesüßt)

Erdbeeren

Himbeeren

Limonen

Stachelbeeren

Zitronen

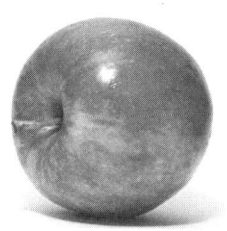

Kohlenhydratreiche Früchte:

Ananas	Guaven	Mandarinen	Persimonen
Äpfel	Heidelbeeren	Mangos	Pfirsiche
Aprikosen	Holunder-	Maulbeeren	Pflaumen
Bananen	beeren	Melonen	Rosinen
Birnen	Johannisbeeren	Nektarinen	Trauben
Datteln	Kirschen	Orangen	Zwetschgen
Feigen	Kiwis	Papaya	
Grapefruit	Kumquats	Passionsfrucht	

Mit sorgfältiger Planung können Sie ein paar kohlenhydratarme Früchte in Ihre Ernährung einbeziehen. Wegen ihres hohen Zuckergehaltes sollten Früchte jedoch immer in Maßen gegessen werden. Wählen Sie frisches Obst gegenüber Dosenobst oder Tiefkühlobst. Bei frischem Obst wissen Sie genau, was Sie bekommen. Dosenobst und Tiefkühlobst enthalten oft zusätzlichen Zucker oder Sirup.

Trockenobst ist außergewöhnlich süß, weil der Zucker konzentriert ist. Eine Tasse frische Trauben enthält etwa 26 Gramm Kohlenhydrate, während eine Tasse getrockneter Trauben (Rosinen) 109 Gramm enthält. Datteln, Feigen, Korinthen und Rosinen sind so süß, dass sie kaum etwas anderes als Süßigkeiten sind.

Nüsse und Samen

Auf Anhieb denken Sie vielleicht, Nüsse und Samen seien reich an Kohlenhydraten; erstaunlicherweise haben sie aber nur einen mäßigen Kohlenhydratgehalt. Eine Tasse Mandelblättchen enthält zum Beispiel etwa 9 Gramm. Eine ganze Mandel enthält etwa 0,10 Gramm. Die meisten Baumnüsse enthalten etwa 6 bis 10 Gramm Kohlenhydrate pro Tasse. Cashewnüsse und Pistazien sind hingegen mit 37 beziehungsweise 21 Gramm pro Tasse reich an Kohlenhydraten. Samen enthalten im Allgemeinen mehr Kohlenhydrate als Nüsse. Sowohl Sesam- als auch Sonnenblumenkerne enthalten etwa 16 Gramm pro Tasse.

Schwarze Nüsse, Pekannüsse, Mandeln und Kokosnüsse haben die wenigsten Kohlenhydrate von allen gängigen Nüssen und Samen. Eine Tasse geraspelte rohe Kokosnuss enthält nur 3 Gramm. Eine Tasse getrocknete, geraspelte, ungesüßte Kokosnuss enthält 7 Gramm. Kokosmilch in Dosen enthält etwa 7 Gramm pro Tasse. Im Vergleich dazu enthält eine Tasse Vollmilch 11 Gramm. Kokosmilch kann bei den meisten Rezepten als kohlenhydratarmer Ersatz für Vollmilch geeignet sein.

Alle Nüsse und Samen können als Garnierung (*Topping*) von Gemüse und Salaten verwendet werden, wenn die Portionsgröße auf 1 oder 2 Esslöffel begrenzt ist. Falls sie als Snack oder zum Knabbern verwendet werden, sollte man am besten bei den kohlenhydratarmen Nüssen bleiben. Die nachstehend in der Kategorie der kohlenhydratarmen Nüsse aufgeführten Nüsse enthalten weniger als 10 Gramm Kohlenhydrate pro Tasse. Diejenigen in der Liste der kohlenhydratreichen Nüsse enthalten hingegen 11 Gramm oder mehr (pro Tasse/Messbecher mit 236 ml).

Kohlenhydratarme Nüsse und Samen	Kohlenhydratreiche Nüsse und Samen
Haselnüsse	Cashewnüsse
Kokosnüsse	Erdnüsse
Macadamianüsse	Kürbiskerne
Mandeln	Pinienkerne
Paranüsse	Pistazienkerne
Pekannüsse	Sesamkerne
Schwarze Walnüsse	Sojanüsse
Walnüsse	Sonnenblumenkerne

Brote und Körner

Brote und Körner gehören zu den Nahrungsquellen mit dem höchsten Kohlenhydratgehalt. Daher sollten Sie generell sämtliche Brote, Körner und Frühstücksflocken von Ihrem Speiseplan streichen. Dies betrifft Weizen, Gerste, Maismehl, Hafer, Reis, Amarant, Marantastärke oder Pfeilwurzelmehl, Hirse, Quinoa, Pasta, Couscous, Maisstärke und Kleie. Eine einzige Portion reicht, um das Limit der Tagesration an Kohlenhydraten zu erreichen oder annähernd zu erreichen. Eine große weiche Brezel enthält sogar 97 Gramm Kohlenhydrate, eine Tasse Cerealien mit Rosinen enthält 39 Gramm.

Vollkornbrote und Vollkorncerealien haben einen höheren Nährwert und sind viel reicher an Ballaststoffen als Brote aus raffiniertem Mehl, wobei der Gehalt an Kohlenhydraten jedoch fast gleich ist. Eine Scheibe Vollkornweizenbrot enthält etwa 11 Gramm Kohlenhydrate, während eine Scheibe Weißbrot 12 Gramm enthält – kein großer Unterschied.

Zum Andicken von Bratensäften oder Soßen kann etwas Mehl oder Maisstärke verwendet werden. 1 Esslöffel Vollkornweizenmehl enthält allerdings 6 Gramm Kohlenhydrate, 1 Esslöffel Maisstärke 7 Gramm. Dies müssen Sie bei der Berechnung Ihrer täglichen Gesamtkohlenhydrate berücksichtigen. Maisstärke hat eine höhere Verdickungs- oder Bindekraft als Weizenmehl oder andere Mehlarten, sodass eine kleinere Menge genügt, um die gleiche Wirkung zu erzielen.

Eine kohlenhydratfreie Option zum Andicken ist die Verwendung von Frisch- oder Rahmkäse, der dem Bratensaft oder der Soße einen leichten Käsegeschmack gibt. Ein weiteres kohlenhydratfreies und geschmacksneutrales Bindemittel oder Dickungsmittel ist Xanthan, eine lösliche Pflanzenfaser, die in verarbeiteten Lebensmitteln häufig als Bindemittel verwendet wird. Xanthanpulver ist im Handel erhältlich. Ähnliche Produkte sind im Internet zu finden.

In begrenzten Mengen können Sie auch Kokosmehl in Ihren Speiseplan aufnehmen. Kokosmehl ist kein Getreide, sondern wird aus dem Fleisch der Kokosnuss hergestellt. Es kann für die Herstellung weizenfreier Brote und Backwaren verwendet werden. Kokosmehl ist glutenfrei, hat einen höheren Gehalt an Ballaststoffen als Weizenkleie und einen sehr niedrigen Gehalt an verdaulichen Kohlenhydraten, sodass es ein ausgezeichneter Ersatz für Weizenmehl ist.

Getränke

Getränke gehören zu den Dingen, die am meisten zu Diabetes und Fettleibigkeit beitragen. Die meisten Getränke sind mit Zucker überfrachtet und haben kaum einen oder überhaupt keinen Nährwert. Limonaden und Instantdrinks aus Getränkepulver sind nichts anderes als flüssige Süßigkeiten. Selbst bei Fruchtsäften und Sportgetränken handelt es sich im Wesentlichen um Zuckerwasser. Eine Tasse Orangensaft enthält 25 Gramm Kohlenhydrate. Gemüsesäfte sind nicht viel besser.

Die meisten Getränke enthalten Koffein, das süchtig macht und den übermäßigen Konsum zuckerhaltiger Getränke fördert. Viele Menschen trinken gewohnheitsmäßig fünf, sechs oder zehn Tassen Kaffee oder Dosen Cola pro Tag. Manche trinken überhaupt kein Wasser, sondern greifen ausschließlich auf Getränke der einen oder anderen Art zurück, um ihren täglichen Flüssigkeitsbedarf zu decken. Es wäre am besten, koffeinhaltige Getränke ganz zu meiden. Koffein ahmt die Wirkung von Zucker auf den Blutglukosespiegel nach, indem es die Freisetzung von Insulin anregt.[1]

Das absolut beste Getränk für den Körper ist *Wasser*. Wenn der Körper dehydriert ist und Flüssigkeit benötigt, dann braucht er Wasser, nicht Cola oder Cappuccino. Wasser stillt den Durst besser als jedes andere Getränk, ohne zusätzlichen Ballast an Zucker, Koffein oder chemischen Substanzen. Wasser ist mit Abstand die beste Option und ich empfehle Ihnen, Wasser zu

Ihrer ersten Wahl zu machen. Sie können in das Wasser – Leitungswasser oder Mineralwasser – etwas frischen Zitronen- oder Limonensaft träufeln, um ihm Geschmack zu geben. Eine andere Option ist ungesüßtes Mineralwasser mit Fruchtgeschmack durch natürliche Aromastoffe. Ungesüßte Kräutertees und koffeinfreier Kaffee sind im Wesentlichen frei von Kohlenhydraten. Lassen Sie die Finger von sämtlichen künstlich gesüßten, kalorienarmen Erfrischungsgetränken! Künstliche Süßstoffe sind mit Gesundheitsrisiken verbunden und halten die Zuckersucht aktiv und lebendig.

Die Dehydrierung steigt mit der Blutzuckerkonzentration und verschlimmert eine Insulinresistenz. Die meisten Menschen sind meistens leicht dehydriert. Sie ignorieren oft die inneren Durstsignale des Körpers, bis die Dehydrierung bereits eingesetzt hat. Diese Situation verschärft sich, je älter Sie werden, weil das Durstgefühl mit zunehmendem Alter nachlässt.

Würzmittel

Zu den Würzmitteln zählen Kräuter, Gewürze, Knoblauch, Salz, Salzersatzstoffe, Essig, Senf, Meerrettich, Pickle-Relish, Sojasoße, Fischsoße und Ähnliches. Sojasoße ist erlaubt, weil sie fermentiert ist. Die meisten Würzmittel sind erlaubt, weil sie in so kleinen Mengen verwendet werden, dass die Menge an Kohlenhydraten, die dabei verzehrt wird, unbedeutend ist. Es gibt allerdings einige Ausnahmen: Ketchup, Barbecuesoße und einige Salatdressings enthalten sehr viel Zucker. In vielen Fällen können Sie kohlenhydratarme Versionen finden. Sie sollten bei allen Fertigprodukten die Etiketten mit den Angaben der Inhaltsstoffe lesen.

Die meisten Salatdressings sind aus pflanzlichen Ölen hergestellt, die mehrfach ungesättigte Fettsäuren enthalten. Eine bessere Wahl ist ein Dressing auf der Basis von Olivenöl oder ein selbst gemachtes Dressing. (Für Dressingrezepte und Ideen siehe Kapitel 17) Essig und Olivenöl oder Essig und Wasser ergeben ausgezeichnete Dressings. Essig ist insbesondere deshalb gut, weil er nachweislich die Insulinsensitivität verbessert und nach einer kohlenhydratreichen Mahlzeit den Blutzuckerspiegel um sage und schreibe 30 Prozent senkt.[2] Die Wirkungen von Essig sind mit denen von Metformin verglichen worden, einem beliebten Arzneistoff, der zur Blutzuckerkontrolle verwendet wird.[3] Etwas Essig in Ihren Speiseplan aufzunehmen ist also von Vorteil.

Mayonnaise ist ein ausgezeichnetes fettreiches Würzmittel, das aus einer Mischung aus Öl und Eiern hergestellt wird. Alle kommerziellen Marken von Mayonnaise werden leider hauptsächlich aus Pflanzenölen hergestellt, die mehrfach ungesättigte Fettsäuren enthalten. Selbst die sogenannte Mayonnaise auf der Basis von Olivenöl besteht hauptsächlich aus Soja- oder Rapsöl. Sie können jedoch Ihre eigene gesunde Mayonnaise aus Kokosöl herstellen. (Für Rezepte siehe Kapitel 17)

Zucker und Süßungsmittel

Sämtliche Süßstoffe sowie Nahrungsmittel, in denen Süßstoffe enthalten sind, sollten Sie am besten meiden. Zu den Zeichen einer Kohlenhydratsucht gehört das starke Verlangen nach Süßigkeiten. Die sogenannten „natürlichen" Süßungsmittel wie Honig, Melasse, Sucanat oder Vollzucker (getrockneter Zuckerrohrsaft), Fruktose (Fructose, Fruchtzucker), Agavensirup und Ähnliches sind nicht viel besser als weißer Zucker. Alle Lebensmittel, die künstliche Süßstoffe und Zuckerersatzstoffe enthalten, wie Aspartam, Xylitol (auch Xylit oder Birkenzucker genannt) und Sorbitol, sollten ebenfalls gemieden werden.

Auch wenn Stevia im Vergleich zu den meisten anderen Süßungsmitteln als gesündere Alternative betrachtet wird, kann es die Zuckersucht nähren, wenn es zu oft verwendet wird. Wenn Sie etwas nur ganz wenig süßen müssen, ist Stevia allerdings zu bevorzugen. Das Gute an Stevia ist, dass ein bitterer Nachgeschmack entsteht, wenn man zu viel davon nimmt. Aus diesem Grund können Sie ein wenig davon verwenden, um Früchte oder Getränke zu süßen – auf keinen Fall aber jeden Tag.

Alle Süßungsmittel, auch die natürlichen, nähren die Zuckersucht. Wenn die Zunge Süßes wahrnimmt, macht sie keinen Unterschied, ob die Süße von Kristallzucker oder von *Splenda* stammt; die Sucht nach Süßem wird aufrechterhalten. Wenn Sie in Versuchung geführt werden, wird Ihre Willenskraft geprüft. Falls Sie der Versuchung erliegen und etwas verbotenes Süßes essen, wird es Ihnen, wenn Sie das nächste Mal in Versuchung geraten, leichter fallen, es wieder zu tun, und bevor sie sich umgesehen haben, sind Sie hoffnungslos in den Fängen der Kohlenhydratsucht gefangen.

Sobald Sie mit Ihrer Sucht nach Zucker brechen, verlieren Süßigkeiten die Kontrolle über Sie, sie werden weniger verlockend. Dann haben *Sie selbst* die Kontrolle über die Süßigkeiten. Wenn Sie nachgeben, dann entscheiden *Sie,* wann und wo. Sie haben die Verantwortung.

Bei abgepackten Lebensmitteln kann Zucker unter einer Vielzahl von Bezeichnungen auftauchen. Nachstehend finden Sie eine Liste der verschiedenen Namen für verschiedene Arten von Zucker:

Agave
Ahornsirup
Ahornzucker
Brauner Reissirup
Dattelzucker
Dextrine
Dextrose
Dulcitol (auch Galaktit, Galaktitol)
Fruchtsaft
Fruktose (auch Fructose, Fruchtzucker)
Gerstenmalz
Glukose
Honig
Lävulose (Synonym für Fruktose)

Laktose
Maissirup
Maltodextrin
Maltose (Malzzucker)
Mannitol (auch Manit)
Melasse
Saccharose (Haushalts-, Kristallzucker)
Schwarzer Rübensirup
Sorbitol
Sucanat (Vollrohrzucker)
Sukrose (Sucrose)
Turbinado-Zucker
Xylitol (Xylit, Birkenzucker)
Xylose
Zuckerhirse (*Sorghum bicolor*)

Kleine fetthaltige Snacks

Wenn Sie sich mitten am Tag hungrig fühlen, liegt das vielleicht daran, dass sie *Durst* haben, nicht Hunger. Falls Sie also hungrig werden, denken Sie als Erstes daran, ein Glas Wasser zu trinken; das genügt oft, um das Gefühl von Hunger zu stillen. Sollte Wasser nicht genügen, können Sie eine der kohlenhydratarmen, fettreichen kleinen Zwischenmahlzeiten essen, die ich als „fetthaltige Snacks" bezeichne.

Während Sie sich in Ketose befinden, wird Ihr Appetit so weit unterdrückt sein, dass Sie vielleicht gerne eine oder zwei Mahlzeiten pro Tag ausfallen lassen oder eine Mahlzeit durch einen kleinen Snack ersetzen. Da Fett die

Hauptenergiequelle bei diesem Ernährungsprogramm ist, sollten Sie sicherstellen, dass Ihr Snack reich an Fett ist. Wenn Sie Ihren Snacks noch zusätzlich Fett hinzufügen, werden sie den Magen noch mehr füllen und nachhaltiger sein, sodass Sie ohne Hungergefühle Mahlzeiten auslassen können.

Jeder kohlenhydratarme Snack sollte mindestens mit 2 bis 3 Esslöffeln (28 bis 42 Gramm) zusätzlichem Fett angereichert werden. Zum Beispiel entsteht durch die Kombination von ansonsten fettarmem Gemüse wie Karotten und Sellerie mit einem fettreichen Dip ein sättigender fetthaltiger Snack. Die Basis für den Dip kann aus Erdnussbutter, Frisch- oder Rahmkäse oder aus Sauerrahm hergestellt werden. 1 Esslöffel Erdnussbutter hat 8 Gramm Fett und 1 Esslöffel Frisch- oder Rahmkäse natur hat 5 Gramm Fett. Das ist nicht annähernd genug Fett, aber Sie können den Fettgehalt erhöhen, indem Sie das Ganze mit Kokosöl kombinieren. 1 Esslöffel Kokosöl enthält 14 Gramm Fett. 2 Esslöffel Erdnussbutter mit 1 Esslöffel Kokosöl gemischt liefern insgesamt 30 Gramm Fett – mit nur 4 Gramm Kohlenhydraten. Wenn Sie Sellerie, Blumenkohl oder Gurke zum Dippen dazunehmen, kommen nur 1 oder 2 weitere Gramm Kohlenhydrate hinzu. Schweinekrusten- oder Speckkrusten-Chips sind großartig mit Dips und haben null Kohlenhydrate.

Ein weiterer knuspriger, kohlenhydratarmer Snack ist Nori, eine Meeresalge. Nori-Blätter sind in der japanischen Küche beliebt und werden als Wraps für Sushi verwendet. Nori wird für gewöhnlich getrocknet und geröstet und in Form dünner papierartiger Blätter verkauft (Format 20 x 20 Zentimeter). Nori hat einen leicht salzigen Algengeschmack. Es kann in mundgerechte Quadrate geschnitten und wie Chips gegessen werden. Es wird in der Regel in Packungen gekauft, die mehrere Blätter enthalten. Ein Blatt hat im Grunde null Kohlenhydrate. Nori ist fettarm, sodass Sie etwas Fetthaltiges hinzufügen müssen.

Kohlenhydratarme Nüsse wie Mandeln, Pekannüsse, Macadamianüsse und Kokosnuss sind ebenfalls gute Snacks. Eine viertel Tasse dieser Nüsse enthält etwa 2 Gramm Kohlenhydrate und 14 bis 25 Gramm Fett. Ihren Fettgehalt können Sie erhöhen, indem Sie die Nüsse in Butter oder Kokosöl rösten.

Fleisch, Käse und Eier sind weitere gute Snacks. Eine Scheibe Käse von 30 Gramm enthält etwa 9 Gramm Fett und 0,5 Gramm Kohlenhydrate. Eier haben etwa 8 Gramm Fett und 0,5 Gramm Kohlenhydrate. Fleisch hat keine Kohlenhydrate, sofern es sich nicht um verarbeitetes Fleisch handelt, und etwa 6 Gramm Fett pro 30 Gramm. Einfache Snacks sind beispielsweise gefüllte Eier, gefüllte Gurken mit Thunfischsalat sowie gewürfelter Käse und

Schinken zusammen mit etwas Senf oder Sauerrahm oder in frischen Sprossen und Mayonnaise gerollt.

Einer meiner fetthaltigen Lieblingssnacks ist Kokosöl mit der gleichen Menge Hüttenkäse gemischt. Das kann so gegessen werden oder Sie können auch einige Beeren hinzufügen, um es etwas zu süßen. (Für weitere Ideen und Rezepte für fetthaltige Snacks siehe Kapitel 17.)

Im Handel erhältliche Proteinriegel sind beliebt bei vielen, die auf kohlenhydratarme Ernährung Wert legen. Ich empfehle sie nicht. Sie sind nichts weiter als „bessere" Schokoriegel und mit künstlichen Süßstoffen oder Zuckerersatzstoffen gesüßt. Sie sind auch nur eine Form von verarbeitetem Junkfood.

Ihr Ernährungstagebuch

Besorgen Sie sich ein Notizbuch, um ein Ernährungstagebuch zu führen. In dieses Tagebuch tragen Sie alles ein, was Sie essen – alle Mahlzeiten und Snacks. Tragen Sie gewissenhaft ein, *was* Sie bei jeder Mahlzeit und jedem Snack essen, die Uhrzeit, wann Sie essen, und die Grammzahl an Kohlenhydraten, Proteinen und Fett sowie die Gesamtkalorien. Salz oder Gewürze brauchen Sie nicht einzutragen, da ihr Nährwert minimal ist. Auch wenn Wasser keine Nährstoffe oder Kalorien enthält, notieren Sie am besten die Mengen, die Sie trinken, um sicherzustellen, dass Sie jeden Tag *genug* trinken.

Sie können im Tagebuch auch kohlenhydratarme Lieblingsrezepte notieren, Veränderungen bei Ihren Körpermaßen, bei Gewicht und BMI sowie Gedanken darüber, wie Sie sich fühlen, und Verbesserungen, die Sie bei Ihrer Gesundheit feststellen.

Ein präzises Ernährungstagebuch zu führen ist wichtiger und hilfreicher, als die meisten Menschen glauben. Auch wenn es so aussehen mag, als nähme es viel Zeit in Anspruch, wird es Ihnen langfristig Zeit *ersparen*, da Sie die gesamten Nährwerte der Mahlzeiten, die Sie häufig essen, dann griffbereit haben (und nicht jedes Mal neu errechnen müssen). Darüber hinaus haben Sie auch eine Aufzeichnung von allem, was Sie gegessen haben, die von unschätzbarem Wert ist und Ihnen bewusst macht, was Sie essen, die Ihnen hilft, nicht über die Stränge zu schlagen, und Hinweise liefert, wo Sie Ihre Ernährung verbessern oder verfeinern und wie Sie Probleme erkennen können. Versuchen Sie nicht, sich auf Ihr Gedächtnis zu verlassen! Sofern Sie kein fotografisches Gedächtnis haben, werden Sie nicht alles behalten. Im Laufe des von mir empfohlenen Programms werden Sie die Menge an

Datum:

8:00 Uhr: 0,2 l Wasser

9:30 Uhr / Frühstück:
Rührei mit 2 Eiern
3 Streifen nitritfreier Speck
3 Esslöffel Kokosöl; 0,3 l Wasser
Kohlenhydrate 1 g, Fett 65 g, Proteine 22 g, Kalorien 677

12:00 Uhr mittags: 0,3 l Wasser

14:00 Uhr / Snack:
3 Esslöffel Hüttenkäse
3 Esslöffel Kokosöl
60 g Himbeeren; 0,3 l Wasser
Kohlenhydrate 4,5 g, Fett 42,5 g, Proteine 6,5 g, Kalorien 426

16:00 Uhr: 0,3 l Wasser

17:30 Uhr / Abendessen:
1 Schweinekotelett (85 g)
2 Tassen Spargel
1 Tasse Salat (Tomaten, Gurke, Essig, Kräuter)
1 Esslöffel Olivenöl
2 Esslöffel Butter; 0,3 l Wasser
Kohlenhydrat 13 g, Fett 61,5 g, Proteine 32,5 g, Kalorien 735

19:30 Uhr: 0,3 l Wasser

Insgesamt an diesem Tag:
Kohlenhydrate 18,5 g, Fett 169 g, Proteine 61 g, Kalorien 1 838,
Wasser 2,0 l

Beispiel für die Eintragungen eines Tages im Ernährungstagebuch. Vielleicht möchten Sie gelegentlich auch Ihr Gewicht und Ihre Körpermaße eintragen.

Kohlenhydraten, die Sie konsumieren, *verändern*, und dazu müssen Sie wissen, was Sie vorher gegessen haben und wie Sie Ihren Speiseplan richtig anpassen können. Das Ernährungstagebuch ist deshalb ein Muss!

Wenn Sie über alles Buch führen, wird Ihnen bewusst, was Sie essen, und Sie werden in die Verantwortung genommen für das, was Sie essen. Dies ist ein starkes motivierendes Instrument. Studien zeigen, dass ein Ernährungstagebuch ein wirksames Instrument bei Anstrengungen zur Gewichtsabnahme ist, egal, ob Sie sich an ein ketogenes oder an irgendein anderes Ernährungsprogramm halten. Eine Studie, die über den Zeitraum von sechs Monaten mit 1 685 Männern und Frauen mittleren Alters durchgeführt wurde, stellte fest, dass diejenigen, die Ernährungstagebücher führten, praktisch doppelt so viel abgenommen hatten (8 Kilo) wie diejenigen, die kein Tagebuch geführt hatten (4 Kilo).[4]

Wenn das Tagebuch Ihnen hilft, doppelt so viel abzunehmen, ist es dann nicht der Mühe wert? Sie müssen das Tagebuch nicht für immer führen, nur bis Sie Ihr Zielgewicht erreicht haben und in der Übergangsphase nach der Phase der Gewichtsabnahme, bis zur Erhaltungsphase, in der es darum geht, das Gewicht zu halten. In der Übergangsphase bis zur Erhaltungsphase wird das Tagebuch noch wichtiger für Sie sein, da Sie das Ernährungsprogramm dann maßgeschneidert auf Ihre persönlichen Bedürfnisse abstimmen.

Nahrungsergänzungsmittel

Da bei diesem Ernährungsprogramm viele Nahrungsmittel beschränkt werden, mag es auf den ersten Blick vielleicht so aussehen, als könne es Ihnen an Nährstoffen fehlen. Das ist nicht der Fall. Dieses Ernährungsprogramm liefert alle Nährstoffe, die man braucht, um gesund zu sein.

Aus irgendeinem Grund neigen viele zu der Annahme, Fleisch und Fett seien Nahrungsmittel, denen es an Nährstoffen fehlt. Die Wahrheit ist eine ganz andere: Fleisch liefert eine Menge Nährstoffe. Es ist in der Tat eine ausgezeichnete Quelle für viele Vitamine und Mineralstoffe und liefert einige der essenziellen Nährstoffe, die aus pflanzlichen Quellen nicht ohne Weiteres zu beziehen sind, etwa die Vitamine A, B_6 und B_{12} sowie das Coenzym Q_{10} (CoQ_{10}), Zink und andere Nährstoffe. Fett fördert, wie bereits an früherer Stelle besprochen, die Aufnahme von Vitaminen und Mineralstoffen. Dieses Ernährungsprogramm wird Sie in Wirklichkeit mit weitaus mehr Nährstoffen versorgen als vorher, als Ihre Ernährung hauptsächlich aus fettarmen Nahrungsmitteln mit leeren Kalorien bestand.

Es ist kein fleischintensives Ernährungsprogramm. Es bezieht auch jede Menge natürliche, vollwertige pflanzliche Nahrungsmittel – roh und gekocht – mit ein. Die Menge an Fleisch, die Sie essen, wird wahrscheinlich in etwa vergleichbar mit der sein, die Sie jetzt essen (sofern Sie kein besonders starker Fleischesser sind). Die meisten zusätzlichen Nährstoffe, die Sie bekommen werden, kommen aus einer höherwertigen, nährstoffreichen Quelle von Kohlenhydraten – aus frischem Gemüse. Sie werden wahrscheinlich mehr Gemüse essen, als Sie je gegessen haben. Man könnte diese Art der Ernährung als eine Ernährung auf der Grundlage von Gemüse, ergänzt durch reichlich Fett und ausreichend Proteine, beschreiben.

Sie müssen grundsätzlich keine Nahrungsergänzungsmittel als Ausgleich für fehlende Nährstoffe einnehmen – weil keine fehlen. Sofern Sie bereits Ergänzungen nehmen und dies gerne weiterhin tun möchten, können Sie das tun.

Trotz allem, was zuvor gesagt wurde, *empfehle* ich dennoch bestimmte Ergänzungen. Dies ist kein Muss, es wird aber sehr empfohlen. Der Grund dafür ist, dass bei den meisten Menschen ein Mangel an essenziellen und unterstützenden Nährstoffen vorliegt. Bestimmte Vitamine und Mineralstoffe zusätzlich zu nehmen hilft, Nährstoffmängel auszugleichen und Fortschritte zu beschleunigen. Die Ergänzungen sollten mindestens während der ersten paar Monate des Programms eingenommen werden. Dann dürften die Nährstoffreserven wieder aufgebaut worden sein und die Nahrungsmittel, die im Rahmen des Ernährungsprogramms gegessen werden, den Körper ausreichend mit Nährstoffen versorgen, sodass die Einnahme von Ergänzungen nicht mehr notwendig ist.

Einige Nährstoffe wie Vitamin D, Magnesium und möglicherweise Jod können jedoch unbegrenzt weiter genommen werden. Allerdings wird der Bedarf an Vitamin D am besten gedeckt, wenn der ganze Körper dreimal in der Woche oder 20 Minuten pro Tag der Mittagssonne ausgesetzt wird – und Kopf, Arme und Beine täglich! Im Winter, wenn dies nicht geht, ist möglicherweise eine Nahrungsergänzung notwendig. [Anm. d. Verlags: Sicherheitshalber sollte jegliche Jodergänzung grundsätzlich nur nach individueller Rücksprache mit einem Arzt eingenommen werden.]

Nahrungsergänzungsmittel können den Fettstoffwechsel unterstützen, die Insulinsensitivität verbessern, die Schilddrüsenfunktion unterstützen und bei der Gewichtsabnahme behilflich sein. Das Spurenelement Chrom ist zum Beispiel von entscheidender Bedeutung für die Bildung von Insulin und dafür, dass Insulin seine Wirkung ordnungsgemäß entfalten kann. Für Chrom ist keine empfohlene Tagesdosis festgelegt worden. Von der amerikanischen Behörde für Lebensmittel- und Arzneimittelsicherheit (FDA) sind jedoch 50 bis 200 μg täglich als sicher und als wahrscheinlich ausreichend angegeben worden; diese Menge ist im Allgemeinen auch in Multivitamin- und Mineralstoffergänzungen enthalten.

Ihre Ernährung mit einer ausreichenden Menge Vitamin C zu ergänzen kann hilfreich sein, um abzunehmen. Bei einer placebokontrollierten Doppelblind-Studie wurden fettleibige Versuchspersonen in zwei Gruppen unterteilt. Eine Gruppe erhielt täglich 3 000 mg Vitamin C und die andere ein Placebo. Nach sechs Wochen hatte die Gruppe, die zusätzlich Vitamin C bekommen hatte, fast dreimal so viel abgenommen wie die Placebo-Gruppe – nämlich 2,6 Kilo im Vergleich zu 1 Kilo.[5] Die in den USA empfohlene Tagesdosis für Vitamin C sind magere 60 mg pro Tag. [Die Deutsche Gesellschaft für Ernährung (DGE) empfiehlt eine Tagesdosis von 100 mg pro Tag.] Dies genügt, um Skorbut vorzubeugen, ist aber nicht optimal. Eine bessere tägliche Dosis für die Gesundheit insgesamt sind 1 000 bis 3 000 mg. (Vgl. die nachfolgende Tabelle)

Ihr neues Ernährungsprogramm sollte durch ein eisenfreies Multivitamin- und Mineralstoffpräparat ergänzt werden, das die Vitamine A, B_1 (Thiamin), B_2 (Riboflavin), B_6 und B_{12}, Folsäure (Folat), Niacin, Mangan, Zink und andere grundlegende Nährstoffe enthält. Es sollte die empfohlene Tagesdosis jedes Nährstoffs liefern. Aber achten Sie darauf, dass es kein Eisen enthält. Entgegen der vielfach verbreiteten Ansicht liegt bei den meisten Menschen kein Eisenmangel vor, sondern sie bekommen zu viel Eisen. Eisen wird vielen verarbeiteten Lebensmitteln und den meisten raffinierten Körner- und Cerealienprodukten beigefügt. Zu viel Eisen ist mit einem erhöhten Risiko für Herzkrankheiten in Verbindung gebracht worden. Sofern bei Ihnen kein Eisenmangel diagnostiziert wurde, sollten Sie es vermeiden, Eisen zusätzlich als Ergänzung zu nehmen. Wenn Sie vor Ort im Handel kein eisenfreies Multivitamin- und Mineralstoffpräparat finden, können Sie es über das Internet beziehen. Nehmen Sie jeden Tag mindestens von den wichtigsten Vitaminen und Mineralstoffen die jeweils empfohlene Tagesdosis. Darüber hinaus empfehle ich bei bestimmten Vitaminen und Mineralstoffen höhere Mengen wegen ihrer antioxidativen Wirkung und ihres Nutzens für den Stoffwechsel.

Vitamine und Mineralstoffe – empfohlene Tagesdosen			
Vitamin/Mineral	USA (RDA)	Dtld. (DGE)	Vom Autor empfohlen
Vitamin A	3 000 IE	1,0 mg	
Vitamin B₁ (Thiamin)	1,5 mg	1,0–1,3 mg	
Vitamin B₂ (Riboflavin)	1,7 mg	1,2–1,5 mg	
Vitamin B₃ (Niacin)	20 mg	13–17 mg	
Vitamin B₆	2,0 mg	1,4–1,6 mg	
Vitamin B₁₂	6 µg	3 µg	
Vitamin C	60 mg	100 mg	1 000 mg
Vitamin D	600 IE	20 µg	2 000 IE
Vitamin E	30 IE	12–15 mg	400 IE
Folat	0,4 mg	300 µg	
Calcium	1 200 mg	1 000–1.200 mg	
Magnesium	400 mg	300–400 mg	800–1 200 mg
Selen	70 µg**	30–70 µg	
Pantothensäure	10 mg*	6 mg	
Biotin	30 µg*	30–60 µg	
Chrom	50–200 µg*	30–100 µg	200–500 µg
Kupfer	2,0 mg*	1,0–1,5 mg	
Mangan	5,0 mg*	2,0–5,0 mg	
Molybdän	250 µg*	50–100 µg	
Zink	15 mg	7,0–10,0 mg	
Jod	150 µg***	180–200 µg	500–1 000 µg

* Die von der FDA empfohlene Tagesdosis ist die als sichere und angemessene Zufuhr geschätzte Tagesmenge.

** Wenn Sie vermuten, dass bei Ihnen eine Schilddrüsenunterfunktion vorliegt, könnten Sie erwägen, Ihre Selenzufuhr auf 200 µg pro Tag zu erhöhen.

*** Sofern bei Ihnen durch einen Jodtest ein Jodmangel festgestellt wurde, können Sie bis zu 12 mg pro Tag zur Aufrechterhaltung des Jodspiegels nehmen. [Anm. d. Verlags: Sicherheitshalber sollte jegliche Jodergänzung grundsätzlich nur nach individueller Rücksprache mit einem Arzt eingenommen werden.]

Nehmen Sie mittelkettige Triglyceride (MCTs/MKTs) in Ihren Speiseplan auf!

Arten von Kokosöl

Nachdem Sie über die vielen nutzbringenden Wirkungen von Kokosöl inzwischen informiert sind, dürfte es auf der Hand liegen, dass dieses außergewöhnliche Nahrungsmittel eine zentrale Rolle in Ihrem Kampf gegen Ihre Speckpolster spielen kann. Deshalb ist es wichtig, zu verstehen, wie Sie es in Ihr tägliches Leben integrieren können. Der einfachste Weg ist, Ihr Essen damit zuzubereiten. Kokosöl ist sehr hitzestabil, sodass es für den Gebrauch in der Küche ausgezeichnet ist. Sie können es bei jedem Backen, Braten oder Frittieren verwenden. Bei Rezepten, bei denen Margarine, Butter, Backfett oder Pflanzenöl verlangt wird, nehmen Sie stattdessen Kokosöl. Verwenden Sie die gleiche Menge oder mehr, um sicherzugehen, dass Sie die empfohlene Tagesmenge über Ihre Nahrung beziehen.

Nicht alle Gerichte werden mit Öl zubereitet, Sie können Ihren Speiseplan aber dennoch mit Öl ergänzen. Geben Sie bei heißen Getränken, Suppen, Soßen und Schmorgerichten zum Beispiel einen Esslöffel Kokosöl hinzu oder verwenden Sie es als Topping bei gedünstetem Gemüse und bei Fleisch.

Auch wenn ich empfehle, Kokosöl zusammen mit Nahrungsmitteln zu konsumieren, müssen Sie Ihr Essen nicht in jedem Fall damit zubereiten oder es hinzufügen. Sie können es auch (wie ein Nahrungsergänzungsmittel) löffelweise einnehmen. Viele ziehen es vor, ihre empfohlene Tagesdosis auf diese Weise zu nehmen. Wenn Sie ein hochwertiges Kokosöl verwenden, schmeckt es gut. Vielen Menschen behagt es jedoch nicht, einen Esslöffel Öl in den Mund zu nehmen, egal, welches Öl. Bei manchen kann es etwas dauern, bis sie sich daran gewöhnt haben.

Im Handel gibt es im Wesentlichen zwei Arten von Kokosöl zu kaufen, zwischen denen Sie wählen können. Das eine ist kaltgepresstes oder natives Kokosöl und das andere raffiniertes, gebleichtes und desodoriertes (RBD) Kokosöl. Kaltgepresstes Kokosöl wird aus frischen Kokosnüssen hergestellt und nur ganz minimal verarbeitet. Das Öl kommt im Grunde direkt von der Kokosnuss. Da es wenig verarbeitet worden ist, behält es seinen delikaten Kokosgeschmack und sein Aroma. Ich finde es köstlich.

RBD-Kokosöl wird aus Kopra (dem getrockneten Kernfleisch von Kokosnüssen) hergestellt und ist weitaus intensiver verarbeitet worden. Bei der

Verarbeitung sind dem Öl der Geschmack und das Aroma entzogen worden. Für Menschen, die Kokosgeschmack in ihrem Essen nicht mögen, ist dies eine gute Option. RBD-Kokosöl wird mechanisch und bei hohen Temperaturen verarbeitet. Chemische Stoffe werden dabei im Allgemeinen nicht eingesetzt. Im Handel erkennen Sie den Unterschied zwischen kaltgepresstem und RBD-Kokosöl auf dem Etikett. Bei allen kaltgepressten Kokosölen ist angegeben, dass sie „kaltgepresst" oder „virgin" oder „nativ" sind – bei RBD-Ölen gibt es dazu keine Angaben. Sie werden auch nicht als „RBD" deklariert. Manchmal werden sie als „Expeller-gepresst" beworben, das heißt, dass das Öl mechanisch aus dem Kokosfleisch gepresst wurde, ohne Hitze. In einer späteren Phase, beim Raffinierungsprozess, wird jedoch für gewöhnlich Hitze eingesetzt.

Viele Menschen bevorzugen das kaltgepresste Kokosöl, weil es weniger verarbeitet worden ist und mehr Nährstoffe enthält und der natürliche Geschmack darin erhalten geblieben ist. Deshalb behält es seinen Kokosgeschmack. Da die Herstellung von kaltgepresstem Kokosöl aufwendiger ist, wird es teurer verkauft als RBD-Öl.

Die meisten RBD-Ölmarken sind geschmacks- und geruchsneutral und unterscheiden sich kaum voneinander. Die Qualität der verschiedenen Marken von *kaltgepresstem* Kokosöl kann jedoch sehr unterschiedlich sein. Es gibt verschiedene Methoden, die bei der Herstellung von kaltgepresstem Kokosöl angewendet werden. Manche sind besser als andere. Außerdem hat auch die Sorgfalt, mit der dabei verfahren wird, Einfluss auf die Qualität. Einige Unternehmen stellen Kokosöl von ausgezeichneter Qualität her, das so gut schmeckt, dass man es einfach vom Löffel essen kann. Bei anderen Marken ist der Geschmack so stark, dass sie nicht gerade mit Genuss verzehrt werden können. Den Unterschied kann man im Allgemeinen nicht erkennen, wenn man das Glas nur von außen betrachtet – man muss von dem Öl kosten! Wenn es einen milden Kokosgeschmack mit einem milden Kokosduft hat und Ihnen gut schmeckt, dann ist es die Marke, die Sie verwenden sollten. Wenn der Geschmack Ihnen zu stark ist oder wenn es rauchig riecht, sollten Sie eine andere Marke probieren.

Kokosöl ist in vielen Naturkost- oder Bioläden, Reformhäusern, Drogerien und Supermärkten sowie auch im Internet erhältlich. Im Allgemeinen haben die teureren Marken die bessere Qualität, aber nicht immer. Die billigeren Marken von kaltgepresstem Kokosöl sind fast immer von minderer Qualität. Alle Marken haben jedoch im Grunde die gleiche kulinarische und therapeutische Wirkung und sind der Gesundheit zuträglich.

In den Gläsern, die im Ladenregal stehen, sieht das Kokosöl möglicherweise aus wie Backfett, da es fest ist und eine schneeweiße Farbe hat. Wenn Sie es zu Hause in der Küche ins Regal stellen, verwandelt es sich nach einigen Tagen vielleicht in eine farblose Flüssigkeit. Sie brauchen nicht alarmiert zu sein – das ist ganz natürlich: Eine der besonderen Eigenschaften von Kokosöl ist sein hoher Schmelzpunkt. Bei Temperaturen von 24°C und darüber ist das Öl flüssig, genau wie andere Pflanzenöle. Bei Temperaturen, die darunter liegen, wird es fest. Das ist ähnlich wie bei der Butter. Im Kühlschrank bleibt die Butter fest, aber wenn man sie an einem heißen Tag auf der Anrichte stehen lässt, wird sie ganz weich oder fast flüssig. Das Kokosöl im Glas kann also flüssig oder fest sein, abhängig von der Temperatur, die dort herrscht, wo es gelagert wird. Sie können es sowohl in flüssiger als auch in fester Form verwenden.

Kokosöl ist sehr stabil, sodass es nicht im Kühlschrank aufbewahrt werden muss. Die Haltbarkeit bei einem Kokosöl von guter Qualität liegt zwischen einem und drei Jahren. Sie werden es aber hoffentlich lange vorher aufgebraucht haben!

MCT-Öl

Die meisten gesundheitlich nutzbringenden Wirkungen, die mit Kokosöl verbunden sind, stammen von den darin enthaltenen mittelkettigen Triglyceriden (MCTs). Wenn MCTs so wertvoll sind, wäre es doch nur logisch, dass eine Quelle, die davon mehr enthält als das Kokosöl, zu bevorzugen wäre, oder? Kokosöl ist die reichste *natürliche* Quelle für MCTs, aber es gibt noch eine andere Quelle, die *mehr* davon enthält: MCT-Öl. Das natürliche Kokosöl besteht zu 63 Prozent aus MCTs, während MCT-Öl zu 100 Prozent aus MCTs besteht. MCT-Öl – bisweilen als fraktioniertes Kokosöl bezeichnet – wird aus Kokosöl hergestellt. Die zehn Fettsäuren, aus denen Kokosöl besteht, werden voneinander getrennt und die beiden mittelkettigen Triglyceride (Caprylsäure und Caprinsäure) werden wieder miteinander verbunden – das Ergebnis ist MCT-Öl.

Dieses MCT-Öl ist geschmacksneutral und kann, da es *bei Zimmertemperatur* flüssig ist, gut als Salatdressing oder beim Kochen und Braten verwendet werden. Der Nachteil von MCT-Öl ist, dass es eher zu Brechreiz und Durchfall führen kann als Kokosöl. Das heißt, es sollte nur in begrenzten Mengen verwendet werden, damit sich diese Nebenwirkung nicht einstellt.

Die mittelkettigen Fettsäuren im MCT-Öl werden schnell in Ketone umgewandelt. Der Blutketonspiegel erreicht seinen Höchstwert anderthalb Stunden nach dem Verzehr und die Ketone sind nach drei Stunden wieder verschwunden. Bei Kokosöl geht die Umwandlung der gemischten MCTs in Ketone langsamer vonstatten. Der Ketonspiegel erreicht drei Stunden nach dem Verzehr seinen Höchstwert, von da an bleiben die Ketone jedoch etwa acht Stunden im Blut. MCT-Öl mag Sie also schneller in Ketose versetzen und einen höheren Höchstwert erzielen, die Ketose klingt jedoch viel eher wieder ab.

Der größte Unterschied zwischen Kokosöl und MCT-Öl ist der Schmelzpunkt. MCT-Öl hat einen viel niedrigeren Schmelzpunkt, er liegt bei etwa 3 °C, sodass es selbst im Kühlschrank noch flüssig bleibt. Der Vorteil dabei ist, dass es für Salatdressings verwendet oder in gekühlte Getränke gerührt werden kann. Wird Kokosöl auf einen kalten Salat gegossen, „erstarrt" es und wird fast auf der Stelle fest. Rührt man es in ein kaltes Getränk, geschieht das Gleiche. Demgegenüber bleibt MCT-Öl flüssig. Dank dieser Eigenschaft ist MCT-Öl eine gute Wahl auch für die Herstellung von Mayonnaise.

Eine andere Ölart, die Sie vielleicht auf dem Markt finden, ist ein Kokosöl, das als „flüssiges" oder „winterisiertes" Kokosöl bezeichnet wird. Bei diesem Kokosöl sind die längerkettigen Fettsäuren entfernt worden. Was sein Fettsäurenprofil angeht, ist es dem MCT-Öl sehr ähnlich, es enthält jedoch eine etwas größere Mischung aus verschiedenen Fettsäuren. Es hat auch einen niedrigeren Schmelzpunkt als normales Kokosöl und kann bei kalten Gerichten verwendet werden, ohne dass es fest wird.

KAPITEL 16

Das ketogene Ernährungsprogramm zum Abnehmen – mit Kokosöl

Der Ablauf des Programms

Dieses Ernährungsprogramm besteht aus drei Phasen. Die erste Phase ist eine kohlenhydratarme „Einleitungsphase" von zwei bis acht Wochen, die es Ihnen ermöglicht, sich auf die zweite Phase, die *Ketosephase* oder, wenn Sie so wollen, die ketogene „Abnehmphase" des Programms, vorzubereiten. Es wird von den Nahrungsmitteln abhängen, die Sie wählen, ob Sie bereits in der ersten Phase eine Ketose erreichen. In der zweiten Phase werden Sie in jedem Fall eine volle Ketose erreichen; in dieser Phase werden Sie auch den größten Teil Ihres unerwünschten Gewichts verlieren, Ihr Zielgewicht erreichen und deutliche wohltuende Veränderungen bei Ihrem Stoffwechsel, Ihrer Blutchemie und Ihrer Gesundheit insgesamt erleben.

In der dritten und letzten Phase werden Sie dann einige Beschränkungen lockern, den Gesamtverzehr von Fett reduzieren sowie die Zufuhr von Kohlenhydraten und Kalorien erhöhen können. Sie sollten zwar weiterhin darauf achten, dass Sie sich vernünftig ernähren, können jedoch mehr Obst und kohlenhydrathaltigere Nahrungsmittel in Ihren Speiseplan aufnehmen, wenn Sie möchten. Dies ist die „Erhaltungsphase", in der es darum geht, die erzielten Fortschritte aufrechtzuerhalten, die Sie gemacht haben, und das Gesamtniveau Ihrer Gesundheit weiter zu verbessern. In dieser Phase besteht Ihre Ernährung aus einer breiten Auswahl von Fleischsorten, Käsesorten, Milchprodukten, Nüssen und Gemüsesorten, leckeren Fetten und Soßen sowie aus einigen Früchten und angemessenen Mengen an kohlenhydrathaltigeren Gemüsesorten sowie möglicherweise sogar einigen Körnern. Diese Phase sollten Sie für den Rest Ihres Lebens unbefristet fortschreiben. Bei der Vielfalt an köstlichen Nahrungsmitteln, die Sie essen dürfen, wird dies nicht schwer sein; es ist eine Ernährungsweise, die ein Leben lang beibehalten und genossen werden kann.

Auch wenn Sie es vielleicht kaum erwarten können, endlich anzufangen, um mit diesem Programm abzunehmen, sollten Sie dieses Kapitel zunächst noch bis zum Ende lesen. Denn es gibt einige Dinge, die Sie klären und erledigen müssen, bevor Sie das Programm tatsächlich in Angriff nehmen können.

Phase 1: Die kohlenhydratarme Einleitungsphase

Der Zweck der Einleitungsphase besteht darin, Sie in die kohlenhydratarme Ernährungsweise einzuführen und sowohl körperlich als auch mental auf den ketogenen Teil des Programms vorzubereiten. Da die Umstellungen in der Ernährung, die Sie vornehmen werden, durchaus erheblich sein können, könnte es schwierig sein, direkt voll in das Programm einzusteigen. Die Einleitungsphase gibt Ihnen Zeit, sich daran zu gewöhnen, mehr Fett zu essen, sich darauf einzustellen, Fett statt Zucker zu verbrennen, und zu lernen, wie kohlenhydratarme Gerichte zubereitet werden und wie man es genießen kann, sich kohlenhydratarm zu ernähren.

Zu den Hauptmerkmalen dieses ketogenen Ernährungsprogramms gehört der Verzehr von *Kokosöl*. Ich empfehle Ihnen, bei jeder Mahlzeit mindestens 3 Esslöffel (also etwa 45 ml) Öl zusätzlich zu sich zu nehmen. Lesen Sie den letzten Satz noch einmal genau: Es sind nicht 3 Esslöffel pro Tag, sondern 3 Esslöffel *bei jeder Mahlzeit*. Dies ist sehr viel Öl, aber darum geht es bei diesem Ernährungsprogramm! Bei diesen 3 Esslöffeln muss es sich *nicht unbedingt* immer um Kokosöl handeln, es kann auch ein anderes Öl sein; Kokosöl sollte jedoch *bevorzugt* werden und das bei diesem Ernährungsprogramm *vorrangige* Öl sein.

Nachdem Sie Ihren Arzt aufgesucht haben und die Blutuntersuchungen gemacht worden sind (siehe dazu weiter unten), sollten Sie sofort damit beginnen, Kokosöl in Ihren Speiseplan aufzunehmen. Kaufen Sie mehrere Gläser Kokosöl, entweder vor Ort oder über das Internet. Es spielt keine Rolle, welche Marke oder Art von Kokosöl Sie verwenden. Bei den meisten Marken wird das Kokosöl als „kaltgepresst", „virgin", „extra virgin", „nativ" oder „Expeller-gepresst" bezeichnet. Jede dieser Marken kann verwendet werden.

Fangen Sie dann damit an, das Öl bei der täglichen Nahrungszubereitung zu verwenden. Bei Rezepten, in denen Butter, Margarine, Pflanzenöl oder Backfett verlangt werden, verwenden Sie stattdessen Kokosöl! Versuchen Sie zunächst, ½ Esslöffel (8 ml) Kokosöl bei jeder Mahlzeit zu konsumieren. Wenn Sie drei Mahlzeiten am Tag zu sich nehmen, sollten Sie also mindestens 1½ Esslöffel (24 ml) pro Tag zu sich nehmen. Verwenden Sie das Öl bei der *Zubereitung* des Essens und fügen Sie entsprechend *mehr* hinzu, wenn für die Zubereitung *nach dem jeweiligen Rezept* nicht so viel erforderlich sein sollte.

Manche Menschen reagieren empfindlicher als andere, wenn sie zusätzliches Fett in ihren Speiseplan aufnehmen. Der Grund dafür ist, dass viele ihren Fettkonsum angesichts der in unserer Gesellschaft grassierenden Anti-Fett-Hysterie eingeschränkt haben. Da sie ihre Fettzufuhr reduziert haben, ist ihr Verdauungssystem nicht mehr darauf eingestellt, die Menge an Fett zu verarbeiten, die bei diesem Programm erforderlich ist. Das zusätzliche Fett im Essen kann bei manchen zu Brechreiz und Durchfall führen.

Um dies so weit wie möglich zu vermeiden, empfehle ich Ihnen, *jetzt* schon damit zu beginnen, Ihr Verdauungssystem auf die erhöhte Fettzufuhr vorzubereiten, indem Sie Ihre Mahlzeiten zusätzlich mit Kokosöl anreichern. Mit zunehmendem Fettkonsum kurbelt der Körper naturgemäß die Produktion Fett verdauender Enzyme an. Und in dem Maße, wie sich Ihr Körper an das zusätzliche Fett gewöhnt, können Sie Ihren Fettkonsum erhöhen, ohne dass unangenehme Nebenwirkungen auftreten. Bei einer sehr kohlenhydratarmen Ernährung ist es im Übrigen weniger wahrscheinlich, dass solche Nebenwirkungen auftreten. Ein oder zwei Mal Stuhlgang am Tag ist kein Anzeichen von Durchfall, sondern vielmehr Zeichen einer gesunden Darmfunktion. Ihr Verdauungssystem wird bei dieser Ernährung besser funktionieren, was möglicherweise mit häufigerem Stuhlgang verbunden ist.

Die meisten Menschen können 2 Esslöffel (30 ml) Kokosöl sofort in ihren täglichen Speiseplan aufnehmen, ohne dass irgendwelche Probleme auftreten. Aber jeder Mensch ist anders. Manche werden bei 1 Esslöffel pro Tag etwas Durchfall bekommen, während andere problemlos 5 oder 6 Esslöffel (75–90 ml) gleich von Anfang an nehmen könnten. Man kann eine Toleranz gegenüber Öl aufbauen, indem man die zusätzliche Menge allmählich, nach und nach in den Speiseplan aufnimmt. Sie sollten gleich damit anfangen. Den Körper daran zu gewöhnen, eine höhere Fettzufuhr zu verarbeiten, ist der Hauptzweck der Einleitungsphase.

Sobald Sie ohne Problem ½ Esslöffel (8 ml) Kokosöl pro Mahlzeit (also 1½ Esslöffel pro Tag) hinzufügen können, sollten Sie Ihre Dosierung auf 1 Esslöffel (15 ml) und nach einigen Tagen dann auf 2 Esslöffel pro Mahlzeit erhöhen. Sollte diese Menge für Ihr Verdauungssystem zu diesem Zeitpunkt noch zu viel sein, reduzieren Sie die Menge wieder auf 1 Esslöffel (für ein paar weitere Tage oder gegebenenfalls Wochen), dann versuchen Sie es noch einmal. Erhöhen Sie die Menge nach und nach, bis Sie schließlich 3 Esslöffel Kokosöl bei jeder Mahlzeit erreicht haben.

Während Ihr Körper sich auf die erhöhte Fettzufuhr durch das Kokosöl einstellt, sollten Sie kohlenhydratarme Mahlzeiten zu sich nehmen. Berechnen Sie, wie viele Kohlenhydrate jede Mahlzeit enthält. Legen Sie eine Sammlung von kohlenhydratarmen Rezepten an, die Sie ausprobiert haben, von Gerichten, die Ihnen gut geschmeckt haben. Beschränken Sie Ihre Gesamtzufuhr an Kohlenhydraten auf nicht mehr als 30 Gramm pro Tag. Führen Sie ein Ernährungstagebuch, in dem Sie notieren, was Sie essen, sowie auch Ihre Lieblingsrezepte für kohlenhydratarme Gerichte. Notieren Sie genau den Gehalt an Kohlenhydraten von allem, was Sie essen. Vielleicht möchten Sie auch die Menge an Fett, Proteinen und Kalorien festhalten, die Sie essen. Verwenden Sie die Rezepte aus Kapitel 17, um Ihre Mahlzeiten zu planen.

In dieser Phase brauchen Sie sich noch keine Gedanken über die Anzahl der Kalorien zu machen, die Sie verzehren. Essen Sie, bis Sie satt sind, ohne sich vollzustopfen. Am Anfang können Sie Ihre Proteinzufuhr etwas erhöhen, um die Reduzierung der Kohlenhydrate auszugleichen. Nehmen Sie zusätzlich so viele proteinreiche Nahrungsmittel mit auf, wie Sie brauchen, um Ihren Hunger zu stillen. Wenn Sie in die zweite Phase kommen, die Phase der ketogenen Gewichtsabnahme, werden Sie sich auch bemühen, Ihre Kalorien und vielleicht auch Ihren Proteinkonsum zu reduzieren.

Nachdem Sie zwei Wochen lang Kokosöl verwendet und kohlenhydratarme Gerichte gegessen haben, können Sie, wenn Sie mindestens 2½ Esslöffel Kokosöl bei jeder Mahlzeit hinzufügen konnten, ohne irgendwelche Verdauungsbeschwerden zu bekommen, die Fettzufuhr pro Mahlzeit auf 3 Esslöffel erhöhen und sich „mit Vollgas" in die zweite Phase stürzen. Sofern Sie sich mit dem zusätzlichen Fett allerdings immer noch etwas unwohl fühlen, bleiben Sie bei dieser kohlenhydratarmen Phase, bis 2½ Esslöffel zusätzliches Fett pro Mahlzeit kein Problem mehr sind. Sollten Sie noch keine Erfahrung mit einer kohlenhydratarmen Ernährung haben, kann es sein, dass Sie ein oder zwei Monate brauchen, bis Sie sich so wohl fühlen, dass Sie zur nächsten Phase übergehen können. Es besteht kein Grund zur Eile; auch in der Einleitungsphase müssten Sie bereits sehen, wie Ihre Pfunde purzeln. Bei manchen Menschen kann es drei oder vier Monate dauern, bis es ihnen so gut damit geht, dass sie in die Phase der ketogenen Gewichtsabnahme wechseln können – das ist kein Problem. Gehen Sie *in Ihrem eigenen Tempo* an das Programm heran.

Sollten Sie nach vier Monaten aber immer noch nicht mit 3 Esslöffeln Öl pro Mahlzeit zurechtkommen, dann ist Ihr Problem höchstwahrscheinlich auf eine schlechte Verdauung zurückzuführen; Ihr Verdauungssystem ist unteraktiv und Sie produzieren nicht genügend Verdauungsenzyme, um Ihr Essen ordnungsgemäß zu verdauen. In diesem Fall wird es hilfreich für Sie sein, bei jeder Mahlzeit eine Verdauungsenzym-Ergänzung einzunehmen. Achten Sie darauf, dass die Ergänzung Lipase-Enzyme enthält das sind die Enzyme, die Fett aufspalten. Sie sollte auch Proteasen enthalten, also Eiweiß verdauende Enzyme. Nehmen Sie die Ergänzung unmittelbar nach dem Essen; sie kann allerdings auch noch ein oder zwei Stunden nach der Mahlzeit eingenommen werden.

Manche Menschen integrieren Kokosöl in Ihren Speiseplan, indem sie es löffelweise wie ein Nahrungsergänzungsmittel einnehmen. Sie *müssen* das nicht so machen. Der Körper kann Fett besser verdauen, wenn es zusammen mit anderen Nahrungsmitteln gegessen wird. Wenn Sie mit dem Ernährungsprogramm beginnen, nehmen Sie das Kokosöl *als Bestandteil* Ihrer Mahlzeiten zu sich. Mit der Zeit, nachdem sich Ihr Körper an die erhöhte Fettzufuhr gewöhnt hat, können Sie das Öl dann auch so mit dem Löffel einnehmen, wenn Sie möchten.

Im Übrigen sollten Sie jeden Tag 1 Liter Wasser pro 30 Kilogramm Körpergewicht trinken und bei heißer Witterung entsprechend mehr. Das macht bei den meisten 2,5 Liter oder etwa acht Gläser Wasser am Tag. Pro 2,5 Liter Wasser, die Sie an einem Tag trinken, sollten Sie Ihr Essen zusätzlich mit 1 Teelöffel (= 5 Gramm) Meersalz anreichern. Falls Ihnen diese Menge reichlich groß vorkommt: Ich finde sie deshalb notwendig, weil Sie insgesamt ja vermutlich weniger essen als sonst, also auch weniger Salz aufnehmen. (Wohlgemerkt: Das Salz müssen Sie natürlich nicht unter das Wasser rühren, Sie können es mit Ihrer Nahrung vermischen …)

Beginnen Sie außerdem mit der Einnahme einer Multivitamin- und Mineralstoffergänzung, mit zusätzlich 400–800 mg Magnesium, 500 bis 1 000 mg Vitamin C und möglicherweise etwas zusätzlichem Vitamin E und Chrom.

Sorgen Sie dafür, dass Sie regelmäßig, möglichst mittags, Sonne „tanken", oder nehmen Sie eine Vitamin-D-Ergänzung, die das Äquivalent von 2 000 IE pro Tag liefert. Falls Sie wissen, dass Sie eine Schilddrüsenunterfunktion haben, sollten Sie nach der Bestimmung Ihres Jodstatus aus dem Urin und nach persönlicher Rücksprache mit einem Arzt die Jodzufuhr gegebenenfalls bis auf 1 000 µg pro Tag oder mehr erhöhen und Selen bis auf 200 µg pro Tag.

Entschließen Sie sich außerdem zu regelmäßigen Aktivitäten mit körperlicher Bewegung. Sie sollten drei bis sechs Mal in der Woche irgendeine Art von körperlicher Aktivität praktizieren. Ein guter Anfang ist es beispielsweise, 30 Minuten spazieren zu gehen. Aber tun Sie ruhig mehr, wenn Sie körperlich dazu in der Lage sind.

Zusammenfassung: Was die kohlenhydratarme Einleitungsphase beinhaltet

- Nicht mehr als 30 Gramm Kohlenhydrate pro Tag essen
- Bei jeder Mahlzeit Öl hinzufügen und sich allmählich bis auf 3 Esslöffel pro Mahlzeit steigern
- Als Fett vorrangig Kokosöl verwenden
- Täglich eine Multivitamin- und Mineralstoffergänzung (mit Magnesium) einnehmen
- Jeden Mittag Sonne „tanken" oder eine Vitamin-D-Ergänzung einnehmen, die 2 000 IE liefert
- Pro Tag etwa 8 Gläser Wasser von guter Qualität trinken
- Täglich etwa 1 Teelöffel Meersalz dem Essen hinzufügen
- Regelmäßig für körperliche Bewegung sorgen
- Ein Ernährungstagebuch führen

In dieser Phase gibt es keine Beschränkung für die Menge an Fleisch, die Sie essen können, oder für die Gesamtzahl an Kalorien, die Sie zu sich nehmen. In dem Maße, wie Sie den Fettgehalt Ihrer Nahrung erhöhen, dürfte Ihr Appetit nachlassen und Sie werden automatisch weniger essen wollen, sodass sich auch Ihre Kalorienzufuhr reduziert.

Zwar sind keine Nahrungsmittel wirklich „verboten", aber es ist klug, sämtliche Körner, Cerealien, Pastaprodukte, Brote, Süßigkeiten, Desserts, Kartoffeln, getrocknete Bohnen und andere kohlenhydratreiche Gemüsesorten sowie die meisten Früchte zu meiden. Früchte können Sie zwar in begrenzten Mengen essen, Sie sollten dabei allerdings die Menge der Kohlenhydrate im Auge behalten. Gelegentlich können Sie etwas Stevia nehmen, um zu süßen, aber nicht jeden Tag.

Zusätzlich zu den genannten Punkten sollten Sie auch sämtliche künstlichen Süßstoffe, Koffein und koffeinierte Getränke, hydrierte Pflanzenöle (einschließlich Backfett und Margarine), sämtliche Sojaprodukte (mit Ausnahme von fermentierter Tamarisoße, Sojasoße, Miso und Tempeh in begrenzten Mengen), Fluorid und fluoridhaltige Produkte (einschließlich fluoridiertes Wasser) und, soweit Sie dies möglich ist, sämtliche Medikamente meiden, die die Gewichtsabnahme oder die Schilddrüsenfunktion beeinträchtigen. Wenn Sie Schilddrüsenprobleme haben, sollten Sie auch Ihren Konsum an Gemüsesorten begrenzen, die zu den Kreuzblütlern gehören. Essen Sie, wann immer möglich, Bio-Fleisch, Bio-Milchprodukte, Bio-Eier und andere Bio-Produkte. Reduzieren Sie den Stress in Ihrem Leben! Sport und ähnliche körperliche Aktivitäten sind gute Stressreduzierer.

Phase 2: Die ketogene Gewichtsreduktion

Dies ist *der* Teil des Programms, bei dem Sie am meisten abnehmen werden. Ihr vorrangiges Ziel dabei sollte es sein, Ihre tägliche Zufuhr an Kohlenhydraten auf insgesamt 30 Gramm oder weniger zu begrenzen. Sie müssen *jedes* Gramm Kohlenhydrate mitrechnen, das Sie essen – nicht nur *schätzen*! Die Kalorien- und Nährwerttabelle im Anhang wird Ihnen dabei helfen. Addieren Sie alle Kohlenhydrate der Nahrungsmittel, die Sie essen, einschließlich Eier, Käse und Fleisch. Auch wenn diese Letzteren in der Regel nur wenig Kohlenhydrate enthalten, können sie sich doch summieren, wenn Sie viel davon essen. Manche Fleischsorten sind mit Zucker angereichert; lesen Sie die Etiketten mit den Angaben der Inhaltsstoffe, insbesondere bei abgepacktem Fleisch.

Im Idealfall sollte Fett *mindestens* 60 Prozent Ihrer täglichen Kalorien ausmachen, *besser* aber 70 bis 80 Prozent. Anhand der Kalorien- und Nährwerttabelle können Sie genau errechnen, wie viel Fett Sie in Ihrer

Nahrung haben. Um den prozentualen Anteil der Fettkalorien zu berechnen, die Sie jeden Tag essen, benutzen Sie folgende Formel:

Insgesamt verzehrte *Fett*kalorien
geteilt durch verzehrte *Gesamt*kalorien
= prozentualer Anteil der Fettkalorien

Beispiel: Wenn Sie insgesamt 1 800 Kalorien am Tag essen und 1 200 dieser Kalorien auf Fett entfallen, lautet die Formel: 1 200 ÷ 1 800 = 0,67 oder 67 Prozent. Das heißt, 67 Prozent Ihrer Gesamtkalorien an diesem Tag entfallen auf Ihre Fettzufuhr. Anhand dieser Berechnung können Sie den Fettgehalt Ihrer Mahlzeiten jeweils anpassen, um den gewünschten prozentualen Anteil zu erreichen.

Diese Methode ist perfekt, wenn Sie gerne rechnen und jeden Tag genau Ihre Fettzufuhr ermitteln möchten. Die meisten Menschen rechnen jedoch nicht gerne so viel. Um es zu vereinfachen, empfehle ich Ihnen, einfach bei jeder Mahlzeit 3 Esslöffel (45 ml) Öl hinzuzufügen. Auf diese Weise bekommen Sie automatisch etwa 60 bis 80 Prozent Ihrer Kalorien jeden Tag durch Fett.

Falls Sie eine ganze Mahlzeit ausfallen lassen und stattdessen einen leichten Snack essen, fügen Sie bei diesem Snack einfach 2 bis 3 Esslöffel Öl hinzu. Bei den 3 Esslöffeln pro Mahlzeit kann es sich um Kokosöl oder um ein anderes Öl handeln; Kokosöl sollte allerdings den größten Teil des zusätzlichen Fetts in Ihrer Nahrung ausmachen.

Zusätzlich zu den 3 Esslöffeln Öl empfehle ich Ihnen, weiteres Fett zu essen. Essen Sie alles natürliche Fett in Ihren Nahrungsmitteln. Wählen Sie fetthaltige Fleischstücke. Haben Sie keine Bedenken gegenüber Fett. Genießen Sie den Geschmack! Verwenden Sie beim Kochen, Braten, Frittieren, Backen und bei allem, was Sie an Essen zubereiten, großzügig Fett und Öl. Fett zu essen wird Ihnen helfen, sich satt und voll zu fühlen, dem Hunger vorzubeugen, Ihren Körper darauf zu konditionieren, gespeichertes Fett zu verbrennen, und die Gewichtsabnahme fördern.

Wenn Sie zum Beispiel ein Schweinekotelett zubereiten, nehmen Sie 3 Esslöffel Öl, um es zu braten, und ebenso, wenn Sie eine Frikadelle oder ein

Fischfilet braten. Wenn Sie Kokosöl verwenden, bekommt das Öl durch das Fleisch und die Gewürze einen wunderbar pikanten Geschmack und dient dann als Soße, die Sie zu Ihrem Fleisch und der Gemüsebeilage essen können. Sofern Sie das Öl *nicht* zum Braten verwenden, können Sie es Ihrem Essen auch anschließend hinzufügen. Wenn Sie zum Beispiel Brathähnchen mit gedünstetem Gemüse zubereiten, geben Sie das Öl nach der Zubereitung hinzu – so, wie Sie bei manchen Gerichten sonst Butter dazugeben.

Im Übrigen können Öle auch miteinander gemischt werden: Kombinieren Sie Kokosöl mit Butter oder Olivenöl. Bei einem grünen Salat geben Sie genügend ölbasiertes Salatdressing dazu, das 3 Esslöffeln Öl entspricht, um bei dieser Mahlzeit Ihren vollen Fettanteil zu bekommen.

Sie müssen jedoch nicht immer die gesamten 3 Esslöffel Öl unbedingt nur mit dem Fleisch und Gemüse kombinieren. Stattdessen können Sie bei der Zubereitung des Essens eine *kleinere* Portion Öl verwenden und den Rest einem fetthaltigen Snack (zwischendurch) hinzufügen. Wenn Sie zum Beispiel beim Kochen nur 1 Esslöffel Öl verwenden, können Sie die restlichen 2 Esslöffel Öl bekommen, indem Sie sich zusätzlich das Getränk „Zimt-Sahne-Genuss" gönnen. Hier ist die Sahne die Fettquelle. Oder gönnen Sie sich anstelle des Getränks ein Dessert aus Hüttenkäse, Kokosöl und Beeren, das ich als „Kokos-Hüttenkäse mit Beeren" bezeichne. Eine weitere Option ist eine „Minisuppe", die Sie wie eine Vorspeise unmittelbar vor dem Hauptgericht essen können. Die Menge an Fett in diesen Snacks kann von 1 bis 3 oder mehr Esslöffeln Öl variieren. *Sie* entscheiden, wie viel Fett Sie nehmen. Auf diese Weise können Sie sicherstellen, dass Sie bei jeder Mahlzeit Ihre Mindestmenge an Öl bekommen. (Diese und andere Rezepte für fetthaltige Snacks finden Sie in Kapitel 17.)

Zu den großen Vorzügen der ketogenen Ernährung gehört, dass sie den Hunger unterdrückt und es Ihnen ermöglicht, die Kalorien zu reduzieren, ohne unter Entbehrungen zu leiden. Sie reduzieren Ihre Kalorien freiwillig, nicht aus Zwang. Essen Sie nicht einfach, nur weil die Uhr sagt, es sei jetzt Zeit zum Essen. Essen Sie nur dann, wenn Sie wirklich Hunger haben! Da Ihr Appetit abnehmen wird, werden Sie schließlich wahrscheinlich Mahlzeiten ausfallen lassen. Wenn Sie zum Frühstück keinen Hunger haben, lassen Sie es ausfallen. Sofern Sie frühstücken, aber noch nicht hungrig sind, wenn die Zeit zum Mittagessen da ist, überspringen Sie das Mittagessen. Sollten Sie später am Tag hungrig werden, nehmen Sie einen kleinen Snack statt einer vollen Mahlzeit, nur so viel, dass es bis zum Abendessen reicht. Fleischröllchen oder eine Mischung aus Hüttenkäse und Kokosöl sind ausgezeichnete Snacks. (Rezepte für fetthaltige Snacks: siehe Kapitel 17)

Sie brauchen zwar keine Kalorien zu zählen, aber vielleicht möchten Sie sie trotzdem berechnen, um zu sehen, wie viele Kalorien Sie tatsächlich essen, nur für Vergleichszwecke (siehe Tabelle weiter unten). In der Kalorien- und Nährwerttabelle im Anhang finden Sie die Kalorienangaben für die meisten Nahrungsmittel, die Sie essen. Versuchen Sie, sich auf *nicht mehr als zwei volle Mahlzeiten am Tag* zu beschränken, und wenn Sie dann noch Hunger haben, nehmen Sie zusätzlich einen kleinen fetthaltigen Snack hinzu. Vielleicht kommen Sie ja auch mit *einer* Mahlzeit und einem oder zwei fetthaltigen Snacks über die Runden?

Egal, wie viele Mahlzeiten und Snacks Sie pro Tag essen – Sie sollten in jedem Fall täglich etwa 6 bis 9 Esslöffel (98–126 mg) zusätzliches Fett essen, um Ihren Stoffwechsel auf Touren zu halten und zu verhindern, dass Ihr Körper in den Modus des Verhungerns fällt. Hier ist *zusätzliches* Fett gemeint, nicht das Gesamtfett. Die Gesamtfettzufuhr wird höher sein. Denken Sie daran, Fett ist der Brennstoff, der Ihren Stoffwechsel antreibt. Sie müssen eine ausreichende Menge essen, selbst bei einer kalorienbeschränkten Ernährung, damit Ihre inneren „Motoren" mit Höchstleistung laufen. Das bedeutet, dass Sie tagsüber zu *unterschiedlichen* Zeiten etwas Fett essen sollten und nicht alles nur bei *einer* Mahlzeit.

Ihre Ernährung wird hauptsächlich aus Fleisch, Fisch, Geflügel, Eiern, Butter, Sahne, Gemüse und ausgewählten Früchten, Nüssen und Ölen bestehen. Es wird Ihnen empfohlen, eine gesunde Menge Gemüse zu essen, sowohl roh als auch gekocht. Essen Sie jede Menge grüne Salate. Beschränken Sie Ihren Proteinkonsum auf etwa 70 bis 90 Gramm pro Tag. Dies ist keine strenge Regel, sondern eine Richtschnur, um zu vermeiden, dass Sie zu viel Proteine konsumieren.

Die angemessene Proteinzufuhr ist abhängig von Ihrer Größe und Ihrem Idealgewicht. Sie können sich an diese Formel halten: 1,2 Gramm Proteine pro 1 Kilogramm Körpergewicht. Verwenden Sie die Gewichtstabelle auf S. 355, um das richtige Gewicht für Ihre Größe zu finden. Bei der Berechnung multiplizieren Sie Ihr Idealgewicht (in kg) mit 1,2. Sofern Ihr Normal- oder Idealgewicht sich bei Ihrer Größe beispielsweise auf 57 kg beläuft, sollten Sie Ihre Proteinzufuhr auf 68 Gramm pro Tag beschränken. (57 x 1,2 = 68) Dies ist die Höchstmenge, nicht die Mindestmenge, die gegessen werden sollte. Sie können weniger essen, wenn Sie mögen. Wenn Ihr normales, gesundes Gewicht bei 68 kg liegt, sollten Sie Ihre Proteinzufuhr auf 82 Gramm beschränken. Sofern Ihr Normalgewicht bei 82 kg liegt, sollten Sie Ihre Proteinzufuhr auf 98 Gramm begrenzen ... Beachten Sie bitte, dass es hierbei um die Proteinzufuhr, nicht um den Fleischkonsum geht. Entgegen dem allgemeinen Sprachgebrauch sind Proteine (Eiweiß) und Fleisch keine synonymen Begriffe.

Jeweils 30 Gramm mageres Rindfleisch oder Huhn oder Hähnchen liefern etwa 9 Gramm Eiweiß; 30 Gramm Fisch liefern etwa 7 Gramm Eiweiß. *Fetthaltiges* Fleisch hat *weniger* Proteine. Eine typische Portionsgröße von gebratenem Fleisch wiegt 85 Gramm und enthält 27 Gramm Eiweiß. Die meisten, die sich an unser Ernährungsprogramm halten, sollten ihren

Kalorienbedarf pro Tag zum Beibehalten des gewünschten Körpergewichts				
Geschlecht	Alter	Ruhezustand/ sitzend*	Moderate Aktivität*	Erhöhte Aktivität*
Weiblich	19–30	1800–2000	2100–2300	2400–2600
	31–50	1800–1900	2000–2100	2200–2400
	51+	1600–1700	1800–1900	2000–2200
Männlich	19–30	2400–2600	2700–2900	3000–3200
	31–50	2200–2400	2500–2700	2800–3000
	51+	2000–2200	2300–2400	2500–2800

* Aktivitätsniveau: „Ruhezustand/sitzend" schließt leichte körperliche Aktivitäten mit ein, die mit dem typischen täglichen Leben verbunden sind; kaum oder keine regelmäßigen körperlichen Aktivitäten. „Moderate Aktivität" entspricht körperlichen Aktivitäten (Gehen, Schwimmen, Aerobic u. Ä.) von 3 bis 5 Stunden pro Woche. Bei „erhöhter Aktivität" umfassen die regelmäßigen gezielten körperlichen Aktivitäten demgegenüber 6 bis 8 Stunden pro Woche.

Diese Tabelle bezieht sich auf eine typische gemischte Ernährung aus Fett, Kohlenhydraten und Proteinen. Die Anzahl der Kalorien, die Sie pro Tag benötigen, hängt von Ihrem Alter, Ihrer Größe und Ihrem Aktivitätsniveau ab. Aus Gründen der Vereinfachung gehen wir hier von einer Durchschnittsgröße aus (Männer 177 cm, Frauen 163 cm). Wenn Sie größer sind als der Durchschnitt, benötigen Sie etwas mehr an Kalorien, sofern Sie kleiner sind, etwas weniger. Mehr Kalorien zu sich zu nehmen, als hier aufgeführt sind, wird im Allgemeinen zur Gewichtszunahme führen und weniger Kalorien entsprechend zur Gewichtsabnahme.

Fleischkonsum auf etwa 170 bis 255 Gramm pro Tag beschränken – je nach Körpergröße und Idealgewicht. Bei fetthaltigem Fleisch kann die Menge auf 230 bis 340 Gramm erhöht werden. (Dies ist das Gewicht *nach* dem Garen/ Braten, nicht das Rohgewicht.) Aber auch hier gilt wiederum: Dies ist nicht als strenge Regel, sondern als hilfreiche Richtschnur gedacht. Lassen Sie sich von Ihrem Hunger leiten!

Wenn Sie sich an das Programm halten und die empfohlene Menge an Fett essen, aber dennoch das Bedürfnis haben, drei Mahlzeiten am Tag zu sich zu nehmen, dann ist dies ein Zeichen dafür, dass Sie wahrscheinlich zu viel Eiweiß verzehren. Sie konsumieren mehr Proteine, als Ihr Körper benötigt, und das überschüssige Eiweiß wird in Glukose umgewandelt, beeinflusst Ihren Blutglukose- und Insulinspiegel und stimuliert das Hungergefühl. Reduzieren Sie Ihren Eiweißkonsum. Dadurch gelangen Sie tiefer in die Ketose und Ihr Appetit wird weiter gezügelt.

Zusätzlich zu den Punkten, die in der Zusammenfassung für Phase 1 aufgeführt sind (vgl. S. 338), gelten die folgenden

Leitlinien für die Phase 2:

- Mindestens 3 Esslöffel Öl zusätzlich bei jeder Mahlzeit und 2 bis 3 Esslöffel bei jedem Snack (um mindestens 60 Prozent der täglichen Kalorien mit Fett zu decken)

- Mindestens 7 Esslöffel (98 mg) Fett zusätzlich pro Tag, wovon das meiste Kokosöl sein sollte

- Nur essen, wenn Sie hungrig sind, und den normalen Kalorienkonsum reduzieren

- Den täglichen Fleischverzehr auf etwa 170 bis 255 Gramm beschränken, wenn es sich um mageres Fleisch handelt, und auf 230 bis 340 Gramm, wenn es sich um fetthaltiges Fleisch handelt

---

Bei manchen Menschen liegt eine „metabolische Resistenz" gegenüber der Gewichtsabnahme vor, wie Dr. R. Atkins das in seinem Buch *Die neue Atkins-Diät: Abnehmen ohne Hunger* bezeichnet. Für diejenigen, die eine solche metabolische Resistenz haben, ist es sehr schwer, Gewicht zu reduzieren, und sie nehmen sehr leicht zu. Es sind die Personen, die ihre Gesamtkalorienzufuhr auf 1000 Kalorien oder weniger am Tag reduzieren und dennoch nicht abnehmen oder im Gegenteil vielleicht sogar zunehmen.

Menschen mit einer metabolischen Resistenz reagieren sehr empfindlich auf Kohlenhydrate. Ein Teil der Kohlenhydrate, die sie essen, wird in Fett umgewandelt und gespeichert, selbst wenn ihre Gesamtkalorienzufuhr so niedrig ist, dass sie buchstäblich am Verhungern sind. Sie sind oft Diabetiker oder Prädiabetiker, aber nicht immer. Ihr Nüchtern-Blutglukosespiegel ist vielleicht normal, dennoch wird sofort nach dem Essen sehr viel Insulin produziert, was zur Fettspeicherung führt. Eine fettarme, kohlenhydratreiche Ernährung ist für diese Menschen ein Albtraum. Eine sehr kohlenhydratarme, ketogene Ernährung ist für sie die einzige Hoffnung auf erfolgreiche Gewichtsabnahme. Die fettreiche, ketogene Ernährung ist von entscheidender Bedeutung, um ihren Körper darauf zu konditionieren, Fett zu *verbrennen* statt zu speichern.

Sofern Sie bei dieser Ernährung nicht die Verbesserung erleben, die Sie erwartet haben, gehören Sie möglicherweise zu denjenigen, bei denen eine metabolische Resistenz vorliegt. Dies bedeutet nicht, dass Sie bei dieser Ernährung gar nicht abnehmen können, sondern vielmehr, dass Sie Ihr Ernährungsprogramm sehr genau abstimmen müssen. Wenn Sie bei der Beschränkung Ihrer Kohlenhydratzufuhr auf 30 Gramm pro Tag nicht abnehmen, müssen Sie sie vielleicht auf 25 oder sogar auf 20 Gramm pro Tag reduzieren. Und einige, wenn auch sehr wenige, bei denen eine extreme metabolische Resistenz vorliegt, müssen sie möglicherweise noch mehr reduzieren, um konsequent abzunehmen.

Phase 3: Die kohlenhydratarme Erhaltungsphase

Sobald Ihr Gewicht so weit reduziert ist, dass es im Bereich Ihres Zielgewichtes liegt, sind Sie so weit, dass Sie zur Erhaltungsphase übergehen können. Im Unterschied zu den meisten Schlankheitskuren oder Diäten, an die man sich für eine überschaubare Zeit hält, um abzunehmen, geht es bei unserem Ernährungsprogramm um eine Änderung des Lebensstils. Auf eine Schlankheitskur oder Diät wird in der Regel als vorübergehende Maßnahme zurückgegriffen, und sobald das Ziel erreicht ist, kehrt man zu den alten Essgewohnheiten zurück. Die Diät wird wie eine Busfahrt betrachtet: Man steigt ein, um an ein Ziel zu kommen, und sobald man dort ist, steigt man aus. Das ist der Grund, warum Diäten nicht funktionieren. Sie werden nie dauerhaft abnehmen, indem Sie eine Diät anfangen und wieder beenden. Um das Wunschgewicht auf Dauer zu behalten, dürfen Sie nicht zu alten Gewohnheiten zurückkehren und wie vorher wieder Zucker, Körner und andere Kohlenhydrate essen.

Um das Gewicht niedrig zu halten, müssen Sie Ihre Ernährung dauerhaft umstellen. Das ist nicht so schwer, wie Sie vielleicht meinen, weil Sie alle die köstlichen Dinge essen dürfen, die bei fettarmen Diäten tabu sind. In der Phase 3 können Sie die Einschränkungen im Übrigen etwas lockern und dürfen etwas mehr gesunde Kohlenhydrate in Ihren Speiseplan aufnehmen. Sie können auch mehr Früchte essen, stärker kohlenhydrathaltiges Gemüse, vielleicht einige Vollkornprodukte und sogar eine Leckerei hin und wieder.

Sie sollten aber nie mehr rückfällig werden und Süßigkeiten, Zucker und raffinierte Kohlenhydrate wie vorher essen. Denn sobald Sie beginnen, Weißbrot, Zucker und Süßigkeiten zu essen, können diese Dinge leider schnell Ihre Sucht reaktivieren und dann dauert es nicht lange, bis Ihr Gewicht wieder da ist, wo es vorher war. Das ketogene Ernährungsprogramm mit Kokosöl kann Ihnen zwar helfen, überschüssiges Gewicht zu verlieren und Ihre Gesundheit insgesamt sehr zu verbessern, es kann aber nicht Ihre Neigung zur Kohlenhydratsucht eliminieren. Diese Sucht kann nur durch Abstinenz ausgeschaltet werden. Genau wie ein Alkoholiker ist ein Zuckersüchtiger immer gefährdet und sollte sich in Acht nehmen.

Was die kohlenhydratarme Erhaltungsphase dieses Ernährungsprogramms besonders auszeichnet, ist die Tatsache, dass sie für jeden Einzelnen maßgeschneidert ist. Es gibt keine festen Regeln, die *für alle* gelten, sondern nur einen allgemeinen Leitfaden, der es erlaubt, auf die Bedürfnisse und den besonderen metabolischen Zustand jedes Einzelnen einzugehen.

Sobald Sie das Ziel Ihrer Gewichtsabnahme erreicht haben, steigen Sie von einer ketogenen Ernährung auf eine moderatere kohlenhydratarme Ernährungsweise um:

1. Als Erstes reduzieren Sie dann die Gesamtmenge an Fett, die Sie verzehren: Statt 3 Esslöffel Fett bei jeder Mahlzeit hinzuzufügen, reduzieren Sie die Menge auf etwa 1 Esslöffel pro Mahlzeit.

2. Als Zweites können Sie beginnen, etwas mehr Kohlenhydrate zu essen. Ich empfehle, *mehr* Gemüse oder eine begrenzte Menge kohlenhydratreicherer Gemüsesorten zu essen.

Sie sollten jedoch darauf achten, nicht zu schnell sehr viel mehr zu essen, sonst werden Sie anfangen, wieder zuzunehmen. Fast jeder, der ein Gewichtsproblem hat oder hatte, reagiert auf Kohlenhydrate empfindlich. Der Grad der Empfindlichkeit ist jedoch von Person zu Person verschieden. Manche können Kohlenhydrate in moderaten Mengen essen, ohne große Auswirkungen auf ihr Gewicht, während bei anderen einige Gramm genügen, um zuzunehmen. Sie müssen genau herausfinden, wie viele Kohlenhydrate Sie tolerieren können, bevor Sie wieder zunehmen.

Beginnen Sie damit, Ihr Essen täglich mit nur 5 Gramm zusätzlichen Kohlenhydraten zu ergänzen. Wenn Sie also vorher nicht mehr als 30 Gramm Kohlenhydrate pro Tag gegessen haben, erhöhen Sie die Menge nun auf 35 Gramm pro Tag. Kontrollieren Sie Ihr Gewicht in dieser Phase ausnahmsweise jeden Tag. Nach einer Woche, wenn Sie immer noch weiter abnehmen oder zumindest nicht zunehmen, erhöhen Sie Ihre Kohlenhydratzufuhr auf 40 Gramm. Erhöhen Sie die Gesamtmenge an Kohlenhydraten, die Sie essen, um jeweils 5 Gramm pro Woche, bis Sie anfangen, wieder zuzunehmen. An diesem Punkt reduzieren Sie dann die Menge wiederum um 5 Gramm. Diese Menge wird dann Ihr sogenanntes Kohlenhydratlimit sein.

Wenn Sie zum Beispiel bei 55 Gramm Kohlenhydraten anfangen, wieder zuzunehmen, dann liegt Ihr Kohlenhydratlimit bei 50 Gramm. Sie können natürlich auch weniger als 50 Gramm essen, aber das ist dann die Menge an Kohlenhydraten, die Ihr Körper tolerieren kann, bevor er beginnt, Kohlenhydrate in Körperfett umzuwandeln. Dieser Punkt ist bei jedem Mensch verschieden. Manche können ihre Kohlenhydratzufuhr bis auf 80 oder 100 Gramm pro Tag erhöhen, die dann ihr Limit sind, während andere, insbesondere jene mit einer extremen metabolischen Resistenz, ihren Konsum an Kohlenhydraten möglicherweise auf 30 oder 35 Gramm und in manchen Fällen sogar auf 25 Gramm oder weniger beschränken müssen. Die meisten werden jedoch irgendwo zwischen 40 und 80 Gramm pro Tag liegen.

An diesem Punkt handelt es sich dann nicht mehr um eine ketogene, sondern um eine kohlenhydratarme Ernährung. Sofern Sie weiterhin Kokosöl als hauptsächliche Fettquelle verwenden, werden Sie auch weiter bis zu einem gewissen Grad von den Ketonen profitieren, die aus den mittelkettigen Fettsäuren im Kokosöl gebildet werden. Sie werden weniger Hunger haben, mehr Energie und einen besseren Stoffwechsel und von allen anderen nutzbringenden Wirkungen profitieren, die mit Kokosöl einhergehen.

Sobald Sie mit dem Berechnen des Kohlenhydratgehaltes der Nahrungs-mittel vertraut geworden sind, brauchen Sie wahrscheinlich nicht mehr bei jeder Mahlzeit die Kohlenhydrate zu *zählen*, weil Sie sich zunehmend auf Ihr Ernährungstagebuch und eine visuelle Schätzung auf der Basis Ihrer Erfahrungen verlassen können. Dies ist gut so.

Allerdings werden die Portionsgrößen mit der Zeit oft größer oder die Menge an kohlenhydratreicheren Nahrungsmitteln nimmt zu. Sie bemerken dann möglicherweise, dass Sie zunehmen. Beginnen Sie in diesem Fall wieder, die Gramm an Kohlenhydraten, die Sie essen, genau zu berechnen. Sie werden wahrscheinlich feststellen, dass Sie Ihr Limit überschritten haben, sodass Sie sich wieder etwas einschränken müssen. Um die zusätzlichen Pfunde wieder abzunehmen, die Sie vielleicht zugenommen haben, kehren Sie zu Ihrem vorherigen Kohlenhydratlimit zurück und gehen etwas zurückhaltender mit zusätzlichen Kohlenhydraten um. Auf diese Weise können Sie Ihr gesundes Gewicht unbegrenzt lange aufrechterhalten.

Bevor Sie mit dem Programm beginnen ...

Lassen Sie sich ärztlich untersuchen!

Unabhängig davon, wie alt oder wie gesund Sie sind, empfehle ich Ihnen, sich ärztlich untersuchen zu lassen, bevor Sie mit dem Programm beginnen. Der Grund dafür ist zum einen, dass Sie sichergehen, dass Sie körperlich in der Lage sind, Ihre Ernährung so weitgehend umzustellen, und zum anderen – und das ist noch wichtiger –, um Ihre aktuelle gesundheitliche Verfassung für Vergleichszwecke dokumentieren zu lassen.

Ihren Jodspiegel sollten Sie bereits vorher messen lassen, vorzugsweise mit einem Jodaufnahme- und einem Jodausscheidungstest (wie in Kapitel 11 empfohlen), und nach persönlicher Rücksprache mit einem Arzt gegebenenfalls eine Jodergänzung einnehmen. Bei der ärztlichen Untersuchung sollten Sie den Blutdruck messen lassen. Darüber hinaus lassen Sie Ihre Blutchemie untersuchen, damit Ihr Nüchtern-Blutglukosespiegel, der Wert des hochsensitiven C-reaktiven Proteins (hs-CRP), der Triglyceridspiegel, der HDL-Wert, das Verhältnis Gesamtcholesterin zu HDL und das Verhältnis der Triglyceride zu HDL festgehalten werden.

Alle diese Messungen werden als Grundlage für Vergleichszwecke benötigt. Nachdem Sie sich mehrere Wochen an das Ernährungsprogramm gehalten haben, lassen Sie Ihr Blut noch einmal untersuchen, damit Sie die Ergebnisse vergleichen und Ihre Fortschritte bewerten können. Dieser Schritt ist sehr wichtig! Er liefert Ihnen den Beleg dafür, dass das Programm Ihre Gesundheit insgesamt verbessert und dass das zusätzliche Fett, das Sie konsumieren, keinen Schaden anrichtet. Er liefert Ihnen auch schwarz auf weiß einen Nachweis, den Sie Ihrem Arzt oder sonst jemandem zeigen können, der skeptisch bezüglich dieses Programms ist. Die Untersuchungsergebnisse werden Sie auch ermutigen, an dem Programm festzuhalten, um weiter Fortschritte zu machen und Verbesserungen zu erzielen.

Wenn Kohlenhydrate durch Fett ersetzt werden sollen, ist eine verbreitete Sorge die, inwieweit dies Einfluss auf den Cholesterinspiegel haben wird. Wenn Sie die vorausgehenden Kapitel gelesen haben, wissen Sie, dass dies kein Problem ist. Der Cholesterinwert wird sich verbessern. Alle Blutmarker werden sich verbessern.

Machen Sie sich keine Gedanken wegen des Gesamtcholesterins oder des sogenannten „schlechten" LDL-Cholesterins. Es gibt ja zwei Arten von LDL-Cholesterin, ein „gutes" und ein „schlechtes" LDL-Cholesterin. Bei den meisten Untersuchungen wird zwischen beiden nicht unterschieden und sie werden unter der Bezeichnung LDL in *einen* Topf geworfen, sodass dieser Wert nichtssagend ist.

Sie sollten wissen, dass das Gesamtcholesterin etwas steigen oder fallen kann – beides spielt keine Rolle, da der Gesamtcholesterinwert kein guter Indikator für Herzkrankheiten oder schlechte Gesundheit ist. Das Verhältnis von LDL-Cholesterin zu HDL-Cholesterin (Gesamtcholesterin zu HDL) wird hingegen allgemein als ein weit präziserer Indikator für das Risiko von Herzkrankheiten betrachtet. Ebenso ist auch das Verhältnis von Triglyceriden zu HDL ein präziserer Indikator. Ihr Verhältnis von LDL-Cholesterin zu HDL-Cholesterin, das Verhältnis von Gesamtcholesterin zu HDL und das Verhältnis von Triglyceriden zu HDL sind die wirklich aussagekräftigen Werte.

Warten Sie mit der Blutuntersuchung nicht bis eine oder zwei Wochen nach Beginn mit dem Programm. Das muss geschehen, *bevor* Sie beginnen. Wenn Sie warten, bis Sie bereits mit dem Programm begonnen haben, bekommen Sie vielleicht einige Werte, die Ihnen nicht gefallen, sodass Sie sich vielleicht beschweren, dass das Programm nicht funktioniere. Wenn Ihr HDL-Wert beispielsweise niedrig ist und bei etwa 35 mg/dl liegt, dann geben Sie vielleicht der neuen Ernährung die Schuld an dem niedrigen Wert. Dabei mag Ihr HDL-Wert, als Sie mit dem Programm begannen, vielleicht nur bei

25 mg/dl gelegen haben. Das heißt, auch wenn er niedrig ist, hat er sich bereits verbessert. Dies wissen Sie jedoch nur, wenn Sie diesen Marker *vor* Beginn des Programms haben ermitteln lassen.

Halten Sie mindestens zwei bis drei Monate an dem Programm fest, bevor Sie Ihr Blut noch einmal untersuchen lassen. Je länger Sie das Programm umsetzen, desto besser werden Ihre Ergebnisse sein. Es ist wichtig, dass Sie Ihr Blut dann wieder bei demselben Arzt untersuchen lassen und er wieder dasselbe Labor beauftragt, da die Ergebnisse von Labor zu Labor durchaus ein wenig schwanken können.

Nutzen Sie die Tabelle (auf Seite 351–352), um zu sehen, wo Sie stehen, und um Ihre Fortschritte zu bewerten. Was Sie erwarten können, ist dies: Wenn Ihr Blutdruck bei Beginn des Programms zu hoch war, wird er niedriger sein. Wenn Ihr Blutdruck normal war, wird er normal bleiben. Ihr Nüchtern-Blutzuckerspiegel wird niedriger sein. Ihr Triglyceridspiegel wird niedriger sein. Ihr HDL-Cholesterin wird höher sein. Sowohl Ihr Verhältnis von LDL-Cholesterin zu HDL-Cholesterin (Gesamtcholesterin zu HDL) als auch das Verhältnis von Triglyceriden zu HDL wird niedriger sein. Der Wert des C-reaktiven Proteins als Indikator für Entzündungen wird niedriger sein. Alle diese Veränderungen sind positiv und sind Indikatoren für bessere Blutzuckerkontrolle, verbesserte Insulinsensitivität, ein reduziertes Risiko für Herzkrankheiten, einen besseren Kreislauf, weniger oxidativen Stress, reduzierte Entzündungen und bessere Gesundheit insgesamt. Alle diese Veränderungen zeigen, dass das Programm funktioniert! Machen Sie weiter, die Werte werden sich weiter verbessern.

Lassen Sie Ihr Blut so bald wie möglich untersuchen – noch bevor Sie dieses Buch zu Ende gelesen haben! Sie sollten diese Werte vorliegen haben, damit Sie so bald wie möglich mit dem Programm beginnen können. Aber fangen Sie erst damit an, wenn Ihre Blutuntersuchung abgeschlossen ist.

Bei Arteriosklerose (Gefäßverkalkung) handelt es sich um einen Entzündungsprozess. Diabetes wird ebenfalls mit einer chronischen Entzündung in Verbindung gebracht. C-reaktives Protein (CRP) ist ein Eiweiß, das im Blut zu finden und ein Indikator für Entzündungen ist. Normalerweise ist kein CRP im Blut. Ein Wert von 1,0 mg/l oder weniger ist wünschenswert. Liegt der CRP-Wert über 10 mg/l, weist dies auf eine aktive Infektion oder chronische Entzündung hin.

Es gibt zwei Arten von Blutuntersuchungen, die den CRP-Wert messen. Bei beiden Untersuchungen wird das gleiche Molekül gemessen, die *eine*

Untersuchung ist jedoch genauer als die andere. Was Sie untersuchen lassen sollten, ist das hochsensitive C-reaktive Protein (hs-CRP). Dabei werden sehr kleine Mengen des C-reaktiven Proteins im Blut gemessen und diese Untersuchung wird am häufigsten durchgeführt, um potenzielle Risiken für Herzprobleme oder Diabetes zu beurteilen, die im Allgemeinen mit einer geringfügigen chronischen Entzündung einhergehen. Hochsensitives C-reaktives Protein wird normalerweise im Bereich von 0,5 bis 10 mg/l gemessen. Die reguläre CRP-Untersuchung wird bei Patienten angeordnet, bei denen die Gefahr einer akuten Infektion oder chronischen Entzündungskrankheit besteht, wobei die Werte dann bei 10 bis 1 000 mg/l liegen. Die nachfolgende Skala beruht auf Empfehlungen *der American Heart Association* zur Bewertung von Risiken für Herzkrankheiten.

Referenzwerte für Blutuntersuchungen		
Blutdruck (mm Hg)		
Systolischer Wert (oberer Wert)	**Diastolischer Wert** (unterer Wert)	**Status**
< 90	< 60	niedrig
90–99	60–65	niedrig normal
100–130	66–85	normal
131–140	86–90	hoch normal
141–159	91–99	hoch
> 159	> 99	sehr hoch
Nüchtern-Blutglukosewert		
mg/dl	**mmol/l**	**Status**
75–90	4,2–5,0	normal
91–100	5,0–5,5	zwischen normal und hoch
101–125	5,6–6,9	hoch (Diabetes im Frühstadium)
> 125	> 6,9	sehr hoch (manifester Diabetes)
Hochsensitives C-reaktives Protein (hs-CRP)		
mg/l	**Status**	
< 1,0	optimal	
1,0–3,0	durchschnittlich	
3,1–10	hoch	
> 10	sehr hoch	

Referenzwerte für Blutuntersuchungen

Blutlipide

mg/dl	mmol/l	Status
HDL Männer		
< 40	< 1,0	niedrig
40–60	1,0–1,6	durchschnittlich
> 60	> 1,6	optimal
HDL Frauen		
< 50	< 1,3	niedrig
50–60	1,3–1,6	durchschnittlich
> 60	> 1,6	optimal

Triglyceride

mg/dl	mmol/l	Status
< 130	< 1,5	erstrebenswert
130–150	1,5–1,7	normal
150–199	1,7–2,2	zwischen normal und hoch
200–499	2,3–5,6	hoch
> 499	> 5,6	sehr hoch

Verhältnis von Gesamtcholesterin zu HDL
Männer

Verhältnis	Status
< 3,4	optimal
4,0	unterdurchschnittlich
5,0	durchschnittlich
6,0	überdurchschnittlich
> 9,5	hoch

Frauen

Verhältnis	Status
< 3,3	optimal
3,8	unterdurchschnittlich
4,5	durchschnittlich
5,5	überdurchschnittlich
> 7,0	hoch

Verhältnis von Triglyceriden zu HDL*

Verhältnis	Status
<2,1	optimal
2,1–3,9	durchschnittlich
4,0–5,9	hoch
> 6,0	sehr hoch

* Während die Blutzucker- und Cholesterinwerte in den USA normalerweise in Milligramm pro Deziliter (mg/dl) angegeben sind, werden sie in Europa für gewöhnlich in Millimol pro Liter (mmol/l) angegeben.

Der Body Mass Index (BMI)

Das Hauptziel von Schlankheitskuren ist es, überschüssiges Körperfett abzubauen. Dies wird im Allgemeinen mittels einer Waage zum Ermitteln des eigenen Gewichts verfolgt. Das Körpergewicht ist jedoch nicht die einzige Messgröße und auch nicht unbedingt die genaueste. Ihr Körpergewicht verändert sich ständig, selbst während eines Tages, abhängig davon, wie viel und was Sie essen und trinken, und vom Niveau der körperlichen Aktivitäten, von Temperatur und Luftfeuchtigkeit sowie von möglichen Gesundheitsproblemen, die zu Wassereinlagerungen oder zu Verstopfung führen können. Ihr Gewicht kann jeden Tag um einige Pfund schwanken und ebenso von Tag zu Tag. Selbst wenn Sie sich buchstabengetreu an eine Diät halten, können Sie an *einem* Tag mehr als am vorhergehenden wiegen. Dies kann entmutigend sein, ist aber normal.

Aus diesem Grund empfehle ich Ihnen nicht, sich jeden Tag zu wiegen. Beschränken Sie das Wiegen auf zwei oder drei Mal die Woche. Auf diese Weise bekommen Sie ein besseres Gesamtbild von Ihren Fortschritten, ohne entmutigt zu werden, wenn sich das Gewicht einige Tage lang nicht verändert oder sogar nach oben geht. Um Ihr Gewicht möglichst genau festzuhalten, sollten Sie sich immer zur gleichen Tageszeit wiegen. Ich schlage vor, sich alle paar Tage morgens vor dem Frühstück zu wiegen. Um Ihnen eine Vorstellung davon zu geben, was Sie in Abhängigkeit von Ihrer Körpergröße wiegen sollten, schauen Sie sich die nachfolgende Tabelle an. (Seite 355)

Ein Hilfsmittel, das oft zur Messung des Körperfetts verwendet wird, ist der *Body Mass Index* (BMI). Dieser Wert wird nach dem Verhältnis zwischen Körpergröße und Gewicht ermittelt. Ein BMI-Wert zwischen 18,5 und 24,9 wird als normal oder erstrebenswert angesehen. Menschen mit niedrigeren BMI-Werten gelten als untergewichtig und diejenigen mit höheren BMI-Werten als übergewichtig. Sie können Ihren BMI nach folgender Formel berechnen:

$$BMI = Gewicht \ (kg) \div Größe^2 \ (m)$$

BMI	Status
< 18,5	Untergewicht
18,5-24,9	Normalgewicht
25,0-29,9	Übergewicht
> 30	Fettleibigkeit

Auch wenn der BMI ein nützliches Instrument sein kann, so ist er dennoch nicht ganz präzise. Er berücksichtigt *nicht* die Muskelmasse, den Knochenbau und das Alter.

Ein anderes Instrument, das Veränderungen beim Körperfett präziser misst, ist ein einfaches Maßband. Körpermaße können sehr hilfreich sein, um Ihre Fortschritte zu verfolgen. Sie werden oft eine Abnahme um einige Zentimeter feststellen, selbst wenn das Ergebnis des *Wiegens* sich nicht verändert hat. Das ketogene Ernährungsprogramm mit Kokosöl kann zu bemerkenswerten Verbesserungen bei Ihren Körpermaßen führen. Das wichtigste Maß ist der Taillenumfang, weil er am genauesten Ihr Risiko für Diabetes und Herzkrankheiten widerspiegelt. Wenn Sie nur *ein* Maß überwachen möchten, dann sollten Sie sich auf dieses eine Maß konzentrieren. Um den Taillenumfang korrekt zu messen, müssen Sie sich aufrecht hinstellen und das Maßband genau um die Taille, unmittelbar über den Hüftknochen anlegen. Notieren Sie sich den Taillenumfang, den Sie messen, unmittelbar nachdem Sie *ausgeatmet* haben.

Weitere Maße, die Sie vielleicht erfassen möchten, sind der Brustumfang und der Hüftumfang. Um den Brustumfang zu messen, legen Sie das Maßband über die Brustwarzen. Achten Sie darauf, dass das Maßband parallel zum Boden angelegt wird. Um den Hüftumfang zu messen, legen Sie das Maßband um *den* Bereich der Hüften, der am breitesten ist. Achten Sie auch hier darauf, dass das Maßband parallel zum Boden gehalten wird. Notieren Sie sich alle diese Maße in Ihrem Ernährungstagebuch.

Körpertemperatur

Sofern bei Ihnen eine Schilddrüsenunterfunktion vorliegt oder wenn Sie dies vermuten und eine Körpertemperatur unter 37,0°C haben, messen Sie Ihre Temperatur jetzt, um einen Ausgangspunkt zu haben. Sie sollten Ihre Temperatur drei Mal am Tag oral messen und den Durchschnitt ermitteln, um eine genaue Temperatur zu erhalten. Messen Sie Ihre Temperatur zum ersten Mal morgens drei Stunden nach dem Aufstehen, zum zweiten Mal etwa drei Stunden später und zum dritten Mal wiederum etwa drei Stunden später. Um einen möglichst genauen Wert zu ermitteln, messen Sie die Temperatur mindestens fünf Tage lang. An jedem Tag addieren die jeweils gemessenen Temperaturen und dividieren die Summe durch drei, um die Durchschnittstemperatur zu ermitteln. Bei Frauen verändert sich die

Erstrebenswertes Gewicht für erwachsene Männer und Frauen (gewogen mit Indoor–Kleidung und Schuhen, für die hier circa 1,5 kg einkalkuliert sind)			
	Frauen		
Größe in cm	**Kleiner Körperbau kg**	**Mittlerer Körperbau kg**	**Großer Körperbau kg**
147	46–50	49–55	54–59
150	47–51	50–56	54–61
152	47–52	51–57	55–62
155	48–54	52–59	56–64
157	49–55	54–60	58–65
160	50–56	55–61	59–67
163	52–58	56–63	61–68
165	53–59	58–64	62–70
168	54–60	59–65	64–72
170	56–62	60–67	65–74
173	57–63	62–68	66–76
175	59–64	63–69	68–77
178	60–66	64–71	69–78
180	61–67	66–72	70–80
183	63–68	67–73	72–81
	Männer		
Größe in cm	**Kleiner Körperbau kg**	**Mittlerer Körperbau kg**	**Großer Körperbau kg**
157	58–61	59–64	63–68
160	59–62	60–65	64–69
163	60–63	61–66	64–71
165	61–64	62–67	65–73
168	62–65	63–68	66–74
170	63–66	64–70	68–76
173	64–67	66–71	69–78
175	64–68	67–73	70–80
178	65–70	68–74	72–82
180	66–71	70–75	73–83
183	68–73	71–77	74–85
185	70–74	73–79	76–87
188	70–76	74–81	78–89
191	72–78	76–83	80–92
193	73–80	78–85	82–94

Nach Tabellen der *Metropolitan Life Insurance Company* (1983)

Körpertemperatur in den ersten Tagen des Menstruationszyklus und am mittleren Tag des Zyklus, deshalb sollten Sie es vermeiden, in dieser Zeit Ihre Temperatur zu messen. Darüber hinaus kann die Temperatur im Mund auch durch Nahrungsmittel beeinflusst werden, sodass Sie die Temperatur messen sollten, *bevor* Sie etwas essen oder trinken, oder mindestens 15 Minuten, *nachdem* Sie etwas gegessen oder getrunken haben.

Sofern Ihre Temperatur mehr als zwei bis drei Zehntelgrad schwankt, kann dies ein Hinweis auf ein Schilddrüsenproblem sein. Stark schwankende Werte lassen darauf schließen, dass der Körper Schwierigkeiten hat, eine normale Temperatur aufrechtzuerhalten.

Vielleicht möchten Sie, während Sie sich an das ketogene Ernährungsprogramm halten, Ihre Temperatur in periodischen Abständen messen, wie vorstehend beschrieben, um zu sehen, ob sie stabiler wird. Da das ketogene Ernährungsprogramm mit Kokosöl die Gesundheit der Schilddrüse verbessern kann, möchten Sie vielleicht sehen, welche anderen Veränderungen noch stattfinden. Gehen Sie nochmals zurück auf Seite 226 und erstellen Sie eine Liste aller Symptome, die auf Unterfunktion der Schilddrüse zurückzuführen sind und auf Sie zutreffen. Sie werden möglicherweise überrascht sein, festzustellen, dass viele dieser Symptome abklingen oder ganz verschwinden, nachdem Sie sich eine Zeit lang an das Ernährungsprogramm gehalten haben.

Welche Medikamente können abgesetzt werden?

Medikationen tragen manchmal zur Gewichtszunahme bei, da sie die metabolische Resistenz fördern. Sofern bei Ihnen eine metabolische Resistenz gegenüber der Gewichtsabnahme vorliegt, können die Medikamente, die Sie nehmen, die Ursache dafür oder zumindest ein Faktor sein, der dazu beiträgt. Am schlimmsten scheinen Psychopharmaka wie Antidepressiva, Antipsychotika und Tranquilizer zu sein. Medikamente, die bei einer Hormonersatztherapie eingenommen werden, können Gewichtsabnahme verhindern. In geringerem Maße können auch nichtsteroidale Entzündungshemmer, Antibiotika, Insulin und Herz-Kreislauf-Medikamente Einfluss darauf haben. Tatsächlich kann *jedes* Medikament eine metabolische Resistenz verschlimmern.

Fantastisch an diesem Ernährungsprogramm ist unter anderem, dass es so viele Stoffwechselstörungen behebt, dass Sie einige der Medikamente, die Sie vielleicht einnehmen, werden absetzen können. Sie brauchen keine Angst zu haben, sich von den Medikamenten, die Sie vielleicht seit einigen Jahren nehmen, zu entwöhnen.

Lassen Sie Ihre Gesundheit und Ihre Fortschritte von Ihrem Arzt überwachen. Bevor Sie mit dem Programm beginnen, setzen Sie Medikamente, die nicht notwendig sind, nach Möglichkeit ab. Dazu gehören auch cholesterinsenkende Medikamente. Sie sind für Ihre Gesundheit nicht entscheidend und können unbedenklich abgesetzt werden. Möglicherweise bemerken Sie sogar eine sofortige Verbesserung, sobald Sie sie absetzen. Dieses Ernährungsprogramm wird Ihre Cholesterinwerte weitaus mehr verbessern, als Medikamente es können, und ohne die leidigen Nebenwirkungen, die im Allgemeinen mit diesen Medikamenten verbunden sind (wie Leberschädigungen, Muskelschwund, Gedächtnisverlust ...).

Das Ernährungsprogramm hält auch die Blutzucker- und Insulinwerte im Gleichgewicht, sodass Diabetesmedikamente und Insulin nicht mehr notwendig sind, sobald Sie mit dem ketogenen Teil des Ernährungsprogramms beginnen. Selbst Typ-1-Diabetiker, die keine normalen Mengen Insulin produzieren, können Insulininjektionen reduzieren und möglicherweise ganz darauf verzichten. Wenn Sie hohen Blutdruck haben, wird er ganz natürlich sinken. Sofern Sie blutdrucksenkende Medikamente weiter einnehmen, während Sie sich an das Programm halten, kann Ihr Blutdruck möglicherweise zu sehr sinken. Lassen Sie Ihren Blutdruck von Ihrem Arzt kontrollieren und gegebenenfalls die Medikamente reduzieren.

Zu den häufigsten Beschwerden, die ich zu hören bekomme, wenn Menschen anfangen, ihre Ernährung mit Kokosöl zu ergänzen, ist, dass ihr Stoffwechsel dadurch zu sehr beschleunigt wird und sie eine Schilddrüsenüberfunktion bekommen, während sie vorher Schilddrüsenunterfunktion hatten. Das Problem ist jedoch nicht, dass das Kokosöl ihre Schilddrüsen auf Touren bringt, sondern die Medikation, die sie nehmen. Sie ist jetzt zu stark und führt zu den Symptomen einer Schilddrüsenüberfunktion. Das Kokosöl bewirkt nicht, dass die Schilddrüse überaktiv wird. Es hilft vielmehr dem Körper, die *normale* Schilddrüsenfunktion wiederherzustellen.

Sollten Sie, nachdem Sie mit dem Ernährungsprogramm begonnen haben, Symptome einer überaktiven Schilddrüse feststellen, gehen Sie zum Arzt, damit er Ihre Schilddrüsenmedikamente gegebenenfalls reduziert. Wenn Sie (noch) eine funktionierende Schilddrüse haben (wenn Ihre Schilddrüse also nicht operativ entfernt oder durch Bestrahlung geschädigt worden ist), können Sie davon ausgehen, dass Sie Ihre Medikamente erheblich reduzieren und vielleicht sogar ganz absetzen können. Falls Sie keine funktionierende Schilddrüse haben, können Sie Ihre Medikamente möglicherweise etwas reduzieren; Sie werden sie jedoch weiterhin nehmen müssen.

Dem Speiseplan einfach Kokosöl hinzuzufügen kann zu dramatischen Veränderungen führen. Eine Betroffene, Mable W., schreibt beispielsweise:

„Mein Cholesterinwert war auf 214 gesunken (von vorher 328); das war großartig, da ich doch die Medikamente im April wegen Leberschädigungen abgesetzt hatte. Nach einer Schilddrüsenoperation entwickelte ich Diabetes, ich konnte sie mit diesem Ernährungsprogramm und dem Kokosöl jedoch unter Kontrolle halten … Mein Arzt traute seinen Augen nicht, als er mich sah, und konnte den Untersuchungsergebnissen kaum glauben, die ihm jetzt vorlagen. Er erklärte mir: 'Bleiben Sie bei dem Kokosöl.' Und das habe ich getan. Mir geht es fantastisch, mir geht es psychisch und physisch wirklich gut. *Vor* der Einnahme von Kokosöl habe ich 15 Medikamente pro Tag genommen. Jetzt nehme ich nur noch Vitamine, Kokosöl und meine Synthyroid-Pille … Ich weiß, es ist ein alter Spruch, aber ich sage dennoch, Kokosöl hat mir mein Leben zurückgegeben. Meine ganze Familie nimmt inzwischen auch Kokosöl. Mein Mann behauptet, dass es ihn für den ganzen Tag 'auflade'. Wenn eine Ration fehle, dann merke man das."

Sofern es einige Medikamente gibt, von denen Sie meinen, Sie *müssten* sie nehmen, und bei denen Sie zögern, sie abzusetzen, versuchen Sie, sich *allmählich* von ihnen zu entwöhnen. Lassen Sie Ihre Fortschritte von Ihrem Arzt überwachen und passen Sie die Dosierungen gegebenenfalls an.

Nahrungsergänzungsmittel sind empfehlenswert. Das heißt, wenn Sie Kräuter, Vitamine oder Mineralstoffe nehmen, können Sie sie weiterhin nehmen. Manche Ergänzungen enthalten jedoch Zucker und stärkehaltige Füllstoffe – lesen Sie unbedingt die Etiketten mit den Angaben der Inhaltsstoffe, um etwaige Kohlenhydrate und andere Ballaststoffe zu berücksichtigen. Dextrose und fruktosereicher Maissirup sind verbreitete Zusatzstoffe.

Die Speisekammer durchforsten und neue Vorräte anlegen

Was manchen, die sich an die Ernährungsleitlinien dieses Programms halten, mitunter zum Verhängnis wird, ist, dass sie der Versuchung durch leicht zugängliche, griffbereit vorhandene Lebensmittel erliegen, deren Verzehr jedoch beschränkt ist. Das bloße Wissen, dass etwas, was man „sooo gerne" isst, nur darauf wartet, gegessen zu werden, kann zu übermächtig sein, um zu widerstehen. Die einfachste und beste Lösung ist, der Versuchung ein Schnippchen zu schlagen und diese Dinge rechtzeitig wegzuschaffen.

Alle Nahrungsmittel, die von Ihrem Speiseplan gestrichen werden müssen, sollten, wenn möglich, aus dem Haus oder zumindest außer Reichweite gebracht werden. Geben Sie alle kohlenhydratreichen Nahrungsmittel an Freunde oder Nachbarn weiter oder entsorgen Sie sie. Sofern noch andere Personen mit im Haushalt leben, deren Ernährung keinerlei Beschränkungen unterliegt, wird das Ernährungsprogramm etwas schwieriger werden. Vielleicht können Nahrungsmittel, deren Verzehr für Sie beschränkt ist, an einem Ort untergebracht werden, zu dem nur diejenigen Zugriff haben, die sie essen.

Als Nächstes sollten Sie einen Vorrat derjenigen Nahrungsmittel anlegen, die bei diesem Ernährungsprogramm erlaubt und empfehlenswert sind. Sorgen Sie dafür, dass sie jederzeit vorrätig sind, damit Sie erst gar nicht in Versuchung kommen können, zu *eingeschränkten* Nahrungsmitteln zu greifen. Kaufen Sie reichlich Kokosöl! Sorgen Sie dafür, dass Sie Ihre Nahrungsergänzungsmittel zur Hand haben.

Bevor Sie mit dem Programm beginnen, beschäftigen Sie sich noch einmal genauer mit der Frage, welche Nahrungsmittel akzeptabel sind, und erstellen Sie Pläne für mehrere Mahlzeiten. Berechnen Sie den Kohlenhydratgehalt jeder Mahlzeit und achten Sie darauf, dass Sie jeden Tag innerhalb des Limits der Kohlenhydrate bleiben. Gewöhnen Sie sich an, Mahlzeiten und Snacks zu *planen* und sich rechtzeitig zu überlegen, was Sie dafür brauchen. Wenn Sie Ihre Lebensmitteleinkäufe einmal in der Woche machen, ist es eine gute Idee, jede Mahlzeit für die kommende Woche zu planen, bevor Sie einkaufen gehen. Ansonsten werden Sie das Erstbeste nehmen, was Sie im Kühlschrank oder in Ihrer Speisekammer finden – was möglicherweise jedoch nicht in Ihr tägliches Kohlenhydratkontingent passt.

Besorgen Sie sich ein Notizbuch und beginnen Sie, ein Ernährungstagebuch zu führen. Zusätzlich zu den Nahrungsmitteln, die Sie essen, können Sie auch Ihre kohlenhydratarmen Lieblingsrezepte und Kochtipps, Ihr Gewicht und andere Körpermaße, Ergebnisse von Blutuntersuchungen, Anpassungen der Dosierungen von Medikamenten oder Nahrungsergänzungen, die Sie nehmen, sowie Veränderungen bei den Symptomen notieren oder auch festhalten, wie es Ihnen geht. Ihr Ernährungstagebuch sollte fortlaufend aktualisiert werden. Es wird Ihr persönliches Nachschlagewerk für kohlenhydratarme Gerichte und Ihre Fortschritte werden.

Die Fortschritte registrieren

Sie kennen sicherlich Anzeigen wie diese: „In 4 Wochen habe ich 45 Pfund abgenommen" oder: „In 30 Tagen habe ich es von Größe 46 auf Größe 36 geschafft!" Alle möglichen Schlankheitskuren und Diäten versprechen eine „schnelle" Gewichtsabnahme. Leider sind Behauptungen wie diese in der Werbung im Allgemeinen unrealistisch und wecken falsche Hoffnungen. In 1 Pfund Körperfett sind etwa 3 500 Kalorien gespeichert. Um mit einer der typischen fettarmen, kalorienreduzierten Diäten 1 Pfund abzunehmen, müssten Sie Ihre Kalorienzufuhr um 3 500 Kalorien reduzieren. Theoretisch führt eine Reduzierung von 500 Kalorien pro Tag (also 3 500 pro Woche) zu einer Gewichtsabnahme von 1 Pfund in der Woche. Eine Reduzierung von 1 000 Kalorien pro Tag entspräche dann einer Gewichtsabnahme von 2 Pfund in der Woche. Das heißt, *dass man Zeit braucht,* um wirklich Fett abzubauen. Man kann nicht in sechs Wochen 45 Pfund Fett abnehmen. 6 bis 12 Pfund wären in diesem Zeitrahmen realistischer.

Auch wenn manche Menschen mit diesem Programm *schnell* abnehmen – es ist nicht auf *schnelle* Gewichtsabnahme angelegt. Es ist darauf ausgelegt, Fett abzubauen. Das ist ein großer Unterschied. Dieses Programm konzentriert sich darauf, überschüssiges Körperfett abzubauen, und nicht einfach auf Gewichtsreduzierung. Bei den meisten fettarmen Schlankheitskuren ist die Gewichtsreduktion neben Fettabbau auf den Verlust von Wasser und Muskelmasse zurückzuführen. Das ist der Grund dafür, dass die Gewichtsabnahme zunächst ebenso dramatisch wie ungesund sein kann. Das ketogene Ernährungsprogramm mit Kokosöl zielt demgegenüber darauf ab, Fett „abzuschmelzen" und gleichzeitig die Gesundheit zu verbessern. Die Ketose hilft Ihnen, zu verhindern, dass Sie Muskelgewebe verlieren. Und dadurch, dass Sie den ganzen Tag über trinken, wird auch einem Wasserverlust vorgebeugt. Das heißt, dass es sich bei dem Gewicht, das Sie bei diesem Programm abbauen, fast ausschließlich um Fett handelt.

Sofern Sie sehr übergewichtig sind, verlieren Sie möglicherweise etwas *schneller* Fett; bis zu 4 oder 6 Pfund in der Woche sind möglich. Realistisch ist, davon auszugehen, dass Sie in der ketogenen Phase des Programms zwischen 1 und 4 Pfund in der Woche abnehmen; typisch und wahrscheinlich sind etwa 2 Pfund. Das mag nicht so reißerisch klingen wie in den Werbeanzeigen für Diäten, die gerade in Mode sind; es kann sich aber zu einer enormen Pfundzahl summieren. Etwa 2 Pfund Fett in der Woche zu verlieren, das bedeutet etwa 8 Pfund im Monat, etwa 16 Pfund in zwei Monaten und etwa 32 Pfund in vier Monaten. In sechs Monaten könnten Sie um etwa 48 Pfund leichter sein und in einem Jahr um fast 100 Pfund ... Das Beste daran ist, dass Sie dies schaffen können, während Sie gleichzeitig Steaks, Eier, Schinken, Roastbeef, Koteletts, Käse, Bratensoßen und andere Köstlichkeiten essen, und zwar jeweils so viel davon, bis Sie satt sind.

Erwarten Sie keine Wunder, die über Nacht eintreten. Geben Sie dem Ernährungsprogramm Zeit. Sie haben ja Ihr Übergewicht nicht über Nacht erworben – also erwarten Sie auch nicht, es über Nacht zu verlieren. Dies ist kein Programm für schnelle Gewichtsabnahme, sondern für vernünftige Fettreduzierung, das Ihnen helfen soll, überschüssiges Körperfett dauerhaft loszuwerden.

Wenn Sie Ihren Fettabbau genau verfolgen möchten, nehmen Sie dazu ein Maßband. Messen Sie alle drei oder vier Wochen Ihren Taillen-, Hüft- und Brustumfang und vergleichen Sie die Werte mit den anfänglichen Maßen.

Nachdem Sie sich bereits zwei oder drei Monate an den ketogenen Teil des Programms gehalten haben, gehen Sie noch einmal zu Ihrem Arzt, um Ihre Blutwerte erneut messen zu lassen. Lassen Sie Ihren Blutdruck, den Nüchtern-Blutglukosespiegel, den Wert des C-reaktiven Proteins (CRP), den HDL-Wert, das Verhältnis von Gesamtcholesterin zu HDL und den Triglyceridspiegel messen. Vergleichen Sie die Werte mit denen, die Sie unmittelbar vor Beginn des Ernährungsprogramms erhalten haben. Diese Werte dürften jetzt eine erhebliche Verbesserung anzeigen und damit nicht nur verdeutlichen, dass Sie abnehmen, sondern auch allgemein gesünder werden. Dies wird sehr ermutigend wirken. Sie sollten diese Blutuntersuchung alle paar Monate machen lassen, um die fortgesetzten Verbesserungen zu sehen.

Falls Sie vorher immer gefroren haben, kalte Hände und Füße und wegen Schilddrüsenunterfunktion eine niedrige Körpertemperatur hatten, dürfte bei dieser Ernährungsform die Körpertemperatur höher sein und Sie dürften mehr Energie haben. Messen Sie Ihre Temperatur. Wie sieht der Vergleich aus? Gehen Sie die Liste der Symptome von Schilddrüsenunterfunktion in Kapitel 12 noch einmal durch, um zu sehen, ob Sie Verbesserungen feststellen.

Sie dürften bei allen diesen Messungen bemerkenswerte Veränderungen feststellen, die zeigen, dass das ketogene Ernährungsprogramm mit Kokosöl Ihnen hilft, neben der Gewichtsabnahme auch Ihre Gesundheit in vieler Hinsicht zu verbessern.

Mögliche Nebenwirkungen

Es gibt *keine schädlichen* Nebenwirkungen, die mit der ketogenen Ernährung in Verbindung gebracht werden; es kann allerdings einige vorübergehende Veränderungen geben, auf die Sie vorbereitet sein sollten. Manche klagen über Verstopfung (68 Prozent) oder Durchfall (23 Prozent); das ist zu erwarten, wenn die Ernährung so grundlegend umgestellt wird. In dem Maße, wie das Verdauungssystem sich Ihrer neuen Ernährungsweise anpasst und sich daran gewöhnt, klingen diese Symptome wieder ab. Wenn der Fettkonsum deutlich ansteigt, ist der Stuhlgang im Allgemeinen eine Zeit lang nicht mehr so fest, bis der Körper sich auf die zusätzliche Fettzufuhr eingestellt hat. Bei manchen Menschen geschieht jedoch genau das Gegenteil, sodass sie über Verstopfung klagen.

Es gibt mehrere mögliche Gründe dafür. Was manche für Verstopfung halten, ist mitunter in Wirklichkeit ein leerer Verdauungstrakt. Die Ausscheidung verlangsamt sich naturgemäß, wenn der Verzehr an Nahrungsmitteln zurückgeht. Es ist also keine Verstopfung, sondern einfach eine reduzierte Essensmenge, die den Verdauungstrakt passiert. Verstopfung ist oft ein Zeichen von Dehydrierung, denn viele reduzieren auch ihre Wasserzufuhr, wenn sie anfangen, ihre Kalorienzufuhr zu reduzieren. Es hilft also, einer Verstopfung vorzubeugen, wenn man besonders darauf achtet, während des ganzen Tages genügend Wasser zu trinken. Ebenso hilft die zusätzliche Einnahme von Vitamin C und Magnesium, einer Verstopfung vorzubeugen.

Eine weitere verbreitete Nebenwirkung ist „schlecht riechender Atem" (38 Prozent). Wenn Sie in den Zustand der Ketose gelangen, werden überschüssige Ketone über den Urin ausgeschieden oder mit dem Atem ausgeatmet. Der Atem hat dann einen leicht süßlichen, fruchtigen Geruch, ähnlich dem Geruch von Ananas. Es ist kein widerwärtiger, sondern ein angenehmer

Geruch. Die kohlenhydratarme, fettreiche Ernährung verändert jedoch die Körperchemie und regt eine erhöhte Reinigung und Heilung an. Da dabei Giftstoffe beschleunigt ausgeschieden werden, kann auch der Atem einen üblen Geruch bekommen, der den durch die Ketose erzeugten angenehmen Geruch völlig überlagert. Manche geben den Ketonen die „Schuld" an dem schlechten Geruch – es sind aber nicht die Ketone, sondern die ausgeschiedenen Giftstoffe. In dem Maße, wie der Körper sich selbst reinigt und heilt, schwindet auch der „faulige" Geruch des Atems.

Kopfschmerzen sind eine weitere Nebenwirkung, die mit dem Reinigungsprozess verbunden ist. Wenn jemand aufhört, Zucker, Schokolade oder andere suchterzeugende Substanzen zu sich zu nehmen, stellen sich oft Entzugserscheinungen ein. Kopfschmerzen gehen häufig mit dem Reinigungsprozess einher; mindestens 60 Prozent derer, die das Programm praktizieren, haben einmal Kopfschmerzen. Sobald der Körper die Sucht überwunden hat, sind Kopfschmerzen kein Problem mehr; sie können allerdings auch durch Dehydrierung verursacht werden; auch deshalb ist es wichtig, darauf zu achten, dass man ausreichend Wasser trinkt.

Die häufigste Nebenwirkung, die mit einer ketogenen Ernährung in Verbindung gebracht wird, ist plötzlicher Energiemangel. Dieses Symptom ist dann am auffälligsten, wenn Sie einen aktiven Lebensstil pflegen. Falls Sie jedoch ein „Stubenhocker" sind, wird es weniger auffallen. Sie werden zwar nicht schläfrig sein, aber nicht so viel Energie wie vorher haben und bei der Erledigung Ihrer normalen Aufgaben schneller müde werden. Dies wird sich vor allem dann bemerkbar machen, wenn Sie regelmäßig Sport treiben oder sonst körperlich besonders aktiv sind. Sobald Sie mit dem Ernährungsprogramm anfangen, wird Ihr Energiepegel sinken. Machen Sie sich keine Sorgen: Ihre Energie kommt innerhalb von ein oder zwei Wochen wieder zurück. Und Ihre Muskelkraft wird gleich bleiben und nicht nachlassen.

Ihr Körper hat seinen Brennstoff vorher wahrscheinlich fast ausschließlich aus Zucker bezogen. Er muss sich dann anpassen und darauf umstellen, Fett und Ketone zu verbrennen. Dazu ist auch eine Änderung bei der Art der Enzyme notwendig, die Ihr Körper produziert. Zucker verbrennende Enzyme müssen durch Fett verbrennende Enzyme ersetzt werden. Es dauert eine oder zwei Wochen, bis der Körper sich darauf eingestellt hat. Danach werden Sie wieder genauso viel Energie haben wie vorher, als Sie Zucker verbrannt haben, und gewöhnlich sogar noch etwas mehr. Sie werden definitiv geistig wacher sein, da die Gehirnfunktionen Ketone besser verbrennen als Glukose.

Eine weitere häufige Nebenwirkung sind Muskelkrämpfe. Am häufigsten davon betroffen sind die Muskeln der Unterschenkel; die Krämpfe können jedoch überall auftreten – in den Armen, an Bauch oder Rücken, in den Zehen, im Kiefer … Wenn Sie sich in Ketose befinden, steigt der Elektrolytbedarf des Körpers, vor allem der Bedarf an Natrium und Magnesium. Bei den meisten Menschen liegt ohnehin bereits ein Magnesiummangel vor. Wenn Sie in den Zustand der Ketose gelangen, manifestiert sich der Mangel in Form von Krämpfen. Etwa 35 Prozent derjenigen, die sich an ein ketogenes Ernährungsprogramm zum Abnehmen halten, erleben in gewissem Umfang Muskelkrämpfe. Täglich eine Magnesiumergänzung zu nehmen und sicherzustellen, dass Sie ausreichende Mengen an Salz (Natriumchlorid) bekommen und gut mit Wasser versorgt sind, hilft Krämpfe reduzieren. Die Krämpfe treten oft nachts auf, während Sie schlafen. Wenn Sie einen Krampf bekommen, trinken Sie ein Glas Wasser mit einer Magnesiumnahrungsergänzung und einer Prise Meersalz. Die betroffenen Muskeln mit Magnesiumöl einzureiben, bringt ebenfalls Linderung.

Ein weiteres empfehlenswertes Produkt ist Elektrolytpuder. Am besten wählen Sie eines, das alle wichtigen Elektrolyte sowie möglichst viele Spurenelemente enthält. Jeder Dose ist normalerweise ein kleiner Portionslöffel beigelegt, der die Dosierung erleichtert. Ein oder zwei Löffel am Tag – in etwas Wasser gemischt – können helfen, Krämpfen vorzubeugen.

Kokosöl ist ein Heilung förderndes Öl, das bei manchen eine sehr starke reinigende und heilende Wirkung haben kann. Die im Öl enthaltenen mittelkettigen Fettsäuren besitzen potente antibakterielle, antimykotische und antivirale Eigenschaften. Während diese Fettsäuren *unsere* Zellen nähren, sind sie für potenziell schädliche Mikroorganismen, die in unserem Körper leben, tödlich. In der Kombination mit der stoffwechselanregenden Wirkung des Öls kann es zu der sogenannten Herxheimer-Reaktion führen. Diese Reaktion des Körpers tritt auf, wenn eine große Menge abgestorbener Mikroben und Giftstoffe aus dem Körper ausgeschieden wird. Wenn der Körper sich von diesen Stoffen reinigt, können Symptome auftreten wie Hautausschlag, Sekretabfluss aus den Nasennebenhöhlen, Müdigkeit, Kopfschmerzen, Verdauungsstörungen, Durchfall oder Fieber. Es treten aber nicht alle diese Symptome auf, nur ein oder zwei, wenn überhaupt.

Diese Symptome sind keine Anzeichen einer Infektion oder Krankheit, sondern eines Reinigungsprozesses. Die Einnahme von Medikamenten ist nicht notwendig. Lassen Sie dem Reinigungsprozess seinen Lauf; die Symptome sind nur vorübergehend und verschwinden nach einigen Tagen. Bei den meisten Menschen sind glücklicherweise keine merklichen Symptome zu verzeichnen. Sollte es bei Ihnen dennoch so sein: Keine Panik, es ist alles in Ordnung! Sie sollten froh sein, dass die potenziell schädlichen Mikroben und Giftstoffe aus Ihrem Körper ausgeschieden werden.

Was tun, wenn Sie Schwierigkeiten haben, abzunehmen?

Was können Sie tun, wenn Sie nicht die Ergebnisse sehen, die Sie erwartet haben, nachdem Sie sich bereits mehrere Wochen an die ketogene Ernährungsform mit Kokosöl gehalten haben? – Bedenken Sie bitte, dass wir alle verschieden sind und dass auch das Tempo, in dem wir abnehmen, sich von dem anderer Menschen unterscheiden kann; größere beispielsweise nehmen in der Regel schneller ab als kleinere. Sie sollten *Ihre* Fortschritte nicht mit denen einer anderen Person vergleichen.

Es gibt jedoch eine Reihe von möglichen Gründen dafür, dass manche Menschen größere Schwierigkeiten zu haben scheinen, Gewicht zu reduzieren. Der häufigste Grund ist, dass sie sich nicht richtig an das Programm halten. Fragen Sie sich in einem solchen Fall: Berechnen Sie wirklich *jedes* Gramm an Kohlenhydraten, das Sie essen? Das ist der *Stolperstein Nummer eins.* Viele nehmen sich mitunter nicht die Zeit, die genaue Menge an Kohlenhydraten zu berechnen, die sie essen, sondern *schätzen* nur. Ein großer Fehler! Sofern Sie nicht eine Menge Erfahrung mit der Berechnung des Kohlenhydratgehalts Ihrer Nahrungsmittel haben, können Sie keine genaue Schätzung vornehmen. Viele neigen dazu, die Menge der Nahrungsmittel, die sie essen, zu unterschätzen, und verzehren folglich *mehr* Kohlenhydrate, als ihnen bewusst ist. Nur ein paar Gramm können erhebliche Auswirkungen auf Ihren Erfolg haben. Wenn Sie mit diesem Ernährungsprogramm beginnen, müssen Sie *jedes* Gramm Kohlenhydrate berechnen, das Sie essen. Sobald Sie mehr Erfahrung mit dem Kohlenhydratgehalt häufig verzehrter Nahrungsmitteln haben, werden Sie die Anteile besser schätzen können.

Sofern Sie von Anfang nicht abnehmen, obwohl Sie die Menge Ihrer Kohlenhydrate sehr sorgfältig berechnen, liegt bei Ihnen möglicherweise eine *metabolische Resistenz* vor. In diesem Fall müssen Sie Ihr Kohlenhydratlimit auf 25 oder 20 Gramm pro Tag reduzieren. Achten Sie auch darauf, bei jeder Mahlzeit mindestens 3 Esslöffel Öl zusätzlich hinzuzufügen. Wenn Sie weniger Fett essen, ist das Programm weniger wirksam.

Jenny

… hörte von dem ketogenen Ernährungsplan zum Abnehmen zum ersten Mal durch einen Podcast von Jimmy Moore. [Jimmy Moore ist ein amerikanischer Blogger und Autor, bekannt durch seine Bücher und Beiträge unter dem Motto *Livin' La Vida Low-Carb*. Er propagiert eine fettreiche, mäßig proteinhaltige und kohlenhydratarme Ernährung und produziert wöchentlich einen Podcast mit Interviews von Experten für Ernährung, Gesundheit und Fitness (bereits 800 Folgen erschienen). Anm. d. Verlags] In dem Interview beschrieb Moore seine Erfahrungen, nämlich wie er selbst – früher extrem fettleibig – in *einem* Jahr fast 90 Pfund abgenommen hatte – mit einer kohlenhydratarmen, fettreichen, ketogenen Ernährung mit Kokosöl und anderen gesunden Ölen. Durch seinen Erfolg ermutigt, begann sie mit einem ähnlichen Ernährungsprogramm. Nach einigen Wochen war sie jedoch entmutigt, da sie nicht nur kein einziges Pfund abgenommen, sondern im Gegenteil ein paar Pfund zugenommen hatte.

Bei eingehender Analyse ihrer Ernährung stellten wir fest, dass sie zwischen 25 und 30 Gramm Kohlenhydrate und etwa 80 Gramm Eiweiß am Tag verzehrte und rund 70 Prozent ihrer Kalorien aus Fett bezog. Das sah alles gut aus – aber Jenny war nur 1,55 Meter groß. Ihr Idealgewicht lag zwischen 52 und 59 Kilo. Bei ihrer Größe hätte ihre Proteinzufuhr auf 62 bis 71 Gramm pro Tag beschränkt werden müssen. Mit 80 Gramm Proteinen täglich lag sie darüber.

Wie bereits an anderer Stelle erwähnt, kann überschüssiges Eiweiß im Körper in Glukose umgewandelt werden, die genau wie Kohlenhydrate wirkt und die Freisetzung von Insulin anregt. Der häufigste Grund, warum kohlenhydratarme Ernährungsprogramme scheitern, ist der, dass viele dazu neigen, übermäßig viele proteinreiche Nahrungsmittel zu essen. Sie glauben irrtümlicherweise, wenn sie Kohlenhydrate einfach durch Fleisch und Eier ersetzten, führe dies zu sofortiger Gewichtsabnahme. Zwar kann eine solche Veränderung durchaus eine Verbesserung sein, aber es kann für die Gewichtsabnahme hinderlich sein, wenn der Speiseplan mit proteinreichen Nahrungsmitteln aufgefüllt wird.

Als wir uns Jennys Ernährung genauer ansahen, stellten wir außerdem fest, dass sie jeden Tag einige Tassen Kaffee trank, mit *Splenda* gesüßt – ein weiterer großer Fehler! Kaffee, schwarzer Tee und grüner Tee können zwar als kohlenhydratarme Getränke angesehen werden, aber dennoch die Anstrengungen, abzunehmen, sabotieren.

Koffein und künstliche Süßstoffe stimulieren eine Insulinreaktion, die die Speicherung von Fett auslöst. Egal, wie viele oder wie wenige Kalorien Sie konsumieren – jedes Hochschnellen Ihres Insulinspiegels fördert die Fettsynthese und -speicherung. Selbst wenn Sie nur 800 Kalorien am Tag essen, können Sie Fett speichern und zunehmen, falls die Nahrungsmittel die Ausschüttung von Insulin auslösen. Demgegenüber können Sie mit 2 000 oder mehr Kalorien am Tag abnehmen, wenn Ihre Nahrungsmittel *keine* Insulinreaktion induzieren. Fett liefert zwar mehr Kalorien als Kohlenhydrate oder Proteine, es erhöht jedoch nicht den Insulinspiegel, egal, wie viel Sie davon essen.

Wenn Sie Ihren Körper darauf konditionieren, Fett statt Glukose zu verbrennen, kann sich Ihr Stoffwechsel verbessern, sodass Sie abnehmen können, ohne Ihre Gesamtkalorienzufuhr zu reduzieren; allerdings erleben Sie schnellere Fortschritte, wenn Sie Ihre Kalorienaufnahme beschränken. Da die Ketose den Hunger zügelt, ist es relativ einfach, den Kalorienkonsum zu begrenzen. Viele sind darangewöhnt, sowohl zu bestimmten Zeiten während des Tages zu essen als auch bestimmte Mengen zu essen. Mit diesen Gewohnheiten sollten Sie gegebenenfalls brechen. Essen Sie nur dann, wenn Sie Hunger haben, und hören Sie auf zu essen, wenn Sie satt sind, selbst wenn auf Ihrem Teller noch Reste übrig sind. Essen Sie nicht alles auf, nur weil man „kein Essen wegwerfen" darf. Für Kinder ist dies eine gute Regel, aber Sie sind nun erwachsen und brauchen diese Kalorien nicht mehr alle. Da Ihr Hunger nachlässt, nutzen Sie diesen Vorteil und überspringen Sie mal eine Mahlzeit, um stattdessen einen kleinen fetthaltigen Snack zu essen! Er wird Sie genauso satt machen.

Wir essen normalerweise so lange, bis unser Magen dem Gehirn das Signal sendet, dass es Zeit sei, aufzuhören. Es dauert etwa 20 Minuten ab dem Zeitpunkt, an dem wir zu essen beginnen, bis wir das Signal zum Aufhören bekommen. Wenn Sie schnell essen, können Sie in dieser Zeit doppelt so viel essen wie ein langsamer Esser, bevor Sie sich satt fühlen.

Dieses Problem können Sie vermeiden, indem Sie langsam essen. Kennen Sie jemanden, der ein langsamer Esser ist? Man setzt sich zum Essen an den Tisch, und wenn alle anderen bereits fertig sind, hat der langsame Esser kaum angefangen? Wie sieht dieser langsame Esser aus? Ich wette mit Ihnen, dass er schlank ist! Langsame Esser überessen sich in der Regel nicht, weil sie das Signal der Sättigung bereits bekommen, bevor sie mit ihrem Essen fertig sind. Im Gegensatz dazu haben schnelle Esser oft Übergewicht. Sie essen so schnell, dass sie 500 Kalorien zusätzlich verschlungen haben, bevor sie das Signal zum Aufhören bekommen. Wenn Sie das Gefühl haben, satt zu sein, hören Sie unbedingt auf zu essen! Manchmal schmeckt uns das Essen so gut, dass wir einfach weiter essen, obwohl wir wissen, dass wir satt sind und in den nächsten zwei Stunden wahrscheinlich ein unangenehmes Völlegefühl haben werden.

Ein anderer Weg, wie Sie sich davon abhalten können, zu viel zu essen, besteht darin, mindestens 5 oder 10 Minuten zu warten, bevor Sie einen Nachschlag nehmen. Wenn Sie so lange warten, hat Ihr Magen Zeit, dem Gehirn das Signal zu senden. Sind Sie vielleicht schon einmal mitten bei einer Mahlzeit durch das Telefon oder durch Klingeln an der Haustür unterbrochen worden und mussten, als Sie einige Minuten später zurückkamen, feststellen, dass Sie keinen Hunger mehr hatten? Das war so, weil Ihr Magen bereits *vor* der Unterbrechung voll war. Wenn man sich etwas Zeit lässt, bevor man weiterisst, gibt man dem Magen die Möglichkeit, gegebenenfalls das Sättigungssignal an das Gehirn zu senden. Wären Sie sitzen geblieben und hätten weitergegessen, so hätten Sie wohl mehr Kalorien verzehrt, als Ihr Körper benötigte.

Das Phänomen der *Versuchung* begleitet *jedes* Ernährungsprogramm, ob es nun ein fettarmes, ein kohlenhydratarmes oder ein anderes Programm ist. Jedes Mal, wenn wir bestimmte lieb gewonnene Produkte (oder solche, nach denen wir süchtig sind) von unserem Speiseplan ausklammern, können diese Produkte für uns umso verlockender werden. Auch wenn bei der ketogenen Ernährungsweise mit Kokosöl Ihr Hunger verringert wird und Sie standhafter sind, können Anblick oder Geruch Ihrer „Lieblingskohlenhydrate" – wenn sie vor Ihnen stehen – verlockend sein. Hier hat das ketogene

Programm einen psychologischen Vorteil gegenüber anderen. Wenn Sie mit ketogener Ernährung beginnen, dauert es drei bis sechs Tage, bis Sie tatsächlich das Niveau einer Ketose erreichen, auf dem Ihr Appetit merklich gezügelt ist. Die schwierigste Zeit bei diesem Programm ist die Phase *vor* der Ketose, weil Sie dann hungrig sind, genau wie bei jeder anderen Diät zum Abnehmen. Sobald Sie in den Zustand der Ketose gelangen, ist es viel leichter, den Versuchungen zu widerstehen. Dieses Wissen kann Ihnen psychologisch Auftrieb geben und die Willenskraft, der Versuchung zu widerstehen.

Bei anderen Diäten *mogelt* man allzu leicht. Isst man etwas Verbotenes, wenn niemand zuschaut, dann weiß es niemand und körperlich spürt man keinen Unterschied. Man kommt damit durch. Falls Sie jedoch bei einem ketogenen Ernährungsprogramm mogeln und beispielsweise ein Stück Schokoladenkuchen essen, können Sie dadurch aus der Ketose geworfen werden; das heißt, dass Ihr Appetit wiederkehrt und Sie den ganzen Kampf mit den Hungeranfällen die nächsten Tage erneut durchstehen müssen, bis Sie wieder in den Zustand der Ketose gelangt sind. Die Vorstellung, dass Sie mehrere Tage an Hunger leiden werden, nachdem Sie etwas gegessen haben, was Sie nicht essen sollten, dürfte Motivation genug sein, *nicht* zu mogeln. Wenn Sie also in Versuchung geraten, mit einer kohlenhydratreichen Leckerei gegen Ihre Ernährungsregeln zu verstoßen, denken Sie an die Unannehmlichkeiten, die dies mehrere Tage lang nach sich ziehen wird. Ist es das wert?

Wie Sie die erzielten Verbesserungen beibehalten

Bei dieser Ernährungsweise werden Sie in der Anfangsphase *am schnellsten* abnehmen. Wenn Sie sich dann Ihrem idealen Körpergewicht nähern, wird die Gewichtsabnahme *langsamer* vorangehen. Ihr Körper wird sich auf natürliche Weise selbst regulieren. Und wenn Sie schließlich in die *Erhaltungsphase* des Programms einsteigen, kann es sein, dass Sie immer noch etwas abnehmen, bis Sie Ihr neues Limit für Kohlenhydrate festgelegt haben, bei dem Ihr Gewicht dann relativ konstant bleiben wird.

Sobald Sie in der Erhaltungsphase sind und sich nicht mehr in Ketose befinden, dürfen Sie *mehr* Kohlenhydrate zu sich nehmen. Sie sollten jedoch vorsichtig sein: Wenn Sie zu alten Essgewohnheiten zurückkehren – und sei es auch nur teilweise –, werden Sie Ihre Zucker- und Kohlenhydratsucht neu entfachen und die Pfunde werden wieder zurückkommen. Im Zuge der Erhöhung Ihres Kohlenhydratkonsums werden Sie vielleicht versucht sein, sich wieder einige Ihren alten Lieblingsprodukte zu gönnen (sofern sie mit Ihrem Kohlenhydratlimit vereinbar sind). Dies ist in Ordnung, solange Sie den Verzehr dieser Lebensmittel kontrollieren können und *kleine* Portionen davon essen und dies nur gelegentlich. Das Problem ist, dass die Neigung zur Zucker- und Kohlenhydratsucht nie ganz verschwindet: *Einmal* zucker-süchtig – *immer* zuckersüchtig!

Die „aktive" Zuckersucht können Sie mit dem ketogenen Ernährungspro-gramm zwar überwinden, aber das Potenzial zur Reaktivierung bleibt er-halten. Wenn Sie seit mehreren Jahren mit Gewichtsproblemen zu kämp-fen haben, sind sie höchstwahrscheinlich zuckersüchtig. Nur ein paar Mal Süßigkeiten oder Brot zu essen, das kann genügen, um diese Sucht zu reaktivieren. Ich habe erlebt, dass Menschen innerhalb nur weniger Tage, nachdem sie das kohlenhydratarme Ernährungsprogramm beendet hatten, süchtig nach Brot und sogar nach Früchten wurden. Sobald dieses starke Verlangen zurückkommt, verliert man seine Willenskraft. Problematische Nahrungsmittel sollten am besten ganz gemieden werden. Sofern Sie jedoch gestrauchelt sind und feststellen, dass Sie wieder süchtig geworden sind, ge-ben Sie nicht auf – Sie können die Kohlenhydrate immer wieder reduzieren und zu der fettreichen, ketogenen Ernährungsweise zurückkehren.

Vielleicht ein Trost: Sie brauchen nicht ganz auf Brote und Backwaren zu verzichten. Die meisten Mehle, auch Nuss- und Sojamehle, haben allerdings zu viele Kohlenhydrate. Eine kohlenhydratarme Alternative zu Weizen- und anderen Mehlen ist Kokosmehl. Das Kokosmehl wird aus dem Fleisch der Kokosnuss hergestellt, das getrocknet, entölt und zu feinem Pulver gemah-len wird. Es sieht aus wie anderes Mehl und fühlt sich auch genauso an; und es kann zum Herstellen einer Vielzahl von Backwaren verwendet werden. Der Vorteil von Kokosmehl ist, dass es weitaus weniger Kohlenhydrate ent-hält als anderes Mehl. Kokosmehl enthält von Natur aus sehr viele Ballast-stoffe und wenig verdauliche Kohlenhydrate. Es hat in etwa den gleichen Proteingehalt wie Vollkornweizenmehl, ist aber glutenfrei, sodass Menschen, die gegenüber Gluten (einem Klebereiweiß, das vor allem in Getreide wie Weizen vorkommt) empfindlich sind, es ohne Problem essen können. Mit Kokosmehl können Sie Biskuits, Muffins, Pfannkuchen und andere Back-waren herstellen, die wirklich kohlenhydratarm sind.

Da Kokosmehl glutenfrei und reich an Ballaststoffen ist, unterscheiden sich seine Backeigenschaften sehr von denen des Weizenmehls. Aus die-sem Grund können Sie Kokosmehl bei gewöhnlichen Rezepten, bei denen

Weizenmehl verlangt wird, nicht verwenden. Die Backeigenschaften von Kokosmehl sind so verschieden, dass es bei diesen Rezepten unbrauchbar ist. In meinem Buch *Cooking with Coconut Flour: A Delicious Low-Carb, Gluten-Free Alternative to Wheat* habe ich einige Rezepte mit Kokosmehl zusammengestellt: Rezepte für Brote, Pfannkuchen, Biskuits, Muffins, Plätzchen, Kuchen und vieles mehr. Bei süßem Gebäck gibt es jeweils eine normale „Zuckerversion" und eine zuckerarme oder zuckerfreie Version. Bei manchen Rezepten wird Stevia als Süßungsmittel verwendet. Aber selbst die regulären Zuckerversionen enthalten viel weniger Zucker und weitaus weniger Kohlenhydrate als sonstige Rezepte, bei denen *Weizenmehl* verwendet wird. Das Buch enthält auch Rezepte für herzhafte Backwaren wie Speck-Muffins, italienischen Hackbraten und mit Kokosmehl panierte Hähnchenbrust. Viele der Rezepte könnten zwar in das ketogene Ernährungsprogramm mit aufgenommen werden, am besten sind sie jedoch für die kohlenhydratarme Erhaltungsphase des Ernährungsprogramms geeignet.

Da eine kohlenhydratarme, fettreiche Ernährung für die meisten Menschen etwas Neues ist, wird Ihnen die Zubereitung von Mahlzeiten nach dem ketogenen Ernährungsprinzip möglicherweise etwas schwierig erscheinen. In Wirklichkeit ist das jedoch *nicht* schwierig. Mit zunehmender Beliebtheit, der sich kohlenhydratarme Ernährungsansätze erfreuen, sind inzwischen viele Kochbücher und im Internet zahlreiche kohlenhydratarme Rezepte verfügbar, die Ihnen eine Orientierungshilfe sein können. Vergessen Sie nicht, dass die sogenannten „kohlenhydratarmen" Lebensmittel in Wirklichkeit jedoch nicht so kohlenhydratarm sind, sodass sie Rezepte klug auswählen und genau wissen müssen, wie viel Gramm Kohlenhydrate pro Portion enthalten sind.

Es ist wirklich nicht schwierig, sich an ein kohlenhydratarmes ketogenes Ernährungsprogramm zu halten, wenn Sie sich darauf konzentrieren, frisches Fleisch, frischen Fisch, frisches Geflügel und frisches Gemüse zu essen. Sie sollten es nicht schwieriger machen, als es in Wirklichkeit ist. Viele Leute können allerdings nicht auf ihre kohlenhydratreichen Lieblingsprodukte verzichten, wenn sie mit einem kohlenhydratarmen Ernährungsprogramm beginnen; sie bereiten sich dann kohlenhydratarme *Imitate* zu, wie Blumenkohlpüree (anstelle von Kartoffelpüree), weizenfreie Pizza (mithilfe von Käse oder Eiern für die Kruste), Rösti (aus gebratenem, klein gewürfelten Blumenkohl) oder Auberginen-Lasagne. Sie können das auch so machen, wenn Sie mögen; Sie sollten jedoch nicht so viel Zeit, Mühe und Geld dafür aufwenden, um diese findigen Imitate zuzubereiten. Bei manchen dieser Gerichte ist die Zubereitung sehr aufwendig, und sie schmecken in Wirklichkeit nicht wie die Gerichte, die sie ersetzen sollen. Einfache Gerichte wie Fleisch und Gemüse – das ist alles, was Sie in Wirklichkeit brauchen. In Kapitel 17 finden Sie viele Ideen zu einfachen Gerichten für den Einstieg.

Der schwierigste Teil der ketogenen Ernährung mit Kokosöl ist es wahrscheinlich, dafür zu sorgen, dass Sie Ihre tägliche Ration an zusätzlichem Fett bekommen. 3 Esslöffel zusätzliches Fett pro Mahlzeit sind viel. Oft können Sie das Fett einfach mit Ihren Nahrungsmitteln kombinieren, es beim Kochen oder Braten verwenden oder anschließend hinzufügen. Durch das Fett schmecken Fleisch und Gemüse besser. Im nächsten Kapitel habe ich eine Reihe von Rezepten für fetthaltige Snacks zusammengestellt – fettreiche Gerichte und Getränke, die eigenständig anstelle von vollen Mahlzeiten oder als Beilage oder „Appetizer" bei einer regulären Mahlzeit gegessen werden können, um den Gesamtfettgehalt zu erhöhen. Ein mäßig fetthaltiges oder gar fettarmes Gericht kann einfach dadurch in ein fettreiches Gericht verwandelt werden, dass es mit einem fetthaltigen Snack ergänzt wird.

Wenn Sie mehr über die gesundheitlich nutzbringenden Wirkungen von Kokosöl und über andere gesunde Fette erfahren möchten, besuchen Sie meine Website unter www.coconutresearchcenter.org. Weitere Informationen über das ketogene Ernährungsprogramm mit Kokosöl finden Sie unter www.cocoketodiet.com.

KAPITEL 17

Kochen nach dem Keto-Prinzip

Kohlenhydratarm kochen lernen mag zunächst wie eine abschreckende Aufgabe erscheinen. Es ist jedoch nicht so schwer, wie es auf Anhieb aussehen mag. Auch wenn manche kohlenhydratarmen Rezepte kompliziert und zeitintensiv sind, ist vieles nicht schwieriger, als ein Lammkotelett zu braten oder Zucchini zu dünsten. Was könnte einfacher sein?

Wenn die kohlenhydratarme Küche neu für Sie ist, bitte ich Sie, das ganze Kapitel zu lesen. Es zeigt Ihnen, wie einfach und leicht kohlenhydratarmes Kochen geht, egal, ob Sie diese Rezepte verwenden oder nicht. Es zeigt Ihnen auch, wie Sie Kokosöl in Ihren Speiseplan aufnehmen können. Die Rezepte, die Sie hier finden, sind nur einige Beispiele für kohlenhydratarme Gerichte. Weitere Ideen finden Sie in Büchern und Rezepten in Ihrer Bibliothek, im Buchhandel und im Internet.

Im Idealfall sollte Fett mindestens 60 Prozent Ihrer Gesamtkalorien ausmachen. Fügen Sie Ihren Nahrungsmitteln so viel Öl hinzu, wie notwendig ist, um dieses Ziel zu erreichen. Der Gehalt an Fett, die Netto-Kohlenhydrate, der Proteingehalt und die Gesamtkalorien pro Portion sind am Ende jedes Rezeptes aufgeführt. Beachten Sie bitte, dass der Fettgehalt in Gramm angegeben wird. Ein Esslöffel Öl entspricht 14 g (15 ml).

Fetthaltige Snacks

Fetthaltige Snacks sind fettreiche Mini-Mahlzeiten, die anstelle einer regulären Mahlzeit oder als Appetizer bei einer Hauptmahlzeit gegessen werden können. Diese Snacks enthalten zwei bis drei Esslöffel zusätzliches Öl, in der Regel Kokosöl. Sie bieten im Grunde eine bequeme, schmackhafte

Möglichkeit, mehrere Esslöffel Öl auf einmal zu sich zu nehmen, während gleichzeitig eine minimale Menge an Kohlenhydraten und Gesamtkalorien konsumiert wird.

Die fetthaltigen Snacks können sehr einfach sein. Dips, Aufstriche und Füllungen können mit geschnittenem Gemüse, mit Schweinekrusten oder in Salatblätter gewickelt gegessen werden. Suppen sind bestens geeignet, um Ihren Speiseplan mit Kokosöl und anderen Ölen zu ergänzen. Die Suppenrezepte, die in diesem Abschnitt als fetthaltige Snacks beschrieben werden, reichen für drei bis vier Portionen von jeweils einer halben Tasse. Ein fetthaltiger Snack besteht aus einer Portion von einer halben Tasse, der Rest der Suppe kann dann im Kühlschrank aufbewahrt oder eingefroren werden, um ihn an einem anderen Tag zu essen. Sie können das Rezept natürlich auch verdoppeln, wenn Sie eine größere Portion anstelle einer regulären Mahlzeit zubereiten möchten. Sie werden feststellen, dass bei diesen Suppen in den Rezepten kein zusätzliches Fett angegeben ist. Das Öl wird hinzugefügt, *nachdem* Sie die Suppe zubereitet haben. Auf diese Weise können Sie dann einen, anderthalb oder zwei Esslöffel oder wie viel auch immer von dem Kokosöl hinzufügen, das Sie bei dem jeweiligen Snack oder bei der Mahlzeit benötigen. Eine Portion entspricht einer halben Tasse (118 ml) Suppe, *zuzüglich* des zusätzlichen Kokosöls.

[Die vom Autor in den nachfolgenden Rezepten oft genannte „Tasse" ist eine in den USA übliche Maßeinheit. Das englische Wort dafür – cup – bezeichnet eine Art *Messbecher*. Bruce Fife gibt seine Größe bzw. seinen Inhalt mit 236 ml an. Anm. d. Verlags]

Curry-Hähnchen

(1 Portion)

Dies ist eine sehr einfache und leckere Möglichkeit, wie Sie kohlenhydratarm Ihre tägliche Fettration zu sich nehmen können. Es gibt zwei Versionen; die erste enthält 2 Esslöffel Kokosöl und die zweite 3 Esslöffel.

Version 1:

- 30 g gebratenes Hähnchen
- 2 EL (30 ml) Kokosöl
- ¼ TL Currypulver
- Salz zum Abschmecken

Version 2:

- 60 g gebratenes Hähnchen
- 3 EL (45 ml) Kokosöl
- ¼ TL Currypulver oder zum Abschmecken
- Salz zum Abschmecken

Das Hähnchenfleisch in kleine Würfel schneiden. Mit Kokosöl, Currypulver und Salz vermischen und in einen Topf oder eine Pfanne geben. Nur leicht erhitzen, nicht kochen. Durch die Hitze schmilzt das Kokosöl und der Geschmack des Currys entfaltet sich. Warm essen.

Version 1 pro Portion: 29 g Fett, 0 g Netto-Kohlenhydrate, 9 g Eiweiß, 288 Kalorien

Version 2 pro Portion: 44 g Fett, 0 g Netto-Kohlenhydrate, 17 g Eiweiß, 450 Kalorien

Kokos-Hüttenkäse

(1 Portion)

Das ist mein Lieblingssnack! In der Regel verdoppele oder verdreifache ich das Rezept.

- 1 EL (15 ml) Kokosöl
- 1 EL (14 g) Hüttenkäse

Das Kokosöl in eine kleine feuerfeste Glasschüssel geben. Ich verwende eine Glasschüssel von der Größe einer Tasse (236 ml). Das Öl in der Schüssel auf dem Herd bei mittlerer oder niedriger Hitze erwärmen, bis es geschmolzen oder etwas warm geworden ist (etwa 65°C). Den Hüttenkäse hinzugeben und mit einem Löffel verrühren, bis eine geschmeidige Masse, durchsetzt mit Käsekrümeln, entsteht. Fertig! Zusätzlich können ein oder zwei Esslöffel geröstete Kokosflocken darüber gestreut werden.

Kokosöl und Hüttenkäse werden im Verhältnis von 1:1 miteinander kombiniert, sodass das Rezept leicht abgeändert werden kann. Sie können die Fettmenge einfach dadurch erhöhen oder reduzieren, indem Sie einen oder mehr Esslöffel Kokosöl und Hüttenkäse hinzugeben.

Pro Portion: 14 g Fett, 0,5 g Netto-Kohlenhydrate, 2 g Eiweiß und 136 Kalorien

Kokos-Hüttenkäse mit Beeren

(1 Portion)

Dieses Rezept ergibt einen ausgezeichneten fetthaltigen Snack oder ein ausgezeichnetes Dessert. Es schmeckt ähnlich lecker wie Vanilleeis oder Pudding mit heißen Beeren.

- 2 EL (30 ml) Kokosöl
- 12 Heidelbeeren oder Himbeeren oder 6 Brombeeren
- 2 EL (30 g) Hüttenkäse
- 3–4 Tropfen Stevia, flüssig (optional)

Geben Sie das Kokosöl in eine kleine feuerfeste Glasschüssel. Ich verwende eine Glasschüssel von der Größe einer Tasse. Das Öl und die Beeren in der Schüssel auf dem Herd bei mittlerer oder niedriger Hitze erwärmen, bis das Kokosöl geschmolzen oder etwas warm geworden ist (etwa 65 °C). Durch das leichte Erhitzen der Beeren entfaltet sich das Aroma. Den Hüttenkäse und ggf. Stevia hinzugeben und mit einem Löffel verrühren, bis eine geschmeidige Masse, durchsetzt mit Käsekrümeln und Beeren, entstanden ist. Fertig!

Pro Portion: 29 g Fett, 3 g Netto-Kohlenhydrate, 4,5 g Eiweiß, 291 Kalorien.

Zimt-Sahne-Genuss

(1 Portion)

Dieses Getränk schmeckt ähnlich wie ein Eierflip, aber ohne Ei.

- ½ Tasse (120 ml) Schlagsahne
- ¼ TL Mandelextrakt
- ⅛ TL gemahlener Zimt

Alle Zutaten miteinander verrühren, trinken und genießen. Wenn Sie aus diesem Getränk einen Eierflip machen möchten, einfach ein rohes Ei unterrühren.

Pro Portion: 44 g Fett, 3,5 g Netto-Kohlenhydrate, 2,5 g Eiweiß, 420 Kalorien

Beeren-Sahne-Genuss

(1 Portion)

Ein cremiges Getränk mit Beerengeschmack. Sie können das Rezept verdoppeln und die Hälfte davon einfrieren. Schmeckt frisch genauso gut wie gefroren.

- 1/2 Tasse (120 ml) Schlagsahne
- 1/8 TL Mandelextrakt
- 12 Heidelbeeren oder Himbeeren oder 6 Brombeeren (etwa 22 g)
- 1 EL (15 ml) MCT-Öl oder Kokosöl (optional)*

Mit einer Küchenmaschine oder einem Mixer Sahne, Mandelextrakt, Beeren und MCT-Öl vermischen und nur kurz, etwa 15 bis 20 Sekunden, mixen. Die Sahne wird zum Teil geschlagen, sodass sie eine leicht angedickte Konsistenz erhält. Trinken und genießen.

* Wenn Sie Kokosöl anstelle von MCT-Öl verwenden, müssen Sie es separat hinzugeben. Alle Zutaten außer dem Kokosöl in der Küchenmaschine oder mit dem Mixer verrühren. Dabei langsam das geschmolzene Kokosöl hineingießen, damit es sich mit dem Getränk vermischen kann, ohne zu erstarren oder Klumpen zu bilden. Klumpt es, haben Sie das Kokosöl zu schnell hineingegossen.

Pro Portion ohne Kokosöl oder MCT-Öl: 44 g Fett, 5,5 g Netto-Kohlenhydrate, 3 g Eiweiß, 430 Kalorien.

Pro Portion mit 1 EL Öl: 55 g Fett, 5,5 g Netto-Kohlenhydrate, 3 g Eiweiß, 556 Kalorien

Kürbis-Sahne-Genuss

(1 Portion)

Dieses Getränk schmeckt ähnlich wie eine cremige Kürbiskuchenfüllung.

- 1/2 Tasse (120 ml) Schlagsahne
- 1/4 TL Vanilleextrakt
- 1/4 TL Kürbiskuchen-Gewürzmischung (Pumpkin Pie Spice) oder Piment

Alle Zutaten verrühren, trinken und genießen. Wenn Piment anstelle der Kürbiskuchen-Gewürzmischung verwendet wird, hat das Getränk einen anderen, aber ebenso guten Geschmack.

Pro Portion: 44 g Fett, 3,5 g Netto-Kohlenhydrate, 2,5 g Eiweiß, 430 Kalorien

Sardinen-Chips

(2 Portionen)

Dieser leckere und sättigende Snack enthält auch Omega-3-Fettsäuren. Es handelt sich um einen Aufstrich, der als Dip für knusprige Schweine- oder Speckkrusten verwendet wird.

- 1 Dose (109 g) Sardinen in Olivenöl
- ¼ Tasse (60 g) saure Sahne
- 2 EL (30 ml) Natives Olivenöl extra
- ¼ Tasse (60 g) fein gehackte Gewürzgurken (optional)
- Salz und Pfeffer zum Abschmecken
- 18 geröstete Schweinekrusten

Die Sardinen mit saurer Sahne, Olivenöl, gehackten Gewürzgurken sowie mit Pfeffer und Salz vermischen. Die Mischung wie einen Dip für die knusprigen Schweinekrusten verwenden.

Pro Portion: 29,5 g Fett, 1 g Netto-Kohlenhydrate, 18,5 g Eiweiß, 343 Kalorien

Lachs-Chips

(1 Portion)

Dieser Aufstrich wird als Dip für knusprige Schweine- oder Speckkrusten verwendet.

- 60 g gedünsteter Lachs
- 3 EL (42 g) Mayonnaise (vgl. S. 388 f.)
- 14 g scharfer Cheddar-Käse, gerieben
- 1 EL (15 g) fein gehackte Gewürzgurken (optional)
- 1 Prise Paprika

- Salz und Pfeffer zum Abschmecken
- 9 geröstete Schweinekrusten

Dritteln Sie den Inhalt einer Dose (180 g) Lachs; zwei Drittel bewahren Sie in einem luftdicht verschlossenen Behältnis im Kühlschrank zur späteren Verwendung auf. Den Lachs (60 g) mit Mayonnaise, Käse, Gewürzgurken und mit Paprika, Salz und Pfeffer vermengen. Die Mischung wie einen Dip für die gerösteten Schweinekrusten oder für Selleriestangen oder anderes Gemüse verwenden.

Pro Portion: 42,5 g Fett, 0 g Netto-Kohlenhydrate, 21,5 g Eiweiß, 468 Kalorien

Hühner-Salat-Chips

(1 Portion)

Dieser Aufstrich kann als Dip für knusprige Schweinekrusten verwendet oder in ein Salatblatt gewickelt werden.

- 60 g gekochtes Huhn, klein geschnitten
- 3 EL (42 g) Mayonnaise (vgl. 388 f.)
- 2 EL (30 g) fein gehackter Sellerie
- 2 EL (30 g) fein geschnittene rote Paprika oder Kirschpaprika oder Piment (= Nelkenpfeffer)
- 1/8 TL Zwiebelpulver
- Salz und Pfeffer zum Abschmecken
- 9 geröstete Schweinekrusten

Huhn, Mayonnaise, Sellerie, Paprika, Zwiebelpulver, Salz und Pfeffer miteinander verrühren. Die Mischung wie einen Dip für die gerösteten Schweinekrusten verwenden.

Pro Portion: 40 g Fett, 1 g Netto-Kohlenhydrate, 23 g Eiweiß, 456 Kalorien

Avocado-Speck-Salat-Sandwich

(1 Portion)

Dieses köstliche Sandwich ist leicht zuzubereiten. Es ist ein praktisches Mini-Mittagessen, das Sie mit zur Arbeit nehmen können. Wenn Sie es nicht sofort essen, können Sie einige Tropfen Zitronensaft oder Zitronensäure-Pulver (Vitamin C) hinzugeben, um zu verhindern, dass die Avocado braun wird.

- ½ Avocado
- 2 Streifen Speck, gewürfelt
- 2–3 Prisen Chilipulver
- 2–3 Prisen Zwiebelpulver
- Salz zum Abschmecken
- 1 Salatblatt

Für die Füllung ½ Avocado zerdrücken und mit Chilipulver, Zwiebelpulver und Salz würzen. Den gewürfelten Speck untermischen. Die Mischung auf ein Salatblatt streichen und wie ein Sandwich essen oder das Salatblatt als Wrap aufwickeln und wie einen Burrito essen. Wenn Sie mögen, fügen Sie Frühlingszwiebeln, Knoblauch, Tomaten oder andere Kräuter und Gemüse hinzu.

Pro Portion: 22,5 g Fett, 2 g Netto-Kohlenhydrate, 8,5 g Eiweiß, 244 Kalorien

Erdnussbutter-Selleriespalten

(1 Portion)

- 2 EL (32 g) Erdnussbutter
- 2 EL (30 ml) Kokosöl, geschmolzen
- 1 Stange Sellerie, mittellang (20 cm)

Die Erdnussbutter und das geschmolzene Kokosöl vermischen und etwa 5 Minuten in den Kühlschrank stellen. Sobald die Masse fest zu werden beginnt, aber noch nicht hart ist, aus dem Kühlschrank nehmen, umrühren und auf eine Stange Sellerie streichen, nach Wunsch etwas Salz hinzufügen.

Pro Portion: 44 g Fett, 5 g Netto-Kohlenhydrate, 8 g Eiweiß, 448 Kalorien

Rahmkäse-Selleriestangen

(1 Portion)

- 3 EL (45 g) Rahmkäse oder Frischkäse
- 2 EL (30 ml) Kokosöl, geschmolzen
- 1 Stange Sellerie, mittellang (20 cm)

Rahmkäse und Kokosöl miteinander vermischen und etwa 5 Minuten in den Kühlschrank stellen. Sobald die Masse fest zu werden beginnt, aber noch nicht hart ist, aus dem Kühlschrank nehmen, umrühren und auf eine Stange Sellerie streichen, nach Wunsch etwas Salz hinzufügen.

Pro Portion: 43 g Fett, 2,5 g Netto-Kohlenhydrate, 3 g Eiweiß, 409 Kalorien

Fleischröllchen

(1 Portion)

Die Fleischröllchen können im Voraus zubereitet werden und sind ein ausgezeichnetes Mini-Mittagessen zum Mitnehmen, ein leckerer Snack für zwischendurch oder ein schnelles Frühstück.

- 1 Scheibe (30 g) Fleisch
- 1 Scheibe (30 g) Käse
- 2 EL (28 g) Mayonnaise (vgl. 388 f.)
- 15 g klein geschnittene Gewürzgurke
- 15 g gemischte Sprossen (optional)

Sie können die meisten Arten von dünn geschnittenem Fleisch verwenden (Schinken, Rindfleisch, Corned Beef, Huhn, Pute) und dünn geschnittenem Hartkäse (Cheddar, Colby, Edamer, Monterey Jack, Schweizer Käse, Mozzarella, Münsterkäse). Legen Sie eine Scheibe Käse auf eine Scheibe Fleisch und geben darauf Mayonnaise, klein geschnittene Gewürzgurke und Sprossen. Zusammenrollen mit dem Fleisch außen und den Sprossen innen.

Pro Portion: 31,5 g Fett, 1,5 g Netto-Kohlenhydrate, 24 g Eiweiß, 385 Kalorien

Variationen: Eine Vielzahl von Röllchen kann zubereitet werden, indem andere Zutaten eingerollt werden. Dazu können Sie Folgendes verwenden, einzeln oder zusammen: Senf, Mayonnaise, Rahm- oder Frischkäse, Speck, Guacamole, Avocado, Gewürzgurken, klein gewürfelte Eier, Gurken, Sauerkraut, (scharfe) Paprika, Frühlingszwiebeln und Vinaigrette (vgl. S. 391).

Fleischschüssel

(1 Portion)

Naturvölker kannten den Wert des Fleischverzehrs. Die Inuit (Eskimo) in der Arktis aßen ihr Fleisch, indem sie jeden Bissen in Seehundöl tunkten, um sicherzugehen, dass sie ausreichend mit Fett versorgt wurden. Die nordamerikanischen Indianer aßen sämtliches Fett an dem Wild, das sie erlegten, und lebten monatelang (vor allem im Winter oder wenn sie unterwegs waren) von Pemmikan – einer Mischung aus zerstoßenem Dörrfleisch und Fett, jeweils zu gleichen Teilen. Dieses „Fleischschüssel"-Rezept ist eine Anlehnung an die fettreiche Ernährung dieser Kulturen.

Sie können jede Art von Fleisch verwenden, wie Rind, Büffel, Wild, Huhn, Fisch, Garnelen und Lamm, und ebenso jedes Stück Fleisch, einschließlich Rinderhackfleisch und Wurst. Das Öl kann Kokosöl oder ein anderes Öl oder eine Mischung aus Ölen sein. Es steht Ihnen frei, die Fleisch- und Ölmenge, die Sie verwenden, an Ihre Bedürfnisse anzupassen.

- 60 g gewürfeltes Fleisch oder Hackfleisch (roh oder gebraten)
- 3 EL (45 ml) Öl
- Salz und Pfeffer zum Abschmecken

Fleisch und Öl miteinander vermischen. Ist das Fleisch roh, im Öl anbraten. Ist das Fleisch bereits durch, dann beides zusammen erwärmen. Mit Salz und Pfeffer abschmecken. Dazu das ganze Öl verzehren.

Pro Portion: 54 g Fett, 0 g Netto-Kohlenhydrate, 14 g Eiweiß, 542 Kalorien

Rindfleischsuppe

- (4½ Portionen zu je 118 ml, d. h. ½ Tasse)
- 170 g Rinderhackfleisch
- ³/₄ Tasse (80 g) klein geschnittenes Gemüse*
- 1¼ Tassen (300 ml) Wasser
- ¼ TL Zwiebelpulver
- ¼ TL Paprika
- ¼ TL Majoran
- Salz und Pfeffer zum Abschmecken

Rinderhackfleisch, Gemüse und Wasser in einen mittelgroßen Stieltopf geben. Zum Kochen bringen, dann die Temperatur reduzieren und etwa 15 Minuten köcheln lassen. Während des Kochens das Hackfleisch in kleine Stücke teilen. Zwiebelpulver, Paprika und Majoran dazugeben und 1 Minute kochen, dann vom Herd nehmen. Mit Salz und Pfeffer abschmecken. Etwas abkühlen lassen. Eine Portion herausnehmen und vor dem Essen 1 bis 3 EL Öl hinzugeben. Den Rest der Suppe in ein luftdicht verschlossenes Behältnis geben, ohne zusätzliches Öl, und im Kühlschrank für später aufbewahren. Fügen Sie jeder Portion unmittelbar vor dem Essen die gewünschte Menge Öl hinzu.

* Verwenden Sie zwei oder mehrere dieser Gemüsesorten: Zwiebeln, Karotten, Pilze, Sellerie, grüne Bohnen, Paprika, Okra, Kohlrabi, Spargel

Pro Portion: 9 g Fett, 0 g Netto-Kohlenhydrate, 10,5 g Eiweiß, 123 Kalorien. Hinzu kommen 14 g Fett und 120 Kalorien pro EL Öl, das Sie zusätzlich einnehmen.

Hackfleisch-Salsa-Suppe

(4½ Portionen zu je 118 ml, d. h. ½ Tasse)

- 170 g Rinderhackfleisch
- ½ Tasse (60 g) klein geschnittenes Gemüse*
- 1¼ Tassen (300 ml) Wasser
- 2 EL (30 ml) Salsa
- Salz und Pfeffer zum Abschmecken

Hackfleisch, Gemüse, Wasser und Salsa in einen mittelgroßen Stieltopf geben. Zum Kochen bringen, dann die Temperatur reduzieren und etwa 15 Minuten köcheln lassen. Während des Kochens das Hackfleisch in kleine Stücke teilen. Vom Herd nehmen. Mit Salz und Pfeffer abschmecken. Etwas abkühlen lassen. Eine Portion herausnehmen und vor dem Essen 1 bis 3 EL Öl hinzugeben. Den Rest der Suppe in ein luftdicht verschlossenes Behältnis geben, ohne zusätzliches Öl, und im Kühlschrank für später aufbewahren. Fügen Sie jeder Portion unmittelbar vor dem Essen die von Ihnen gewünschte Menge Öl hinzu.

* Verwenden Sie zwei oder mehrere dieser Gemüsesorten: Zwiebeln, Karotten, Pilze, Sellerie, grüne Bohnen, Paprika, Okra, Kohlrabi, Spargel

383

Pro Portion: 9 g Fett, 1 g Netto-Kohlenhydrate, 10,5 g Eiweiß, 127 Kalorien. Hinzu kommen 14 g Fett und 120 Kalorien pro EL Öl, das Sie zusätzlich einnehmen.

Hühnersuppe

- (3½ Portionen zu je 118 ml, d. h. ½ Tasse)
- 1 Tasse (135 g) Hühnerfleisch, klein geschnitten
- ½ Tasse (60 g) klein geschnittenes Gemüse*
- 1 ¼ Tassen (300 ml) Wasser
- ⅛ TL Selleriesamen
- ¼ TL Salbei gemahlen
- Salz und Pfeffer zum Abschmecken

Hühnerfleisch, Gemüse und Wasser in einen mittelgroßen Stieltopf geben. Zum Kochen bringen, dann die Temperatur reduzieren und etwa 15 Minuten köcheln lassen. Selleriesamen und Salbei zugeben, 1 Minute kochen lassen und von der Herdplatte nehmen. Mit Salz und Pfeffer abschmecken, kurz abkühlen lassen. Eine Portion herausnehmen und vor dem Essen 1 bis 3 Esslöffel Öl hinzugeben. Den Rest der Suppe in ein luftdicht verschlossenes Behältnis geben, ohne zusätzliches Öl, und im Kühlschrank für später aufbewahren. Fügen Sie jeder Portion unmittelbar vor dem Essen die gewünschte Menge Öl hinzu.

* Verwenden Sie zwei oder mehrere dieser Gemüsesorten: Zwiebeln, Karotten, Pilze, Sellerie, grüne Bohnen, Paprika, Okra, Kohlrabi, Spargel

Pro Portion: 2 g Fett, 0 g Netto-Kohlenhydrate, 14,5 g Eiweiß, 76 Kalorien. Hinzu kommen 14 g Fett und 120 Kalorien pro EL Öl, das Sie zusätzlich einnehmen.

Schinken-Cremesuppe

(4½ Portionen zu je 118 ml, d. h. ½ Tasse)

Dies ist die kohlenhydratarme Version einer Schinken- und Kartoffelsuppe. Anstelle von Kartoffeln werden klein geschnittene Kohlrabi verwendet. Beim Kochen werden die Kohlrabi süßer und sind von der Konsistenz her mit gekochten Kartoffeln vergleichbar, sodass sie ein guter kohlenhydratarmer Ersatz sind.

- 1 Tasse (135 g) klein geschnittener Schinken
- ½ Tasse (60 g) klein geschnittene Kohlrabi
- ½ Tasse (60 g) klein geschnittener Sellerie
- 1 Knoblauchzehe, gehackt
- ³/₄ Tasse (180 ml) Hühnerbrühe oder Wasser
- ½ Tasse (120 ml) Schlagsahne
- ⅛ TL Zwiebelpulver
- ⅛ TL Salz
- ⅛ TL schwarzer Pfeffer
- Butter

Schinken, Kohlrabi, Sellerie, Knoblauch und Brühe in einen Stieltopf geben. Zum Kochen bringen, dann die Temperatur reduzieren und etwa 15 Minuten köcheln lassen bzw. bis die Kohlrabi gar sind. Sahne und Gewürze dazugeben, 1 bis 2 Minuten kochen lassen, von der Herdplatte nehmen, etwas abkühlen lassen. Eine Portion herausnehmen und vor dem Essen 1 bis 2 Esslöffel Butter hinzugeben. Den Rest der Suppe in ein luftdicht verschlossenes Behältnis geben, ohne zusätzliches Öl, und im Kühlschrank für später aufbewahren. Fügen Sie jeder Portion unmittelbar vor dem Essen die gewünschte Menge Butter hinzu.

Pro Portion: 16 g Fett, 3 g Netto-Kohlenhydrate, 7 g Eiweiß, 184 Kalorien. Hinzu kommen 12 g Fett und 108 Kalorien pro EL Butter, den Sie zusätzlich einnehmen.

Hühner-Cremesuppe

- (3½ Portionen zu je 118 ml, d. h. ½ Tasse)
- 1 Tasse (135 g) Hühnerfleisch, klein geschnitten
- ½ Tasse (60 g) klein geschnittenes Gemüse*
- ³/₄ Tasse (180 ml) Hühnerbrühe oder Wasser
- ½ Tasse (120 ml) Schlagsahne
- ⅛ TL Zwiebelpulver

- $\frac{1}{8}$ TL Selleriesamen
- $\frac{1}{4}$ TL Thymian
- $\frac{1}{8}$ TL Salz
- $\frac{1}{8}$ TL schwarzer Pfeffer

Hühnerfleisch, Gemüse und Brühe in einen Stieltopf geben. Zum Kochen bringen, dann die Temperatur reduzieren und etwa 15 Minuten köcheln lassen bzw. bis das Gemüse gar ist. Sahne und Gewürze dazugeben, 1 bis 2 Minuten köcheln lassen und von der Herdplatte nehmen. Etwas abkühlen lassen. Eine Portion herausnehmen und vor dem Essen 1 bis 2 Esslöffel Kokosöl oder ein anderes Öl hinzugeben. Den Rest der Suppe in ein luftdicht verschlossenes Behältnis geben, ohne zusätzliches Öl, und im Kühlschrank für später aufbewahren. Fügen Sie jeder Portion unmittelbar vor dem Essen die gewünschte Menge Öl hinzu.

* Verwenden Sie zwei oder mehrere dieser Gemüsesorten: Zwiebeln, Karotten, Pilze, Sellerie, grüne Bohnen, Paprika, Okra, Kohlrabi, Spargel

Pro Portion: 17 g Fett, 1,5 g Netto-Kohlenhydrate, 15 g Eiweiß, 219 Kalorien. Hinzu kommen 14 g Fett und 120 Kalorien pro Esslöffel Öl, den Sie ergänzen.

Tomaten-Rindfleischsuppe

($4\frac{1}{2}$ Portionen zu je 118 ml, d. h. $\frac{1}{2}$ Tasse)

- 170 g Rinderhackfleisch
- 1 Tasse (236 ml) Wasser
- $\frac{1}{3}$ Tasse (80 ml) Tomatensoße
- $\frac{1}{8}$ TL Selleriesamen
- $\frac{1}{4}$ TL Zwiebelpulver
- $\frac{1}{8}$ TL Knoblauchpulver
- $\frac{1}{8}$ TL Paprika
- $\frac{1}{4}$ TL Salz
- $\frac{1}{4}$ TL schwarzer Pfeffer
- 1 TL Zitronensaft

Alle Zutaten, mit Ausnahme des Zitronensafts, in einen Stieltopf geben. Zum Kochen bringen, die Temperatur reduzieren und 10 Minuten köcheln lassen. Von der Herdplatte nehmen und jetzt den Zitronensaft dazugeben. Etwas abkühlen lassen. Eine Portion herausnehmen und vor dem Essen 1 bis 3 Esslöffel Kokosöl oder ein anderes Öl hinzugeben. Den Rest der Suppe in ein luftdicht verschlossenes Behältnis geben, ohne zusätzliches Öl, und im Kühlschrank für später aufbewahren. Fügen Sie jeder Portion unmittelbar vor dem Essen die gewünschte Menge Öl hinzu.

Pro Portion: 9 g Fett, 1 g Netto-Kohlenhydrate, 11 g Eiweiß, 129 Kalorien. Hinzu kommen 14 g Fett und 120 Kalorien pro Esslöffel Öl, den Sie ergänzen.

Brokkoli-Creme mit Käse

($4\frac{1}{2}$ Portionen zu je 118 ml, d. h. $\frac{1}{2}$ Tasse)

- 1 Tasse (240 ml) Hühnerbrühe
- $\frac{3}{4}$ Tasse (90 g) Brokkoli, klein geschnitten
- 1 Tasse (135 g) gekochtes Hühnerfleisch, klein geschnitten
- $\frac{1}{2}$ Tasse (120 ml) Schlagsahne
- $\frac{1}{4}$ TL Salz
- $\frac{1}{8}$ TL schwarzer Pfeffer
- $\frac{1}{4}$ Tasse (25 g) frisch geriebener Parmesankäse
- 1 TL Frühlingszwiebeln, gehackt

In einem abgedeckten Kopftopf Hühnerbrühe und Brokkoli 20 Minuten köcheln lassen, bis der Brokkoli gar ist. Von der Herdplatte nehmen, in einen Mixer geben und so lange pürieren, bis eine geschmeidige Masse entstanden ist. Diese mit Hühnerfleisch, Sahne, Salz, Pfeffer und Käse wieder in den Topf geben. Auf kleiner Hitze 1 bis 2 Minuten köcheln lassen. Von der Herdplatte nehmen. Vor dem Servieren mit frisch gehackter Frühlingszwiebel bestreuen. Etwas abkühlen lassen. Eine Portion herausnehmen und vor dem Essen 1 bis 3 Esslöffel Kokosöl oder ein anderes Öl hinzugeben. Den Rest der Suppe in ein luftdicht verschlossenes Behältnis geben, ohne zusätzliches Öl, und im Kühlschrank für später aufbewahren. Fügen Sie jeder Portion unmittelbar vor dem Essen die gewünschte Menge Öl hinzu.

Pro Portion: 14,5 g Fett, 1 g Netto-Kohlenhydrate, 14 g Eiweiß, 190 Kalorien. Hinzu kommen 14 g Fett und 120 Kalorien pro Esslöffel Öl, den Sie ergänzen.

Kohlenhydratarme Salatdressings

Ein angerichteter grüner Salat ist eine gute Beilage für ein kohlenhydratarmes oder ketogenes Gericht und kann zusammen mit einem ölbasierten Dressing bei einer einzigen Mahlzeit eine ausreichende Menge an Fett liefern. Salate können mit einer ganzen Reihe von Zutaten und Dressings, mit unterschiedlichen Geschmacks- und Gewürznoten zubereitet werden. Beschränken Sie sich nicht auf den üblichen Eisbergsalat – versuchen Sie auch Buttersalat, Eichblattsalat, Römersalat (Sommerendivie) und andere Varianten. Zu den Gemüsesorten, die gut zu Salaten passen, gehören Gurken, Paprika, Wachspaprika, Tomaten, Avocado, Petersilie, Zwiebeln, Schalotten, Frühlingszwiebeln, Radieschen, Koriander, Brunnenkresse, Sprossen, Sellerie, Knollensellerie, Pak Choi (Senfkohl), Chinakohl, Rotkohl, Grünkohl, Brokkoli, Blumenkohl, Spinat, Mangold, Krauskohl, Karotten, Topinambur, Sauerkraut, Chicorée, Endivie und Zuckerschoten. Nicht in allen Salaten muss auch Kopfsalat enthalten sein. Sie können eine Vielzahl von Salaten aus all diesen Gemüsesorten ohne Kopfsalat zubereiten.

Toppings geben Salaten das gewisse Etwas. Kohlenhydratarme Toppings sind zum Beispiel hart gekochte Eier, Schinken, gewürfelter Speck, gewürfeltes Rind-, Hühner-, Truthahn-, Schweinefleisch, zerkleinerter Fisch (Lachs, Sardinen etc.), Krabben, Shrimps, Nori, Hartkäse (Cheddar, Monterey, Münsterkäse etc.), Weichkäse (Feta, Hüttenkäse etc.), Nüsse, Oliven und Schweinekrusten.

Das Dressing ist der vielleicht wichtigste Teil des Salates. Es ist das, was den Salat ausmacht und den anderen Zutaten Pep gibt. Die meisten im Handel erhältlichen Salatdressings oder Fertigsoßen werden auf der Grundlage von Soja- oder Rapsöl hergestellt und enthalten oft Zucker, fruktosehaltigen Maissirup, MSG und andere unerwünschte Zusatzstoffe. Viele werden als kalorienarm oder fettarm beworben, aber nur wenige sind kohlenhydratarm. Eine bessere Wahl ist ein selbst gemachtes kohlenhydratarmes Salatdressing aus gesunden Zutaten.

Mayonnaise

(Menge: 20 EL, circa 280 g)

Die meisten Pflanzenöle können verwendet werden, um eine Mayonnaise herzustellen. Olivenöl ergibt eine Mayonnaise, die viel gesünder ist als die

Produkte, die im Supermarkt erhältlich sind und aus Ölen hergestellt werden, die mehrfach ungesättigte Fettsäuren enthalten. Olivenöl (Nativ extra) gibt der Mayonnaise jedoch einen sehr starken Olivenölgeschmack, der die übrigen Zutaten überlagern kann. „Extra leichtes" Olivenöl hat demgegenüber einen milden Geschmack und ergibt eine ausgezeichnete Mayonnaise.

- 2 Eigelb
- 2 EL (30 ml) Apfelessig
- 1 TL zubereiteter Senf
- $\frac{1}{4}$ TL Paprikapulver
- $\frac{1}{2}$ TL Salz
- 1 Tasse (240 ml) extra leichtes Olivenöl

Alle Zutaten müssen bei Zimmertemperatur verarbeitet werden. Eigelb, Senf, Paprika, Salz und $\frac{1}{4}$ Tasse (60 ml) Öl in einem Mixer oder einer Küchenmaschine etwa 60 Sekunden mixen. Währenddessen das restliche Öl *sehr langsam* dazugießen, zuerst tropfenweise, dann nach und nach in einem dünnen Strahl. Das Geheimnis bei der Herstellung einer guten Mayonnaise ist das langsame Hinzugeben des Öls. Die Mayonnaise dickt dadurch ein. Abschmecken und gegebenenfalls etwas nachwürzen. Die Mayonnaise in einem luftdichten Behältnis im Kühlschrank aufbewahren; dort hält sie sich mehrere Wochen lang.

Pro EL: 11 g Fett, 0 g Netto-Kohlenhydrate, 0 g Eiweiß, 99 Kalorien

Kokos-Mayonnaise

Die Mayonnaise wie beim vorhergehenden Rezept herstellen, aber die halbe Tasse extra leichtes Olivenöl durch $\frac{1}{2}$ Tasse Kokosöl ersetzen. Achten Sie darauf, dass das Kokosöl Zimmertemperatur hat und flüssig ist, bevor Sie es hinzugeben. Ich bevorzuge das im Expeller-Pressverfahren gewonnene und geschmacklich mildere Kokosöl gegenüber kaltgepresstem Kokosöl, um Mayonnaise zu machen.

Sie können die Mayonnaise auch nur mit Kokosöl herstellen, ganz ohne Olivenöl, sie muss dann aber sofort aufgebraucht werden, da das Kokosöl fest wird, wenn es abkühlt. Werden die Öle jedoch gemischt, bleibt die Mayonnaise weich und cremig, wenn sie gekühlt wird.

Essig- und Kokosöl-Dressing

(Menge: 14 EL, circa 210 ml)

- ¼ Tasse (60 ml) Kokosöl, geschmolzen*
- ¼ Tasse (60 ml) extra leichtes Olivenöl
- 2 EL (30 ml) Wasser
- ¼ Tasse (60 ml) Apfelessig
- ⅛ TL Salz
- ⅛ TL weißer Pfeffer

Alle Zutaten in ein Einweckglas oder Schraubglas geben. Deckel schließen und kräftig schütteln, bis alles gut vermischt ist. Bei Zimmertemperatur stehen lassen, bis das Dressing gebraucht wird. Es kann mehrere Tage im Schrank ohne Kühlung aufbewahrt werden. Wird es länger als eine Woche aufbewahrt, sollte es im Kühlschrank stehen. Gekühltes Öl wird in der Regel wieder fest; um es zu verflüssigen, mindestens 1 Stunde vor Gebrauch aus dem Kühlschrank nehmen.

* Anstelle von Kokosöl können Sie auch MCT-Öl verwenden. Wenn Sie möchten, können Sie sowohl das Kokosöl als auch das extra leichte Olivenöl durch die gleiche Menge Olivenöl (Nativ extra) ersetzen.

Pro EL: 8 g Fett, 0 g Netto-Kohlenhydrate, 0 g Eiweiß, 72 Kalorien

Asiatisches Mandel-Dressing

(Menge: 14 EL, circa 210 ml)

- ½ Tasse (120 ml) Kokosöl
- ¼ Tasse (25 g) gestiftelte Mandeln
- 1 EL (15 ml) extra leichtes Olivenöl
- 2 EL (30 ml) Tamari-Soße
- 1 EL (15 ml) Apfelessig
- ¼ TL gemahlener Ingwer
- ¼ TL Salz

Das Kokosöl in einen kleinen Stieltopf geben. Auf mittlerer bis niedriger Temperatur die gestiftelten Mandeln schwenken („sautieren"), bis sie goldbraun angeröstet sind. Vom Herd nehmen und auf Zimmertemperatur abkühlen lassen. Die restlichen Zutaten unterrühren. Wenn das Dressing ruht, setzt sich das Öl oben ab und die Mandeln sinken nach unten. Erst vor dem Gebrauch umrühren. Das Dressing löffelweise auf den Salat geben und darauf achten, dass auch die Mandeln enthalten sind. Das Dressing kann mehrere Tage ohne Kühlung im Schrank aufbewahrt werden. Wird es länger als eine Woche aufbewahrt, stellen Sie es in den Kühlschrank.

Pro EL: 10 g Fett, 0 g Netto-Kohlenhydrate, 0,5 g Eiweiß, 92 Kalorien

Vinaigrette

(Menge: 16 EL, circa 240 ml)

- $1/4$ Tasse (60 ml) Rotwein- oder Weißwein-Essig
- $1/4$ TL Salz
- $1/8$ TL weißer Pfeffer
- $3/4$ Tasse (180 ml) natives Olivenöl extra

Essig, Salz und Pfeffer mit einer Gabel in einer Schüssel verrühren. Öl dazugeben und alles kräftig miteinander vermischen.

Pro EL: 10,5 g Fett, 0 g Netto-Kohlenhydrate, 0 g Eiweiß, 94 Kalorien

Knoblauch-Kräuter-Dressing

(Menge: 12 EL, circa 180 ml)

- 2 Knoblauchzehen, geschält und zerdrückt
- 1 TL Estragon
- 1 TL Majoran
- 1 TL Senfpulver
- $1/2$ TL Salz
- $1/4$ TL schwarzer Pfeffer
- $1/2$ Tasse (120 ml) natives Olivenöl extra
- $1/4$ Tasse (60 ml) Rotwein- oder Weißwein-Essig

Alle Zutaten in ein 0,5-Liter-Einweckglas oder Schraubglas geben. Den Deckel schließen und kräftig schütteln, um alles zu vermischen. Bei Zimmertemperatur mindestens eine Stunde ruhen lassen. Unmittelbar vor dem Gebrauch nochmals schütteln.

Pro EL: 9 g Fett, 0 g Netto-Kohlenhydrate, 0 g Eiweiß, 81 Kalorien

Ranch-Dressing

(Menge: 4 EL, circa 60 ml)

Dieses Dressing wird aus saurer Sahne hergestellt. Es schmeckt am besten frisch zubereitet.

- 3 EL (45 g) saure Sahne
- 1 EL (15 ml) Schlagsahne
- ⅛ TL Zwiebelpulver
- ⅛ TL Dill
- ⅛ TL Salz
- 1 Prise schwarzer Pfeffer

Alle Zutaten miteinander vermischen und auf einem Salat servieren.

Pro EL: 3 g Fett, 0,5 g Netto-Kohlenhydrate, 0 g Eiweiß, 29 Kalorien

Frühstück, Mittagessen und Abendessen

Für die meisten Menschen ist das Frühstück der schwierigste Teil bei einer kohlenhydratarmen Ernährung. Traditionell besteht das Frühstück aus kohlenhydratreichen Nahrungsmitteln wie kalten oder warmen Frühstücksflocken, Pfannkuchen, Waffeln, French Toast, Kartoffelpuffer, Muffins, Bagels, Donuts, Toast und Marmelade, Orangensaft, Kakao und Ähnlichem. Die einzigen traditionellen kohlenhydratarmen Frühstücks-Nahrungsmittel sind Eier, Schinken, Speck und Wurst. Mit Eiern kann sehr viel machen. Man kann sie gebraten, als Rührei, pochiert, hart oder weich gekocht, als Russische Eier oder als Omelett und Soufflés servieren, und damit hat man bereits ein abwechslungsreiches Angebot. Wenn Sie außerdem Fleisch und Gemüse mit einbeziehen, erweitern Sie die Möglichkeiten zusätzlich. Zu den

Vorteilen von Gerichten auf der Grundlage von Eiern gehört, dass eine volle Mahlzeit zusammen mit Fleisch und Gemüse im Allgemeinen weniger als fünf Gramm Kohlenhydrate enthält. Somit können Sie mehr Kohlenhydrate beim Mittagessen und Abendessen zu sich nehmen.

Wie lecker und nahrhaft Eier auch sein mögen, so ist es dennoch schön, auch etwas Abwechslung beim Frühstück zu haben. Deshalb sollten Sie ebenso mit Nahrungsmitteln experimentieren, die in der Regel nicht als zu einem traditionellen Frühstück gehörig betrachtet werden, wie Salate, Suppen, Rindfleisch, Huhn, Fisch und Gemüse. Die folgenden Rezepte können für das Frühstück, Mittagessen oder Abendessen verwendet werden.

Bei den meisten Rezepten ist als Zutat Kokosöl angegeben, wobei Sie stattdessen jedoch auch Butter, Speckfett, rotes Palmöl oder ein anderes Speiseöl verwenden können. Sie können auch eine Kombination von Ölen verwenden. Kokosöl ist bei den meisten Rezepten angegeben, da dies eine sehr gute Möglichkeit ist, um Kokosöl in den Speiseplan einzubeziehen.

Sie müssen kein Gourmet-Chefkoch zu sein, um köstliche kohlenhydratarme Gerichte zuzubereiten. Abgesehen von grünen Salaten bestehen die einfachsten kohlenhydratarmen Gerichte einfach aus einem Stück Fleisch (gebraten, frittiert, gebacken, gegrillt, pochiert, pfannengerührt) und ein oder zwei Gemüsesorten. Das Gemüse kann sautiert, gedünstet, gebraten, pochiert oder roh sein. Noch einfacher ist es, das Fleisch und Gemüse in einer Bratpfanne, in einem Topf oder in einer Backform zusammen zuzubereiten. Das Kochen wird so vereinfacht, es ist weniger zu spülen, und das Beste von allem, der Bratenfonds gibt dem Gemüse einen wunderbaren Geschmack, insbesondere wenn er mit Salz oder anderen Gewürzen abgeschmeckt wird. Im Folgenden finden Sie mehrere Rezepte für solche „Ein-Topf"-Gerichte, um zu zeigen, wie einfach und lecker man auf diese Weise kochen kann.

Bei den meisten Rezepten können Sie mehr Öl verwenden, als angegeben ist, wenn Sie sichergehen möchten, dass Sie Ihre tägliche Dosis bekommen. Berechnen Sie die Menge, damit Sie genau wissen, wie viel Kokosöl in einem Gericht ist. Wenn Fleisch in Kokosöl gebraten wird, nimmt das Öl den Geschmack des Bratenfonds an. Verwenden Sie den Bratenfonds wie eine Soße und gießen Sie ihn über Ihr Fleisch und Gemüse. Fetthaltige Fleischstücke und Geflügel mit Haut ergeben den schmackhaftesten Bratenfonds.

Einfaches Omelett

(2 Portionen)

Omeletts sind einfach zuzubereiten und können mit verschiedenen Zutaten in unzähligen Variationen zubereitet werden. Omeletts auf traditionelle französische Art können etwas komplizierter sein. Bei diesem Rezept handelt es sich um eine vereinfachte Version, die genauso gut schmeckt und zahlreiche Varianten ermöglicht.

- 2 EL (30 ml) Kokosöl
- 4 Eier
- ¼ TL Salz
- ⅛ TL schwarzer Pfeffer

Das Kokosöl bei mittlerer Hitze in der Bratpfanne schmelzen. Eier, Salz und Pfeffer in einer Schüssel mit dem Schneebesen verquirlen. Die Masse in die heiße Pfanne gießen, abdecken und braten, ohne umzurühren, bis die Oberseite nach etwa 5 Minuten stockt. Das Omelett aus der Pfanne nehmen und heiß servieren.

Pro Portion: 24 g Fett, 1 g Netto-Kohlenhydrate, 12 g Eiweiß, 268 Kalorien

Käse-Omelett

(2 Portionen)

Halten Sie sich an die Anweisungen für die Zubereitung des einfachen Omeletts. Nachdem Sie die Eimasse in die heiße Pfanne gegossen haben, streuen Sie hier eine ¾ Tasse (84 g) geriebenen Käse darüber. Abdecken und braten, ohne umzurühren, bis das Omelett stockt und der Käse geschmolzen ist.

Pro Portion: 37,5 g Fett, 1 g Netto-Kohlenhydrate, 30,5 g Eiweiß, 463 Kalorien

Wurst-Champignon-Tomaten-Omelett

(2 Portionen)

Dies ist ein gutes Beispiel, wie man ein Omelett zusammen mit Fleisch und Gemüse zubereiten kann (siehe auch die nachfolgenden Varianten).

- 2 EL (30 ml) Kokosöl
- 120 g Wurst
- 2 Champignons, in Scheibchen
- 3 Eier
- ¼ TL Salz
- ½ TL (90 g) klein geschnittene Tomaten

Kokosöl in einer Pfanne erhitzen, Wurst und Champignons hinzugeben und braten, bis die Wurst gebräunt ist. Eier und Salz in einer Schüssel verquirlen. Die Masse in die heiße Pfanne über die Wurst und die Champignons gießen, abdecken und braten, ohne umzurühren, bis die Oberseite des Omeletts nach etwa 5 Minuten stockt. Tomaten hinzugeben, abdecken und 1 Minute braten. Das Omelett aus der Pfanne nehmen und heiß servieren.

Pro Portion: 42,5 g Fett, 3 g Netto-Kohlenhydrate, 19 g Eiweiß, 466 Kalorien

Variationen: Aus verschiedenen Zutaten kann eine Vielzahl von Omeletts zubereitet werden – etwa mit Schinken, Speck, Huhn, Wurst, Rinderhackfleisch, Lammhackfleisch, Garnelen, Krabben, Zwiebeln, Auberginen, Zucchini, Knoblauch, Paprika oder Peperoni, Tomaten, Avocado, Spargel, Brokkoli, Blumenkohl, Spinat und Champignons. Das Fleisch und die meisten Gemüsesorten werden gebraten, bevor die Eimasse zugegeben wird. Tomaten, Avocado und Zutaten zum Garnieren wie Koriander oder Schnittlauch werden am besten roh verwendet und erst nach dem Braten hinzugegeben. Saure Sahne können Sie zum Abrunden auch nachträglich dazugeben. Käse kann auf die Eimasse gestreut werden, sodass er beim Braten schmilzt. Alle Zutaten können kombiniert werden. Sie müssen nur die einzelnen Mengen festhalten, damit Sie die Netto-Kohlenhydrate und den Fettgehalt berechnen können.

Einfaches Soufflé

(2 Portionen)

Soufflés sind Omeletts nicht unähnlich, die Zubereitung beginnt auch auf dem Herd, abschließend wird das Ganze jedoch in den Backofen gegeben, damit das Soufflé seinen einzigartigen Geschmack und seine besondere Konsistenz erhält. Verwenden Sie Eier, die Zimmertemperatur haben, dadurch erhalten sie ein besseres Volumen. Wichtig ist, eine Pfanne zu verwenden, die auch backofentauglich ist.

- 4 Eier, Eiweiß und Eigelb getrennt
- ¼ TL Salz
- ⅛ TL schwarzer Pfeffer
- 3 EL (45 ml) Kokosöl

Den Backofen auf 180°C (oder Gasherd Stufe 4) vorheizen. Eigelb, Salz und Pfeffer mit einer Gabel leicht verquirlen. In einer separaten Schüssel das Eiweiß steif schlagen. Ein Viertel des steif geschlagenen Eiweißes vorsichtig unter das Eigelb heben. Dann das restliche Eiweiß unter die Eigelbmasse heben. Nicht übermäßig verrühren. Das Öl in einer Pfanne auf dem Herd erhitzen. Die Eimasse in die heiße Pfanne gießen und 1 Minute braten. Dann die Pfanne in den Backofen schieben und 15 Minuten backen, ohne die Pfanne abzudecken, bis das Soufflé fluffig und köstlich goldbraun gebacken ist. Aus dem Ofen nehmen und mit einem Spatelmesser in zwei Hälften teilen und servieren.

Wie bei allen Rezepten in diesem Kapitel können Sie mehr Öl hinzugeben, um den Fettgehalt zu erhöhen. Den Fettgehalt können Sie auch mit zusätzlichem Käse, mit Wurst und anderen fetthaltigen Zutaten erhöhen.

Pro Portion: 31 g Fett, 0,75 g Netto-Kohlenhydrate, 12 g Eiweiß, 329 Kalorien

Käse-Soufflé

(2 Portionen)

Bei diesem Rezept stellen Sie zuerst eine Käse-Soße her, die zusammen mit der Eigelbmasse unter das Eiweiß gehoben wird. Verwenden Sie eine Pfanne, die backofentauglich ist.

- 2 EL (30 ml) Butter
- ½ Tasse (120 ml) Schlagsahne
- 1 ¼ Tassen (150 g) scharfer Cheddar-Käse, gerieben
- 3 Eier, Eigelb und Eiweiß getrennt
- ¼ TL Salz
- ⅛ TL schwarzer Pfeffer
- 1 EL (15 ml) Kokosöl

Die Butter in einer Pfanne bei mäßiger Hitze schmelzen. Sahne und Käse hinzugeben und umrühren, bis der Käse geschmolzen ist. Eigelb, Salz und Pfeffer mit einer Gabel leicht verquirlen. Etwa $1/4$ Tasse (60 ml) der warmen Käse-Soße in die Eigelbmasse geben und unterrühren. Dann die Eigelbmasse sofort in die Käsesoße einrühren. Die Soße bei niedriger Hitze unter ständigem Rühren 1 bis 2 Minuten köcheln. Vom Herd nehmen und auf Zimmertemperatur abkühlen lassen. Unterdessen den Backofen auf 180°C (Gasherd Stufe 4) vorheizen. In einer separaten Schüssel das Eiweiß steif schlagen. Ein Viertel des steif geschlagenen Eiweißes unter die Soße heben, dann das restliche Eiweiß darunter heben. Nicht übermäßig verrühren, sonst geht das Soufflé nicht auf. Kokosöl in einer Pfanne auf dem Herd erhitzen. Die Eimasse in die heiße Pfanne gießen und 1 Minute braten. Dann die Pfanne in den Backofen schieben und 18 bis 20 Minuten backen, ohne die Pfanne abzudecken, bis das Soufflé fluffig und köstlich goldbraun ist. Aus dem Ofen nehmen und mit einem Spatelmesser in zwei Hälften teilen und servieren.

Pro Portion: 74 g Fett, 3 g Netto-Kohlenhydrate, 28 g Eiweiß, 790 Kalorien

Variationen: Das Käse-Soufflé nach Anweisung zubereiten, aber vor dem Abkühlen der Käse-Soße etwa $1/4$ bis $1/2$ Tasse (25 bis 50 g) einer der folgenden Zutaten untermischen: gekochter Schinken oder Wurst, knusprige Speckbrösel, klein geschnittene sautierte Hühnerleber, feiner gehackter, scharf gewürzter Schinken, klein geschnittene sautierte Champignons, zerkleinerter gebratener oder gekochter Fisch oder Schalentiere, klein geschnittenes gekochtes Gemüse (Paprika, Spargel, Spinat, Brokkoli, Blumenkohl, Weißkohl, Rosenkohl oder Zwiebeln). Berechnen Sie die Netto-Kohlenhydrate, um die zusätzlichen Zutaten zu berücksichtigen.

Wurst-Pfannkuchen

(Menge: 12 Pfannkuchen)

Dieses Eiergericht wird mit Kokosmehl, Wurst und Käse zubereitet. Kokosmehl ist ein kohlenhydratarmes Mehl, das für die Zubereitung kohlenhydratarmer Backwaren verwendet werden kann.

- 170 g Bratwurst (vom Schwein)
- 4 Eier
- $1/4$ TL Zwiebelpulver

- ¼ TL Salz
- 2 EL (16 g) Kokosmehl
- 2 EL fein geschnittene Jalapeno
- 56 g geriebener Cheddar-Käse
- 3 EL (45 ml) Kokosöl

Die Wurst in einer Pfanne bräunen, vom Herd nehmen und abkühlen lassen. Eier, Zwiebelpulver und Salz mit dem Schneebesen in einer Schüssel schlagen. Kokosmehl zugeben und weiter schlagen, bis eine geschmeidige Masse entsteht. Jalapeno, Wurst und Käse unterrühren. Kokosöl in einer Pfanne schmelzen. Den Teig löffelweise in die heiße Pfanne geben und ein Dutzend kleine Pfannkuchen (Durchmesser 6 cm) backen. So lange backen, bis die Unterseite der Pfannkuchen gebräunt ist, dann wenden und die andere Seite backen (etwa 5 Minuten pro Seite, je nach Temperatur der Pfanne).

Pro Pfannkuchen: 10 g Fett, 0,5 g Netto-Kohlenhydrate, 5 g Eiweiß, 112 g Eiweiß

Zuckerfreie Heidelbeer-Muffins

(Menge: 6 Muffins)

Heidelbeer-Muffins trotz kohlenhydratarmer Ernährung, ist das möglich? Ja, wenn Sie Kokosmehl und kohlenhydratarme Zutaten verwenden. Dieses Rezept zeigt Ihnen, wie es geht. Jeder Muffin enthält nur 2,2 g Kohlenhydrate. Drei Muffins liefern das Äquivalent von drei Esslöffeln Fett. Diese Muffins sind jedoch nicht so stark gesüßt wie normale Muffins. Die leichte Süße kommt von den Beeren und etwas Stevia. Andere Süßungsmittel werden nicht empfohlen. Dennoch sind sie süß genug, um Ihnen eine besondere Gaumenfreude zu bieten, ohne dass Ihr Verlangen nach Süßem reaktiviert wird.

- 3 Eier
- ¼ Tasse (60 ml) Schlagsahne
- 5 EL (70 g) Butter, geschmolzen
- ¼ TL Mandelextrakt
- ¼ TL Salz
- 30 Tropfen flüssiges Stevia

- ¼ Tasse (32 g) Kokosmehl
- ¼ TL Backpulver
- ⅓ Tasse (50 g) frische Heidelbeeren

Den Backofen auf 200°C (Gasherd Stufe 6) vorheizen. Eier, Schlagsahne, Butter, Mandelextrakt, Salz und Stevia mit dem Schneebesen schlagen. Das Backpulver mit dem Kokosmehl vermischen und gut mit dem Teig verrühren, bis keine Klumpen mehr vorhanden sind. Der Teig ist recht fest und wird noch fester, wenn man ihn ruhen lässt, sodass die trockenen Heidelbeeren sofort untergehoben werden sollten. Wurden die Heidelbeeren gewaschen, müssen sie abgetrocknet sein, bevor sie in den Teig gegeben werden. Den Teig mit dem Löffel in Muffinförmchen füllen. 18 bis 20 Minuten backen. Aus dem Backofen nehmen und abkühlen lassen.

Mehr kohlenhydratarme Rezepte mit Kokosmehl finden Sie in meinem Buch *Cooking with Coconut Flour: A Delicious Low-carb, Gluten-Free Alternative to Wheat* [leider nicht auf Deutsch erhältlich].

Pro Muffin: 18,5 g Fett, 2,5 g Netto-Kohlenhydrate, 4,5 g Eiweiß, 194 Kalorien

Bratwurst und Weißkohl

(1 Portion)

Dieses köstliche Pfannengericht können Sie zum Frühstück oder zum Abendessen genießen.

- 2 EL (30 ml) Kokosöl
- 1 Bratwurst
- ¼ Tasse (40 g) gehackte Zwiebeln
- ¼ Tasse (40 g) fein geschnittene Paprika
- 1½ Tassen (112 g) fein geschnittener Weißkohl
- Salz und schwarzer Pfeffer zum Abschmecken

Kokosöl in einer Pfanne erhitzen, Bratwurst, Zwiebeln und Paprika hinzugeben und schwenken, bis das Gemüse knackig und zart und die Bratwurst leicht gebräunt ist. Den Kohl unterrühren, abdecken und köcheln lassen, bis der Kohl weich ist. Mit Salz und Pfeffer abschmecken und servieren. Den Bratenfonds über das Gemüse gießen.

Pro Portion: 48 g Fett, 7,5 g Netto-Kohlenhydrate, 11,5 g Eiweiß, 504 Kalorien

Schweinekotelett und grüne Bohnen

(2 Portionen)

- 2 EL (30 ml) Kokosöl oder Butter
- 2 Schweinekoteletts
- ½ Tasse (80 g) Zwiebeln, gehackt
- 3 Tassen (300 g) grüne Bohnen
- 4 Champignons, geschnitten
- Salz und schwarzer Pfeffer zum Abschmecken

Pfannenmethode: Kokosöl in einer Pfanne erhitzen, Schweinekoteletts braten, bis sie auf einer Seite gebräunt sind. Koteletts wenden und Zwiebeln sowie grüne Bohnen mit in die Pfanne geben. Abdecken und braten, bis die Koteletts auf der zweiten Seite gebräunt sind und das Gemüse zart ist. Die Champignons unterrühren und etwa 2 Minuten köcheln, bis sie gar sind. Von der Herdplatte nehmen. Mit Salz und Pfeffer würzen und servieren. Den Bratenfonds über das Gemüse gießen.

Backofenmethode: Den Backofen auf 180°C (Gasherd Stufe 4) vorheizen. Koteletts, Zwiebeln, grüne Bohnen und Champignons in eine feuerfeste Form geben, abdecken und 60 Minuten garen. Aus dem Ofen nehmen. Unmittelbar vor dem Servieren Butter oder Kokosöl, Salz und Pfeffer dazugeben.

Pro Portion: 33 g Fett, 12 g Netto-Kohlenhydrate, 27,5 g Eiweiß, 455 Kalorien

Hamburger-Steak, Champignons und Zwiebeln

(2 Portionen)

Das Rinderhackfleisch wird zusammen mit den Champignons und Zwiebeln wie ein Steak gebraten. Dieses Gericht kann in einer Pfanne oder im Backofen zubereitet werden.

- 3 EL (45 ml) Kokosöl oder Butter
- 230 g Rinderhackfleisch
- 230 g geschnittene Champignons*
- 60 g Käse

- ½ mittlere Zwiebel, in Ringe geschnitten
- Salz und schwarzer Pfeffer zum Abschmecken

Pfannenmethode: Öl in einer Pfanne erhitzen. Rinderhackfleisch in zwei Bratlinge teilen und diese mit den Zwiebeln in die heiße Pfanne geben. Das Fleisch braten, bis eine Seite gebräunt ist, dann wenden. Champignons dazugeben und weiter braten, bis die zweite Seite des Bratlings gebräunt ist und die Champignons gar sind. Den Käse zweiteilen und jeweils die Hälfte auf einen Bratling streuen. Weiter braten, bis der Käse zu schmelzen beginnt. Mit Salz und Pfeffer abschmecken. Den Bratenfonds über das Fleisch und Gemüse gießen.

Backofenmethode: Den Backofen auf 180°C (Gasherd Stufe 4) vorheizen. Bratlinge, Pilze und Zwiebeln in eine feuerfeste Form geben, abdecken und 45 bis 50 Minuten garen. Käse auf die Bratlinge streuen und weiter braten, bis er zu schmelzen beginnt. Aus dem Backofen nehmen. Unmittelbar vor dem Servieren Butter, Salz und Pfeffer dazugeben.

* Zusätzlich zu den Champignons können Sie auch Brokkoli, Blumenkohl, grüne Bohnen oder ein anderes Gemüse Ihrer Wahl dazugeben.

Pro Portion: 54 g Fett, 7 g Netto-Kohlenhydrate, 39 g Eiweiß, 670 Kalorien

Hähnchen und Brokkoli

(2 Portionen)

- ¼ Tasse (60 ml) Kokosöl oder Butter
- 230 g Hähnchenteile (Brust, Schenkel)
- 230 g Brokkoli, in Röschen
- ½ mittlere Zwiebel, in Ringe geschnitten
- Salz und schwarzer Pfeffer zum Abschmecken

Pfannenmethode: Kokosöl in einer großen Pfanne bei mittlerer Hitze erhitzen. Hähnchen mit der Hautseite nach unten in die heiße Pfanne geben, abdecken und 20 bis 25 Minuten braten. Hähnchen wenden, abdecken und weitere 15 Minuten braten. Brokkoli und Zwiebel hinzugeben, abdecken und weitere 10 Minuten braten bzw. bis das Gemüse gar und das Hähnchen ganz gebraten ist. Mit Salz und Pfeffer abschmecken. Den Bratenfonds über den Brokkoli gießen.

Backofenmethode: Backofen auf 180°C (Gasherd Stufe 4) vorheizen. Hähnchen, Brokkoli und Zwiebeln in eine feuerfeste Form geben, abdecken und 60 Minuten garen. Unmittelbar vor dem Servieren Butter, Salz und Pfeffer dazugeben.

Pro Portion: 33 g Fett, 5 g Netto-Kohlenhydrate, 39 g Eiweiß, 473 Kalorien

Lammkotelett und Spargel

- (2 Portionen)
- 3 EL (45 ml) Kokosöl oder Butter
- 2 Lammkoteletts* (230 g)
- 450 g Spargel
- Salz und Pfeffer zum Abschmecken

Pfannenmethode: Öl in einer Pfanne erhitzen, Koteletts dazugeben, abdecken und braten, bis eine Seite gebräunt ist. Koteletts wenden und Spargel dazugeben, abdecken und braten, bis der Spargel gar und die Koteletts durchgebraten sind. Vom Herd nehmen und mit Salz und Pfeffer abschmecken. Den Bratenfonds über den Spargel gießen.

Backofenmethode: Backofen auf 180°C (Gasherd Stufe 4) vorheizen. Koteletts und Spargel in eine feuerfeste Form geben, abdecken und 60 Minuten garen. Unmittelbar vor dem Servieren Butter, Salz und Pfeffer dazugeben.

* Sie können stattdessen auch Schweinekoteletts oder Beefsteaks nehmen.

Pro Portion:41 g Fett, 7,5 g Netto-Kohlenhydrate, 32,5 g Eiweiß, 529 Kalorien

Hähnchen-Pfanne

(2 Portionen)

- $\frac{1}{4}$ Tasse (60 ml) Kokosöl
- 225 g Hähnchen, mundgerecht zerteilt
- $\frac{1}{2}$ Tasse (80 g) gehackte Zwiebel
- $\frac{1}{2}$ Tasse (80 g) Zuckerschoten, halbiert
- $\frac{1}{2}$ Tasse (80 g) Pak Choi (Senfkohl), zerkleinert
- $\frac{1}{2}$ Tasse (80 g) Paprika, gewürfelt

- 4 Champignons, geschnitten
- ½ Tasse (80 g) Bambussprossen
- 1–3 TL (5-15 ml) Reisessig (optional)
- Salz zum Abschmecken

Kokosöl in einer Pfanne erhitzen. Hähnchen und Gemüse schwenken, bis das Gemüse gar und das Hähnchen gebraten ist. Herd ausschalten, Reisessig dazugeben und mit Salz abschmecken.

Pro Portion: 33 g Fett, 6 g Netto-Kohlenhydrate, 37 g Eiweiß, 469 Kalorien

Seezungenfilet in Kokosmilch

(2 Portionen)

- 2 EL (30 ml) Kokosöl
- ½ mittlere Zwiebel, gehackt
- ½ Tasse Paprika, gewürfelt
- 2 Tassen (200 g) Blumenkohl, klein geschnitten
- 2 Knoblauchzehen, gehackt
- 2 Seezungenfilets*
- 1 Teelöffel Garam Masala**
- ³/₄ Tasse (180 ml) Kokosmilch
- Salz und schwarzer Pfeffer zum Abschmecken

Kokosöl in einer Pfanne erhitzen, Zwiebeln, Pfeffer, Blumenkohl und Knoblauch schwenken, bis alles gar ist. Gemüse in der Pfanne zur Seite schieben und die Seezunge dazugeben. Garam Masala in die Kokosmilch rühren und in die Pfanne geben. Abdecken und etwa 8 Minuten köcheln lassen. Salz und Pfeffer dazugeben.

* Sie können bei diesem Rezept jede Art von Fisch nehmen.

** Garam Masala ist eine Gewürzmischung, die allgemein in der indischen Küche verwendet wird und ähnlich wie Currypulver ist. Garam Masala ist in gut sortierten Supermärkten oder in Asia-Shops sowie online erhältlich. Haben Sie kein Garam Masala zur Hand, können Sie auch Currypulver verwenden.

Pro Portion: 33 g Fett, 9 g Netto-Kohlenhydrate, 14 g Eiweiß, 349 Kalorien

Kalorien- und Nährwerttabelle

In der nachfolgenden Tabelle finden Sie den Kaloriengehalt einer Vielzahl von Grundnahrungsmitteln sowie ihre Anteile an Energie liefernden Nährstoffen (Kohlenhydrate, Proteine und Fett) in Gramm. „Netto-Kohlenhydrate" sind diejenigen Kohlenhydrate, die Kalorien liefern und den Blutzuckerspiegel beeinflussen. Die Netto-Kohlenhydrate lassen sich errechnen, indem man den Gehalt an *Ballaststoffen* vom Gesamt-Kohlenhydratgehalt eines Nahrungsmittels abzieht.

Die in dieser Tabelle enthaltenen Angaben stammen hauptsächlich aus den Datenbanken über Nährwerte, die vom US-Landwirtschaftsministerium (USDA) veröffentlicht wurden. Es gibt viele Faktoren, die Einfluss auf den Nährwert von Nahrungsmitteln haben können: unter anderem die klimatischen und die Wachstumsbedingungen, die Verarbeitungsmethode, die Genetik, bei Tieren die Ernährung, bei Getreide die eingesetzte Art von Düngemitteln, die Jahreszeit, die Analysemethoden, Aufbewahrungsmethoden und Zubereitungsmethoden. Bei den in den Datenbanken der USDA angegebenen Werten werden oft nur einzelne Zahlen genannt, wenn es sich in Wirklichkeit um den *Durchschnitt* einer Reihe von Werten handelt, die auf der Grundlage der analysierten Stichproben ermittelt wurden. Insofern können die in anderen zuverlässigen Quellen angegebenen Nährwerte leichte Abweichungen aufweisen.

In manchen Nährwerttabellen werden die Werte bis auf ein zehntel Gramm angegeben. Dadurch entsteht der Eindruck, dass es sich um sehr präzise Messungen handele, der in Wirklichkeit jedoch falsch ist. Bei allen Nährwerten handelt es sich um Durchschnittswerte, die von Quelle zu Quelle Abweichungen aufweisen können. Insofern können Nährwerttabellen, bei denen die Werte bis auf ein zehntel Gramm angegeben sind, irreführend sein und die Berechnung der Gesamt-Nährstoffaufnahme erschweren, ohne zusätzliche Präzision zu gewinnen.

Alle in dieser Tabelle aufgeführten Nährwerte sind auf ein halbes Gramm auf- oder abgerundet worden. Werte für Lebensmittel, die in dieser Liste nicht enthalten sind, etwa für Fertiggerichte, abgepackte Lebensmittel und gängige Restaurantgerichte, können Sie im Internet finden. [Die Mengenangabe „Tasse" meint den Messbecher wie in der Anmerkung auf S. 374 erläutert.]

Lebensmittel	Menge Kohlen- hydrate (g)	Netto- (g)	Fett (g)	Eiweiß (kcal)	Kalorien
Gemüse					
(* Die angegebene Menge bezieht sich jeweils auf den essbaren Teil, ohne Schale, die härteren äußeren Blätter, den Kern, Samen etc.)					
Alfalfa–Sprossen	33 g	0,5	1	0	11
Artischoke, gekocht	1 mittlere/120 g*	6,5	5,5	0,5	86
Rucola	20 g	0,5	0	0,5	5
Spargel, roh	4 Stangen/60 g	2	0	2	15
Avocado (Hass)	1/173 g*	3,5	28	4	282
Bambussprossen (Dose)	131 g	2,5	0,5	2	23
Bohnen, gekocht, abgetropft					
– schwarze Bohnen	172 g	26	1	15	173
– Langbohnen	172 g	15	1	13	121
– Kichererbsen	164 g	34	4	15	232
– große weiße Bohnen	177 g	26	1	15	173
– grüne Bohnen, frisch	100 g	7	0	2	40
– rote Bohnen	170 g	27	1	14	173
– Linsen	198 g	30	1	18	201
– Limabohnen	172 g	24	1	14	161
– weiße Bohnen	182 g	32	1	16	201
– Pintobohnen	898 g	24	1	14	161
– Sojabohnen	172 g	12	15	29	298
Bohnensprossen (Mungbohnen)					
– gegart	124 g	2	0	3	20
– roh	104 g	3	0	3	24

Lebensmittel	Menge Kohlenhydrate (g)	Netto- (g)	Fett (g)	Eiweiß (kcal)	Kalorien
Rote Bete (in Scheiben), roh	170 g	8	0	1	36
Rote-Bete-Blätter, gegart	144 g	5	0	4	36
Brokkoli, roh, zerkleinert	88 g	2	0	3	20
Rosenkohl, gegart	156 g	8	1	6	65
Grünkohl, geschnitten					
– gegart	150 g	3	0,5	1	20
– roh	70 g	2	0	0,5	10
Rotkohl, geschnitten					
– gegart	150 g	3	0	1	16
– roh	70 g	2	0	1	12
Chinakohl (Pak Choi)					
– gegart	170 g	1	0	2,5	14
– roh	170 g	1	0	1	8
Karotten					
– gegart, in Scheiben	156 g	10	0	1,5	46
– roh, ganze	1 mittlere/72 g	5	0	0,5	22
– roh, gerieben	110 g	8	0	2	40
– Saft	246 g	18	1	2	89
Blumenkohl					
– gegart	124 g	1,5	0,5	2	19
– roh, zerkleinert	100 g	2,5	0	2	18
Sellerie					
– roh, ganz	20 cm lang/40 g	1	0	0	6
– roh, gewürfelt	120 g	2	0	0,5	10
Mangold					
– gegart	175 g	3,5	0	3	26
– roh	36 g	1,5	0	0,5	7
Schnittlauch, geschnitten	1 Esslöffel/6 g	0	0	0	1
Blattkohl					
– gegart, abgegossen	190 g	4	0,5	4	36
– roh	37 g	0,5	0	1	6

Lebensmittel	Menge	Netto-Kohlenhydrate (g)	Fett (g)	Eiweiß (g)	Kalorien (kcal)
Gurke, in Scheiben					
– roh, mit Schale	119 g	3	0	0	14
Daikon-Rettich, roh	10 cm lang	6	0	2	33
Aubergine, roh	82 g	2	0	1	12
Winterendivie, roh	50 g	0,5	0	1	6
Knoblauch, roh	1 Zehe	1	0	0	4
Jerusalem–Artischocke, roh	150 g	24	0	3	104
Yambohne, roh	130 g	5	0	1	24
Krauskohl, geschnitten					
– gegart	130 g	3	1	3	33
Kelp, roh	28 g	2	0	1	12
Kohlrabi					
– gegart, geschnitten	140 g	7	0	2	36
– roh, geschnitten	165 g	9	0	3	48
Lauch, roh	104 g	13	0	2	60
Salat					
– Kopfsalat	2 Blätter/15 g	0	0	0	1
– Eisbergsalat	1 Keil/135 g	1	0	1	8
– Eisbergsalat, zerkleinert	56 g	0,5	0	0,5	4
– Blattsalat, zerkleinert	56 g	0,5	0	0,5	4
– Römersalat	56 g	0,5	0	0,5	4
Champignons					
– gegart	156 g	4	0,5	3,5	34
– roh, in Scheiben	70 g	2,5	0	2,5	20
– roh	3 Champignons	1	0	1	9
Sarepta–Senf					
– roh	60 g	1	0	1,5	10
– gegart	140 g	0,5	0	3	14
Zwiebel					
– roh, in Scheiben	115 g	8	0	1	36
– roh, gehackt	160 g	11	0	2	52

Lebensmittel	Menge Kohlen-hydrate (g)	Netto-(g)	Fett (g)	Eiweiß (kcal)	Kalorien
– roh, ganze mittlere	6,4 cm Durch-messer	10	0	1	46
Petersilie					
– roh, gehackt	1 Esslöffel/4 g	0	0	0	1
Pastinaken					
– roh, gehackt	110 g	17,5	0,5	1,5	80
Erbsen					
– Zuckererbsen, gegart	160 g	7	0,5	5,5	54
– grüne Erbsen, gegart	160 g	7	0	4	44
– geschält, gegart	196 g	31	1	16	197
Paprika					
– scharfe rote Chili-schoten, roh	½ Tasse/68 g	3	0	1	17
– Jalapeno (Dose)	½ Tasse/68 g	1	0	1	8
– süße Paprika, roh	50 g	2	0	1	10
– süße Paprika, roh	1 mittlere	4	0	1	20
Kartoffeln					
– gebacken, mit Schale	1 mittlere/202 g	46	0	5	204
– gebacken, ohne Schale	1 mittlere/156 g	32	0	3	140
– Kartoffelpüree, mit Milch	210 g	34	1	4	162
– Rösti, gebraten	156 g	41	18	5	344
Kürbis (Dose)	245 g	15	0,5	2,5	75
Radieschen, roh	10 Radieschen/ 45 g	1	0	0	7
Rhabarber, roh, geschnitten	122 g	3,5	0	1	18
Steckrübe, geschnitten					
– gegart	170 g	12	0	2	58
Sauerkraut (Dose)					
– mit Flüssigkeit	236 g	6	0	2	32
Frühlingszwiebeln					

Lebensmittel	Menge	Netto-Kohlenhydrate (g)	Fett (g)	Eiweiß (kcal)	Kalorien
– roh, geschnitten	½ Tasse/50 g	3	0	1	16
– roh, ganze	10 cm lang	1	0	0	5
Schalotten, roh, gehackt	1 Esslöffel/10 g	1	0	0	7
Spinat					
– gegart, abgegossen	180 g	3	0	5	32
– roh, geschnitten	56 g	1	0	2	13
Sprossen: siehe Alfalfa					
Winterkürbisse					
– Moschuskürbis, geschnitten	180 g	5	1	2	36
– Bischofsmütze, roh, geschnitten	113 g	3	0	1	18
– Zucchini, roh in Scheiben	180 g	3	0	1	16
Sommerkürbisse					
– Eichelkürbis, gebacken, püriert	245 g	29	0	3	128
– Butternuss–Kürbis, gebacken, püriert	245 g	19	0	2	84
– Riesenkürbis, gebacken, püriert	240 g	20	1	6	113
– Spaghettikürbis, gebacken	155 g	6	0	1	28
Süßkartoffel, gebacken	1 mittlere/114 g	25	0	2,5	110
Taro					
– Tarowurzel, gegart, geschnitten	104 g	24	0	2	104
– Taroblätter, roh, zerkleinert	28 g	1	0	1	9
Tofu	½ Tasse/126 g	1	5	10	88
Tomate					
– gegart/gedünstet	240 g	10	1	3	61
– roh, gewürfelt	180 g	5	0	2	28
– roh, geschnitten	0,6 cm dick	1	0	0	4
– roh, ganze	1 mittlere/123 g	4	0	1	22

Lebensmittel	Menge Kohlen- hydrate (g)	Netto- (g)	Fett (g)	Eiweiß (kcal)	Kalorien
– roh	1 große/181 g	5	0	2	28
– Kirschtomaten	2 mittlere/34 g	1	0	0	6
– italienische Tomaten	1 mittlere/62 g	2	0	1	11
– Saft	244 g	8	0	2	42
– Paste	½ Tasse/131 g	19	1	5	105
– Soße	½ Tasse/122 g	7	0	3	40
Kohlrübe, roh	1 mittlere	6	0	1	28
Kohlrübenblätter, roh	55 g	1,5	0	0,5	12
Wasserkastanien					
– geschnitten	½ Tasse/70 g	7	0	0,5	30
Wasserkresse, roh, gehackt	½ Tasse/17 g	0	0	0	2
Süßkartoffel, gebacken	150 g	36	0	2	152
Früchte, Obst					
(* Die angegebene Menge bezieht sich jeweils auf den essbaren Teil, ohne Schale, die härteren äußeren Blätter, den Kern, Samen etc.)					
Äpfel					
– roh	1138 g*	18	0	0,5	76
– Saft	248 g	29	0	0	116
– Apfelmus, ungesüßt	244 g	24	0	0	98
Aprikosen					
– roh	1	3	0	0,5	16
– aus der Dose, in Sirup	258 g	51	0	1,5	213
Bananen	1/114 g*	25	0,5	1	109
Brombeeren, frisch	144 g	8	1	1	45
Heidelbeeren, frisch	145 g	17	1	1	83
Boysenbeeren, tiefgefroren	132 g	9	0	1	40
Melone	½ /267 g	19	1	2	94
Kirschen, süß, roh	10/68 g	9,5	0	0,5	40

Lebensmittel	Menge	Netto-Kohlen-hydrate (g)	Fett (g)	Eiweiß (kcal)	Kalorien
Cranberry					
– roh	95 g	7	0	0	44
– Soße, ganze Beere (Dose)	277 g	102	0	1	410
Datteln, roh					
– ganz, ohne Kerne	10/83 g	54	0	2	228
– zerkleinert	178 g	116	1	4	489
Holunderbeeren, roh	145 g	16,5	0,5	1	75
Feigen	10/187 g	101	2	6	446
Stachelbeeren, roh	150 g	9	1	1	49
Grapefruit, roh	1 halbe/91 g	7	0	1	34
Trauben, kernlos					
– Thompson Seedless	10/50 g	8	0	0	35
– Erdbeerrebe	10/50 g	4	0	0	18
– Saft (Dose)	236 ml	37	0	0	150
– Saft, von gefrorenem Konzentrat	236 ml	31	0	0	126
Honigmelone	170 g*	14	0	1	60
Kiwi, roh	1/76 g*	8	0,5	1	38
Zitrone, roh	1	4	0	0,5	18
Zitronensaft	1 Esslöffel/15 ml	1	0	0	4
Limone, roh	1	3	0	0	12
Limonensaft	1 Esslöffel/15 ml	1	0	0	4
Loganbeeren, gefroren	147 g	11	0,5	2	57
Mandarine					
– aus der Dose, in Saft	250 g	22	0	1,5	94
– aus der Dose, dünnflüss. Sirup	250 g	39	0	1	160
Mango, roh	1/207 g*	28	1	1	125
Maulbeeren, roh	138 g	11	0,5	2	57
Nektarinen, roh	1/136 g*	13	0,5	1,5	63

411

Lebensmittel	Menge Kohlenhydrate (g)	Netto- (g)	Fett (g)	Eiweiß (kcal)	Kalorien
Oliven					
– schwarze	10	2	4	0	44
– grüne	10	1	5	0	49
Orangen, roh	1/248 g*	12	0	1	52
– Saft, frisch	236 ml	25	0,5	1,5	110
– Saft, von gefrorenem Konzentrat	236 ml	27	0	12	115
Papaya, roh, aufgeschnitten	140 g*	12	0	1	52
Pfirsiche					
– roh, ganze	1/87 g*	8	0	1	37
– roh, aufgeschnitten	153 g	14	0,5	1,5	66
– aus der Dose, dickflüss. Sirup	256 g	48	0	1	196
– aus der Dose, in Saft	248g	26	0	2	112
Birnen					
– roh	1/166 g*	20	0,5	1	89
– aus der Dose, dickflüss. Sirup	255 g	45	0	1	184
– aus der Dose, in Saft	248g	28	0	1	116
Persimone, roh	1	8,5	0	0	34
Ananas					
– frisch, gewürfelt	155 g	17	1	1	81
– gewürfelt, in dickflüss. Sirup	255 g	50	0	1	204
– gewürfelt, in Saft	250 g	37	0	1	152
Kochbananen					
– gegart, aufgeschnitten	154 g*	41	0	1	168
Pflaumen, roh	1/66 g*	7,5	0	0,5	34
Backpflaumen					
– getrocknet	10/84 g	45	0	2	188
– Saft	236 ml	42	0	2	176
Rosinen	145 g	106	1	5	431
Himbeeren, roh	123 g	6	0,5	1	33

Lebensmittel	Menge	Netto-Kohlenhydrate (g)	Fett (g)	Eiweiß (g)	Kalorien (kcal)
Erdbeeren					
– roh, ganze	1	1	0	0	3
– roh, halbiert	153 g	8	0	1	36
– roh, aufgeschnitten	167 g	9	0	1	41
Tangerinen, frisch	1/84 g*	7,5	0	0,5	32
Wassermelone					
– aufgeschnitten	2,5 cm	33	0,5	3	149
– Bällchen	160 g	11	0	1	47
Nüsse und Samen					
Mandeln					
– gehobelt oder gesplittert	95 g	9	47	20	539
– ganze	28 g	3	15	6	171
– Mandelbutter	1 Esslöffel/16 g	2	9	2	97
Paranüsse	28 g	1,5	19	4	193
Cashewnüsse					
– halbierte und ganze	137 g	37	63	21	799
– ganze	28 g	6	14	5	170
– Cashewbutter	1 Esslöffel/16 g	3	8	3	94
Kokosnuss					
– frisch	5 x 5 cm	2	15	2	153
– frische Kokosraspel	80 g	3	27	3	267
– getrocknet, ungesüßt	78 g	7	50	5	498
– getrocknet, gesüßt	93 g	35	33	3	449
Haselnüsse					
– ganze	28 g	2	18	4	186
– ganze	118 g	11	72	15	752
Macadamia–Nüsse					
– ganze	28 g	1,5	22	2	212
– ganze oder halbe	134 g	7	102	10,5	988
Erdnüsse					
– geröstet	144 g	14	71	38	846

Lebensmittel	Menge Kohlen-hydrate (g)	Netto- (g)	Fett (g)	Eiweiß (kcal)	Kalorien
– geröstet	28 g	3	14	7	164
– Erdnussbutter	1 Esslöffel/16 g	2	8	4	94
Pekannüsse					
– halbiert, roh	108 g	5	73	8	709
– halbiert, roh	28 g	3	19	2	191
Pinienkerne					
– ganze	28 g	3	17	3	177
Pistazien					
– ganze, geröstet	28 g	6	14	6	174
– ganze, geröstet	128 g	21	68	19	772
Kürbiskerne					
– ganze	28 g	3	12	9	154
– ganze	227 g	11	50	39	650
Sesamkerne					
– ganze	1 Esslöffel/9,5 g	1	4,5	1,5	51
– Sesambutter (Tahin)	1 Esslöffel/15 g	2	8	3	92
Sojanüsse, geröstet	28 g	5	5	9	101
Sonnenblumenkerne					
– ganze, enthülst	1 Esslöffel/8,5 g	1	4	2	47
Walnüsse					
– schwarze	28 g	1	16	7	176
– schwarze, gehackt	125 g	4	71	30	775
– Englische	28 g	3	18	4	190
– Englische, gehackt	120 g	8	74	17	766
Körner und Mehle					
Amaranth, Vollkorn	192 g	100	13	28	629
Pfeilwurzmehl	1 Esslöffel/8,5 g	7	0	0	27
Gerste					
– Graupen, ungekocht	200 g	127	2	16	590
– Graupen, gekocht	157 g	40	1	4	183
– Mehl	124 g	95	2	15	458

Lebensmittel	Menge Kohlen-hydrate (g)	Netto- (g)	Fett (g)	Eiweiß (kcal)	Kalorien
Buchweizen					
– Vollkorn	175 g	112	4	23	576
– Mehl	98 g	73	4	15	388
Bulgur					
– Vollkorn, gegart	182 g	23	0	6	116
– Mehl	140 g	75	2	17	386
Kokosmehl	114 g	24	16	24	336
Mais					
– Vollkorn	210 g	38	1	5	181
– Maiskolben, klein	15 cm lang	12	1	3	69
– Maiskolben, mittel	18 cm lang	15	1	3	81
– Maiskolben, groß	22 cm lang	23	2	5	90
– Maisgrütze, ungekocht	156 g	122	2	14	562
– Maisgrütze, mit Wasser gekocht	240 g	30	1	3	140
– Maismehl, trocken	122 g	81	4	10	400
– Maisstärke	1 Esslöffel/8,5 g	7	0	0	28
– Popcorn, luftgepoppt	8,5 g	5	0	1	24
– grobes Maismehl (Dose)	260 g	20	2	2	106
Hirse					
– ungegart	200 g	129	7	22	667
– gegart	240 g	54	2	8	266
Hafer					
– Hafermehl, gekocht	234 g	21	2	6	126
– Hafermehl, ungekocht	100 g	46	5	11	269
– Haferkleie, ungekocht	¼ Tasse/25 g	13	2	4	86
Quinoa					
– ungegart	170 g	98	10	24	578
– gegart	184 g	34	4	8	204
Reis					
– brauner, gegart	195 g	42	2	5	206
– weißer, gegart	205 g	56	1	6	257

Lebensmittel	Menge Kohlen-hydrate (g)	Netto- (g)	Fett (g)	Eiweiß (kcal)	Kalorien
– Instantreis, gegart	165 g	34	1	3	157
– Wildreis, gegart	164 g	32	1	4	153
– braunes Reismehl	159 g	114	4	11	536
– weißes Reismehl	159 g	123	2	9	546
Roggenmehl	102 g	64	2	10	314
Grießmehl, angereichert	167 g	115	2	21	562
Sojamehl	88 g	24	6	41	314
Tapioka					
– Perlen, trocken	152 g	133	0	3	544
– Mehl	1 Esslöffel/8 g	7	0	0	26
Weizen					
– Weißmehl	128 g	92	1	13	429
– Weißmehl	1 Esslöffel/8 g	6	0	1	28
– Vollkornmehl	120 g	72	2	16	370
– Vollkornmehl	1 Esslöffel/7,5 g	5	0	1	24
– Weizenkleie	½ Tasse/30 g	11	1	5	73
Brot und Backwaren					
Bagel					
– Weißmehl, angereichert	1/105 g	57	2	12	294
– Vollkorn	1/128 g	64	3	14	339
Brot					
– Roggenbrot	1 Scheibe	13	1	3	73
– Vollkornweizenbrot	1 Scheibe	11	1	4	69
– Weißbrot	1 Scheibe	12	1	2	65
– Rosinenbrot	1 Scheibe	13	1	2	69
– Hamburger-Brötchen	1 Brötchen	20	2	4	114
– Hotdog-Brötchen	1 Brötchen	20	2	4	114
– Kaiserbrötchen	1 Brötchen	29	2	6	158
Cracker					
– Salzcracker	1	2	0	0	9
– Weizencracker	1	1	0	0	5

Lebensmittel	Menge	Netto-Kohlenhydrate (g)	Fett (g)	Eiweiß (kcal)	Kalorien
– Käsecracker	1	1	0	0	5
Englische Muffins	1	24	1	4	121
Pfannkuchen	1 (10 cm Durchmesser)	13	5	3	108
Fladenbrot					
– Weißmehl	1	32	1	5	157
– Vollkornweizenmehl	1	31	2	6	166
Tortilla					
– Mais	1 (15 cm)	11	1	2	61
– Mehl	1 (20 cm)	22	4	4	140
– Mehl	1 (27 cm)	34	5	6	205
Wan Tan (Teigtaschen)	1 (9 cm)	5	0	1	23
Pasta					
Makkaroni, gekocht					
– Weißmehl, angereichert	140 g	38	1	8	193
– Vollkornweizenmehl	140 g	35	1	8	181
– Maismehl	140 g	32	1	4	153
Nudeln, gekocht					
– Zellophannudeln					
(Mungbohnen)	190 g	39	0	1	160
– Eiernudeln	160 g	36	2	8	194
– Soba–Nudeln	113 g	19	0	6	100
– Reisnudeln	175 g	42	0	2	176
Spaghetti, gekocht	140 g	38	1	7	189
– Weißmehl, angereichert					
– Vollkornweizenmehl	140 g	32	1	7	165
– Maismehl	140 g	32	1	4	153

417

Lebensmittel	Menge Kohlen-hydrate (g)	Netto- (g)	Fett (g)	Eiweiß (kcal)	Kalorien
	Milchprodukte				
Mandelmilch	236 ml	7	3	1	59
Butter	1 Esslöffel/14 g	0	12	0,5	110
Buttermilch	236 ml	12	8	8	152
Käse (Hartkäse)					
– American Cheese, in Scheiben	28 g	0,5	9	6	107
– Cheddar, in Scheiben	28 g	0,5	9	7	111
– Cheddar, gerieben	113 g	1,5	37	28	451
– Colby, in Scheiben	28 g	0,5	9	7	111
– Colby, gerieben	113 g	3	36	27	444
– Edamer, in Scheiben	28 g	0,5	8	7	101
– Edamer, gerieben	113 g	1,5	29	26	371
– Gruyère, in Scheiben	28 g	0	9	8	113
– Gruyère, gerieben	113 g	0,5	35	32	445
– Monterey, in Scheiben	28 g	0	9	7	108
– Montery, gerieben	113 g	1	34	28	421
– Mozzarella, aufgeschnitten	28 g	0,5	6	6	80
– Mozzarella, zerkleinert	113 g	2,5	25	25	335
– Münster, aufgeschnitten	28 g	0	8	7	100
– Münster, zerkleinert	113 g	1	33	26	405
– Parmesan, aufgeschnitten	28 g	1	7	10	107
– Parmesan, gerieben	1 Esslöffel/5 g	0	2	2	25
– Schweizer, in Scheiben	28 g	1,5	8	8	110
– Schweizer, gerieben	113 g	6	30	29	305
Käse (Weichkäse)					
– Brie	28 g	1	8	6	100
– Camembert	28 g	0	7	6	87
– Hüttenkäse, fettfrei	226 g	9,5	0,5	15	102
– Hüttenkäse, 2 % Fett	226 g	8	4	31	192

Lebensmittel	Menge	Netto- Kohlen- hydrate (g)	Fett (g)	Eiweiß (kcal)	Kalorien
– Frischkäse, natur	1 Esslöffel/14 g	0,5	5	1	51
– Frischkäse, fettarm	1 Esslöffel/14 g	1	3	1,5	37
– Feta, zerkrümelt	28 g	1	6	4	75
– Ricotta, Vollmilch	28 g	1	3,5	3	44
– Ricotta, Vollmilch	246 g	7,5	31,5	27,5	424
– Ricotta, teilentrahmt	28 g	1,5	2	3	36
– Ricotta, teilentrahmt	246 g	12,5	19	27,5	331
Kokosmilch (Dose)	236 ml	7	50	5	498
Kokosmilch–Getränk					
– Tetrapack	236 ml	7	5	1	77
Sahne					
– Schlagsahne geschlagen	236 ml	6,5	89	5	847
– Halb und halb	236 ml	10,5	28	7	322
– Saure Sahne	1 Esslöffel/28 g	0,5	2,5	0,5	26
Ziegenmilch	236 ml	11	10	9	170
Milch					
– Magermilch, fettfrei	236 ml	12	0,5	8,5	86
– 1 %	236 ml	12	2,5	8,5	104
– 2 %	236 ml	11,5	4,5	8	119
– Vollmilch, 3,3 % Fett	236 ml	11	8	8	148
Kefir	236 ml	9	5	9	117
Reismilch					
– natur	236 ml	23	3	1	123
– Vanille	236 ml	26	3	1	135
Sojamilch	236 ml	7	4	6	88
Joghurt					
– natur, fettfrei	227 g	19	0,5	14	136
– natur, fettarm	227 g	16	3	12	139
– natur, Vollmilch	227 g	12	8,5	9	160
– Vanille, fettarm	227 g	31	3	11	195
– mit Frucht, fettarm	227 g	43	2,5	10	234

Lebensmittel	Menge	Netto-Kohlenhydrate (g)	Fett (g)	Eiweiß (kcal)	Kalorien
Fleisch und Eier					
Rindfleisch	85 g	0	18	21	246
Eier	1 großes	0,5	5	6	71
Eigelb	1 großes	0,5	5	3	59
Eiweiß	1 großes	0	0	4	17
Fisch					
– Barsch	85 g	0	3	21	111
– Kabeljau	85 g	0	1	19	87
– Flunder	85 g	0	1	21	93
– Schellfisch	85 g	0	1	19	87
– Seelachs	85 g	0	1	20	89
– Lachs	85 g	0	5	17	113
– Sardinen (Dose), abgetropft	85 g	0	11	21	183
– Forelle	85 g	0	4	22	124
– Thunfisch (Dose), in Wasser	85 g	0	1	25	109
Lammkotelett	85 g	0	20	25	280
Geflügel					
– Huhn, dunkles Fleisch	140 g	0	14	38	278
– Huhn, dunkles Fleisch	85 g	0	8	23	164
– Huhn, helles Fleisch	140 g	0	6	43	226
– Huhn, helles Fleisch	85 g	0	4	26	140
– Ente	½ Ente/221 g	0	108	73	1.264
– Pute, dunkles Fleisch	85 g	0	6	24	150
– Pute, helles Fleisch	85 g	0	3	25	127
– Putenhackfleisch	85 g	0	12	21	192
Schwein					
– Speck, geräuchert	3 Stück	0,5	13	10	159
– Kanadischer Speck	2 Stück	1	4	11	84
– Kotelett	85 g	0	19	24	267
– frischer Speck (ungeräuchert)	85 g	0	13	10	157
– Schinken	85 g	1	14	18	202

Lebensmittel	Menge	Netto-Kohlenhydrate (g)	Fett (g)	Eiweiß (kcal)	Kalorien
Wurst					
– Frankfurter, Rind/Schwein	1/57 g	1	17	6	181
– Frankfurter, Huhn	1/45 g	3	9	6	117
– Frankfurter, Pute	1/45 g	1	8	6	100
– Bratwurst	1/70 g	2	20	10	228
– Krakauer	1/26 g	1	7	3	79
– Polnische Wurst	1/28 g	0	8	4	88
– Rostbratwürstchen, Schweinefleisch (groß)	1/68 g	1	21	9	229
– Rostbratwürstchen, Schweinefleisch (klein)	1/13 g	0	4	3	48
– Salami, Rind/Schwein	2 Stück/57 g	1	11	8	135
Schalentiere					
– Muscheln (Dose)	85 g	4	2	22	122
– Krabben, gekocht	135 g	0	2	27	126
– Hummer, gekocht	145 g	2	1	30	137
– Miesmuscheln, gekocht	28 g	2	1	7	45
– Austern, roh	248 g	10	6	18	166
– Jakobsmuscheln	85 g	1	1	20	93
– Garnelen, gekocht	85 g	0	1	18	81
Wildfleisch	85 g	0	3	26	131
Verschiedenes					
Backpulver	1 Teelöffel/9 g	0	0	0	0
Ketchup					
– normal	1 Esslöffel/15 g	4	0	0	15
– kohlenhydratarm	1 Esslöffel/15 g	1	0	0	5
Fette und Öle	1 Esslöffel/14 g	0	14	0	122
Gelatine, trocken	1 Tütchen/7 g	0	0	6	23

Lebensmittel	Menge Kohlenhydrate (g)	Netto- (g)	Fett (g)	Eiweiß (kcal)	Kalorien
Fischsoße	1 Esslöffel/15 ml	0,5	0	1	11
Kräuter und Gewürze	1 Esslöffel/5 g	2	0	0	9
Honig	1 Esslöffel/21 g	17	0	0	68
Meerrettich, fertig	1 Esslöffel/15 g	1,5	0	0	5
Ahornsirup	1 Esslöffel/15 ml	13,5	0	0	54
Mayonnaise	1 Esslöffel/14 g	0	10	0	90
Melasse	1 Esslöffel/20 g	15	0	0	58
Melasse, schwarze Melasse	1 Esslöffel/20 g	12	0	0	47
Senf					
– Gelber Senf	1 Esslöffel/15 g	0	1	1	12
– Dijon–Senf	1 Esslöffel/15 g	0	0	0	5
Pfannkuchen–Sirup	1 Esslöffel/15 g	15	0	0	58
Pickles					
– Gewürzgurken, mittel	1 Gurke/65 g	3	0	1	12
– Gewürzgurken, in Scheiben	1 Gurke/6 g	1	0	0	5
– süße Gurken, mittel	1 Gurke/35 g	11	0	0	44
– Pickle Relish, süß	1 Esslöffel/15 g	5	0	0	20
Salsasoße	1 Esslöffel/15 g	1	0	0	5
Sojasoße	1 Esslöffel/15 ml	1	0	1	8
Zucker					
– weißer, Kristallzucker	1 Esslöffel/11 g	12	0	0	48
– brauner, unverpackt	1 Esslöffel/8 g	9	0	0	35
– Puderzucker	1 Esslöffel/8 g	8	0	0	32
Essig					
– Apfelessig	1 Esslöffel/15 ml	0	0	0	3
– Balsamico	1 Esslöffel/15 ml	2	0	0	8
– Rotweinessig	1 Esslöffel/15 ml	0	0	0	3
– Reisessig	1 Esslöffel/15 ml	0	0	0	3
Worcestershire–Soße	1 Esslöffel/15 ml	3	0	0	12

Quellenverzeichnis

Kapitel 1

1. McGee, C.T.: *Heart Frauds: Uncovering the Biggest Health Scam in History*, Colorado Springs, CO: Piccadilly Books, 2001.

2. Prior, I.A., et al.: "Cholesterol, coconuts, and diet on Polynesian atolls; a natural experiment: the Pukapuka and Tokelau Island studies", in: *Am J Clin Nutr*, 1981, 34, S. 1552.

Kapitel 2

1. Vigilante, K., und Flynn, M.: *Low-Fat Lies: High-Fat Frauds and the Healthiest Diet in the World*, Washington, DC: Life Line Press, 1999.

2. McGee, C.T.: Heart Frauds: *Uncovering the Biggest Health Scam in History*, Colorado Springs, CO: Piccadilly Books, 2001.

Kapitel 3

1. Cleave, T.L.: *The Saccharine Disease,* New Canaan, CT: Keats Publishing, 1993; dt. Ausgabe: *Krank durch Zucker und Mehl: Die Saccharidose und ihre Erscheinungsform; Diabetes, Herzinfarkt, Fettsucht, Krampfadern, Thrombose, Magen- und Zwölffingerdarmgeschwür, Karies und Parodontose u. a.*, Hoferau: Bioverlag Gesundleben, 1983.

2. Raloff, J.: „Unusual fats lose heart-friendly image", in: *Science News,* 1996, 150(6), S. 87.

3. Kummerow, F.A.: *Federation Proceedings*, 1975, 33, S. 235.

4. Mensink, R.P., und Katan, M.B.: „Effect of dietary trans fatty acids on high-density and low-density lipoprotein cholesterol levels in healthy subjects", in: *N Eng J Med*, 1990, 323(7), S. 439.

5. „Trans fats: worse than saturated?", in: *Science News*, 1990, 138(8), S. 126.

6. Willett, W.C., et al.: „Intake of trans fatty acids and risk of coronary heart disease among women", in: *Lancet*, 1993, 341(8845), S. 581.

7. Thampan, P.K.: *Facts and Fallacies About Coconut Oil*, Jakarta: Asian and Pacific Coconut Community, 1994.

8. Booyens, J., und Louwrens, C.C.: „The Eskimo diet. Prophylactic effects ascribed to the balanced presence of natural cis unsaturated fatty acids and to the absence of unnatural trans and cis isomers of unsaturated fatty acids", in: *Med Hypoth*, 1986, 21, S. 387.

9. Kritchevsky, D., et al., in: *Journal of Atherosclerosis Research*, 1967, 7, S. 643.

10. Gutteridge, J.M.C., und Halliwell, B.: *Antioxidants in Nutrition, Health, and Disease*, Oxford: Oxford University Press, 1994.

11. Addis, P.B., und Warner, G.J.: „The potential health aspect of lipid oxidation products in food", in: Aruoma, O.E., und Halliwell, B. (Hrsg.): *Free Radicals and Food Additives*, London: Taylor and Francis, 1991.

12. Loliger, J.: „The Use of Antioxidants in Food", in: Aruoma, O.E., und Halliwell, B. (Hrsg.): *Free Radicals and Food Additives*, London: Taylor and Francis, 1991.

Kapitel 4

1. White, P.D., in: *Prog Cardiovascular Dis*, 1971, 14, S. 249.

2. United States Department of Commerce: *Statistical Abstracts of the United States*, zitiert in McGee, C.T.: *Heart Frauds: Uncovering the Biggest Health Scam in History*, Colorado Springs, CO: Piccadilly Books, 2001.

3. McCully, K.S.: *The Homocysteine Revolution*, New Canaan, CT: Keats Publishing, 1997.

4. McGee, C.T.: Heart Frauds: *Uncovering the Biggest Health Scam in History*, Colorado Springs, CO: Piccadilly Books, 2001.

5. Liebmann, B.: „Solving the diet-and-disease puzzle", in: *Nutrition Action Health Letter*, 1999, 26(4), S. 6.

6. Rosenberg, H.: *The Doctor's Book of Vitamin Therapy*, New York: G.P. Putnam's Sons, 1974.

7. Krumholz, H.M.: „Lack of association between cholesterol and coronary heart disease and morbidity and all-cause mortality in persons older than 70 years", in: *JAMA*, 1994, 272, S. 1335.

8. Addis, P.B., und Warner, G.J.: „The potential health aspect of lipid oxidation products in food", in: Aruoma, O.E., und Halliwell, B. (Hrsg.): *Free Radicals and Food Additives*, London: Taylor and Francis, 1991.

9. Gutteridge, J.M.C., und Halliwell, B.: *Antioxidants in Nutrition, Health, and Disease*, Oxford: Oxford University Press, 1994.

10. Napier, K.: „Partial absolution", in: *Harvard Health Letter*, 1995, 20(10), S. 1.

11. Siri-Tarino, P.W., et al.: „Meta-analysis of prospective cohort studies evaluating the association of saturated fat with cardiovascular disease", in: *Am J Clin Nutr*, 2010, 91, S. 535–546.

12. Ramsden, C.E., et al.: „Use of dietary linoleic acid for secondary prevention of coronary heart disease and death: evaluation of recovered data for the Sydney Diet Heart Study and updated meta-analysis", in: *BMJ*, 2013, 4. Febr., 346: e8707. DOI: 10.1135/gmj.e8707.

13. Calder, P.C.: „Old study sheds new light on the fatty acids and cardiovascular health debate", in: *BMJ*, 2013, 4. Febr., 346: f493. DOI: 10.1136/gmj.f.493.

14. Chowdhury, R., et al.: „Association of dietary, circulating, and supplement fatty acids with coronary risk: a systematic review and meta-analysis", in: *Ann Intern Med*, 2014, 160, S. 398–406.

15. Watkins, B.A., und Seifert, M.F.: „Food lipids and bone health", in: McDonald, R.E., und Min, D.B. (Hrsg.): *Food Lipids and Health*, New York, NY: Marcel Dekker, 1996.

16. Corliss, R.: „Should you be a vegetarian?", in: *Time Magazine*, 15. Juli 2002.

17. Kabara, J.J.: *The Pharmacological Effects of Lipids*, Champaign, IL: The American Oil Chemist's Society, 1978.

18. Cohen, L.A., et al.: „Dietary fat and mammary cancer. II. Modulation of serum and tumor lipid composition and tumor prostaglandins by different dietary fats: association with tumor incidence patterns", in: *J Natl Cancer Inst*, 1986, 77, S. 43.

19. Naji, A.A., et al.: „Dietary saturated fatty acids: a novel treatment for alcoholic liver disease", in: *Gastroenterology*, 1995, 109(2), S. 547–554.

20. Cha, Y.S., und Sachan, D.S.: „Opposite effects of dietary saturated and unsaturated fatty acids on ethanol-pharmocokinetics, triglycerides and carnitines", in: *J Am Coll Nutr*, 1994, 13(4), S. 338–343.

21. Carroll, K.K., und Khor, H.T.: „Effects of level and type of dietary fat on incidence of mammary tumors induced in female sprague-dawley rats by 7, 12-dimethylbenzanthracene", in: *Lipids*, 1971, 6, S. 415.

22. Fife, B.: *Stop Alzheimer's Now! How to Prevent and Reverse Dementia, Parkinson's, ALS, Multiple Sclerosis, and Other Neurodegenerative Disorders*, Colorado Springs, CO: Piccadilly Books, 2011; dt. Ausgabe: *Stopp Alzheimer! Wie Demenz vermieden und behandelt werden kann*, Lünen: Systemed, 2012; *Stopp Alzheimer! Praxisbuch*, Lünen: Systemed, 2012.

23. Yamori, Y., et al.: „Pathogenesis and dietary prevention of cerebrovascular diseases in animal models and epidemiological evidence for the applicability in man", in: Yamori, Y., und Lenfant, C. (Hrsg.): *Prevention of Cardiovascular Diseases: An approach to Active Long Life*, Amsterdam: Elsevier Science Publishers, 1987.

24. Ikeda, K., et al.: „Effect of milk protein and fat intake on blood pressure and incidence of cerebrovascular disease in stroke-prone spontaneously hypertensive rats (SHRSP)", in: *J Nutr Sci Vitaminol*, 1987, 33, S. 31

25. Kimura, N.: „Changing patterns of coronary heart disease, stroke, and nutrient intake in Japan", in: *Prev Med*, 1985, 12, S. 222.

26. Omura, T., et al.: „Geographical distribution of cerebrovascular disease mortality and food intakes in Japan", in: *Soc Sci Med*, 1987, 24, S. 40.

27. McGee, D., et al.: „The relationship of dietary fat and cholesterol to mortality in 10 years", in: *Int J Epidemiol*, 1985, 14, S. 97.

28. Gillman, W.M., et al.: „Inverse association of dietary fat with development of ischemic stroke in men", in: *JAMA*, 1997, 278(24), S. 2145.

Kapitel 5

1. Applel, L.J., et al.: „Effects of protein, monounsaturated fat, and carbohydrate intake on blood pressure and serum lipids: results of the OmniHeart randomized trail", in: *JAMA*, 2005, 294, S. 2455–2464.

2. Hu, F.B., und Malik, V.S.: „Sugar-sweetened beverages and risk of obesity and type 2 diabetes: epidemiologic evidence", in: *Physiol Behav*, 2010, 100, S. 47–54.

3. Stranahan, A.M., et al.: „Diet-induced insulin resistance impairs hippocampal synoptic plasticity and cognition in middle-aged rats", in: *Hippocampus*, 2008, 18, S. 1085–1088.

4. Cao, D., et al.: „Intake of sucrose-sweetened water induces insulin resistance and exacerbates memory deficits and amyloidosis in a transgenic mouse model of Alzheimer disease", in: *J Biol Chem*, 2007, 282, S. 36275–36282.

5. Sanchez, A., et al.: „Role of sugars in human neutrophilic phagocytosis", in: *Am J Clin Nurt*, 1973, 26, S. 1180–1184.

6. Higginbotham, S., et al.: „Dietary glycemic load and risk of colorectal cancer in the Women's Health Study", in: *Journal of the National Cancer Institute*, 2004, 96, S. 229–233.

7. Reiser, S., et al.: „Indices of copper status in humans consuming a typical American diet containing either fructose or starch", in: *Am J Clin Nutr*, 1985, 42(2), S. 242–251.

8. Forristal, L.J.: „The murky world of high fructose corn syrup", in: *Wise Traditions*, 2001, 2(3), S. 60–61.

9. Ouyang, X., et al.: „Fructose consumption as a risk factor for non-alcoholic fatty liver disease", in: *J Hepatol*, 2008, 48, S. 993–999.

10. Abdelmalek, M.F., et al.: „Increased fructose consumption is associated with fibrosis severity in patients with non-alcoholic fatty liver disease", in: *Hepatology*, 2010, 51, S. 1961–1971.

11. Bocarsly, M.E., et al.: „High-fructose corn syrup causes characteristics of obesity in rats: increased body weight, body fat and triglyceride levels", in: *Pharmacol Biochem Behav*, 2010, 97, S. 101–106.

12. Stoddard, M.N.: *The Deadly Deception*, http://www.aspartamesafety.com, Aspartame Consumer Safety Network.

13. Qin, X.: „What made Canada become a country with the highest incidence of inflammatory bowel disease: Could sucralose be a culprit?", in: *Can J Gastroenterol*, 2011, 25, S. 511.

14. Roberts, J.J.: *Aspartame (NutraSweet), Is it Safe?*, http://www.aspartamesafety.com, Aspartame Consumer Safety Network.

Kapitel 6

1. Swithers, S.E., und Davidson, T.L.: „A role for sweet taste: calorie predictive relations in energy regulation by rats", in: *Behav Neurosci*, 2008, 122, S. 161–173.

2. Davidson, T.L., et al.: „Intake of high-intensity sweeteners alters the ability of sweet taste to signal caloric consequences: implications for the learned control of energy and body weight regulation", in: *Q J Exp Psychol (Hove)*, 2011, 64, S. 1430–1441.

3. Swithers, S.E., et al.: „High-intensity sweeteners and energy balance", in: *Physiol Behav*, 2010, 100, S. 55–62.

4. Magalle, L., et al.: „Intense sweetness surpasses cocaine reward", in: *PloS One*, 2007, 8, S. e698.

5. Gearhardt, A.N., et al.: „Neural correlates of food addiction", in: *Arch Gen Psychiatry*, 2011, 68, S. 808–816.

Kapitel 7

1. Allee, G.I., et al.: „Metabolic consequences of dietary medium chain triglycerides in the pig", in: *Proc Soc Exp Biol Med*, 1972, 139, S. 422–427.

2. Takase, S., et al.: „Long-term effect of medium-chain triglyceride in hepatic enzymes catalyzing lipogensis and cholesterogenesis in rats", in: *J Nutr Sci Vitaminol*, 1977, 23, S. 43–51.

3. Bocarsly, M.E., et al.: „High-fructose corn syrup causes characteristics of obesity in rats: increased body weight, body fat and triglyceride levels", in: *Pharmacol Biochem Behav*, 2010, 97, S. 101–106.

4. Alzadmendi, A., et al.: „Fructose-rich diet-induced abdominal adipose tissue endocrine dysfunction in normal male rats", in: *Endocrine*, 2009, 35, S. 227–232.

5. Melanson, K.J., et al.: „High-fructose corn syrup, energy intake, and appetite regulation", in: *Am J Clin Nutr*, 2008, 88, S. 1738S–1744S.

6. Shapiro, A., et al.: „Fructose-induced leptin resistance exacerbates weight gain in response to subsequent high-fat feeding", in: *Am J Physiol Regul Integr Comp Physiol*, 2008, 295, S. R1370–1375.

7. http://en.wikipedia.org/wiki/Walter_Hudson_(1944%E2%80%931991)

Kapitel 8

1. Pennington, A.W.: „Obesity", in: *Times*, 1952, 80, S. 389–398.

2. Kekwick, A., und Pawan, G.L.S.: „Calorie intake in relation to body weight changes in the obese", in: *Lancet*, 1956, 2, S. 155.

3. Kekwick, A., und Pawan, G.L.S.: „Metabolic study in human obesity with isocaloric diets high in fat, protein or carbohydrate", in: *Metabolism*, 1957, 6, S. 447–460.

4. Benoit, F., et al.: „Changes in body composition during weight reduction in obesity", in: *Archives of Internal Medicine*, 1965, 63, S. 604–612.

5. Vigilante, K., und Flynn, M.: *Low-Fat Lies: High-Fat Frauds and the Healthiest Diet in the World*, Washington, DC: Life Line Press, 1999.

6. Eyton, A.: *The F-Plan Diet,* New York, NY: Crown Publishers, 1983; dt. Ausgabe: *Die F-Plan-Diät: schneller, wirksamer, gesünder als jede andere Methode*, Reinbek bei Hamburg: Rowohlt, 1983.

7. Rolls, B.J., und Miller, D.L.: „Is the low-fat message giving people a license to eat more?, in: *Journal of the American College of Nutrition*, 1997, 16, S. 535.

8. Furuse, M., et al.: „Feeding behaviour in rats fed diets containing medium chain triglyceride", in: *Physiol Behav*, 1992, 52, S. 815.

9. Rolls, B.J., et al.: „Food intake in dieters and nondieters after a liquid meal containing medium-chain triglycerides", in: *Am J Clin Nutr*, 1988, 48, S. 66–71.

10. Stubbs, R.J., und Harbron, C.G.: „Covert manipulation of the ration of medium- to long-chaine triglycerides in isoenergetically dense diets: effect on food intake in ad libitum feeding men", in: *Int J Obes*, 1996, 20, S. 435–444.

11. Van Wymelbeke, V., et al.: „Influence of medium-chain and long-chain triacylglycerols on the control of food intake in men", in: *Am J Clin Nutr*, 1998, 68, S. 226–234.

12. St-Onge, M.P., und Jones, P.J.: „Physiological effects of medium-chain triglycerides: potential agents in the prevention of obesity", in: *J Nutr*, 2002, 132, S. 329–332.

13. McManus, K., et al.: „A randomized controlled trial of a moderate-fat, low-energy diet compared with a low-fat, low-energy diet for weight loss in overweight adults", in: *Int. J Obes Relat Metab Disord*, 2001, 25(10), S. 1503–1511.

14. Gardner, C.D., et al.: „Comparison of the Atkins, Zone, Ornish, and LEARN diets for change in weight and related risk factors among overweight premenopausal women: the A to Z weight loss study: A randomized trial", in: *JAMA*, 2007, 297, S. 969–977.

15. Yancy, W.S. jr., et al.: „A low-carbohydrate, ketogenic diet versus a low-fat diet to treat obesity and hyperlipidemia; a randomized, controlled trial", in: *Ann Intern Med*, 2004, 140, S. 769–777.

16. Westman, E.C., et al.: „Low-carbohydrate nutrition and metabolism", in: *Am J Clin Nutr*, 2007, 86, S. 276–284.

17. Sharman, M.J., et al.: „Very low-carbohydrate and low-fat diets affect fasting lipids and postprandial lipemia differently in overweight men", in: *J Nutr*, 2004, 134, S. 880–885.

Kapitel 9

1. Leiter, L.A., und Marliss, E.B.: „Survival during fasting may depend on fat as well as protein stores", in: *JAMA*, 1982, 248, S. 2306–2307.

2. Reger, M.A., et al.: „Effects of beta-hydroxybutyrate on cognition in memory-impaired adults", in: *Neurobiol Aging*, 2004, 25, S. 311–314.

3. Van Itallie, T.B., et al.: „Treatment of Parkinson disease with diet-induced hyperketonemia: a feasibility study", in: *Neurology*, 2005, 64, S. 728–730.

4. Duan, W., et al.: „Dietary restriction normalizes glucose metabolism and BDNF levels, slows disease progression, and increases survival in huntington mutant mice", in: *Proc Natl Acad Sci USA*, 2003, 100, S. 2911–2916.

5. Zhao, Z., et al.: „A ketogenic diet as a potential novel therapeutic intervention in amyotrophic lateral sclerosis", in: *BMC Neuroscience*, 2006, 7, S. 29.

6. Veech, R.L.: „The therapeutic implications of ketone bodies: the effects of ketone bodies in pathological conditions: ketosis, ketogenic diet, redox states, insulin resistance, and mitochondrial metabolism", in: *Prostaglandins, Leukotrienes and Essential Fatty Acids*, 2004, 70, S. 309–319.

7. Kashiwaya, Y., et al.: „Substrate signaling by insulin: a ketone bodies ratio mimics insulin action in heart", in: *Am J Cardiol*, 1997, 80, S. 50A–60A.

8. Yancy, W.S., et al.: „A low-carbohydrate, ketogenic diet versus a low-fat diet to treat obesity and hyperlipidemia: a randomized, controlled trial", in: *Ann Intern Med*, 2004, 140, S. 769–777.

9. Cahill, G.F. jr., und Veech, R.L.: „Keteoacids? Good Medicine?", in: *Transactions of the American Clinical and Climatological Association*, 2003, 114, S. 149–163.

10. Heinbecker, P.: „Studies on the metabolism of Eskimos", in: *J Biol Chem*, 1928, 80, S. 461–475.

11. McClellan, W.S., und DuBois, E.F.: „Clinical calorimetry, XLV. Prolonged meat diets with a study of kidney function and ketosis", in: *J Biol Chem*, 1930, 87, S. 651–667.

12. Stefansson, V.: *Human Nutrition Historic and Scientific, Monograph III*, New York: International Universities Press, 1960.

13. Westman, E.C., et al.: „Low-carbohydrate nutrition and metabolism", in: *Am J Clin Nutr*, 2007, 86, S. 276–284.

14. Maki, K.C., et al.: „Effects of a reduced-glycemic-load diet on body weight, body composition, and cardiovascular disease risk markers in overweight and obese adults", in: *Am J Clin Nutr*, 2007, 85, S. 724–734.

15. Boden, G., et al.: „Effect of a low-carbohydrate diet on appetite, blood glucose levels, and insulin resistance in obese patients with type 2 diabetes", in: *Ann Intern Med*, 2005, 142, S. 403–411.

16. Nickols-Richardson, S.M., et al.: „Perceived hunger is lower and weight loss is greater in overweight premenopausal women consuming a low-carbohydrate/high-protein vs high-carbohydrate/low-fat diet", in: *J Am Diet Assoc*, 2005, 105, S. 1433–1437.

17. Velasquez-Mieyer, P.A., et al.: „Suppression of insulin secretion is associated with weight loss and altered macronutrient intake and preference in a subset of obese adults", in: *Int J Obes Relat Metab Disord*, 2003, 27, S. 219–226.

18. Patel, A., et al.: „Long-term outcomes of children treated with the ketogenic diet in the past", in: *Epilepsia*, 2010, 51, S. 1277–1282.

19. Sharman, M.J., et al.: „Very low-carbohydrate and low-fat diets affect fasting lipids and postprandial lipemia differently in overweight men", in: *J Nutr*, 2004, 134, S. 880–885.

20. Yancy, W.S. jr., et al.: „A low-carbohydrate, ketogenic diet versus a low-fat diet to treat obesity and hyperlipidemia; a randomized, controlled trial", in: *Ann Intern Med*, 2004, 140, S. 769–777.

21. Westman, E.C., et al.: „Low-carbohydrate nutrition and metabolism", in: *Am J Clin Nutr*, 2007, 86, S. 276–284.

22. Westman, E.C., et al.: „A review of low-carbohydrate ketogenic diets", in: *Curr Atheroscler Rep*, 2003, 5, S. 476–483.

23. Westman, E.C., et al.: „The effect of a low-carbohydrate, ketogenic diet versus a low-glycemic index diet on glycemic control in type 2 diabetes mellitus", in: *Nutr Metab (Lond)*, 2008, 5, S. 36.

24. Sharman, M.J., et al.: „Very low-carbohydrate and low-fat diets affect fasting lipids and postprandial lipemia differently in overweight men", in: *J Nutr*, 2004, 134, S. 880–885.

25. Gardiner, C.D., et al.: „Comparison of the Atkins, Zone, Ornish, and LEARN diets for change in weight and related risk factors among overweight premenopausal women: the A to Z weight loss study: A randomized trial", in: *JAMA*, 2007, 297, S. 969–977.

26. Volek, J.S., und Sharman, M.J.: „Cardiovascular and hormonal aspects of very-low-carbohydrate ketogenic diets", in: *Obes Res*, 2004, 12, Beilage 2, S. 115S–123S.

27. Foster, G.D., et al.: „Weight and metabolic outcomes after 2 years on a low-carbohydrate versus low-fat diet: A randomized trial", in: *Ann Intern Med*, 2010, 153, S. 147–157.

28. Schwartzkroin, P.A.: „Mechanisms underlying the anti-epileptic efficacy of the ketogenic diet", in: *Epilepsy Res*, 1999, 37, S. 171–180.

29. Fife, B.: *Stop Autism Now! A Parent's Guide to Preventing and Reversing Autism Spectrum Disorders*, Colorado Springs, CO: Piccadilly Books, 2012.

30. Husain, A.M., et al.: „Diet therapy for narcolepsy", in: *Neurology*, 2004, 62, S. 2300–3202.

31. Reger, M.A., et al.: „Effects of beta-hydroxybutyrate on cognition in memory-impaired adults", in: *Neurobiol Aging*, 2004, 25, S. 311–314.

32. Van Itallie, T.B., et al.: „Treatment of Parkinson disease with diet-induced hyperketonemia: a feasibility study", in: *Neurology*, 2005, 64, S. 728–730.

33. Duan, W., et al.: „Dietary restriction normalizes glucose metabolism and BDNF levels, slows disease progression, and increases survival in huntington mutant mice", in: *Proc Natl Acad Sci USA*, 2003, 100, S. 2911–2916.

34. Zhao, Z., et al.: „A ketogenic diet as a potential novel therapeutic intervention in amyotrophic lateral sclerosis", in: *BMC Neuroscience*, 2006, 7, S. 29.

35. Prins, M.L., et al.: „Increased cerebral uptake and oxidation of exogenous ßHB improves ATP following traumatic brain injury in adult rats", in: *J Neurochem*, 2004, 90, S. 666–672.

36. Suzuki, M., et al.: „Beta-hydroxybutyrate, a cerebral function improving agent, protects rat brain against ischemic damage caused by permanent and transient focal cerebral ischemia", in: *Jpn J Phamacol*, 2002, 89, S. 36–43.

37. Yeh, Y.Y. und Zee, P.: „Relation of ketosis to metabolic changes induced by acute medium-chain triglyceride feeding in rats", in: *J Nutr*, 1976, 106, S. 58–67.

38. Tantibhedhyangkul, P., et al.: „Effects of ingestion of long-chain and medium-chain triglycerides on glucose tolerance in man", in: *Diabetes*, 1967, 16, S. 796–799.

39. Kashiwaya, Y., et al.: „Substrate signaling by insulin: a ketone bodies ratio mimics insulin action in heart", in: *Am J Cardiol*, 1997, 80, S. 50A–60A.

40. Fife, B.: *Coconut Cures: Preventing and Treating Common Health Problems with Coconut*, Colorado Springs, CO: Piccadilly Books, 2005; dt. Ausgabe: *Die Heilkraft der Kokosnuss*, Rottenburg: Kopp, 2014.

41. Poplawaki, M.M., et al.: „Reversal of diabetic nephropathy by a ketogenic diet", in: *PLoS ONE*, 2011, 6, S. e18604.

42. Lardy, H.A., und Phillips, P.H.: „Studies of fat and carbohydrate oxidation in mammalian spermatozoa", in: *Arch Biochem*, 1945, 6, S. 53–61.

43. Mavropoulos, J.C., et al.: „The effects of a low-carbohydrate, ketogenic diet on the polycystic ovary syndrome: a pilot study", in: *Nutrition and Metabolism (London)*, 2005, 2, S. 35.

44. Seyfried, T.N., et al.: „Role of glucose and ketone bodies in the metabolic control of experimental brain cancer", in: *British Journal of Cancer*, 2003, 89, S. 1375–1382.

45. Nebeling, L.C., et al.: „Effects of a ketogenic diet on tumor metabolism and nutritional status in pediatric oncology patients: two case reports", in: *J Am Coll Nutr*, 1995, 86, S. 202–208.

46. Kashiwaya, Y., et al.: „Substrate signaling by insulin: a ketone bodies ratio mimics insulin action in heart", in: *Am J Cardiol*, 1997, 80, S. 50A–60A.

47. Fontana, L.: „Neuroendocrine factors in the regulation of inflammation: excessive adiposity and calorie restriction", in: *Exp Gerontol*, 2009, 44, S. 41–45.

48. Veech, R.L., et al.: „Ketone bodies, potential therapeutic uses", in: *IUBMB Life*, 2001, 51, S. 241–247.

49. Chance, B., et al.: „Hydroperoxide metabolism in mammalian organs", in: *Physiol Rev*, 1979, 59, S. 527–605.

Kapitel 10

1. Derry, D.M.: *Breast Cancer and Iodine*, Victoria, BC: Trafford Publishing, 2001.

2. Wolfe, W.S., und Campbell, C.C.: „Food pattern, diet quality, and related characteristics of school children in New York State", in: *J Am Diet Assoc*, 1993, 93, S. 1280–1284.

3. Fernandez-Real, J.M., et al.: „Thyroid function is intrinsically linked to insulin sensitivity and endothelium-dependent vasodilation in healthy euthyroid subjects", in: *J Clin Endocrinol Metab*, 2006, 91, S. 3337–3343.

4. Roos, A., et al.: „Thyroid function is associated with components of the metabolic syndrome in euthyroid subjects", in: *J Clin Endocrinol Metab*, 2007, 92, S. 491–496.

5. Gobatto, C.A., et al.: „The monosodium glutamate (MSG) obese rat as a model for the study of exercise in obesity", in: *Res Commun Mol Pathol Pharmacol*, 2002, 111, S. 89–101.

6. Peat, R.: *Ray Peat's Newsletter*, 1997, S. 2–3.

7. Sarandol, E., et al.: „Oxidative stress and serum paraoxonase activity in experimental hypothyroidism: effect of vitamin E supplementation", in: *Cell Biochem Funct*, 2005, 23, S. 1–8.

8. Karatas, F., et al.: „Determination of free malondialdehyde in human serum by high-performance liquid chromatography", in: *Anal Biochem*, 2002, 311, S. 76–79.

9. Arthur, J.R., et al.: „Selenium deficiency, thyroid hormone metabolism, and thyroid hormone deiodinases", in: *Am J Clin Nutr*, 1993, 57 Beilage, S. 236S–239S.

10. Ullrich, I.H., et al.: „Effect of low-carbohydrate diets high in either fat or protein on thyroid function, plasma insulin, glucose, and triglycerides in healthy young adults", in: *J Am Coll Nutr*, 1985, 4, S. 451–459.

11. Deshpande, U.R., et al.: „Effect of antioxidants (vitamin C, E and turmeric extract) on methimazole induced hypothyroidism in rats", in: *Indian J Exp Biol*, 2002, 40, S. 735–738.

12. Inouse, A., et al.: „Unesterified long-chain fatty acids inhibit thyroid hormone binding to the nuclear receptor. Solubilized receptor and the receptor in cultured cells", in: *Eur J Biochem*, 1989, 183, S. 565–572.

13. Duntas, L.H., und Orgazzi, J.: „Vitamin E and thyroid disease: a potential link that kindles hope", in: *Biofactors*, 2003, 19, S. 131–135.

14. Sondergaard, D., und Olsen, P.: „The effect of butylated hydroxytoluene (BHT) on the rat thyroid", in: *Toxicol Lett*, 1982, 10, S. 239–244.

Kapitel 11

1. Anderson, M., et al.: „Current global iodine status and progress over the last decade towards the elimination of iodine deficiency", in: *Bulletin of the World Health Organization*, 2005, 83, S. 518–525.

2. Stadel, B.V.: „Dietary iodine and risk of breast, endometrial and ovarian cancer", in: *Lancet*, 1976, 1, S. 890–891.

3. Venturi, S., et al.: „Role of iodine in evolution and carcinogenesis of thyroid, breast, and stomach", in: *Adv Clin Path*, 2000, 4, S. 11–17.

4. Foster, H.D.: „The iodine-selenium connection: Its possible roles in intelligence, cretinism, sudden infant death syndrome, breast cancer and multiple sclerosis", in: *Medical Hypothesis*, 1993, 40, S. 61–65.

5. Bretthauer, E.: „Milk transfer comparisons of different chemical forms of radio-iodine", in: *Health Physics*, 1972, 22, S. 257.

6. Derry, D.M.: *Breast Cancer and Iodine*, Victoria, BC: Trafford Publishing, 2001.

7. Eskin, B.A.: „Iodine and mammary cancer", in: *Adv Exp Med Biol*, 1977, 91, S. 293–304.

8. http://www.thyroid.org/.

9. Hollowell, J.E., et al.: „Iodine nutrition in the United States. Trends and public health implications: Iodine excretion data from National Health and Nutrition Examination Surveys I and III (1971-1974 und 1988-1994)", in: *J Clin Endocrinol Metab*, 1998, 83, S. 3401–3408.

10. Pavelka, S.: „Metabolism of bromide and its interference with the metabolism of iodine", in: *Physiol Res*, 2004, 53 Beilage 1, S. S81–S90.

11. Hattersley, J.G.: „Fluoridation's defining moment", in: *J Orthomol Med*, 1999, 14, S. 1–20.

12. Lu, Y., et al.: „Effect of high fluoride water on intelligence in children", in: *Fluoride*, 2000, 33, S. 74–78.

13. Kimura, S., et al.: „Development of malignant goiter by defatted soybean with iodine-free diet in rats", in: *Gann*, 1976, 67, S. 763–765.

14. Chorazy, P.A., et al.: „Persistent hypothyroidism in an infant receiving a soy formula: case report and review of the literature", in: *Pediatrics*, 1995, 96, S. 148–150.

15. Pinchers, A., et al.: „Thyroid refractoriness in an athyreotic cretin fed soybean formula", in: *New Eng J Med*, 1965, 265, S. 83–87.

16. Ishizuki, Y., et al.: „The effects on the thyroid gland of soybeans administered experimentally to healthy subjects", in: *Nippon Naibunpi Gakkai Zasshi*, 1991, 67, S. 622–629.

17. Divi, R.L., et al.: „Identification, characterization and mechanisms of anti-thyroid activity of isoflavones from soybean", in: *Biochem Pharmacol*, 1997, 54, S. 1087–1096.

18. Fort, P., et al.: „Breast and soy-formula feedings in early infancy and the prevalence of autoimmune thyroid disease in children", in: *J Am Clin Nutr*, 1990, 9, S. 164–167.

19. Nagata, C., et al.: „Decreased serum total cholesterol concentration is associated with high intake of soy products in Japanese men and women", in: *J Nutr*, 1998, 128, S. 209–213.

20. Samuels, M.H., et al.: „Variable effects of nonsteroidal antiinflammatory agents on thyroid test results", in: *Journal of Clinical Endocrinology and Metabolism*, 2003, 88, S. 5710–5716.

21. Aceves, C.: „Is iodine a gatekeeper of the integrity of the mammary gland?, in: *J of Mammary Gland Biol and Neoplasia*, 2005, 10, S. 189–196.

22. Berson, S.A., et al.: „Quantitative aspects of iodine metabolism. The exchangeable organic iodine pool and the rates of thyroidal secretion, peripheral degradation and fecal excretion of endogenously synthesized organically bound iodine", in: *J Clin Invest*, 1954, 33, S. 1533–1552.

23. Abraham, G.E., et al.: „Orthoiodosupplementation: Iodine sufficiency of the whole human body", in: *The Original Internist*, 2002, 9, S. 30–41.

24. Sang, Z., et al.: „Exploration of the safe upper level of iodine intake in euthyroid

Chinese adults: a randomized double-blind trial", in: *Am J Clin Nutr*, 2012, 143, S. 2038–2043.

25. http://www.nutridesk.com.au/iodine-and-breast-health.phtml

26. Brownstein, D.: *Iodine: Why You Need It. Why Cou Can' Live Without It*, West Bloomfield, MI: Medical Alternatives Press, 2006.

27. Abraham, G.E.: „Iodine supplementation markedly increases urinary excretion of fluoride and bromide", in: *Townsend Letter*, 2001, 238, S. 108–109.

28. Abraham, G.E.: „The historical background of the iodine project", in: *The Original Internist*, 2005, 12, S. 57–66.

Kapitel 12

1. Samuels, M.H., und McDaniel, P.A.: „Thyrotropin levels during hydrocortisone infusions that mimic fasting-induced cortisol elevations: a clinical research center study", in: *J Clin Endocrinol Metab*, 1997, 82, S. 3700–3704.

2. Opstad, K.: „Circadian rhythm of hormones is extinguished during prolonged physical stress, sleep and energy deficiency in young men", in: *Eur J Endocrinol*, 1994, 131, S. 56–66.

Kapitel 13

1. Fushiki, T., und Matsumoto, K.: „Swimming endurance capacity of mice is increased by chronic consumption of medium-chain triglycerides", in: *Journal of Nutrition*, 1995, 125, S. 531.

2. Applegate, L.: „Nutrition", in: *Runner's World*, 1996, 31, S. 26.

3. Ogawa, A., et al.: „Dietary medium- and long-chain triacylglycerols accelerate diet-induced thermogenesis in humans", in: *Journal of Oleo Science*, 2007, 6, S. 283–287.

4. Baba, N.: „Enhanced thermogenesis and diminished deposition of fat in response to overfeeding with diet containing medium chain triglyceride", in: *Am J of Clin Nutr*, 1982, 35, S. 678–682.

5. Papamandjaris, A.A., et al.: „Endogenous fat oxidation during medium chain versus long chain triglyceride feeding in healthy women", in: *Int J Obes Relat Metab Disord*, 2000, 24, S. 1158-1166.

6. Murry, M.T.: *American Journal of Natural Medicine*, 1996, 3(3), S. 7

7. Hill, J.O., et al.: „Thermogenesis in man during overfeeding with medium chain triglycerides", in: *Metabolism*, 1989, 38, S. 641–648.

8. Seaton, T.B., et al.: „Thermic effect of medium-chain and long-chain triglycerides in man", in: *Am J Clin Nutr*, 1986, 44, S. 630–634.

9. Scalfi, L., et al.: „Postprandial thermogenesis in lean and obese subjects after meals supplemented with medium-chain and long-chain triglycerides", in: *Am J Clin Nutr*, 1991, 53, S. 1130–1133.

10. Dulloo, A.G., et al.: „Twenty-four-hour energy expenditure and urinary catecholamines of humans consuming low-to-moderate amounts of medium-chain triglycerides: a dose-response study in human respiratory chamber", in: *Eur J Clin Nutr*, 1996, 50, S. 152–158.

11. St-Onge, M.P., et al.: „Medium-chain triglycerides increase energy expenditure and decrease adiposity in overweight men", in: *Obes Res*, 2003, 11, S. 395–402.

12. Tsuji, H., et al.: „Dietary medium-chain triacylglycerols suppress accumulation of body fat in a double-blind, controlled trial in healthy men and women", in: *J Nutr*, 201, 131, S. 2853–2859.

13. St-Onge, M.P., und Bosarge, A.: „Weight-loss diet that includes consumption of medium-chain triacylglycerol oil leads to a greater rate of weight and fat mass loss than does olive oil", in: *Am J Clin Nutr*, 2008, 87, S. 621–626.

14. St-Onge, M.P., et al.: „Medium- versus long-chain triglycerides for 27 days increases fat oxidation and energy expenditure without resulting in changes in body composition in overweight women", in: *Int J Obes Relat Metab Disord*, 2003, 27, S. 95–102.

15. Crozier, G., et al.: „Metabolic effects induced by long-term feeding of medium-chain triglycerides in the rat", in: *Metabolism*, 1987, 36, S. 807–814.

16. Geliebter, A., et al.: „Overfeeding with medium-chain triglyceride diet results in diminished deposition of fat", in: *Am J Clin Nutr*, 1983, 37, S. 1–4.

17. Lavau, M.M., und Hashim, S.A.: „Effect of medium chain triglyceride on lipogenesis and body fat in the rat", in: *J Nutr*, 1978, 108, S. 613–620.

18. Baba, N., et al.: „Enhanced thermogenesis and diminished deposition of fat in response to overfeeding with diet containing medium chain triglyceride", in: *Am J of Clin Nutr*, 1982, 35, S. 678–682.

19. St-Onge, M.P., und Jones, P.J.: „Physiological effects of medium-chain triglycerides: potential agents in the prevention of obesity", in: *J Nutr*, 2002, 132, S. 329–332.

20. Seaton, T.B., et al.: „Thermic effect of medium-chain and long-chain triglycerides in man", in: *Am J Clin Nutr*, 1986, 44, S. 630–634.

21. Papamandjaris, A.A., et al.: „Medium chain fatty acid metabolism and energy expenditure: obesity treatment implications", in: *Life Sci*, 1998, 62, S. 1203–1215.

22. Han, J.R., et al.: „Effects of dietary medium-chain triglyceride on weight loss and insulin sensitivity in a group of moderately overweight free-living type 2 diabetic Chinese subjects", in: *Metabolism*, 2007, 56, S. 985–991.

23. Kasai, M., et al.: „Effect of dietary medium- and long-chain triacylglycerols (MLCT) on accumulation of body fat in healthy humans", in: *Asia Pacific J Clin Nutr*, 2003, 12(2), S. 151–160.

24. St-Onge, M.P., et al.: „Medium-chain triglycerides increase energy expenditure and decrease adiposity in overweight men", in: *Obesity Research*, 2003, 11, S. 295–402.

25. Beermann, C., et al.: „Short term effects of dietary medium-chain fatty acids and n-3 long-chain polyunsaturated fatty acids on the fat metabolism of healthy volunteers", in: *Lipids Health Dis*, 2003, 2, S. 10.

26. St-Onge, M.P., und Jones, P.J.H.: „Greater rise in fat oxidation with medium-chain triglyceride consumption relative to long-chain triglyceride is associated with lower initial body weight and greater loss of subcutaneous adipose tissue", in: *International Journal of Obesity*, 2003, 27, S. 1565–1571.

27. St-Onge, M.P., und Bosarge, A.: „Weight-loss diet that includes consumption of medium-chain triacylglycerol oil leads to a greater rate of weight and fat mass loss than does olive oil", in: *Am J Clin Nutr*, 2008, 87, S. 621–626.

28. Xue, C., et al.: „Consumption of medium- and long-chain triacylglycerols decreases body fat and blood triglyceride in Chinese hypertriglyceridemic subjects", in: *Eur J Clin Nutr*, 2009, 63, S. 879–886.

29. Pollisco, C.C., und Carlos-Raboca, J.: „The effect of virgin coconut oil on weight and lipid profile among overweight, healthy individuals", in: *Phil J Inter Med*, 2008, 46, S. 35–44.

30. Assuncao, M.L., et al.: „Effects of dietary coconut oil on the biochemical and anthropometric profiles of women presenting abdominal obesity", in: *Lipids*, 2009, 44, S. 593–601.

31. Nagao, K., und Yanagita, T.: „Medium-chain fatty acids: functional lipids for the prevention and treatment of the metabolic syndrome", in: *Pharmacol Res*, 2010, 61, S. 208–212.

32. Turner, N., et al.: „Enhancement of muscle mitochondrial oxidative capacity and alterations in insulin action are lipid species-dependent: potent tissue-specific effects of medium chain fatty acids", in: *Diabetes*, 2009, 58, S. 2547–2554.

33. St-Onge, M.P., und Jones P.J.H.: „Physiological effects of medium-chain trigly-cerides: potential agents in the prevention of obesity", in: *J Nutr*, 2002, 132, S. 329–332.

34. Alvarez, J.A., und Ashraf, A.: „Role of vitamin D in insulin secretion and insulin sensitivity for glucose homeostasis", in: *Int J Endocrinol*, 2010, 210: 351–385.

35. Roos, P.A.: „Light and electromagnetic waves: the health implications", in: *Journal of the Bio-Electro-Magnetics Institute*, 1991, 3(2), S. 7–12.

36. Garland, F.C., et al.: „Occupational sunlight exposure and melanoma in the U.S. Navy", in: *Archives of Environmental Health*, 1990, 45, S. 261–267.

37. Leitartikel: „Excessive sunlight exposure, skin melanoma, linked to vitamin D", in: *International Journal of Biosocial and Medical Research*, 1991, 13(1), S. 13–14.

38. Ahuja, K.D.K., et al.: „Effects of chili consumption on postprandial glucose, insulin, and energy metabolism", in: *Am J Clin Nutr*, 2006, 84, S. 63–69.

39. Chaiyasit, K., et al.: „Pharmacokinetic and the effect of capsaicin in Capsicum frutescens on decreasing plasma glucose level", in: *J Med Assoc Thai*, 2009, 92, S. 108–113.

40. Yoshioka, M., et al.: „Effects of red pepper on appetite and energy intake", in: *Br J Nutr*, 1999, 82, S. 115–123.

Kapitel 14

1. Kleiner, S.M.: „Water; an essential but overlooked nutrient", in: *American Dietetic Association Journal*, 1999, 99(2), S. 200–206.

2. Dauterman, K.W., et al.: „Plasma specific gravity for identifying hypovolemia", in: *J Diarrhoeal Dis Res*, 1995, 13, S. 33–38.

3. Ershow, A.G., et al.: „Intake of tapwater and total water by pregnant and lactating women", in: *Am J Public Health*, 1991, 81, S. 328–334.

4. Dauterman, K.W., et al.: „Plasma specific gravity for identifying hypovolemia", in: *J Diarrhoeal Dis Res*, 1995, 13, S. 33–38.

5. Torranin, C., et al.: „The effects of acute thermal dehydration and rapid rehydration on isometric and isotonic endurance", in: *J Sports Med Phys Fitness*, 1979, 19, S. 1–9.

6. Armstrong, L.E., et al.: „Influence of diuretic-induced dehydration on competitive running performance", in: *Med Sci Sports Exerc*, 1985, 17, S. 456–461.

7. Sawka, M.N., und Pandolf, K.R.: „Effects of body water loss on physiological function and exercise performance", in: Gisolfi, C.V., und Lamb, D.R. (Hrsg.): *Fluid Homeostasis During Exercise*, Carmel, IND: Benchmark Press, 1990.

8. Sansevero, A.C.: „Dehydration in the elderly: strategies for prevention and management", in: *Nurse Pract*, 1997, 22(4), S. 41–42, 51–57, 63–66 passim.

9. Sagawa, S., et al.: „Effect of dehydration on thirst and drinking during immersion in men", in: *J Appl Physiol*, 1992, 72, S. 128–134.

10. Gopinathan, P.M., et al.: „Role of dehydration in heat stress-induced variations in mental performance", in: *Arch Environ Health*, 1988, 43, S. 15–17.

11. Torranin, C., et al.: „The effects of acute thermal dehydration and rapid rehydration on isometric and isotonic endurance", in: *J Sports Med Phys Fitness*, 1979, 19, S. 1–9.

12. Armstrong, L.E., et al.: „Influence of diuretic-induced dehydration on competitive running performance", in: *Med Sci Sports Exerc*, 1985, 17, S. 456–461.

13. Sagawa, S., et al.: „Effect of dehydration on thirst and drinking during immersion in men", in: *J Appl Physiol*, 1992, 72, S. 128–134.

14. Curhan, G.C., und Curhan, S.G.: „Dietary factors and kidney stone formation", in: *Comp Ther*, 1994, 20, S. 485–489.

15. Goldfarb, S.: „The role of diet in the pathogenesis and therapy of nephrolithiasis", in: *Endocrinol Metab Clin North Am*, 1990, 19, S. 805–820.

16. Stamford, B.: „Muscle cramps: untying the knots", in: *Phys Sportsmed*, 1993, 21, S. 115–116.

17. Boschmann, M., et al.: „Water-induced thermogenesis", in: *JCEM*, 2003, 88, S. 6015.

18. Miller, W.D.: „Extrathyroidal benefits of iodine", in: *J Am Physicians Surgeons*, 2006, 11, S. 106–110.

19. Stolarz-Skrzypek, K., et al.: „Fatal and nonfatal outcomes, incidence of hypertension, and blood pressure changes in relation to urinary sodium excretion", in: *JAMA*, 2011, 4, S. 1777–1785.

20. Garg, R., et al.: „Low-salt diet increases insulin resistance in healthy subjects", in: *Metabolism Clinical and Experimental*, 2011, 60, S. 965–968.

21. O'Donnell, M.J., et al.: „Urinary sodium and potassium excretion and risk of cardio-vascular events", in: *JAMA*, 2011, 306, S. 2229–2238.

22. Stolarz-Skrzypek, K., et al.: „Fatal and nonfatal outcomes, incidence of hypertension, and blood pressure changes in relation to urinary sodium excretion", in: *JAMA*, 2011, 4, S. 1777–1785.

23. Elliott, P.: „Commentary: role of salt intake in the development of high blood pressure", in: *International Journal of Epidemiology*, 2005, 34, S. 975–978.

24. Rauws, A.G.: „Pharmacokinetics of bromine ion – an overview", in: *Food Chem Toxicol*, 1983, 21, S. 379–382.

25. Sensenbach, W.J.: „Bromide intoxication", in: *AMA Journal*, 1944, 125, S. 769–772.

Kapitel 15

1. Gordon, N., und Newton, R.W.: „Glucose transporter type 1 (GLUT) deficiency", in: *Grain Dev*, 2003, 25, S. 477–480.

2. Brighenti, F., et al.: „Effect of neutralized and native vinegar on blood glucose and acetate responses to a mixed meal in healthy subjects", in: *Eur J Clin Nutr*, 1995, 49, S. 242–247.

3. Johnston, C.S., et al.: „Vinegar improves insulin sensitivity to a high-carbohydrate meal in subjects with insulin resistance or type 2 diabetes", in: *Diabetes Care*, 2004, 27, S. 281–282.

4. Hollis, J.F., et al.: „Weight loss during the intensive intervention phase of the weight-loss maintenance trial", in:*Am J Prev Med*, 2008, 35, S. 118–126.

5. Naylor, G.G., et al.: „A double blind placebo controlled trial of ascorbic acid in obesity", in: *Nutr Health*, 1985, 4, S. 25–28.

Stichwortverzeichnis

Über den Autor

Bruce Fife (C. N., N. D.) ist Ernährungsexperte und in den USA als Naturarzt tätig. Als Referent und als Autor von mehr als 20 Büchern zu Gesundheits- und Ernährungsthemen hat er sich international großes Renommee erworben. Er leitet das *Coconut Research Center* in Colorado Springs (USA), kennt alle wissenschaftlichen Studien zum Thema Kokosöl und hat zahlreiche praktische Erfahrungen damit gesammelt.

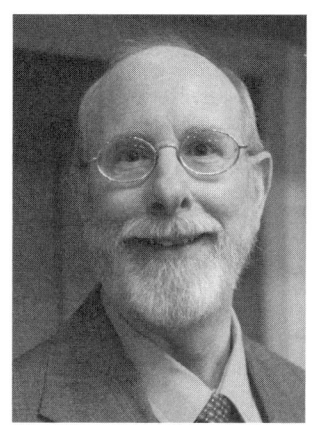

Seine Erkenntnisse über die gesundheitsfördernden Kräfte der Kokosnuss vermittelt er weltweit in Vorträgen und Seminaren. Vielfach wird er daher als „Dr. Kokosnuss" oder als der „Kokosnuss-Papst" bezeichnet. Sieben seiner Bücher liegen bereits auf Deutsch vor: *Kokosöl: Das Geheimnis gesunder Zellen; Kokoswasser: Lebendiges Wasser aus den Tropen; Die Heilkraft der Kokosnuss; Gelenkschmerzen; Ölziehkur; Stopp Alzheimer! Wie Demenz vermieden und behandelt werden kann; Stopp Alzheimer! Praxisbuch.*

Weitere Informationen und Kontakt:
www.coconutresearchcenter.org

Peter Königs:

Das Kokosbuch

Natürlich heilen und genießen mit Kokosöl und Co.

Leseprobe: www.vakverlag.de

Kokosöl und Co. – wie Mehl, Milch, Flocken und Wasser aus der Kokosnuss – schmecken ausgesprochen gut und sind gesundheitsfördernd, immunstärkend und erleichtern das Abnehmen.
Der umfassende Ratgeber des erfahrenen Autors berücksichtigt aktuelle wissenschaftliche Studien, enthält alles Wissenswerte zum Thema Fettsäuren und erläutert verständlich, auf welche Gesundheitsprobleme Kokosöl sich positiv auswirkt. Mit vielen Rezepten, praktischen Tipps und einem Extrakapitel über die Ernährungsbehandlung bei Alzheimer.

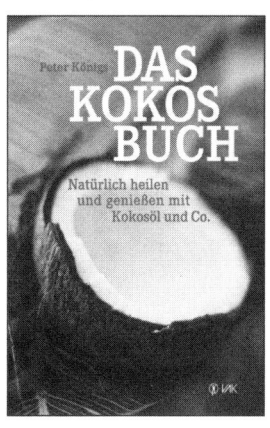

176 Seiten, 67 Abbildungen, Paperback (16 x 22,5 cm)
ISBN 978-3-86731-127-4

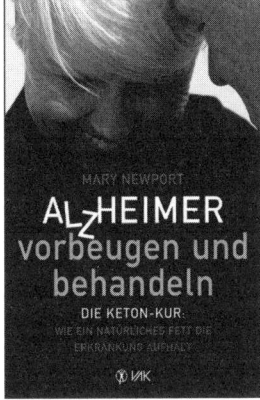

Mary Newport:

Alzheimer – vorbeugen und behandeln

Die Keton-Kur:
Wie ein natürliches Fett die Erkrankung aufhält
Leseprobe: www.vakverlag.de

Die Ärztin Mary Newport, deren Mann bereits mit 50 an Alzheimer erkrankte, suchte nach Hilfe und stieß auf die Ernährungsbehandlung mit „mittelkettigen" Fettsäuren, wie sie in Kokos- oder Palmöl enthalten sind: Aufgrund der Erkrankung kann das Gehirn die Energiequelle Glukose nicht mehr verwerten, den Zellen fehlt Energie und sie sterben ab. Mittelkettige Fettsäuren werden in der Leber zu Ketonen umgewandelt, die das Gehirn auch bei Alzheimer als Energiequelle nutzen kann. Die Entwicklung oder Verschlimmerung von Alzheimer kann damit verlangsamt oder sogar verhindert werden. Die „Keton-Kur" – eine preiswerte und alltagstaugliche Selbsthilfe bei Alzheimer.

320 Seiten, 23 Abbildungen, Klappenbroschur (15 x 21,5 cm)
ISBN 978-3-86731-112-0

William L. Wolcott, Trish Fahey:

Metabolic Typing

Essen, was mein Körper braucht

Leseprobe: www.vakverlag.de

Es gibt viele Ernährungsarten, die Gesundheit und Leistungsfähigkeit versprechen. Und jede hat ihren Platz und funktioniert – nur eben nicht für jeden. Der Grund: Menschen unterscheiden sich in vielen Facetten ihres Stoffwechsels. Was für den einen gesund und leistungsfördernd ist, ist dem anderen abträglich. Diese neue Methode bestimmt die vielen individuellen Facetten des eigenen Stoffwechsel-Typs mit einem umfangreichen Fragebogen zum Selbstauswerten. So kann jeder die Ernährung finden, die ihm entspricht und die ihm gut tut.

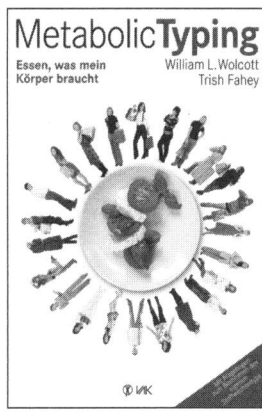

302 Seiten, 20 Abb. und zahlr. Tabellen, Paperback (15 x 21,5 cm)
ISBN 978-3-86731-107-6

Abonnieren Sie unseren Newsletter (gratis) unter: www.vakverlag.de

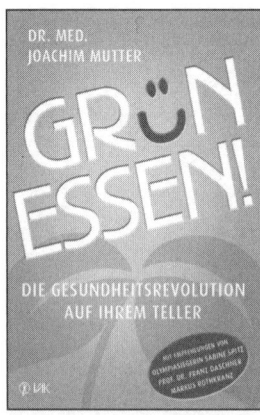

Dr. med. Joachim Mutter:
Grün essen!
Die Gesundheitsrevolution auf Ihrem Teller

Leseprobe: www.vakverlag.de

Dr. Joachim Mutter räumt mit gängigen Ernährungsempfehlungen und Diätansätzen auf und erklärt allgemein verständlich, welche gesundheitsschädigenden Vorgänge bei einer konventionellen Ernährungsweise in unserem Körper ablaufen. Dr. Mutter, der sich selbst durch konsequente Nahrungsumstellung von einer schweren Erkrankung geheilt hat, weiß, wie wir uns fit und gesund essen können: mit einer vitalstoffreichen, rohkostbetonten Ernährung.

Der Ratgeber liefert neue Impulse für Gesunde und Kranke, für Ärzte und Heilpraktiker, für Ernährungsberater und Sportler, ... kurz: für alle, die voller Energie und Vitalität sein wollen und ihre Gesundheit selbst in die Hand nehmen möchten.

176 Seiten, 35 Fotos, Paperback (16,5 x 22,5 cm)
ISBN 978-3-86731-098-7

Rüdiger Schmitt-Homm, Simone Homm:
Handbuch Anti-Aging und Prävention
Die wichtigsten Forschungsergebnisse – die sinnvollsten Gesundheitsstrategien – die wirksamsten Praxistipps

Leseprobe: www.vakverlag.de

Was passiert in unserem Körper beim Altern und womit können wir dem entgegenwirken? Die Autoren haben mit der Auswertung von mehr als 5000 Studien Pionierarbeit geleistet. Das Ergebnis ist ein einzigartiger Überblick über den Stand der Forschung mit zahlreichen konkreten Empfehlungen: was wir praktisch tun können, um unsere Vitalität und geistige Fitness länger zu erhalten, und wie wir aus dieser umfassenden „Hausapotheke" unser individuelles Anti-Aging-Programm zusammenstellen. Ein umfassendes Handbuch für jeden ab 35, für Ärzte, Heilpraktiker und Gesundheitsberater.

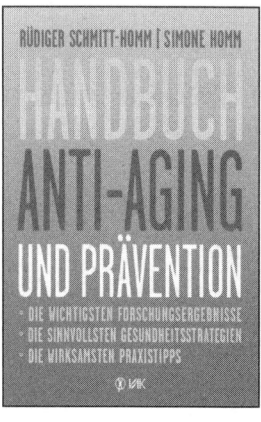

624 Seiten, 47 Abb., Klappenbroschur (17 x 22,5 cm)
ISBN 978-3-86731-139-7

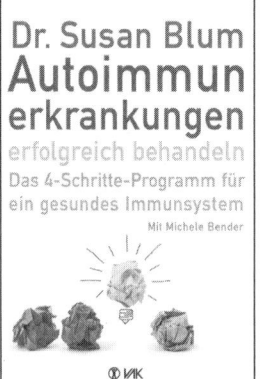

Dr. Susan Blum:
Autoimmunerkrankungen erfolgreich behandeln
Das 4-Schritte-Programm für ein gesundes Immunsystem

Leseprobe: www.vakverlag.de

Was haben Rheuma, Hashimoto, MS oder Zöliakie gemeinsam? Es sind Autoimmunerkrankungen, die sich schulmedizinisch nur symptomatisch behandeln lassen – heilen kann man sie nicht. Die Ursache der Beschwerden ist ein Immunsystem auf „Abwegen": Das fehlgesteuerte Abwehrsystem greift gesunde Körperzellen an und die Entzündungen führen zu Schäden an den betroffenen Organen. Das hier vorgestellte 4-Schritte-Programm beruhigt das überaktive Immunsystem und bringt die chronisch entzündlichen Prozesse im Körper zum Stillstand.

432 Seiten, 20 Abbildungen, Klappenbroschur (15 x 21,5 cm)
ISBN 978-3-86731-160-1

Bestellen Sie unsere kostenlosen Kataloge unter: www.vakverlag.de